A. Lasserre/L. Blohm

Radiologie

Anke Lasserre
Ludwig Blohm

Radiologie

Kurzlehrbuch zu GK 2 und 3

3. Auflage

Mit 478 Abbildungen

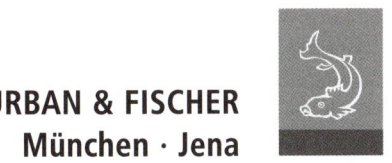

URBAN & FISCHER
München · Jena

Zuschriften und Kritik an:
Urban & Fischer, Lektorat Medizinstudenten, z. Hd. Johann Greilich, Karlstraße 45, 80333 München

Wichtiger Hinweis für den Benutzer
Die Erkenntnisse in der Medizin unterliegen laufendem Wandel durch Forschung und klinische Erfahrungen. Herausgeber und Autoren dieses Werkes haben große Sorgfalt darauf verwendet, daß die in diesem Werk gemachten therapeutischen Angaben (insbesondere hinsichtlich Indikation, Dosierung und unerwünschten Wirkungen) dem derzeitigen Wissensstand entsprechen. Das entbindet den Nutzer dieses Werkes aber nicht von der Verpflichtung, anhand der Beipackzettel zu verschreibender Präparate zu überprüfen, ob die dort gemachten Angaben von denen in diesem Buch abweichen und seine Verordnung in eigener Verantwortung zu treffen.

Alle Rechte vorbehalten
1. Auflage, Dezember 1992
2. Auflage, Juni 2000
3. Auflage, März 2003

© **2003 Urban & Fischer Verlag München · Jena**
00 01 02 03   5 4 3 2 1 0
ISBN 3-437-42111-5

Das Werk einschließlich aller seiner Teile ist urheberrechtlich geschützt. Jede Verwertung außerhalb der engen Grenzen des Urheberrechtsgesetzes ist ohne Zustimmung des Verlages unzulässig und strafbar. Das gilt insbesondere für Vervielfältigungen, Übersetzungen, Mikroverfilmungen und die Einspeicherung und Verarbeitung in elektronischen Systemen.

Programmleitung: Dr. med. Dorothea Hennessen
Lektorat: Johann Greilich
Herstellung: Peter Sutterlitte
Satz: Mitterweger & Partner GmbH, Plankstadt
Druck und Bindung: Bosch-Druck, Landshut
Umschlaggestaltung: Spiesz-Design, Ulm

Aktuelle Informationen finden Sie im Internet unter der Adresse:
Urban & Fischer: http://www.urbanfischer.de

Vorwort

Im Bereich der Radiologie gibt es im Vergleich zu anderen medizinischen Fachbereichen nur wenige Lehrbücher, die den Studenten so ausführlich wie nötig und gleichzeitig so kurz wie möglich auf die teilweise ineinandergreifenden Prüfungsinhalte des 1. und 2. Staatsexamens vorbereiten. Unter diesem Aspekt habe ich das Kurzlehrbuch Klinische Radiologie von L. Blohm neu überarbeitet und erweitert.

Das nun vorliegende Kurzlehrbuch Allgemeine und spezielle Radiologie enthält das Basiswissen Radiologie als Kombination des im Gegenstandskatalog aufgeführten prüfungsrelevanten Stoffes des 1. und des 2. Abschnitts der ärztlichen Prüfung. Damit ist eine effiziente Prüfungsvorbereitung sowohl für das 1. als auch für das 2. Staatsexamen möglich.

Der Inhalt des Buches entspricht auch der 5. Auflage des GKs in seiner aktualisierten Fassung sowie der reformierten Approbationsordnung.

Die ersten beiden Kapitel beschäftigen sich mit den physikalischen und biologischen Grundlagen, im dritten Kapitel werden die in der Radiodiagnostik und Nuklearmedizin gängigen Untersuchungsmethoden erklärt. Die nachfolgenden Kapitel befassen sich mit den einzelnen Organsystemen, wobei sowohl die jeweiligen Krankheitsbilder als auch die Untersuchungsmethoden und radiologischen Befunde dargestellt werden. Das Kapitel 13 widmet sich den Grundlagen und verschiedenen Therapieverfahren der Strahlentherapie. Im Kapitel 14 wird kurz auf die interventionellen Maßnahmen in der Radiologie eingegangen.

Einen Hauptschwerpunkt dieses Kurzlehrbuchs stellt das umfangreiche Abbildungsmaterial dar. Die Abbildungen setzen sich hauptsächlich aus Röntgen-, CT- und MRT-Bildern der IMPP-Fragen zusammen. Da gerade dem Anfänger das Erkennen und die Interpretation dieser Schwarzweißbilder häufig schwer fällt, habe ich besonderen Wert auf eine ausführliche und verständliche Beschreibung gelegt. Wo Abbildungen zu wichtigen Krankheitsbildern oder Untersuchungsmethoden fehlten, habe ich diese zum besseren Verständnis ergänzt.

Für die 3. Auflage habe ich das Bildmaterial ergänzt und aktualisiert. Auch Abbildungen der neuesten Staatsexamen bis 8/2002 finden Verwendung. Fehler, die sich eingeschlichen hatten, habe ich verbessert, sowie kurze sinnvolle Textergänzungen durchgeführt.

So hoffe ich, daß das vorliegende Kurzlehrbuch Radiologie bei der Prüfungsvorbereitung zum 1. bzw. 2. medizinischen Staatsexamen hilfreich ist und darüber hinaus Interesse für die Radiologie weckt.

Allen Prüfungskandidaten wünsche ich viel Erfolg! Den Mitarbeitern des Verlags Urban & Fischer sei an dieser Stelle für die ausgezeichnete Zusammenarbeit gedankt. Frau Sabine Rathe möchte ich für das perfekte Schreiben des Manuskripts danken.

Meinem Mann, Herrn Dr. med. Jean-Jacques Lasserre und meinen Kindern Caroline, Madeleine, Désirée und Victor, die ihre Mutter hoffentlich nicht nur im Arbeitszimmer sitzend in Erinnerung haben, möchte ich das Kurzlehrbuch Radiologie widmen.

Homburg, im Frühjahr 2003   Anke Lasserre

Gebrauchsanleitung

Die Durchsicht der bislang gestellten Fragen zum GK zeigt, dass manche Kapitel sehr wenig oder überhaupt nicht abgefragt, andere dagegen in fast jedem Examen vertreten sind. Eine effektive Prüfungsvorbereitung auf die schriftliche Prüfung kann deshalb häufig auf das Basiswissen zu jedem einzelnen Kapitel verzichten, da sich hier nur wenig Punkte erreichen lassen. Dies gilt aber nur für die schriftliche Prüfung; bei mündlichen Prüfungen wird unserer Erfahrung nach meist Wert auf klinische Zusammenhänge gelegt.

Zur Markierung der bislang durch das IMPP abgefragten Inhalte wurden folgende Symbole verwendet:

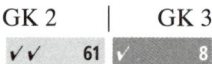

61 12 Anzahl der bereits zu diesem Kapitel gestellten Fragen

Prüfungsrelevanz des Kapitels:

✓✓✓ Absolut prüfungsrelevant. Dieses Kapitel unbedingt genau durcharbeiten, da in nahezu jedem Examen hierzu Fragen auftauchen.

✓✓ Prüfungsrelevant. Zu diesem Kapitel wurden häufig Fragen gestellt.

✓ Bedingt prüfungsrelevant. Zu diesem Kapitel wurden gelegentlich Fragen gestellt.

Inhaltsverzeichnis

1	**Physikalische und biologische Grundlagen**	1
1.1	Physikalische Grundlagen	1
1.1.1	Entstehung, Eigenschaften und Nutzung ionisierender Strahlen	2
1.1.2	Wechselwirkung direkt und indirekt ionisierender Strahlen mit Materie	9
1.1.3	Messung ionisierender Strahlen	10
1.2	Biologische Grundlagen	12
1.2.1	Zeitliche Entwicklung biologischer Strahlenwirkung	12
1.2.2	Strahlenempfindlichkeit, Strahlenschäden	13

2	**Grundlagen des Strahlenschutzes**	17
2.1	Dosisbegriffe	17
2.2	Expositionsarten	17
2.3	Natürliche und zivilisatorisch bedingte Strahlenquellen	17
2.4	Effektive Dosen von Röntgen- und nuklearmedizinischen Untersuchungen	18
2.5	Röntgenverordnung und Strahlenschutzverordnung	18
2.5.1	Grenzwerte für beruflich strahlenexponierte Personen	18
2.5.2	Messung der Personendosis	19
2.5.3	Strahlenschutzbereiche	19
2.5.4	Dokumentationspflicht	19

3	**Untersuchungsmethoden**	21
3.1	Röntgendiagnostik	21
3.1.1	Nativdiagnostik	21
3.1.2	Durchleuchtung	21
3.1.3	Konventionelle Tomographie	23
3.1.4	Röntgenuntersuchungen mit Kontrastmittel	23
3.2	Computertomographie	26
3.2.1	Prinzip der Computertomographie	26
3.2.2	Kontrastmittel in der Computertomographie	27
3.2.3	Häufige Untersuchungsarten	27
3.2.4	Einsatzgebiete der Computertomographie	28
3.3	Gefäßdarstellungen	28
3.3.1	Angiographie	28
3.3.2	Phlebographie (Venographie)	30
3.4	Ultraschall	31
3.4.1	Prinzip der Sonographie	31
3.4.2	Doppler- und Farbduplexsonographie	32
3.4.3	Einsatzgebiete der Sonographie	33
3.5	Magnetresonanztomographische Diagnostik	33
3.5.1	Prinzip der MRT	33

3.5.2	Bildgebung	35
3.5.3	Kontrastmittel	35
3.5.4	Kontraindikationen der MRT	35
3.6	**Nuklearmedizinische Diagnostik**	**35**
3.6.1	Grundlagen der Radiopharmazie	37
3.6.2	Grundlagen der Geräte- und Meßtechnik	38
3.6.3	Messung der nuklidspezifischen Aktivität	42
3.6.4	Erfassung der Radiopharmako- und Radionuklidkinetik im Organismus	42
3.6.5	Szintigraphische Untersuchungsformen	43
3.6.6	Prinzipien der In-vitro-Diagnostik	44

4 ZNS 47

4.1	**Methoden**	**47**
4.1.1	Konventionelle Röntgendiagnostik	47
4.1.2	Computertomographie	49
4.1.3	Myelographie	53
4.1.4	Magnetresonanztomographie	54
4.1.5	Angiographie	55
4.1.6	Sonographie	58
4.1.7	Nuklearmedizinische Untersuchungsverfahren	59
4.2	**Radiologische Befunde**	**59**
4.2.1	Schädel-Hirn-Verletzungen	59
4.2.2	Fehlbildungen des Schädels und des Gehirns	63
4.2.3	Intrakranielle Tumoren	65
4.2.4	Degenerative Erkrankungen	69
4.2.5	Vaskuläre Erkrankungen	71
4.2.6	Entzündliche Erkrankungen	76
4.2.7	Erkrankungen des Rückenmarks	77

5 Gesichtsbereich und Hals 81

5.1	**Methoden**	**81**
5.1.1	Sonographie	81
5.1.2	Konventionelle Röntgendiagnostik	82
5.1.3	Computertomographie und Magnetresonanztomographie	84
5.1.4	Angiographie	85
5.1.5	Nuklearmedizinische Untersuchungen	85
5.2	**Radiologische Befunde**	**86**
5.2.1	Orbita	86
5.2.2	Gesichtsschädel und Schädelbasis	87
5.2.3	Schilddrüse	90
5.2.4	Nebenschilddrüse	92
5.2.5	Speicheldrüsen	92

6 Bewegungsapparat 93

6.1	**Methoden**	**93**
6.1.1	Konventionelle Röntgendiagnostik	93
6.1.2	Arthrographie	95
6.1.3	Sonographie	95
6.1.4	Nuklearmedizinische Untersuchungsverfahren	96
6.1.5	Computertomographie und Magnetresonanztomographie	97
6.2	**Radiologische Befunde**	**97**
6.2.1	Frakturen	97
6.2.2	Primäre und sekundäre Knochentumoren	112
6.2.3	Störung der Knochenstruktur	119

7 Radiologische Diagnostik von Herz, Blut und Gefäßen 145

7.1	**Herz**	**145**
7.1.1	Untersuchungsmethoden	145
7.1.2	Radiologische Befunde	151
7.2	**Blut und Gefäße**	**159**
7.2.1	Radiologische Methoden	159
7.2.2	Radiologische Befunde	164
7.3	**Lymphsystem**	**170**
7.3.1	Methoden und radiologische Befunde	170

8 Atmungsorgane 173

8.1	**Radiologische Methoden**	**173**
8.1.1	Thoraxübersichtsaufnahme	173
8.1.2	Thoraxdurchleuchtung	178
8.1.3	Konventionelle Tomographie	178
8.1.4	Computertomographie	179
8.1.5	Magnetresonanztomographie	179
8.1.6	Bronchographie	179
8.1.7	Sonographie	179
8.1.8	Angiographie	180
8.1.9	Lungenszintigraphie	180
8.2	**Radiologische Befunde**	**183**
8.2.1	Mißbildungen	183
8.2.2	Tumoren	184
8.2.3	Entzündliche Lungenerkrankungen	188
8.2.4	Interstitielle Lungenerkrankungen	194
8.2.5	Atelektase	197
8.2.6	Lungenemphysem	198
8.2.7	Lungenstauung und Lungenödem	199

8.2.8	Lungenembolie	200	10.3	Organe des weiblichen Beckens	271
8.2.9	Pathologische Veränderung		10.3.1	Diagnostische Methoden...............	271
	der Pleura.......................	202	10.3.2	Radiologische Befunde	272
8.2.10	Pathologische Veränderungen		**10.4**	**Organe des männlichen Beckens.........**	**273**
	des Zwerchfells...................	205	10.4.1	Diagnostische Methoden...............	273
			10.4.2	Radiologische Befunde	274

9 Verdauungsorgane 207

11 Mamma 277

9.1	**Abdomen – Untersuchungsmethoden**		**11.1**	**Radiologische Methoden ....**	**277**
	und Befunde	**207**	11.1.1	Mammographie.....................	277
9.1.1	Abdomenübersichtsaufnahme	207	11.1.2	Galaktographie	278
9.1.2	Sonographie	210	11.1.3	Pneumozystographie	279
9.1.3	Computertomographie................	211	11.1.4	Thermographie	279
9.1.4	Kontrastmitteluntersuchungen des		11.1.5	Sonographie	279
	Magen-Darm-Trakts	212	11.1.6	Magnetresonanztomographie..........	279
9.1.5	Angiographie		**11.2**	**Radiologische Befunde ....**	**280**
	der Viszeralarterien	213	11.2.1	Mastopathie	280
9.2	**Ösophagus**	**214**	11.2.2	Benigne Tumoren	280
9.2.1	Untersuchungsmethoden.............	214	11.2.3	Mammakarzinome..................	281
9.2.2	Radiologische Befunde	214			
9.3	**Magen und Duodenum**	**219**			
9.3.1	Untersuchungsmethoden.............	219			

12 Kinderradiologie 285

9.3.2	Radiologische Befunde	221			
9.4	**Dünndarm (Jejunum und Ileum)**	**228**			
9.4.1	Untersuchungsmethoden.............	228	**12.1**	**Radiologische Methoden ....**	**285**
9.4.2	Radiologische Befunde	229	12.1.1	Sonographie	285
9.5	**Kolon**	**231**	12.1.2	Thoraxaufnahmen	286
9.5.1	Untersuchungsmethoden.............	231	12.1.3	Nuklearmedizinische Untersuchungs-	
9.5.2	Radiologische Befunde	232		methoden	286
9.6	**Leber**	**235**	**12.2**	**Radiologische Befunde ....**	**286**
9.6.1	Untersuchungsmethoden.............	235	12.2.1	Vorgeburtliche und geburtstraumatische	
9.6.2	Radiologische Befunde	238		Schädigungen	286
9.7	**Gallenblase und Gallenwege**	**241**	12.2.2	Atmungsorgane....................	286
9.7.1	Untersuchungsmethoden.............	241	12.2.3	Verdauungstrakt	289
9.7.2	Radiologische Befunde	242	12.2.4	Niere und ableitende Harnwege	292
9.8	**Pankreas**	**245**	12.2.5	Erkrankungen von Herz und Gefäßen	295
9.8.1	Untersuchungsmethoden.............	245	12.2.6	Skelettsystem......................	295
9.8.2	Radiologische Befunde	246			

10 Becken und Retroperitoneum 249

13 Strahlentherapie 301

10.1	**Niere und ableitende Harnwege**	**249**	**13.1**	**Anwendung der Strahlentherapie.........**	**301**
10.1.1	Untersuchungsmethoden.............	249	**13.2**	**Technische und methodische Grundlagen**	
10.1.2	Radiologische Befunde	255		**der Strahlentherapie und Radioonkologie** ..	**301**
10.2	**Nebenniere und Retroperitoneum**	**269**	13.2.1	Zielbezogene Einteilung	
10.2.1	Radiologische Methoden	269		der Bestrahlungsarten	302
10.2.2	Radiologische Befunde	270	13.2.2	Bestrahlungsarten und	
				Bestrahlungsgeräte	302

13.3	Allgemeine Richtlinien zur onkologischen Behandlung	307
13.3.1	Rechtliche Grundlagen	307
13.3.2	Nachsorge	307
13.3.3	Krebsregister	307
13.3.4	Bestrahlungsplanung	308
13.4	Bestrahlungstechniken	309
13.5	Dosisverteilung	310
13.5.1	Tumordosis	310
13.5.2	Räumliche Dosisverteilung	310
13.5.3	Zeitliche Dosisverteilung	311
13.5.4	Wirkungssteigerung der Strahlentherapie	311
13.6	Wichtige Indikationen zur kurativen Strahlentherapie	312
13.7	Wichtige Indikationen zur palliativen Strahlentherapie	315
13.8	Strahlentherapie in Notfallsituationen	315
13.9	Strahlentherapie gutartiger Erkrankungen	315
13.10	Nuklearmedizinische Therapie	316
13.10.1	Therapeutische Anwendung offener Radionuklide	316
13.10.2	Radio-Jod-Behandlung der Schilddrüse	317

14 Interventionelle Maßnahmen 319

14.1	Apparative und technische Voraussetzungen	319
14.2	Patientenvorbereitung	319
14.3	Gängige interventionelle Verfahren	320
14.4	Therapeutische Maßnahmen	320
14.4.1	Rekanalisation	320
14.4.2	Drainagen	322
14.4.3	Infiltration	322
14.4.4	Embolisation	322
14.4.5	Perfusion	323
14.4.6	Extraktion	323

Abbildungsquellen 325

Register 327

1 Physikalische und biologische Grundlagen

Mit der Entdeckung der Röntgenstrahlen durch Wilhelm Conrad Röntgen 1895 begann eine neue Epoche in der Medizin. Schon im Jahr ihrer Entdeckung wurden die Röntgenstrahlen zur Skelettdiagnostik eingesetzt. In den folgenden Jahren erkannte man die gewebeschädigende Wirkung der neuen Strahlung und setzte die Röntgenstrahlen therapeutisch zur Bestrahlung oberflächlicher Tumoren ein. Seither haben sich Röntgendiagnostik und Strahlentherapie ständig weiterentwickelt und sind heute Standardverfahren in der ärztlichen Diagnostik bzw. in der Behandlung maligner Tumorerkrankungen. Während man sich in der Anfangszeit nur mit ionisierender Strahlung, d.h. mit Röntgen- und radioaktiver Strahlung beschäftigte, gehört heute zur Radiologie auch der Einsatz von Ultraschall in der Sonographie sowie von magnetischen Feldern in der Kernspintomographie. Durch die Einführung der Computertechnik wurde die genaue Berechnung von Schichtaufnahmen möglich. Das folgende Kapitel stellt in stark komprimierter Form die physikalischen und biologischen Grundlagen dar.

1.1 Physikalische Grundlagen

In der Radiodiagnostik werden folgende **Strahlenarten** eingesetzt:
- ionisierende Strahlen
- Ultraschall (☞ Kap. 3)
- Hochfrequenzstrahlung (☞ Kap. 3)

Die in der Radiologie genutzten Strahlenarten besitzen im Gegensatz zu anderen Strahlenarten wie Sonnenstrahlen oder Wärmestrahlen genügend Energie, um Elektronen aus einen Atom herauszulösen, was man **Ionisierung** nennt. Innerhalb der ionisierenden Strahlung (Tab. 1.1) unterscheidet man zwischen:
- **direkt ionisierender Strahlung,** die ihre Energie unmittelbar an die Materie entlang ihrer Bahn abgibt und
- **indirekt ionisierender Strahlung,** die durch Wechselwirkung mit einem Atom des absorbierenden Materials ein geladenes Teilchen erzeugt, das dann seine Energie weitergeben kann,

oder zwischen
- **Korpuskularstrahlung,** die aus materiellen schnellfliegenden Teilchen besteht, und

Tabelle 1.1: Einteilung ionisierender Strahlenarten

Strahlenart	direkt ionisierend (geladene Teilchen)	indirekt ionisierend (ungeladene Teilchen)
Korpuskularstrahlung	Elektronen Protonen Ionen	Neutronen
Photonenstrahlung		Röntgenstrahlen Gammastrahlen

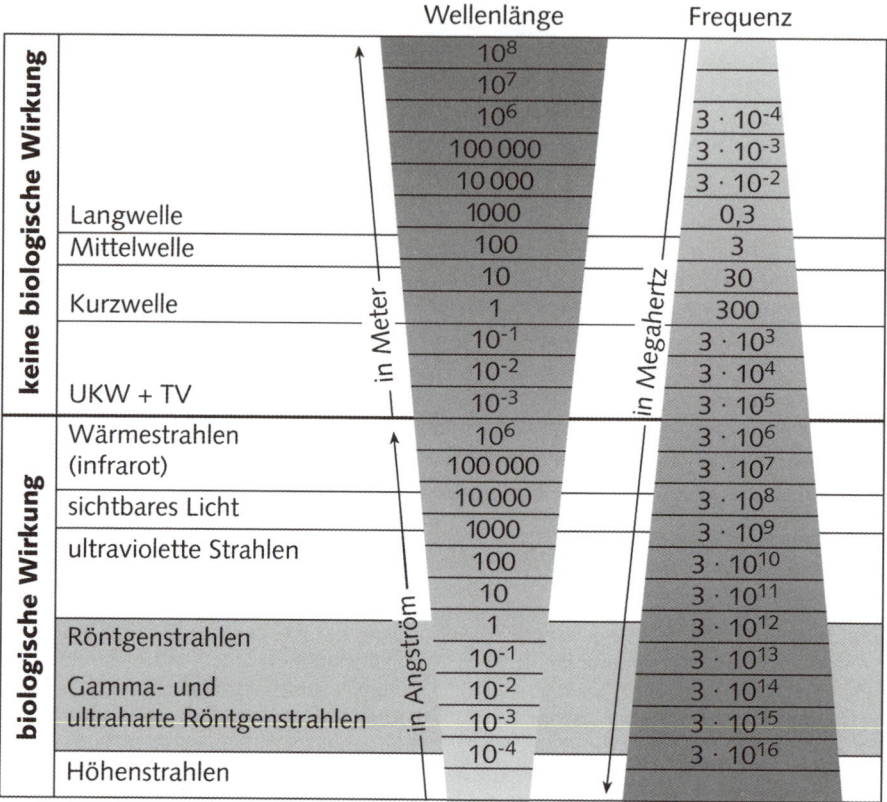

Abb. 1.1: Spektrum elektromagnetischer Wellenstrahlung (Photonenstrahlung) [7].

- **Photonenstrahlung,** die auch elektromagnetische Wellenstrahlung genannt wird und wozu neben Gamma- und Röntgenstrahlen auch das sichtbare Licht, die Wärmestrahlung, die Hochfrequenzstrahlung u.a.m. gehören (Abb 1.1). Bei der Photonenstrahlung gehen elektrische und magnetische Felder kontinuierlich ineinander über, wodurch die Energie amplitudenförmig weitergeleitet wird.

✓✓✓ 61

1.1.1 Entstehung, Eigenschaften und Nutzung ionisierender Strahlen

Ionisierende Strahlung entsteht beim Zerfall radioaktiver Nuklide. Man kann sie aber auch in technischen Anlagen wie Röntgengeräten oder Beschleunigern erzeugen.

Radionuklide

Nuklide
Der Kern eines Atoms besteht aus Protonen und Neutronen. Die Eigenschaften eines Atoms werden durch die Zahl der Kernteilchen festgelegt. Eine durch eine bestimmte **Protonen- und Neutronenzahl** charakterisierte „Atomart" wird als **Nuklid** bezeichnet. Atome, die sich bei gleicher Protonenzahl in der Zahl der Neutronen unterscheiden, werden als **Isotope** bezeichnet (z.B. ^{12}C, ^{14}C). Nuklide mit radioaktiven Eigenschaften werden Radionuklide genannt.

Radioaktivität
Die Kerne sehr schwerer Atome oder solche, die im Verhältnis zur Protonenzahl zu viele oder zu wenige Neutronen besitzen, sind nicht stabil. Sie

wandeln sich spontan unter Aussendung von Strahlung in den Kern eines anderen Elementes um. Diese Eigenschaft wird als **Radioaktivität**, die dabei entstehende Strahlung als **radioaktive Strahlung** bezeichnet.

HWZ

Als **Halbwertszeit (HWZ)** $T_{1/2}$ wird die Zeit definiert, nach der sich jeweils die Hälfte der ursprünglich vorhandenen Substanzmenge umgewandelt hat. Jedes Nuklid hat eine charakteristische HWZ. Neben der **physikalischen Halbwertszeit** $T_{1/2\ phys.}$, mit der das Nuklid zerfällt, wird in der Medizin auch eine **biologische Halbwertszeit** $T_{1/2\ biol.}$ definiert. Sie gibt an, nach welcher Zeit das Nuklid aus dem Organismus entfernt wird. Der zeitliche Aktivitätsverlauf im Körper wird durch die **effektive Halbwertszeit** $T_{1/2\ eff.}$ beschrieben, die beide Vorgänge berücksichtigt.

$$T_{1/2\ eff.} = \frac{T_{1/2\ phys.} \times T_{1/2\ biol.}}{T_{1/2\ phys.} + T_{1/2\ biol.}}$$

Die effektive Halbwertszeit ist immer kleiner als die biologische und die physikalische Halbwertszeit; betragen z. B. die biologische und physikalische HWZ eines Radionuklids je 8 Tage, so beträgt die effektive HWZ 4 Tage.

Aktivität

Die **Aktivität A** gibt die Zahl der Kernumwandlungen pro Zeiteinheit eines radioaktiven Präparates an.
- Maßeinheit für die Aktivität ist das Becquerel (Bq). 1 Bq = 1 Zerfall/Sekunde.
- Die frühere Einheit Curie (Ci) wurde durch die Aktivität eines Gramms reinen Radiums definiert. Umrechnung: 1 Ci = $3{,}7 \times 10^{10}$ Bq.
- Die Anzahl der Kerne, die in jeder Sekunde zerfallen können, hängt von der vorhandenen Substanzmenge ab.

Die **Aktivitätsabnahme** erfolgt nach dem **exponentiellen Zerfallsgesetz** mit einer für jedes Radionuklid charakteristischen Zerfallskonstante. HWZ und Zerfallskonstante verhalten sich reziprok zueinander.

Strahlungsenergie

Die **Energie** der von einem Präparat ausgesandten Strahlung wird in der Einheit **Elektronenvolt (eV)** bzw. Vielfachen hiervon (keV, MeV) angegeben:

- Ein Elektronenvolt ist die Energie, die ein Elektron beim Durchlaufen einer Beschleunigungsspannung von einem Volt erhält.
- Ein Elektronenvolt entspricht $1{,}6 \times 10^{-19}$ J.

Zerfallsarten

Nach der Art der ausgesandten Strahlung werden folgende **Zerfallsarten** unterschieden:
- **α-Zerfall:** Im Atomkern bildet sich aus 2 Protonen und 2 Neutronen ein α-Teilchen. Das 2fach positiv geladene α-Teilchen ist besonders stabil und in seinem Aufbau identisch mit dem Kern des Helium-Atoms. Nachdem es den Bereich der Kernbindungskräfte verlassen hat, gewinnt es durch die elektrostatische Abstoßung des ebenfalls positiven Restkerns eine kinetische Energie von mehreren MeV. Das neu entstandene Element, die Tochtersubstanz, hat eine um 4 geringere Massenzahl und um 2 geringere Ordnungszahl als das ursprüngliche Nuklid. In Materie wird das α-Teilchen schnell abgebremst, seine Reichweite beträgt in Luft wenige cm und in Wasser nur einige μm.
- **β-Zerfall:** Zu den stabilen Elementarteilchen zählen die Protonen, die Elektronen und die Photonen sowie die Neutrinos. Alle anderen Elementarteilchen zerfallen in mehr oder weniger kurzer Zeit. So ist auch ein freies Neutron im Gegensatz zum Proton nicht stabil, es zerfällt mit einer HWZ von 932 s (ca. 15 min) in ein Proton, ein Elektron und ein Neutrino.
  Beim β-Zerfall wird ein β-Teilchen abgestrahlt. β-Teilchen sind Elektronen ($β^-$) bzw. Positronen ($β^+$), die Antiteilchen der Elektronen. Deshalb kann weiter in $β^-$- und $β^+$-Zerfall unterschieden werden. Die **Reichweite** von β-Strahlung beträgt in Wasser etwa 0,5 cm/MeV.
  - **$β^-$-Zerfall:** Weist ein Kern einen Neutronenüberschuß auf, so wird er instabil. Ein Neutron wandelt sich in ein Proton, ein Elektron und ein Antineutrino um, wodurch Energie freigesetzt wird. Diese freiwerdende Energie verteilt sich auf das Elektron und das Antineutrino, die beide aus dem Kern emittiert werden. Beim $β^-$-Zerfall bleibt die Massenzahl des Kernes unverändert, die Ordnungszahl erhöht sich um 1.
  - **$β^+$-Zerfall:** Besteht ein Kern aus weniger Neutronen, als für seine Stabilität notwendig sind, wandelt sich ein Proton in ein Neutron, ein Positron und ein Neutrino um. Die Ordnungszahl nimmt beim $β^+$-Zerfall um 1 ab.

Alternativ zur Aussendung eines Positrons, d. h. zum β^+-Zerfall, kann der Atomkern auch ein Elektron einfangen. Der Atomkern fängt dieses Elektron aus der innersten Schale (K-Schale) ein, weshalb der **Elektroneneinfang** auch als **K-Einfang** bezeichnet wird. Beim Auffüllen der entstandenen Lücke in der Elektronenhülle wird die freigewordene Bindungsenergie in Form elektromagnetischer Strahlung abgegeben.

- **γ-Strahlung:** Nach einem α- oder β-Zerfall befindet sich der neu entstandene Kern des Tochternuklids häufig noch in einem angeregten, sehr kurzlebigen Zustand. Beim Übergang in den Grundzustand wird **elektromagnetische Strahlung**, die sog. **γ-Strahlung**, abgegeben. Die Frequenz bzw. Wellenlänge der ausgesandten Strahlung wird durch die Energiedifferenz der Anregungszustände festgelegt.

Manche Kerne verbleiben aus quantenpysikalischen Gründen länger in angeregtem Zustand. Der Kern geht erst nach Minuten oder Stunden in den Grundzustand über. Dieser „langlebige" Anregungszustand wird als **metastabil** bezeichnet und in der Schreibweise des Nuklids durch ein m gekennzeichnet.

Der Einsatz metastabiler Nuklide bietet entscheidende Vorteile in der nuklearmedizinischen Diagnostik, da sich mit der Anwendung reiner γ-Strahler keine erhöhte Strahlenexposition durch zusätzlich auftretende, nicht zur Bildgebung nutzbare Bestrahlung ergibt. Das am häufigsten eingesetzte Radionuklid ist das Technetium (^{99m}Tc), das das ^{131}J im diagnostischen Einsatz weitgehend abgelöst hat.

Herstellung radioaktiver Präparate

Die in der nuklearmedizinischen Diagnostik angewandte Strahlung wird in Form von radioaktiven Substanzen (Radionukliden) in **Kernreaktoren, Radionuklidgeneratoren** oder im **Zyklotron** hergestellt (☞ Kap. 3.6).

In einem **Radionuklidgenerator** können metastabile Radionuklide gewonnen werden. Hierzu wird eine relativ langlebige Muttersubstanz an einen Absorber gebunden. Bei deren Zerfall kann die entstehende Tochtersubstanz mit einem Lösungsmittel ausgewaschen werden.

Beispiele für den radioaktiven Zerfall in kurzlebigere Tochtersubstanzen sind:

- ^{87}Y (HWZ 80 h) in ^{87m}Sr (HWZ 2,8 h)
- ^{99}Mo (HWZ 67 h) in ^{99m}Tc (HWZ 6,0 h)
- ^{132}Te (HWZ 3,2 d) in ^{132}J (HWZ 2,3 h)

In **Kernreaktoren** werden stabile Kerne durch Neutroneneinfang radioaktiv gemacht. Das **Zyklotron** ist ein Kreisbeschleuniger, bei dem die Ionen durch ein homogenes Magnetfeld innerhalb von zwei halbkreisförmigen Metallkästen auf eine spiralförmige Bahn gelenkt und beschleunigt werden.

Einsatz radioaktiver Präparate

Wesentliches Kriterium für den Einsatz der Radionuklide in der Medizin ist ihre Halbwertszeit. Präparate mit einer langen HWZ werden meist mit einer dichten Umhüllung versehen, die das Entweichen geringster Substanzmengen verhindern soll. Sie werden als **„umschlossener Strahler"** bezeichnet. Beispiele hierfür sind Fernbestrahlungsanlagen (z. B. Telekobaltgeräte).

„Offene Radionuklide" besitzen hingegen keine dichte Umhüllung und machen zusätzliche Sicherheitsmaßnahmen erforderlich, um eine Kontamination von Personal und Einrichtung zu verhindern. In der nuklearmedizinischen Diagnostik werden offene Nuklide in Form radioaktiv markierter Substanzen verwendet, die zu Stoffwechseluntersuchungen in den Körper des Patienten eingebracht werden. Um dabei die Strahlenbelastung des Patienten zu minimieren, werden nur Nuklide mit einer möglichst geringen HWZ verwendet.

Das in der Diagnostik meist verwendete Nuklid ist das metastabile Nuklid des Technetiums (^{99m}Tc), ein reiner γ-Strahler mit $T_{1/2} = 6$ h und $E\gamma = 140$ keV.

Weitere wichtige Radionuklide in der Nuklearmedizin:
- ^{201}Thallium: Myokardszintigraphie
- ^{123}Jod: Schilddrüsenszintigraphie
- ^{67}Gallium: Immunszintigraphie

Röntgenstrahlung

Während die in der Medizin verwendeten Radionuklide durch Umwandlungen im Atomkern entstehen, wird die **Röntgenstrahlung** erzeugt, wenn schnelle Elektronen auf Materie mit hoher Dichte prallen, d. h. wenn elektrisch geladene Teilchen beschleunigt bzw. wieder abgebremst werden.

1.1 Physikalische Grundlagen

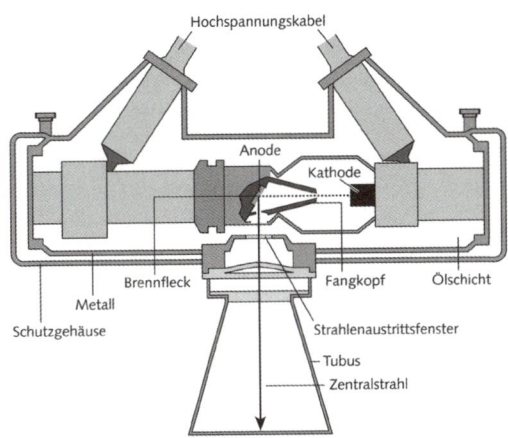

Abb. 1.2: Aufbau einer Röntgenröhre [7].

Aufbau von Röntgenanlagen

Zur Erzeugung von Röntgenstrahlung werden Röntgenanlagen eingesetzt, die aus folgenden Komponenten bestehen:
- Röntgenröhren,
- einem Generator, der zur Erzeugung der Hochspannung für den Röhrenstromkreis aus dem Netzstrom und zur Erzeugung der Niederspannung für den Heizstromkreis dient,
- einem Schutzgehäuse, das zum Schutz vor Röntgenstrahlung und der Hochspannung sowie zum Schutz der Röhre und zum Anbringen unterschiedlichen Zubehörs wie z. B. des Tiefenblendensystems dient,
- Stativ, Patientenlagerungseinrichtung (Bucky-Tisch, Rasterwandgerät), Schaltgerät.

Aufbau von Röntgenröhren

Röntgenröhren bestehen aus einem Glaszylinder mit einem Vakuum. Hierin sind zwei Elektroden eingeschmolzen, die **Kathode** (negativ) und die **Anode** (positiv). Die schnellen Elektronen werden aus der Kathode (Glühkathode) emittiert und an der Anode abgebremst (Abb. 1.2). Mit **Brennfleck** wird der Ort bezeichnet, wo die Kathodenelektronen auf die Anode treffen und somit die Röntgenstrahlung entsteht.

Ein **großer Brennfleck** (1 × 1 mm) ist stärker belastbar, hat eine größere geometrische Unschärfe und ist für Aufnahmen mit großer Dicke geeignet. Hierfür sind höhere Dosisleistungen bei kurzer Belichtung notwendig. Ein **kleiner Brennfleck** (0,6 × 0,6 mm) hat eine geringere geometrische Unschärfe, ist weniger belastbar und für Extremitätenaufnahmen geeignet.

Weiterhin unterscheidet man den **Fokus,** der den Mittelpunkt des elektronischen Brennflecks darstellt, und den **Zentralstrahl,** der vom Fokus ausgehend durch die Mitte des Strahlenaustrittfensters verläuft.

Funktionsprinzipien von Röntgenanlagen

Beim Abbremsen der Elektronen an der Anode entsteht Energie in verschiedenen Formen:
- **Bremsstrahlung:** Sie besteht aus vielen Wellenlängen, die zusammen ein *kontinuierliches Spektrum* bilden.
- **Charakteristische Röntgenstrahlung:** Sie entsteht als diskreter Anteil beim Auffüllen von Lücken in tiefer gelegenen Elektronenschalen der Atome des Anodenmaterials aus höher gelegenen Schalen und bildet ein *diskontinuierliches Spektrum* bzw. ein *Linienspektrum*; d. h. die Röntgenstrahlung (elektromagnetische Schwingung) wird in Portionen, den sog. *Quanten*, abgegeben.
- **Wärmeenergie:** An der Anode entstehen zu 99 % Wärmeenergie und nur zu 1 % Röntgenstrahlen. Aufgrund dieser hohen thermischen Belastung ist die Anode aus Legierungen mit hohem Schmelzpunkt gefertigt und flüssigkeitsgekühlt.

An modernen Röntgenanlagen lassen sich der Röhrenstrom, d. h. die Zahl der von der Kathode emittierten Elektronen (Strahlenintensität), und die Beschleunigungsspannung, die die maximale Energie der Röntgenstrahlung (Strahlenqualität) bestimmt, unabhängig voneinander regulieren. Die Auswahl der Spannung der Röntgenröhre ist entscheidend für die Merkmale des entstehenden Röntgenbildes (Tab. 1.2):
- Bei **hoher Spannung** (125–150 kV), erhält man sog. **Hartstrahlaufnahmen.** Die Bilder sind insgesamt kontrastärmer als beim Anlegen nied-

Tabelle 1.2: Energiebereiche und Anwendung der Röntgenstrahlung	
25–35 keV	Mammographie, Weichstrahltechnik
60–150 keV	Röntgendiagnostik
60–125 keV	Thoraxdiagnostik, Hartstrahltechnik
> 150 keV	Therapie (heute in der Regel nur noch im MeV-Bereich)

rer Spannung, wobei insbesondere der Kontrast zwischen Knochen und Weichteilen relativ gering ist, während die Weichteil-Luft-Kontraste relativ gut sind. Die Belichtungszeiten sind kürzer, was sich in einer verminderten Bewegungsunschärfe und einer verringerten Strahlenbelastung für den Patienten ausdrückt. Beispiel: Thoraxaufnahmen.

- Mit **niedriger Spannung** (bis 100 kV): erhält man sogenannte **Weichstrahlaufnahmen.** Auf diesen relativ kontrastreichen Bildern werden die Weichteile richtig belichtet, wohingegen die Knochen ohne Struktur erscheinen. Beispiel: Mammographie.

Das Röntgenspektrum enthält auch energiearme Strahlung, die schon in den oberen Haut- oder Gewebeschichten des Patienten absorbiert wird. Diese Strahlung durchdringt den Körper des Patienten nicht und trägt somit nicht zur Bildinformation bei, verursacht aber eine Strahlenbelastung der oberen Gewebeschichten. Deshalb wird gesetzlich vorgeschrieben ein **Filter** vor das Strahlaustrittsfenster einer Röntgenröhre gesetzt, um die niederenergetischen Strahlungsanteile zu absorbieren. Der durchdringungsfähigere, energiereiche Teil des Spektrums wird durch den Filter kaum beeinflußt, die niederenergetischen Anteile werden dagegen weitgehend absorbiert. Diesen Vorgang nennt man „**Aufhärtung**".

Grundlagen der Bildentstehung

Zentralprojektion
Röntgenstrahlen breiten sich vom Brennfleck geradlinig aus und divergieren hierbei. Dies nennt man **Zentralprojektion.**

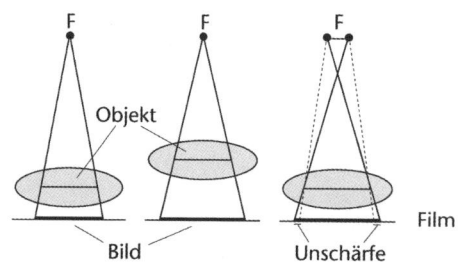

Abb. 1.3: Prinzip der Zentralprojektion. In der Filmebene entsteht ein vergrößertes Bild. Das Verhältnis Fokus-Objekt-Abstand zu Fokus-Film-Abstand bestimmt die Vergrößerung. Ein ausgedehnter Brennfleck F (rechts) erzeugt ein unscharfes Bild.

Beim Durchtritt durch das zu untersuchende Objekt werden die Röntgenstrahlen geschwächt (absorbiert), wobei der Grad der **Absorption** von Röntgenstrahlung von der Dichte des durchstrahlten Gewebes abhängig ist. Dieser Effekt wird in der Röntgendiagnostik zur Abbildung von Strukturen aus dem Körperinneren benutzt. Hierbei entsteht ein **Negativbild,** bei dem dichte Gewebe hell und Gewebe, die die Strahlung gering schwächen, dunkel dargestellt werden.

Für ein Strahlenbündel gilt, daß sich nach dem **Abstandsquadratsgesetz** die Intensität oder die Dosis einer Strahlung mit dem Quadrat ihrer Entfernung von der Strahlenquelle verringert. Dies ist für die Strahlenbelastung von Patienten und Personal von großer Bedeutung.

In Abhängigkeit von der Größe des **Brennflecks** und der Größe des **Fokus-Objekt-Abstands** entstehen Röntgenaufnahmen mit einer vergrößerten Abbildung des untersuchten Objektes (Abb. 1.3). Außerdem entsteht hierbei Unschärfe. Um diese unerwünschten Effekte möglichst gering zu halten, sollten folgende Parameter beachtet werden:
- Die Brennfleckgröße sollte möglichst klein sein.
- Der Fokus-Objekt-Abstand sollte möglichst groß sein.
- Der Objekt-Film-Abstand sollte möglichst klein sein.

Daher wird der Patient gewöhnlich mit der abzubildenden Seite möglichst nahe vor der Röntgenfilmkassette positioniert, während die Entfernung der Röntgenröhre zum Film in der Regel 2 m beträgt.

Streustrahlung
Werden Röntgenstrahlen beim Durchtritt von Materie durch Absorption und Streuung geschwächt, entsteht **Streustrahlung.** Die Röntgenstrahlung wird in ihrer ursprünglichen Richtung abgelenkt, wodurch eine mehr oder weniger diffuse Belichtung des Filmes und eine Verringerung des Kontrastes verursacht wird. Die Streustrahlung stellt eine vermehrte Strahlenbelastung für den Patienten dar und ist um so größer, je größer das bestrahlte Feld und je dicker die durchstrahlte Schicht ist.

Maßnahmen zur Verringerung des Streustrahlenanteils:
- **Einblenden** des Strahlenbündels mittels Tubus, Tiefenblenden, Irisblenden.

- **Ein Tubus** kann das Strahlenbündel auf eine bestimmte Größe reduzieren.
  Anwendung: Schädel- und Zahnaufnahmen sowie Durchleuchtung.
- **Tiefenblenden** sind verstellbare Bleilamellen, die in gestaffelter Ordnung vor der Röntgenröhre angeordnet sind und eine gewünschte Eingrenzung des Strahlenbündels sowie eine Verringerung der extrafokalen Strahlung ermöglichen. Das Lichtvisier leuchtet hierbei die Grenzen des ausgestrahlten Feldes aus.
- **Irisblenden** werden im Durchleuchtungsbetrieb zusätzlich zu den Tiefenblenden eingesetzt und ermöglichen durch kreisförmiges Einblenden eine Dosisreduktion um ca. 20 %.
- **Kompression:** Eine Verringerung der Objektdicke reduziert den Streustrahlenanteil.
- **Objekt-Film-Abstand:** Eine Vergrößerung führt zur Reduktion des Streustrahlenanteils.
- **Streustrahlenraster:** Das wirkungsvollste Mittel zur Reduktion der Streustrahlung (Abb. 1.4). Zwischen Patient und Film sind sehr dünne, parallel verlaufende Bleilamellen in Strahlrichtung angebracht. Dadurch können nur diejenigen Strahlen passieren, die direkt von der Röntgenröhre kommen und ungestreut sind. Die im Patienten entstandenen Streustrahlen, die einen anderen Winkel als die Primärstrahlen haben, fallen quer zu den Bleilamellen ein und werden von diesen absorbiert. Während der Aufnahme bewegt sich das Streustrahlenraster senkrecht zu den Lamellen und wird somit nicht abgebildet. Hiermit wird die Streustrahlung auf 15 % reduziert. Allerdings ist eine Belichtungsverlängerung und somit eine erhöhte Strahlenexposition notwendig.

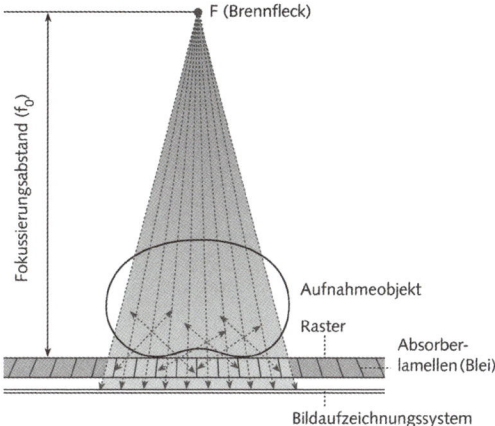

Abb. 1.4: Schematische Abbildung eines Streustrahlenrasters [7].

Film-Folien-Kombinationen

Zum Sichtbarmachen der unsichtbaren Röntgenstrahlen dient die Röntgenfotografie, die ähnlich wie die herkömmliche Fotografie auf der Schwärzung einer fotografischen Schicht beruht. Heute werden bei der Röntgenfotografie **Film-Folien-Kombinationen** verwendet, die aus einem Röntgenfilm und dem Film beiderseits anliegenden Verstärkerfolien bestehen:
- **Röntgenfilme** sind beidseits mit Silberbromidemulsion beschichtet. Die Absorption von Licht und Röntgenstrahlen bewirkt einen Elektronenaustritt aus dem Bromid. Hierbei entsteht ein Silberatom und eine Störstelle im Kristall, welche durch die Entwicklung des Röntgenfilms sichtbar gemacht wird. Bei den entstandenen Röntgenaufnahmen handelt es sich um **Negativbilder,** was bedeutet, daß die Filmstellen, die geschwärzt werden, der größten Strahleneinwirkung ausgesetzt waren. In der Beurteilung durch den Radiologen bzw. Arzt werden die Röntgenbilder aber wie **Positivbilder** behandelt.

> **Merke!**
> Stark belichtete Regionen, also dunkle und geschwärzte Stellen auf dem Röntgenbild, werden als „Aufhellung" bezeichnet, helle Stellen auf dem Röntgenbild, die dichtem Gewebe des geröntgten Organismus entsprechen, als „Verschattung".

- **Verstärkerfolien** sind fluoreszierende Platten, die Röntgenstrahlen absorbieren und Fluoreszenzlicht emittieren. Meist werden Seltene-Erden-Folien (Gadolinium-, Lanthan-, Barium-, Yttriumverbindungen) benutzt. Des Weiteren werden sogenannte Verlaufs- oder Ausgleichsfolien verwendet, die nebeneinander gering-, mittel- und hochverstärkende Zonen aufweisen. Sie dienen zur Aufnahme von Körperregionen mit starken Dichte- und Dickenunterschieden (z. B. LWS seitlich mit Abbildung von lufthaltiger Lunge oben und weichteildichtem Abdomen unten).

Bei den **Film-Folien-Kombinationen** wird das entstehende Fluoreszenzbild auf den Röntgenfilm kopiert und trägt somit sehr viel effektiver (ca. 95%) zur Bildentstehung bei als die Röntgenstrahlen selbst (ca. 5%). Hieraus ergibt sich eine Dosisreduktion bei gleicher Filmschwärzung, wobei jedoch die Detailerkennbarkeit verringert ist. Die Film-Folien-Kombinationen liegen in verschiedenen Empfindlichkeitsklassen vor, die mit denen in der Fotografie vergleichbar sind (50, 100, 200, 400 und 800). Um eine Rückstrahlung von der Unterlage auf den Film zu vermeiden, werden die Film-Folien-Kombinationen in **Kassetten** eingebettet, die aus einem wenig strahlenabsorbierenden Aluminiumboden und einem Deckel bestehen, der teilweise mit einer Bleifolie versehen ist.

Bildqualität

Die Bildqualität wird durch folgende Faktoren beeinflußt:

- aufzunehmendes **Objekt** (Größe und Absorptionsverhalten)
- **Aufnahmeparameter** (Brennfleckgröße, Strahlenqualität, Belichtungsdaten, Dosisleistung)
- **technische Eigenschaften** des Bildübertragungssystems (Film-Folien-Kombination, Qualität der Fernsehkette usw.)
- **Unschärfe,** die sich weiter differenzieren läßt:
  - **Bewegungsunschärfe** entsteht durch willkürliche und unwillkürliche Bewegungen (des Herzens oder des Magens). Zur Vermeidung sind neben optimaler Lagerung und Belehrung des Patienten möglichst kurze Belichtungszeiten notwendig.
  - Die **geometrische Unschärfe** ist also um so kleiner, je kleiner der Brennfleck und der Objekt-Film-Abstand sind und je größer der Fokus-Objekt-Abstand ist.
  - Die **Film-Folienunschärfe** hängt von der Körnung ab: Folien mit einer kleinen Körnung sind scharf zeichnend, bedürfen jedoch einer höheren Strahlendosis und umgekehrt.
- **Kontrast:** Die Dichtekontraste des Röntgenbildes entsprechen den Strahlenkontrasten. Die Strahlenkontraste werden durch Absorption, Quantenrauschen und Streustrahlung beeinflußt. Bei niedriger Aufnahme-/Durchleuchtungs-Spannung treten die Strahlenkontraste stärker hervor, bei höherer Spannung verringern sie sich. Der Kontrast gibt die Differenz der kleinsten und größten Schwärzung an, was dem Bildumfang entspricht.

Bildbelichtung

Um optimal belichtete Röntgenbilder bzw. Durchleuchtungsaufnahmen zu erhalten, muß die abgegebene Strahlung durch verschiedene Aufnahmeparameter gekennzeichnet werden. Die **Strahlenqualität** wird durch die **Röhrenspannung in kV,** die **Strahlenintensität** durch den **Röhrenstrom in mA** und die **Belichtungszeit in ms** angegeben. Da der Röhrenstrom Schwankungen unterliegt, wählt man das Produkt aus Röhrenstrom und Belichtungszeit (mAs-Produkt) und die Röhrenspannung vor. Dabei entspricht das mAs-Produkt der Strahlenmenge. Zuverlässiger ist die Verwendung einer heute bei praktisch allen Röntgengeräten vorhandenen **Belichtungsautomatik.** Hierbei wird die Röntgenspannung von Hand eingestellt, während die Strahlenmenge (mAs), die für die richtige Filmschwärzung erforderlich ist, über den Belichtungsautomaten gesteuert wird. Dieser unterbricht nach Auflaufen der entsprechenden Dosis die Röntgenstrahlung.

Zur Messung der Dosisleistung werden **Ionisationskammern** an repräsentativen Stellen vor der Filmkassette im Kassettenfach zwischen Streustrahlenraster und Film angebracht. Für die verschiedenen Organsysteme können unterschiedlich lokalisierte Meßkammern ausgewählt werden. Weitere Messungen der Dosisleistung können mit Halbleiterdetektoren (Positionierung hinter der Filmkassette, Mammographie, Pädiatrie) und durch Lichtmessungen mit der Photodiode (Positionierung zwischen Bildverstärker und Fernsehkamera, Bildverstärkersystemen) durchgeführt werden.

Digitales Röntgenbild

Neben den oben beschriebenen konventionellen analogen Röntgenaufnahmetechniken ist in letzter Zeit die **digitale Radiographie** entwickelt worden. Hierbei wird anstelle einer Filmkassette mit einer Film-Folien-Kombination eine **Leuchtstoff- oder Speicherfolie** benutzt. Durch die Röntgenstrahlung werden die Elektronen dieser Speicherfolien auf ein höheres Energieniveau gehoben und in einem latenten Röntgenbild gespeichert. Nach der

Röntgenaufnahme wird die Speicherfolie mit einem Laserstrahl abgetastet und die zuvor angeregten Elektronen unter Lichtaussendung wieder in den Grundzustand gebracht. Das dabei entstehende Signal wird digitalisiert und an einen Bildprozessor weitergeleitet, in dem die Bildverarbeitung stattfindet. Das digitale Röntgenbild wird anschließend fotografisch dokumentiert. **Vorteil** der digitalen Radiographie ist die hohe Empfindlichkeit der Speicherfolien mit einem großen Dynamikbereich. So sind Fehlbelichtungen praktisch ausgeschlossen, teilweise kann die Strahlendosis reduziert werden. Außerdem besteht die Möglichkeit der Bildnachverarbeitung und einer digitalen Archivierung. Die **Nachteile** der digitalen Radiographie liegen in der Auflösung, die um die Hälfte geringer ist als bei konventionellen Film-Folien-Systemen.

Ihre Einsatzmöglichkeiten: Bettlungen, Traumatologie.

1.1.2 Wechselwirkung direkt und indirekt ionisierender Strahlen mit Materie

Photonenstrahlung

Bei der Photonenstrahlung handelt es sich um elektromagnetische Wellen (elektromagnetische Strahlung, Quanten- bzw. Photonenstrahlung), die sich über miteinander gekoppelte elektrische und magnetische Felder ohne materiellen Träger energetisch im Raum ausbreiten. Alle elektromagnetischen Wellen breiten sich im Vakuum mit der gleichen Ausbreitungsgeschwindigkeit von ca. 300 000 km/s (Lichtgeschwindigkeit) aus. Die Photonenstrahlung lässt sich nach ihrer Wellenlänge bzw. Frequenz einteilen und umfasst ganz unterschiedliche Bereiche wie Rundfunkwellen, Wärmestrahlen, Licht, Röntgen- und Gammastrahlung. Die Entstehung erfolgt durch Emission bzw. Absorption, wobei die Energie nicht kontinuierlich, sondern in „Portionen", d. h. in Quanten oder Photonen, vorliegt.

Bei der Photonenstrahlung kommt es zu folgenden wichtigen Wechselwirkungen mit Materie:
- **Schwächung:** Ionisierende Photonen werden beim Durchtritt durch Materie um den Energiebetrag reduziert, der bei der Wechselwirkung mit Materie absorbiert und gestreut wird.
- **Absorption (Photoabsorption, Photoeffekt):** Trifft die Energie eines Photons auf ein Atom, so wird ein Teil der Energie verwandt, um ein Elektron aus dem Kernfeld zu emittieren, der übrige Teil wird dem Elektron als kinetische Energie mitgegeben (Abb. 1.5a). Die Absorption von Röntgenstrahlen durch schwere Elemente (z. B. Jod, Barium, Blei) dient der Kontrastdarstellung bzw. dem Strahlenschutz. Die Absorption der Strahlung ist abhängig von der Dicke, der Dichte und der Ordnungszahl des Stoffes sowie von der Energie der Röntgenstrahlen. Der Photoeffekt spielt nur in der Röntgendiagnostik eine Rolle.
- **Compton-Effekt:** Das Atom emittiert ein Elektron der äußeren Hülle, dabei findet eine Richtungsänderung des Photons mit partiellem Energieverlust statt (Abb. 1.5b). Die Schwächung der Strahlung ist von der Dichte des durchstrahlten Materials und nicht von seiner Ordnungszahl abhängig. Der Compton-Effekt spielt im kurzwelligen Bereich der Röntgendiagnostik und -therapie eine Rolle.
- **Klassische Streuung:** Hier findet eine Richtungsänderung des Röntgenquants ohne Energieverlust statt. Es liegt somit keine Ionisation vor und es werden auch keine Elektronen freigesetzt. Es entsteht kohärente Streuung oder Rayleigh-Streuung. Der Einfluß der klassischen Streuung auf das Strahlenbündel kann vernachlässigt werden, da er durch die Absorption in der Regel übertroffen wird. Die klassische Streuung ist nur bei sehr niedriger Quantenenergie wirksam.
- **Paarbildung:** Hierbei wird die Energie der einfallenden Photonenstrahlung komplett absorbiert (Abb. 1.5c). Das einfallende Quant wandelt seine Energie in ein Teilchenpaar (Elektron-Positron-Paar) um, das dann weitere Atome anregt bzw. ionisiert. Die Paarbildung spielt nur in der Hochvolt-Therapie eine Rolle.

Tabelle 1.3: Wechselwirkungen von Photonen		
Wechselwirkung	Einsatz in der Medizin	Energiebereich
Photoeffekt	Röntgendiagnostik	< 200 keV
Compton-Effekt	Diagnostik, Therapie	100 keV–10 MeV
Paarbildung	Strahlentherapie	> 1,022 MeV

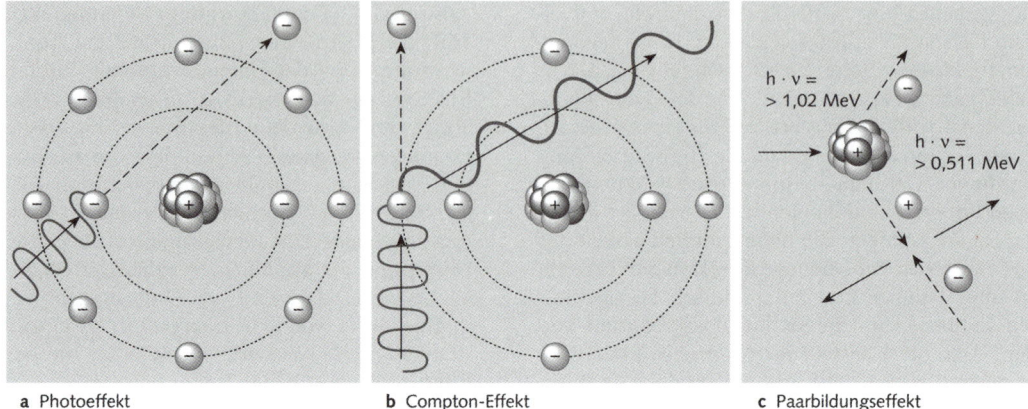

a Photoeffekt   b Compton-Effekt   c Paarbildungseffekt

Abb. 1.5: Veranschaulichung der verschiedenen Ionisationsvorgänge [7].

Das Positron hat als Antiteilchen des Elektrons die gleiche Masse wie das Elektron und eine positive Ladung. Treffen Elektron und Positron aufeinander, vernichten sie sich gegenseitig **(Paarvernichtung).** Hierbei entstehen zwei γ-Quanten (Abb. 1.5c), was bei der Positronenemissionstomographie (PET, ☞ Kap. 3.6.2) ausgenutzt wird.

Streustrahlen verlassen den Körper in alle Richtungen. Mit zunehmender Röhrenspannung wird die Streustrahlung mehr in Richtung Primärstrahlung abgelenkt. Die Wahrscheinlichkeit für das Auftreten der einzelnen Vorgänge ist abhängig von der Photonenenergie.

Reichweite, Halbwertsschichtdicke

Für die Schwächung bei der Energieübertragung geladener Teilchen kann ein Wert für deren Reichweite angegeben werden. Für α-Teilchen ist dies eine feste Reichweite. Für Elektronen läßt sich wegen der starken Streuung aus der Strahlrichtung nur eine mittlere Reichweite angeben. Für die Photonenstrahlung hingegen kann keine Reichweite, sondern nur eine Halbwertschichtdicke $d_{1/2}$ angegeben werden, da die Wechselwirkung eines Photons ein statistisches, d. h. ein zufälliges Ereignis ist. Nach einer Halbwertschichtdicke $d_{1/2}$ hat die Intensität nach Durchstrahlung eines Absorbers (z. B. Bleiummantelung) um die Hälfte der ursprünglichen Strahlungsintensität abgenommen.

Aufbaueffekt

Bei Bestrahlung mit hochenergetischen Photonen wie ultraharten oder γ-Röntgenstrahlen werden im Gewebe Sekundärelektronen ausgelöst, die eine relativ große Reichweite haben. Dies hat zur Folge, daß sich das Dosismaximum mit zunehmender Energie von der Oberfläche in tiefere Gewebeschichten verlagert **(Dosis-Aufbaueffekt).** So werden bei der Photonenstrahlung die oberen Gewebeschichten geschont, während tiefergelegene Tumoren bestrahlt werden.

Auch bei **hochenergetischer Elektronenstrahlung** ist der **Aufbaueffekt** zu finden. Allerdings ist die Belastung der oberflächlichen Gewebeschichten im Vergleich mit der Photonenstrahlung hierbei stärker. Der Dosisverlauf hinter dem Maximum hingegen fällt steiler als bei der Photonenstrahlung ab.

1.1.3 Messung ionisierender Strahlen

Die wichtigsten **Nachweismethoden zur Messung ionisierender Strahlung** in der Medizin wie die Ionisationskammer, der Szintillationszähler, der Bohrlochmeßplatz, die Gammakamera usw. sowie die Messung der nuklidspezifischen Aktivität werden in Zusammenhang mit den Grundlagen der Geräte- und Meßtechnik (☞ Kap. 3.6.2) beschrieben.

Dosisbegriffe

Die Dosisbegriffe in der Radiologie sind Meßgrößen zur Charakterisierung ionisierender Strahlung in Hinblick auf die mit ihr verknüpfte biologische Wirkung. Die biologische Wirkung ionisierender Strahlung hängt von verschiedenen Faktoren ab:
- Dichte der Ionisationsprozesse (relative biologische Wirksamkeit, Qualitätsfaktor q)
- durch Anregung und Ionisierung absorbierte Energie im Gewebe (Energiedosis)
- modifizierenden Faktoren (z. B. zeitliche Verteilung der Strahlung)

Dies macht unterschiedliche Dosisbegriffe (Tab. 1.4) notwendig:
- Die **Ionendosis** wird in Luft zur meßtechnischen Erfassung ionisierender Strahlung benutzt. Sie ist die von einer Strahlung in einem Luftvolumen erzeugte Ladungsmenge im Verhältnis zur Masse. Die SI-Einheit ist Coulomb pro Kilogramm **(C/kg).**
- Die **Energiedosis** gibt die in einem beliebigen Material absorbierte Energie bezogen auf die Masse des Materials an. Die SI-Einheit ist Joule pro Kilogramm **(J/kg)** mit dem Einheitennamen **Gray** (Gy).
- Die **Äquivalentdosis** berücksichtigt, daß die verschiedenen Strahlenarten bei gleicher Energiedosis aufgrund ihrer unterschiedlichen biologischen Wirksamkeit verschiedene biologische Wirkungen entwickeln können, was durch den dimensionslosen Qualitätsfaktor (Bewertungsfaktor) q erfaßt wird. Sie entspricht somit der Energiedosis multipliziert mit dem Qualitätsfaktor q für unterschiedliche Strahlenarten. Die SI-Einheit ist Joule pro Kilogramm **(J/kg)** mit dem Einheitennamen **Sievert** (Sv).
- Als **effektive Äquivalentdosis** wird eine aus der Äquivalentdosis abgeleitete Meßgröße bezeichnet, bei der die Äquivalentdosis durch einen Gewebewichtungsfaktor (Wichtungsfaktor) korrigiert wird. Dieser Wichtungsfaktor soll angeben, wie hoch das aus der Organexposition resultierende stochastische Risiko im Vergleich zum stochastischen Risiko bei Ganzkörperexposition gegenüber der gleichen Äquivalentdosis angesetzt werden muß.

Zur Ermittlung der organ- und gewebsbezogenen **effektiven Körperdosis** sind unterschiedliche Wichtungsfaktoren notwendig (Tab. 1.5).

Tabelle 1.5: Wichtungsfaktoren

Organe und Gewebe	Wichtungsfaktor
rotes Knochenmark, Lunge, Magen, Dickdarm	0,12
Blase	0,05
Knochenoberfläche, Haut	0,01
Brust, Blase, Ösophagus, Leber, Schilddrüse	0,05
Gonaden	0,20

Tabelle 1.4: Dosisbegriffe

Dosis	SI-Einheiten	alte Einheiten	Umrechnung	Anwendung
Ionendosis I	C/kg, Coulomb/kg	Röntgen (R)	1 R = 0,258 mC/kg 1 C/kg = 3,876 kR	Meßtechnik
Energiedosis D	1 J/kg, Gray (Gy)	Rad (rd)	1 rd = 10 mGy 1 Gy = 100 rd	Dosimetrie, Strahlentherapie
Äquivalentdosis H	1 J/kg, Sievert (Sv)	Rem (rem)	1 rem = 10 mSv 1 Sv = 100 rem	Dosimetrie, Strahlenschutz
Wichtungsfaktor				Strahlenschutz
effektive Äquivalentdosis	1 J/kg, Sievert (Sv)	Rem (rem)	1 rem = 10 mSv 1 Sv = 100 rem	Strahlenschutz
Qualitätsfaktor q				für Röntgen-, µ- und β-Strahlung 1, Neutronen 10, α-Strahlung 20

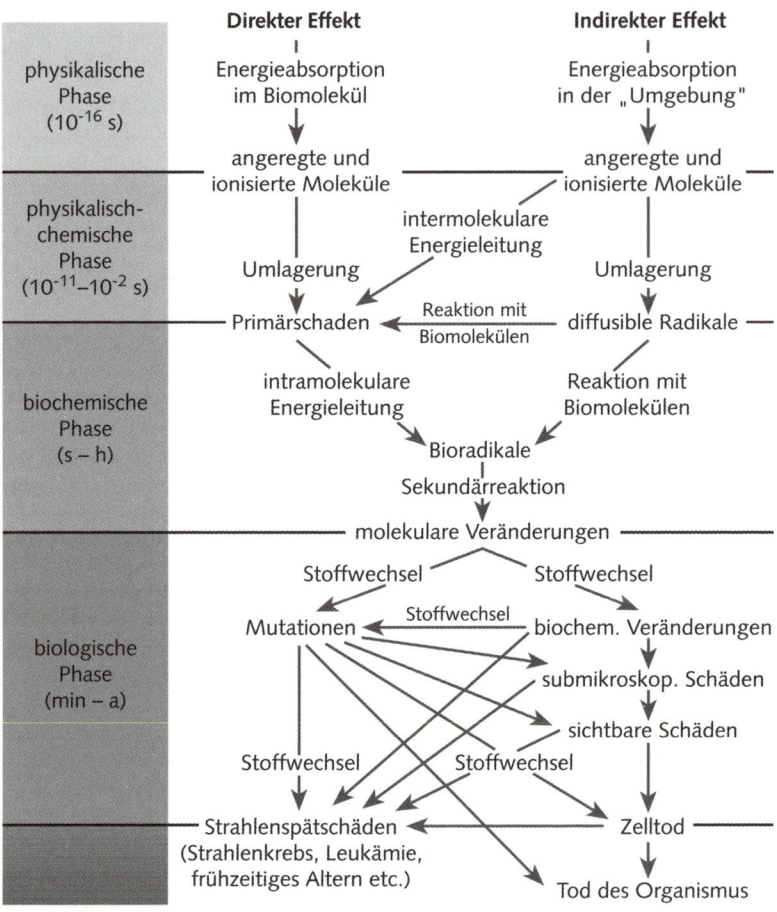

Abb. 1.6: Zeitlicher Verlauf der biologischen Strahlenwirkung [7].

1.2 Biologische Grundlagen

1.2.1 Zeitliche Entwicklung biologischer Strahlenwirkung

Die biologische Wirkung ionisierender Strahlung spielt sich auf unterschiedlichen Ebenen und in unterschiedlichen Zeitphasen ab, wie Abb. 1.6 zeigt. Der Weg vom physikalischen Primärereignis, das in weniger als 10^{-16} s abläuft, bis zum beobachteten Effekt kann unmittelbar und kurz sein, verläuft aber meist länger über verschiedene Zwischenstufen. So können Spätfolgen, z. B. maligne Tumore, nach bis zu 30 Jahren auftreten. Werden auch mögliche genetische Veränderungen hinzugerechnet, die sich erst in den Folgegenerationen manifestieren, wird das zu betrachtende Zeitintervall noch länger.

Dabei lassen sich Wirkungen direkt und indirekt ionisierender Strahlung unterscheiden:

- Beim **direkten Effekt** wird ein Biomolekül direkt durch ein ionisierendes Teilchen oder durch ein ausgelöstes Sekundärelektron geschädigt.
- Beim **indirekten Effekt** findet die Energieabsorption in der Umgebung des Biomoleküls statt; ein dabei entstehendes Radikal löst die Schädigung aus.

Für dicht ionisierende Strahlung (α-Teilchen, Neutronen, Protonen) überwiegt der direkte Strahleneffekt, für locker ionisierende Strahlung (Photonen, Elektronen) die indirekte Strahlenreaktion.

Weiterhin kann die biologische Wirkung ionisierender Strahlung eingeteilt werden in:
- **stochastische Wirkung:**
  - Eintrittswahrscheinlichkeit dosisabhängig
  - Schweregrad dosisunabhängig
  - Schwellenwert nicht bekannt
  - Risiko eines Erbschadens 1%/Sv
  - Tumorrisiko: 5%/Sv
- **nichtstochastische Wirkung:**
  - Nach Überschreiten einer bestimmten Schwellendosis tritt die Wirkung mit Sicherheit ein.
  - Die Stärke der Wirkung ist dosisabhängig.

Das Eintreten nichtstochastischer Wirkung soll durch möglichst geringe Dosen vermieden werden.

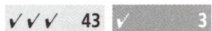

1.2.2 Strahlenempfindlichkeit, Strahlenschäden

Strahlung kann prinzipiell alle Moleküle innerhalb der Zelle schädigen. Schäden an Proteinen, Enzymen oder RNS-Molekülen kann die Zelle leicht kompensieren, da diese innerhalb der Zelle in mehrfachen Kopien vorhanden sind.

> **Merke!**
> Die DNA stellt den die Strahlenempfindlichkeit bestimmenden Teil der Zelle dar.

Folge eines nicht reparablen bzw. fehlerhaft reparierten DNA-Schadens sind der Integritätsverlust des Moleküls und damit verbundene **Chromosomenschäden**. Es können Punktmutationen, Chromosomenausfälle, Inversionen, Duplikationen, Deletionen und Translokationen entstehen.

Die ionisierende Strahlung kann an der DNA unterschiedliche Schäden hervorrufen:
- **Einzelstrangbrüche:** reparabel
- **Doppelstrangbrüche:** nur zum Teil reparabel
- **Basenschäden** (Basenveränderung oder -verlust): teilweise reparabel
- **Vernetzungen** innerhalb der DNA: schwer reparabel
- **Zerstörung von Wasserstoffbindungen:** zum Teil reparabel
- **DNA-Protein Vernetzungen:** nur zum Teil reparabel
- **multiple Schäden ("bulky lesions"):** irreparabel

Strahlenempfindlichkeit im Zellzyklus

Die Strahlenempfindlichkeit einer Zelle variiert innerhalb des Zellzyklus:
- **ruhende Zellen:**
  - **G_0-Phase:** Strahlenempfindlichkeit am geringsten
- **proliferierende Zellen (Interphase):**
  - **G_1-Phase:** Strahlenempfindlichkeit relativ gering
  - **S-Phase:** Strahlenempfindlichkeit noch relativ gering
  - **G_2-Phase:** relativ hohe Strahlenempfindlichkeit
- **Mitose:** höchste Strahlenempfindlichkeit während des gesamten Zyklus, da hier die Zellteilung stattfindet.

Zelltod

Strahlenschäden an der DNA können in ihrer Auswirkung zum Zelltod führen. Man unterscheidet:
- **letale Schäden:** Der Schaden kann nicht repariert werden, er ist in jedem Fall letal.
- **potentiell letale Schäden** (PLD = potential lethal damage, SLD = sublethal damage): Die Zelle kann den Schaden reparieren. Der Schaden führt nur dann zum Zelltod, wenn er nicht oder fehlerhaft repariert wird.

Modifikation der Strahlenempfindlichkeit

Die Strahlensensibilität wird entscheidend von äußeren Faktoren bestimmt:
- **Sauerstoffeffekt:** Zellen, die in Gegenwart von Sauerstoff bestrahlt werden, sind um den Faktor 2 bis 3 strahlensensibler als Zellen in Hypoxie oder Anoxie. Hieraus ergibt sich eine klinische Bedeutung für die Strahlentherapie, da insbesondere schnell wachsende Tumoren schlecht vaskularisiert sind.
- **Temperatur:** Temperaturen von 40,5–42 °C steigern die Empfindlichkeit gegenüber ionisierender Strahlung und Zytostatika.
- **Chemikalien:** Einige in der Onkologie verwandte Substanzen können die Strahlenempfindlichkeit erhöhen oder erniedrigen. Diese Substanzen wirken über eine Änderung der Konzentration der freien Radikale bzw. über eine Hemmung von Reparaturmechanismen.

Strahlenempfindlichkeit und Strahlenschäden spezieller Organe und Gewebe

Strahlenschäden in Geweben und Organstrukturen resultieren aus Schädigungen einzelner Zellen. Da Zellen mit einem hohen Zellumsatz und einer hohen Proliferationsrate besonders strahlenempfindlich sind, sind auch die entsprechenden Organsysteme und Gewebearten im Körper mit einer hohen Zellteilungsrate besonders anfällig für Strahlenschäden. Für die verschiedenen Gewebe und Organe existieren unterschiedliche „kritische Dosen" (Tab. 1.6).

Strahlenkrankheit und strahleninduzierte Spätschäden

Die **Strahlenkrankheit,** auch akutes Strahlensyndrom genannt, tritt als Folge einer Ganzkörper- bzw. einer großvolumigen Teilkörperbestrahlung schon bei relativ kleinen Strahlendosen auf. Der Schweregrad der Strahlenkrankheit, der klinische Verlauf sowie die Prognose und die Letalität sind von der Art und Dosis der ionisierenden Strahlung abhängig. Erste Symptome sind Schwäche- und Krankheitsgefühl, gepaart mit Appetitlosigkeit, Übelkeit und Erbrechen (Prodromalphase). Dieser Periode folgt eine Phase relativen Wohlbefindens (Latenzphase) mit unterschiedlicher, der Strahlenexposition indirekt proportionaler Dauer. Im weiteren Verlauf kann es innerhalb von Tagen bis Wochen zu Auftreten von Fieber, Infektionen, Durchfällen und Blutungen, Haarausfall, oropharyngealen Ulzerationen sowie Hirnödem mit anschließendem Tod des Patienten kommen. Überlebt der Strahlengeschädigte dieses Stadium, findet sich meist eine lange Rekonvaleszenz mit schrittweisem Verschwinden der Symptome. Die Therapie ist symptomatisch. Wird die Strahlenkrankheit überlebt, können sich nach einem mehrmonatigen oder jahre- bis jahrzehntelangen Intervall chronische Strahlenschäden manifestieren. Tabelle 1.7 gibt die in Abhängigkeit der Dosis auftretenden Symptome an.

Tabelle 1.6: Strahlenempfindlichkeit verschiedener Gewebe		
Gewebe	Schaden	beginnender Schaden/kritische Dosis, in Gy
Embryo, Fetus	Tod, Mißbildung	0,03/0,05
Knochenmark	Stammzellschaden	0,2/1
Gonaden	Sterilität	0,3/0,5
Dünndarm	Enteritis, Stammzellschaden	1,5/4
Auge	Katarakt	2,5/4
Haare	Ausfall	3/6
wachsender Knochen	Wachstumsstillstand	3/6
Haut	Atrophie, Ulkus	3/8
Niere	Funktionsverlust, Atrophie	10/35
Leber	Funktionsverlust, Atrophie	25/35
Lunge	Funktionsverlust, Atrophie	25/40
ZNS	Funktionsverlust, Atrophie	30/40
Dickdarm	Funktionsverlust, Atrophie	30/40
Knochen, Knorpel	Funktionsverlust, Atrophie	50
Muskeln	Funktionsverlust, Atrophie	50
Nervengewebe	Funktionsverlust, Atrophie	50
Bindegewebe	Funktionsverlust, Atrophie	50

Nach: Lasserre, A., Memorix Radiodiagnostik, Chapman & Hall, 1997.

Tabelle 1.7: Strahlendosisabhängige Symptome		
einzeitige Ganzkörperbestrahlung und ihre Folgen	Dosis in Gy	Symptome
keine nachweisbaren Schäden	0,3	keine
Depression des Knochenmarks (schnell reparabel)	0,5	keine
Strahlenkrankheit	1	Übelkeit, Erbrechen
mittlere letale Dosis, 50 % Sterblichkeit	4	Durchfall, Erbrechen, gestörte Infektabwehr durch Schädigung der Stammzellen des Knochenmarks, Höhepunkt der Symptomatik nach ca. 30 Tagen
letale Dosis	> 10	Tod

Zu den strahleninduzierten **Frühschäden** zählen:
- Erytheme
- Ulzerationen
- Strahlenkrankheit
- **Hautschäden bei einmaliger Bestrahlung:**
  - bis 2,5 Gy keine Hautreaktionen
  - 3–4 Gy: nach 8 h Erythem für 2 Tage
  - 3,75–4 Gy: temporärer Haarausfall
  - 6 Gy: Erythem bis 4 Wochen dauernd
  - 8–10 Gy: Hauttoleranzdosis
  - 16 Gy: Dermatitis exsudativa, Epitheliolyse

Zu den strahleninduzierten **Spätschäden** zählen:
- Strahlenkatarakt
- Gefäßschäden
- Gewebefibrosierung
- **chronische Strahlenschäden der Haut:**
  - Hyperpigmentierung
  - Atrophie
  - Teleangiektasien
  - Hyperkeratose
  - Ulkus
  - Karzinom

Das **Tumorrisiko** durch natürliche und zivilisatorische Strahlenbelastung liegt deutlich unterhalb der natürlichen Krebshäufigkeit. Eine Einschätzung des Krebsrisikos durch in Diagnostik und Therapie eingesetzte ionisierende Strahlung kann nur über Erfahrungen mit höheren Dosen getroffen werden.

Ein Zusammenhang zwischen ionisierender Strahlung und folgenden Tumorarten scheint statistisch gesichert:
- **Leukämien:** akute und chronische myeloische Leukämie, höchste Empfindlichkeit bei Jugendlichen, Latenzzeit 2–25 Jahre
- **Brustkrebs:** höchstes Risiko bei jungen Frauen, Latenzzeit mehr als 15 Jahre
- **Schilddrüsentumoren:** nur durch externe Bestrahlung (nicht nach Radiojodtherpie beobachtet), Latenzzeit 10 Jahre
- **Lungentumoren:** hauptsächlich durch Inhalation, Latenzzeit mehr als 15 Jahre

Als Sicherheit zur Risikoabschätzung wird angenommen, daß keine Schwellendosis für die Erzeugung maligner Neoplasien existiert.

Strahlenwirkung auf die pränatale Entwicklung

Die Strahlenwirkung auf den Embryo oder Fetus wird im wesentlichen davon bestimmt, in welchem Stadium der Schwangerschaft die Bestrahlung erfolgt.
- **Blastogenese:** In den ersten Tagen der Schwangerschaft ist der Embryo am strahlenempfindlichsten. Ab einer Schwellendosis von 0,05 Sv ist mit dem Absterben des Embryos zu rechnen. Stirbt der Embryo nicht, entwickelt er sich ganz normal weiter (Alles-oder-nichts-Gesetz).
- **Organogenese:** 10–60 Tage nach der Konzeption können sich die Organe fehlbilden. Strahlendosen kleiner 0,05 Sv gelten als unbedenklich, ab 0,1 Sv kann ein Schwangerschaftsabbruch erwogen werden. Dosen von 0,2 Gy bedeuten eine Verdopplung der Mißbildungsrate.
- **Fetogenese:** In dieser Wachstumsphase sinkt die Gefährdung des Feten deutlich. Lediglich bei der Hirnentwicklung ist weiterhin mit einer Beeinträchtigung zu rechnen. Die kanzerogene Wirkung entspricht in etwa der im Kindesalter.

- **Nach der Geburt:** Bis zum Abschluß des Wachstums bleiben Gehirn und Nervensystem gegenüber schädigenden Einflüssen empfindlicher als andere Körpergewebe.

Genetische Strahlenwirkung

Die genetische Information einer Zelle kann durch ionisierende Strahlung verändert werden. Erfolgt die **strahlenbedingte Mutation** in einer Keimzelle, zeigt sich die Auswirkung nicht am bestrahlten Individuum selbst, sondern erst in den Folgegenerationen. Am häufigsten sind **rezessive Punktmutationen.**

Mutationen durch Strahlung sind nicht von sonstigen Mutationen zu unterscheiden. Die Strahlenwirkung kann daher nur abgeschätzt werden. Die Dosis, die zur Verdopplung der natürlichen Mutationshäufigkeit führt, d.h. die **Verdopplungsdosis,** wird mit 0,2–2 Sv angenommen und ist weiterhin davon abhängig, ob die Strahlung einmalig oder protrahiert appliziert wurde:
- Verdopplungsdosis bei einmaliger Bestrahlung: ca. 0,2 Sv
- Verdopplungsdosis bei protrahierter Bestrahlung: ca. 2 Sv

Die **genetisch signifikante Dosis** resultiert in erster Linie aus der natürlichen Strahlenbelastung.

2 Grundlagen des Strahlenschutzes

2.1 Dosisbegriffe

- **Äquivalentdosis:** Produkt aus der Energiedosis und einem Bewertungsfaktor für die unterschiedlichen Gewebe
- **effektive Dosis:** Summe der gewichteten mittleren Äquivalentdosis in den einzelnen Organen
- **Ortsdosis:** Äquivalentdosis für Weichteilgewebe, gemessen an einem bestimmten Ort
- **Personendosis:** Äquivalentdosis für Weichteilgewebe, gemessen an einer für die Strahlenexposition repräsentativen Stelle der Körperoberfläche
- **Körperdosis:** Sammelbegriff für die effektive Dosis und die Teilkörperdosis

2.2 Expositionsarten

- **Bestrahlung von außen** kann als Ganz- oder Teilkörperexposition durch eine externe Strahlenquelle erfolgen. Die äußere Strahlenexposition läßt sich am einfachsten durch Einhaltung eines ausreichenden Sicherheitsabstandes zur Strahlenquelle reduzieren. Die Dosisleistung sinkt mit dem Quadrat des Abstands.
- **Bestrahlung durch inkorporierte Radionuklide** erfolgt durch Inhalation oder Ingestion (mit der Nahrung) von Radionukliden, die im Körper zerfallen.

2.3 Natürliche und zivilisatorisch bedingte Strahlenquellen

Die **natürliche Strahlenbelastung** beträgt im Mittel etwa **2 mSv pro Jahr** (1–5 mSv/a) und setzt sich aus verschiedenen Anteilen zusammen (Tab. 2.1).

Die **zivilisatorische Strahlenbelastung** der Bevölkerung beträgt etwa **1 mSv/a.** Sie entsteht im wesentlichen aus der **medizinischen Diagnostik.** Andere Quellen wie kerntechnische Anlagen, Fallout von Kernwaffen oder die Anwendung radioaktiver Stoffe in Forschung und Technik sind mit Beiträgen von jeweils < 0,01 mSv/a praktisch zu vernachlässigen.

Tabelle 2.1: Anteile der natürlichen Strahlenbelastung	
kosmische Strahlung	0,3 mSv/a
γ-Strahlung aus der Umgebung	0,4 mSv/a
Radon-Inhalation	1,0 mSv/a
inkorporierte natürliche radioaktive Stoffe	0,3 mSv/a

2.4 Effektive Dosen von Röntgen- und nuklearmedizinischen Untersuchungen

Für Röntgenuntersuchungen gilt grundsätzlich, daß die Höhe der Strahlenexposition abhängig ist von Spannung (kV), Strom-Zeit-Produkt (mAs), Gesamtfilterung der Röhre (mm Al), Fokus-Objekt-Abstand, Film-Folien-Kombination, Raster, Filmentwicklung und Patientendicke. In Tab. 2.2 sind die durchschnittlichen effektiven Dosiswerte einzelner Röntgenuntersuchungen angegeben, in Tab. 2.3 die Dosiswerte in der Nuklearmedizin.

Tabelle 2.3: Effektive Dosen in der Nuklearmedizin

nuklearmed. Untersuchung	effektive Dosis
Schilling-Test ^{57}Co-Vit.B$_{12}$	0,05 mSv
Nieren ^{99m}Tc-DMSA	0,5 mSv
Nieren ^{123}I-Hippuran	3 mSv
Leber ^{99m}Tc-HIDA	5 mSv
Hirn ^{99m}Tc-HMPAO	9 mSv
Herz ^{201}Tl-Clorid	15 mSv

✓ 3

2.5 Röntgenverordnung und Strahlenschutzverordnung

Die **Röntgenverordnung** beinhaltet die diagnostische und therapeutische Anwendung der Röntgenstrahlung sowie Vorschriften über die Bauart und den Betrieb aller Geräte, die Röntgenstrahlung erzeugen können.

Die **Strahlenschutzverordnung** regelt den Umgang mit offenen radioaktiven Stoffen sowie allen Anlagen zur Erzeugung ionisierender Strahlung mit Ausnahme der Röntgenanlagen.

Beide Verordnungen überschneiden sich in Teilbereichen, gemeinsames Ziel ist sowohl der Schutz des Personals als auch der Gesamtbevölkerung beim Umgang mit ionisierender Strahlung.

✓ 2

2.5.1 Grenzwerte für beruflich strahlenexponierte Personen

Bei beruflich strahlenexponierten Personen unterscheidet man zwei Gruppen (StrSchV 2001):
- **Personen der Kategorie A:** Sie können mehr als 3/10 der Grenzwerte der effektiven Dosis **(bis 20 mSv)** erhalten und benötigen eine Einstellungsuntersuchung und eine jährliche Kontrolle.
- **Personen der Kategorie B:** Sie können 1/10 bis höchstens 3/10 der Grenzwerte der effektiven Dosis erhalten **(6 mSv)** und benötigen eine Einstellungsuntersuchung und eine regelmäßige, jährliche Belehrung.

Neben den Grenzwerten für die effektive Dosis von beruflich strahlenexponierten Personen sind auch für einzelne Organe maximal zulässige Werte bei **Teilkörperbestrahlung** festgelegt. Die in der Strahlenschutzverordnung aufgeführten Grenzwerte zeigt Tab. 2.4.

Tabelle 2.2: Effektive Dosen von Röntgenuntersuchungen

Röntgen-untersuchung	effektive Dosis beim Mann in mSv	effektive Dosis bei der Frau in mSv
Enteroklysma	12,5	23,6
Kolondoppelkontrast	6,9	11,8
MDP	6,2	11,7
Magendoppelkontrast	5,8	8,1
i.v. Urogramm	1,6	2,8
Myelographie HWS	1,5	1,6
Ösophagusbreischluck	0,8	0,9
i.v. Galle	0,8	0,9
Becken a.-p.	0,31	0,43
Abdomenübersicht a.-p.	0,26	0,46
BWS a.-p. + lat.	0,2	0,24
Schädel a.-p.+ lat.	0,016	0,06
HWS a.-p.+ lat.	0,054	0,057
Thorax a.-p. 109 kV	0,049	0,058
Schulter a.-p.	0,032	0,031
NNH om/of	0,011	0,014
Thorax CT	ca. 9	ca. 9
Abdomen CT	ca. 15,9	ca. 15,9

Nach Keske, A. et al.: Zur Abschätzung der Patientendosis bei radiologischen Untersuchungen, Der Radiologe, 3/95.

Tabelle 2.4: Grenzwerte bei Teilkörperbestrahlung		
	Kategorie A	Kategorie B
1. **effektive Dosis, Teilkörperdosis:** Keimdrüsen, Gebärmutter, rotes Knochenmark	50 mSv	15 mSv
2. **Teilkörperdosis:** alle Organe und Gewebe, soweit nicht unter 1., 3. oder 4. genannt	150 mSv	45 mSv
3. **Teilkörperdosis:** Schilddrüse, Knochenoberfläche, Haut, soweit nicht unter 4. genannt	300 mSv	90 mSv
4. **Teilkörperdosis:** Hände, Unterarme, Füße, Unterschenkel, Knöchel, einschl. der dazugehörigen Haut	500 mSv	150 mSv

✓✓ 6

2.5.2 Messung der Personendosis

Für beruflich strahlenexponierte Personen ist die Messung der **Körperdosis** vorgeschrieben. Da die im Körper deponierte Dosis der direkten Erfassung nicht zugänglich ist, wird sie an einer repräsentativen Stelle der Körperoberfläche gemessen. Die so gemessene Dosis wird als **Personendosis** bezeichnet. Folgende **Personendosimeter** sind gebräuchlich:

- **Filmdosimeter:** Hierbei wird ein Film durch ionisierende Strahlung geschwärzt. Aus den Absorptionsunterschieden und der Schärfe der Schattenabbildung der Absorber auf dem Film läßt sich neben der Gesamtdosis und der Strahlenqualität auch bestimmen, ob die registrierte Dosis einmalig oder auf mehrere Fraktionen verteilt gegeben wurde. Die Filmplaketten werden monatlich ausgewertet, die Ergebnisse müssen 30 Jahre aufbewahrt werden. Das Filmdosimeter wird an der Rumpfvorderseite auf der Kleidung entweder in Brusthöhe oder am Gürtel getragen. Beim Tragen einer Bleischürze wird das Dosimeter auf der Kleidung **unter** der Bleischürze befestigt.
- **Stabdosimeter** funktionieren nach dem Prinzip einer Ionisationskammer. Die Mittelelektrode wird durch Straheinwirkung entladen. Der Ladezustand des Dosimeters kann auf einer Skala jederzeit direkt abgelesen werden.
- **Fingerringdosimeter** sind Thermolumineszenzdosimeter, die die Bestrahlung unter Wärmeeinwirkung als Licht wieder abgeben. Einsatzgebiete sind die Angiographie und die Durchleuchtung.

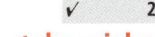

2.5.3 Strahlenschutzbereiche

Abhängig von der Ortsdosisleistung werden verschiedene Strahlenschutzbereiche eingeteilt:

- **Sperrbereich**
  - Dosisleistung > 3 mSv/h
  - Aufenthaltsverbot
- **Kontrollbereich**
  - In dieser Zone besteht die Möglichkeit, durch ionisierte Strahlung Körperdosen von mehr als 15 mSv im Kalenderjahr zu erhalten.
  - Während der Einschaltzeit des Gerätes müssen die Zugänge mit „Kein Zutritt – Röntgen" gekennzeichnet sein.
  - Der Kontrollbereich kann kleiner als der Röntgenraum sein. Die Abstandsradien der Kontrollbereiche betragen beim Durchleuchtungsgerät 6,5 m, beim stationären Aufnahmegerät 2,5 m, beim Mammographiegerät 1,5 m.
  - Jugendliche unter 18 Jahren und schwangere Frauen dürfen nicht in Kontrollbereichen beschäftigt werden.
- **Betrieblicher Überwachungsbereich**
  Die Grenzwerte für strahlenexponierte Personen der Kategorie B können erreicht werden.
- **Außerbetrieblicher Überwachungsbereich**
  Dieser Bereich außerhalb des eigentlichen Betriebsgeländes ist zum Schutz der Allgemeinbevölkerung zu überwachen. Die Strahlenbelastung darf insgesamt 1,5 mSv/a nicht überschreiten.

2.5.4 Dokumentationspflicht

- Patientenunterlagen über **radiologische Untersuchungen:** Aufbewahrungspflicht: 10 Jahre
- Patientenunterlagen über **Strahlentherapie:** Aufbewahrungspflicht: 30 Jahre
- Ergebnisse der **Personendosisüberwachung** beruflich strahlenexponierter Personen: Aufbewahrungspflicht: 30 Jahre

3 Untersuchungsmethoden

3.1 Röntgendiagnostik

3.1.1 Nativdiagnostik

Nativ-Röntgenbilder werden mittels Röntgenanlagen und Röntgenfilmen erzeugt.
In der **Nativdiagnostik** von Röntgenaufnahmen werden vier Dichtegruppen unterschieden:
- **Luft** (z.B. in der Lunge, Darmgas): keine Absorption der Röntgenstrahlung und damit starke Bildschwärzung
- **Fett** (z.B. in der Mamma): ähnlich wie Luft, wenig Absorption von Röntgenstrahlen und damit starke Bildschwärzung
- **Wasser** (überall im Körper vorhanden, z.B. wasserdichte Leber, Milz, Darm): Abgrenzung gegenüber gashaltigen und fetthaltigen Strukturen möglich
- **Knochen:** starke Absorption der Röntgenstrahlung und damit geringe Bildschwärzung

Weiterhin müssen bei der Beurteilung von Röntgenaufnahmen eine spezielle Terminologie bzw. spezielle Aufnahmebedingungen beachtet werden:
- Die **Beurteilung der Röntgenbilder** erfolgt so, als ob der Untersucher vor dem Patienten stünde: **rechts und links** sind somit **vertauscht**.
- Röntgenbilder sind „**Negativbilder**": Schwarze Strukturen werden als Aufhellung bezeichnet, weiße Strukturen nennt man dagegen Verschattung.
- Um Rückschlüsse auf Lage, Form und pathologische Veränderungen eines untersuchten Organs ziehen zu können, ist mindestens eine **Aufnahme in zwei Ebenen** nötig.

3.1.2 Durchleuchtung

Neben den Röntgenbildern sind teilweise auch **Durchleuchtungen** in der Röntgendiagnostik indiziert. Röntgengeräte, die im Durchleuchtungsbetrieb eingesetzt werden, bestehen neben der Bildverstärker-Fernsehkette (s.u.), dem Strahler und dem Generator zusätzlich aus einem Patiententisch, der Kippungen zuläßt, wodurch Aufnahmen im Stehen, Liegen und in Kopftieflage angefertigt werden können. Diese Durchleuchtungsgeräte finden ihren Einsatz bei Untersuchungen wie Thoraxdurchleuchtung, Ösophagusbreischluck, Magen-Darm-Passage, Dünndarmdarstellung nach Sellink, Kolonkontrasteinlauf, Phlebographie, Angiographie (in der Regel nicht kippbare Tische sowie Geräte mit hoher Bildfolge), Arthrographie, Fisteldarstellungen, Myelographie, Bronchographie usw.

Indikationen zur Durchleuchtung

- Funktionsaufnahmen (z.B. Magen-Darm-Passage, Zwerchfellbeweglichkeit usw.)
- Lokalisation unklarer Befunde im Röntgenbild

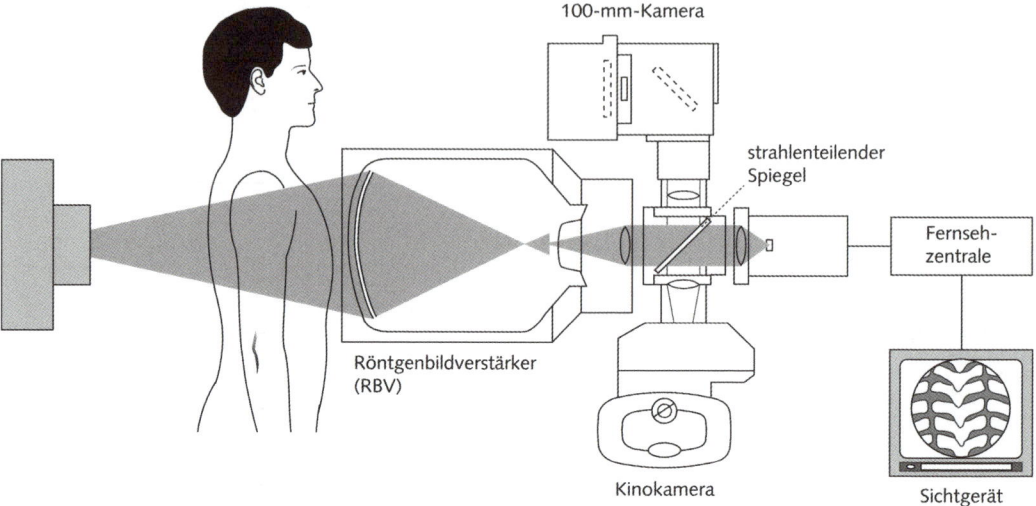

Abb. 3.1: Schemazeichnung eines Durchleuchtungs-Arbeitsplatzes [7].

- Einstellung für Zielaufnahmen
- Plazierung und Kontrolle von Führungsdrähten, Kathetern und Sonden
- Beurteilung des Kontrastmittelabflusses in Gefäßen, Hohlorganen und Körperhöhlen
- gezielte Punktionen (z. B. in der Arthrographie oder zur histologischen Gewinnung von Material)
- Reposition von Frakturfragmenten in der Traumatologie

Prinzip der Bildverstärker-Fernsehkette

Bildverstärkeranlagen (BV-Anlagen) sind an Durchleuchtungs- und Angiographieuntersuchungsplätzen verwendete Bildempfängersysteme (Abb. 3.1). Eine BV-Anlage besteht aus einer Bildverstärkerröhre, an deren Ausgangsseite eine Videokamera installiert ist. Diese nimmt das entstehende Bild auf und gibt es über einen Fernsehmonitor an den Betrachter weiter. Die Bildverstärkerröhre besteht aus einem Eingangsleuchtschirm mit fluoreszierendem Material, einer Fotokathode, die bei Lichteinfall Elektronen emittiert, einer Beschleunigungsstrecke und einem Ausgangsleuchtschirm, der beim Aufprall von Elektronen sichtbares Licht abgibt.

So entsteht ein stark verkleinertes Bild mit einer extrem hohen Lichtdichte (Verstärkung um den Faktor 10 000 gegenüber konventionellen Leuchtschirmen) sowie einer deutlich erhöhten Ortsauflösung. Das BV-Ausgangsbild wird über eine TV-Anlage an eine Fernsehkamera und über einen Videoverstärker an einen TV-Monitor weitergegeben. Für den Durchleuchtungsbetrieb ist bei der typischen BV-TV-Anlage der Röntgenstrahler fest mit dem Bildverstärker verbunden. Der Röntgenstrahler befindet sich in der Regel unter dem Patiententisch.

Weiterhin lassen sich **Zielaufnahmen** durchführen, wozu eine Kassette mit einem Film-Folien-System über einen Kassettenwagen aus der Parkstellung vor den BV-Eingang gefahren wird. Während der Aufnahme gelangt keine Strahlung auf den Bildverstärker, sondern nur auf den Röntgenfilm. Indirekte Aufnahmen lassen sich mit 100-mm-Einzelbildkameras oder 35-mm-Kino-Kameras über einen teildurchlässigen Spiegel, der zwischen BV-Ausgang und TV-Eingang schwenkbar angebracht ist, anfertigen. So können Einzelbild- oder Kino-Aufnahmen und TV-Monitorbetrachtungen gleichzeitig ablaufen. **Vorteile** einer BV-TV-Anlage sind die Erhöhung der Leuchtdichte und des Kontrasts, was allerdings auf Kosten der Ortsauflösung geht, und die Möglichkeit der elektronischen Bildnachverarbeitung. Außerdem besteht die Möglichkeit, den Untersuchungsvorgang auf Filmen oder Magnetbändern zu speichern und Bewegungsvorgänge entsprechend auszuwerten (Kinematographie).

3.1.3 Konventionelle Tomographie

Ein weiteres Einsatzgebiet der nativen Röntgendiagnostik stellt die **konventionelle Tomographie,** das sogenannte Schichten, dar. Dabei werden durch gegenseitige Verschiebung von Röntgenröhre und Filmkassette während der Belichtung einzelne **Körperschichten** in der Drehebene überlagerungsfrei und scharf abgebildet (Abb. 3.2). Die darüber- und darunterliegenden Strukturen sind verwischt und unscharf. Die Schichtung sollte möglichst in zwei Ebenen durchgeführt werden. Man unterscheidet:
- **lineare Tomographie:** Schichtwinkel 30–40°, Schichtdicke 1–2 mm
- **Zonographie:** Schichtwinkel 4–8°, Schichtdicke 10–30 mm

Die Schichtdicke ist abhängig vom Schichtwinkel: je kleiner der Schichtwinkel, um so dicker die Schicht.

Indikationen zur konventionellen Tomographie

- Knochenveränderungen wie Frakturen und Entzündungen
- unklare Lungen- und Mediastinalprozesse
- überlagerungsfreie Darstellung von Nieren-, Harnleiter- und Gallengangskonkrementen
- Einsatz in der Infusionsuro- und Cholegraphie

Viele Fragestellungen insbesondere in der Thoraxdiagnostik werden heute mit der in weiten Teilen überlegenen Computertomographie abgeklärt.

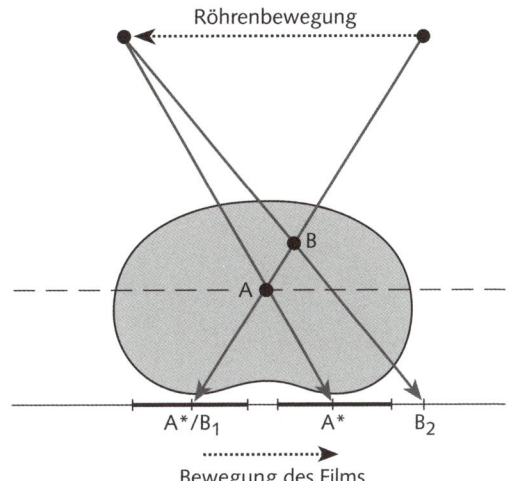

Abb. 3.2: Funktionsprinzip der konventionellen Tomographie: Röhre und Film werden während der Aufnahme gegensinnig bewegt. Der Bildpunkt A, der in der Schichtebene liegt, wird immer nach A* auf dem Film, also scharf abgebildet. Der Bildpunkt B liegt außerhalb der Schichtebene und wird nach B_1, B_2 usw. auf dem Film abgebildet, also auf viele Bildpunkte verwischt [7].

3.1.4 Röntgenuntersuchungen mit Kontrastmittel

Im konventionellen Röntgenbild besitzen die verschiedenen Körpergewebe nur geringe Dichteunterschiede, wodurch die einzelnen Organe bzw. Organanteile schwierig oder gar nicht zu differenzieren sind. Aus diesem Grund bringt man röntgendichtes Material (Kontrastmittel) in Gefäße und Hohlorgane ein.
- **Positive Kontrastmittel** erhöhen die Dichte des darzustellenden Organs. Sie enthalten Jod oder Barium.
- **Negative Kontrastmittel** (z. B. Luft oder CO_2) absorbieren die Röntgenstrahlen weniger als das umgebende Gewebe.

Prinzipiell müssen Röntgenkontrastmittel folgende Forderungen erfüllen:
- keine Toxizität
- schnelle Ausscheidung aus dem Körper
- Anreicherung möglichst nur im darzustellenden Organ
- gute Verträglichkeit ohne lokale Reizerscheinungen

In Tab. 3.1 sind die Anwendungsgebiete verschiedener Kontrastmittel zusammengefaßt.

Jodhaltige, wasserlösliche Kontrastmittel

Am häufigsten werden wasserlösliche Kontrastmittel verwendet. Die Stammsubstanz der Kontrastmittel-Moleküle ist die Trijodbenzoesäure. Kontrastmittel haben einen bestimmten Jodgehalt, der in mg/ml angegeben wird und die Röntgenstrahlenabsorption bestimmt. Nach parenteraler Gabe werden diese jodhaltigen, wasserlöslichen Kontrastmittel über die Niere bzw. in geringerem Maße auch über die Galle ausgeschieden.

Tabelle 3.1: Anwendungsgebiete verschiedener Röntgenkontrastmittel

Kontrastmittelart	Anwendungsbereich	Applikationsform
nichtionisch nephrotrop	CT, Angiographie, Phlebographie, Myelographie, Darstellung des Magen-Darm-Traktes bei Kindern und bei V. a. Perforation Galaktographie	oral, i.v., i.a.
ionisch nephrotrop	Arthrographie, Hysterosalpingographie, Miktionszystourographie, retrograde Pyelographie	oral, i.v., i.a.
hepatotrop	Cholegraphie	oral, i.v.
Bariumsulfat	Magen-Darm-Trakt	oral, rektal
wässrige Suspensionen mit jodhaltigen Verbindungen	Bronchographie	
Gadolinium-DTPA	MRT	i.v.
lufthaltige Galaktosemikropartikel	Sonographie	i.v.

- **Ionische Kontrastmittel** dissoziieren in Wasser und sind daher hyperosmolar. Sie sind insgesamt schlechter verträglich, aber billiger in der Herstellung (Nebenwirkungen: Kontrastmittelunverträglichkeit, Schmerzen bei der intravasalen Applikation durch Endothelschäden).
- **Nichtionische Kontrastmittel** dissoziieren nicht in Wasser und haben daher eine geringere Osmolalität. Sie weisen weniger Nebenwirkungen auf, sind jedoch in der Herstellung teurer.

Wasserunlösliche Kontrastmittel

Das am häufigsten verwendete wasserunlösliche Kontrastmittel ist das **Bariumsulfat,** das zur Magen-Darm-Trakt-Darstellung eingesetzt wird. Die wäßrige Suspension wird entweder zur Prallfüllung oder zur Doppelkontrastdarstellung verwendet. Bei letzterer wird lediglich ein Schleimhautbeschlag mit Bariumsulfat unter der Zugabe von Luft hergestellt. Bei V. a. Perforation des Magen-Darm-Traktes ist die Gabe von Bariumsulfat kontraindiziert (Gefahr einer Peritonitis). Hier werden in der Regel wasserlösliche, hyperosmolare, ionische Kontrastmittel verwendet.

Kontrastmittelkomplikationen und Sofortmaßnahmen

Risiken bei der i.v. Applikation von jodiertem Kontrastmittel

- Kontrastmitteltyp: ionisch > nichtionisch
- frühere Kontrastmittelreaktionen
- polyvalente Allergien (Heuschnupfen, atopisches Akzem, allergisches Asthma bronchiale)
- schlechter Allgemeinzustand, alte Patienten, Kinder
- Nieren-, Herzkreislauf-, Lungen- und Stoffwechselerkrankungen
- Paraproteinämien (Plasmozytome, Morbus Waldenström)
- Medikamente, Drogen, therapeutische oder diagnostische Eingriffe

Risiken bei der Magen-Darm-Diagnostik mit Bariumsulfat

- Perforation mit Entwicklung einer Peritonitis (**kein** Bariumsulfat bei V. a. Perforation oder Nahtinsuffizienz)
- Aspiration mit Ausbildung einer Aspirationspneumonie

Kontrastmittelallergie

Hierbei handelt es sich um eine **anaphylaktische Reaktion** ohne eine echte Dosis-Wirkungs-Beziehung. Kontrastmittelzwischenfälle treten in etwa 75% innerhalb der ersten 5 Minuten und zu etwa 90% innerhalb der ersten 15 Minuten nach Injektion auf. Sie werden in vier Stadien (Tab. 3.2) unterteilt.

Prinzipiell müssen alle Patienten, die eine körperliche Reaktion auf Kontrastmittel zeigen, ärztlich beobachtet werden, und jeder Kontrastmittelzwischenfall muß schriftlich dokumentiert werden. Statistisch gesehen finden sich:
- leichte allergische Reaktionen: 1–5 %
- ernste/bedrohliche Reaktionen: 0,05–0,1 %
- tödliche Reaktionen: 1:100 000

Kontrastmittelinduziertes akutes Nierenversagen

Parenteral verabreichtes jodhaltiges Kontrastmittel kann insbesondere bei präexistenter Niereninsuffizienz ein akutes Nierenversagen verursachen.

> **Merke!**
> Vor jeder parenteralen Verabreichung von jodhaltigem Kontrastmittel soll das Serumkreatinin als Indikator für eine Nierenfunktionseinschränkung bestimmt werden.

Risikofaktoren für ein akutes Nierenversagen nach Kontrastmittelgabe sind:
- präexistente Niereninsuffizienz mit einem Serumkreatinin von > 1,5 mg/dl (entspricht Einschränkung der Nierenfunktion um mindestens 50%)
- gleichzeitige Gabe von nephrotoxischen Medikamenten (z. B. Zytostase, nicht steroidale Antirheumatika, Aminoglykoside usw.)
- diabetische Nephropathie, Leberzirrhose, hohes Alter, Dehydration, Plasmozytom

Aus Gründen der Prophylaxe wird jeder Patient angehalten, nach parenteraler Gabe von jodhaltigem Kontrastmittel mehrere Liter Flüssigkeit zu sich zu nehmen. Bei bekannter Niereninsuffizienz muß in Absprache mit dem Nephrologen ggf. parenteral Flüssigkeit angeboten oder die Diurese gesteigert werden. Bei dialysepflichtigen Patienten wird im Anschluß an die Kontrastmitteluntersuchung eine Hämodialyse durchgeführt.

Jodinduzierte Hyperthyreose

Beim Vorliegen einer Schilddrüsenautonomie bzw. einer Immunhyperthyreose kann durch jodhaltiges Kontrastmittel eine jodinduzierte Hyperthyreose bis hin zur thyreotoxischen Krise (in 20–30% letaler Verlauf) ausgelöst werden. Aus diesem Grund ist eine Kontrastmittelgabe, bevor eine Hyperthyreose ausgeschlossen bzw. therapiert werden konnte, nur in ganz dringlichen Fällen indiziert. In der Anamnese sollte deshalb immer nach der Stoffwechsellage der Schilddrüse gefragt werden. Liegt eine latente oder manifeste Hyperthyreose vor, kann bei entsprechender Indikation eine Prophylaxe durch die Gabe von Perchlorat (hemmt kompetitiv die Jodaufnahme) durchgeführt werden. Gegebenenfalls ist auch eine thyreostatische Behandlung mit Thiamazol notwendig. Des weiteren muß beachtet werden, daß eine Gabe von jodhaltigen Kontrastmitteln eine Radiojodtherapie (z. B. bei Schilddrüsenkarzinomen) auf Monate hin unmöglich macht. Auch Schilddrüsenfunktionstests können nur frühestens nach 4 Wochen durchgeführt werden.

Aufklärungspflicht gegenüber dem Patienten

Bei der Aufklärungspflicht handelt es sich um die ethische und rechtliche Pflicht des Arztes zur Information und Aufklärung des Patienten über alle relevanten Umstände seiner Erkrankung, ihre Diagnose und ihre Behandlung aus therapeutischen und juristischen Gründen. So sind die Patienten vor jeder Röntgenuntersuchung aufzuklären, insbesondere wenn sie mit Kontrastmittel durchgeführt wird. Bei elektiven Eingriffen soll der Patient spätestens am Vortag der Untersuchung aufgeklärt werden. Die Form der Aufklärung kann frei, am besten im persönlichen Gespräch zwischen Arzt und Patient sowie mit einer schriftlichen Dokumentation erfolgen. Die Unterschrift des Patienten dokumentiert das Einverständnis des Patienten und zeigt, daß er die Aufklärung verstanden und keine weiteren Fragen mehr hat. Prinzipiell müssen dem Patienten alle Komplikationen genannt werden, die bis zu einem Risiko von 1:1000 auftre-

Tabelle 3.2: Stadien der Kontrastmittelallergie		
Stadium	**körperliche Reaktion**	**medikamentöse Behandlung**
I	Übelkeit, Brechreiz, Hitzegefühl, Niesen, Hustenreiz	Beruhigung des Patienten, frische Luft
II	Urticaria, Exanthem, Lid-/Lippenödem, Übelkeit, Erbrechen	Antihistaminika, Kortikoide
III	Schüttelfrost, generalisiertes Exanthem, schwere Herz-Kreislaufreaktion, respiratorische Erscheinungen (Dyspnoe, Bronchospasmus), gastro-intestinale Symptome	Adrenalin, Kortikoide, Antihistaminika, Atemwege freihalten, O_2-Gabe, Plasmaexpander, RR-, Puls- und Atemkontrolle
IV	Herzkreislauf-Stillstand	Reanimationsmaßnahmen

ten, wobei nicht die Komplikationsdichte allein ausschlaggebend ist, sondern die Bedeutung, die das Risiko für den Patienten hat. Der Umfang der Risikoaufklärung ist abhängig von der Dringlichkeit des Diagnoseeingriffs.

3.2 Computertomographie

1967 entwickelte der englische Physiker Hounsfield die 1972 in die Praxis eingeführte Computertomographie. Hierbei wird der menschliche Körper mit speziellen Röntgenschichten und einer computergestützten Bildverarbeitung „in Scheiben zerlegt", wodurch eine überlagerungsfreie Darstellung der Organe erreicht wird.

3.2.1 Prinzip der Computertomographie

Die heute am häufigsten verwendeten Computertomographen arbeiten mit drehenden Aufnahmesystemen (Geräte der 4. Generation). Hierzu bewegen sich Röntgenröhre und Detektoren gemeinsam auf einer Kreisbahn um den unbewegten Patienten (Abb. 3.3). Senkrecht zur Körperachse

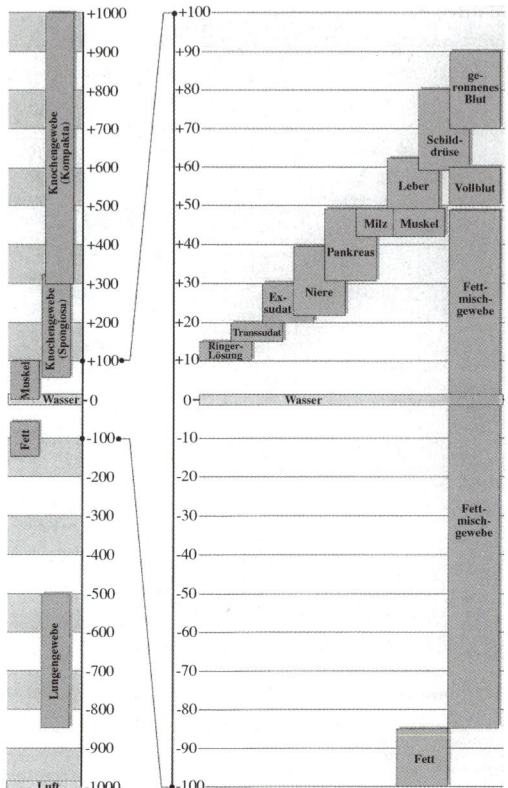

Abb. 3.4: Hounsfield-Skala/Radiodensität im CT [9].

durchdringen gebündelte Röntgenstrahlen aus verschiedenen Richtungen eine Körperschicht. Die Schwächung der Strahlung wird auf der gegenüberliegenden Seite durch ein Detektorsystem registriert. Die in den einzelnen Projektionen registrierten Schwächungswerte werden von einem Computer in ihrer örtlichen Verteilung rekonstruiert und auf einem Monitor in unterschiedlichen Graustufen angezeigt. Den gemessenen Volumenelementen (Voxel) wird vom Computer ein spezieller Intensitätswert zugeordnet, der dann im Computertomogramm einem errechneten Bildpunkt (Pixel) als kleinster Bildeinheit entspricht.

Die gemessene Schwächung der Röntgenstrahlen wird zahlenmäßig auf der sogenannten **Hounsfield-Skala** angegeben. Der Hounsfield-Wert entspricht dem Schwächungswert und damit annähernd der Dichte des Meßobjektes. Die Hounsfield-Einheiten wurden so festgelegt, daß der Dichtewert von 0 Hounsfield-Einheiten (HE) Wasser und der Dichtewert von –1000 HE Luft entspricht (Abb. 3.4).

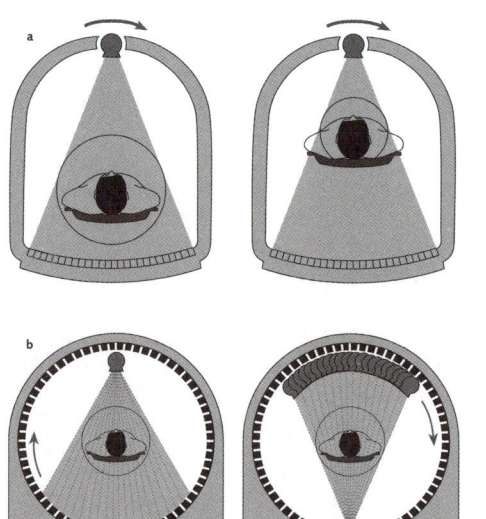

Abb. 3.3: Funktionsprinzip der Computertomographie.
a) CT-Scanner der 3. Generation, b) CT-Scanner der 4. Generation [7].

Da das menschliche Auge nicht die gesamte Skala der Grauzonen in der Computertomographie, sondern nur ca. 15–20 Graustufen unterscheiden kann, wurde eine Beschränkung der verschiedenen Graustufen durch eine sogenannte **Fenstertechnik** durchgeführt. Unterschiedliche Organsysteme bzw. Gewebe werden mit speziell eingeschränkten Graustufenfenstern betrachtet (Beispiel: Lungenfenster: 1000/-600; Weichteilfenster: 350/50). Der erste Wert gibt die **Fensterbreite** an, also den darzustellenden Dichtebereich, der zweite Wert die **Fensterlage,** d. h. den Dichtewert, der im Bereich der Fensterbreite im mittleren Grauton dargestellt wird.

Objekte, die die gleiche Dichte wie ihr umgebendes Medium besitzen, nennt man **isodens.** Gewebestrukturen mit Dichtewerten unter denen des Bezugswertes nennt man **hypodens,** Gewebestrukturen mit Dichtewerten über denen des Bezugswertes werden **hyperdens** genannt.

Der Patient liegt während der CT-Untersuchung auf einem Untersuchungstisch und wird kontinuierlich oder in zuvor festgelegten Schritten durch die **Gantry** gefahren. Als Gantry bezeichnet man die Abtasteinheit, die aus Röntgenröhre, Detektoreinheit und Meßerfassung besteht. Für die unterschiedlichen Untersuchungsanforderungen können die Aufnahmezeit (Scan-Zeit), die Schichtdicke, der Tischvorschub, die Scan-Strecke, die Gantrykippung sowie der Algorithmus (Rechenvorschrift für die Bildrekonstruktion) und die Strahlenmenge und Röhrenspannung individuell bestimmt werden.

3.2.2 Kontrastmittel in der Computertomographie

Eine entscheidende diagnostische Hilfe in der Beurteilung von Computertomographien stellt die **intravenöse Kontrastmittelgabe** dar. Durch das unterschiedliche Kontrastmittelverhalten von gesundem und erkranktem Gewebe sind noch exaktere Aussagen zur Röntgenmorphologie möglich. Die Kontrastmittelanreicherung im Gewebe wird **Enhancement** genannt. Für die intravenöse Injektion wird wasserlösliches, jodhaltiges, nierengängiges Kontrastmittel verwendet. Es kann je nach Fragestellung als Infusion langsam oder in einen Bolus verabreicht werden. In der Abdomendiagnostik wird noch zusätzlich eine bariumhaltige Kontrastmittellösung oral zur Magen-Darm-Kontrastierung eingesetzt.

3.2.3 Häufige Untersuchungsarten

- **Topogramm:** Der Patient wird auf dem Tisch kontinuierlich durch den Strahlengang gefahren, wobei schrittweise in 1-mm-Intervallen Aufnahmen erfolgen, die im Rechner zu einem Übersichtsbild verarbeitet werden (rekonstruierte Übersichtsaufnahme). Die Strahlenbelastung ist hierbei aufgrund einer hohen Empfindlichkeit der Detektoren um den Faktor 100 niedriger als bei den konventionellen Röntgenaufnahmen, die Kontrastauflösung ist aber deutlich schlechter.
- **Konventionelle Technik:** Hierbei werden sequentielle Schichten mit darauffolgendem Tischvorschub bei optimaler Atemlage der Patienten (z. B. Thorax: Inspiration, Abdomen: Exspiration) durchgeführt. Die Bildrekonstruktion erfolgt unmittelbar nach der Akquisition.
- **Dynamisches CT:** Zwischen den kurzen Scanzeiten (Untersuchungszeiten) von ca. 1 s liegen Pausen (Interscan-Zeiten) von 1–3 s, in denen sich der Tisch um den gewünschten Betrag der Scan-Strecke verschiebt. Die Bilder werden wegen der schnellen Bildfolge erst nach Untersuchungsende rekonstruiert. Das dynamische CT ist gut geeignet für KM-Bolusinjektionen und bei schwerkranken Patienten wegen der kurzen Liegezeit. Die Auswertung der Bilder ist in 2-D-Technik möglich.
- **HR-CT (High-resolution-CT):** Hochauflösende, kantenbetonte Rekonstruktionsalgorithmen führen durch verbesserte Ortsauflösung zu einem kontrastreicheren Bild, insbesondere bei dickeren Schichten, wobei sich das Rauschen jedoch verstärkt.
- **Spiralvolumentechnik (Spiral-CT):** Ein kontinuierlich rotierendes Aufnahmesystem, kontinuierliche Strahlung und kontinuierlicher Tischvorschub ergeben eine lückenlose Datenerfassung der untersuchten Körperregion. Aus dem spiralförmigen Rohdatensatz werden retrospektiv beliebig viele, sich überlappende axiale CT-Schichten berechnet. Hieraus ergeben sich eine lückenlose Volumendarstellung ohne atembedingte Bewegungsartefakte, eine exakte Größenbestimmung auch kleiner Objekte, eine bessere Ausnutzung des KM-Bolus, rasche Volu-

menaufnahme, z. B. bei schwerkranken Patienten oder bei Aufnahmen in funktionellen Extremstellungen sowie Strahlendosis-Einsparungen durch die überlappende Bildberechnung. Die Durchführung einer sogenannten CT-Angiographie sowie retrospektive Berechnung von 2-D- und 3-D-Rekonstruktionen sind möglich. Die Datenerfassungszeit ist zwar kurz, die Nachbearbeitungszeit jedoch lang, so daß kein eindeutiger Zeitvorteil gegenüber konventionellen oder dynamischen Schichten besteht.

- **2-D-Rekonstruktionen:** Aus angrenzenden, axialen CT-Schichten lassen sich Sekundärschnitte errechnen. Für den pathologischen Befund ergibt sich i.d.R. keine zusätzliche Information im Vergleich zu den axialen Schichten, die Darstellung ist aber häufig anschaulicher.
- **3-D-Oberflächenrekonstruktionen:** aus einem Bilddatensatz wird in jeder Einzelschicht vom Rechner automatisch der Umriß der anatomischen Struktur ermittelt und die Oberfläche 3-dimensional rekonstruiert. Der Datensatz wird in axialen Schichten, am besten mit Spiralvolumentechnik erfaßt. Die Rekonstruktionen können aus unterschiedlichen Blickrichtungen durch Drehung und Kippung auf dem Bildschirm betrachtet werden.

3.2.4 Einsatzgebiete der Computertomographie

- **Schädel** (inkl. Orbita, Felsenbein, Mittelgesicht und Nasennebenhöhlen): V. a. traumatische, posttraumatische, entzündliche, neoplastische, vaskuläre, degenerative oder entwicklungsbedingte Erkrankungen sowie Blutungen
- **Wirbelsäule:** Beurteilung der knöchernen Strukturen bei traumatischen, posttraumatischen, degenerativen und entwicklungsbedingten Erkrankungen, lumbale Bandscheibendiagnostik, thorakale und zervikale Bandscheibendiagnostik in Kombination mit der Myelographie
- **Hals:** V. a. auf Neoplasien, Lymphknotenvergrößerungen, Abszesse
- **Thorax:** Abklärung unklarer Raumforderungen, Lymphknotenvergrößerungen, V. a. Bronchialkarzinom, V. a. Lungengerüsterkrankungen (Fibrose, Kollagenose, Sarkoidose, Emphysem), V. a. interstitielle Lungenerkrankungen, traumatische Veränderungen (Lungenkontusion, Pneumothorax)
- **Mediastinum:** V. a. pathologische Gefäßprozesse (a.v. Fistel, Lungenembolie, Aortenaneurysma, Aortendissektion, anormale Gefäße)
- **Abdomen** (inkl. Leber, Gallenwege, Milz, Niere, Nebenniere, Pankreas, Peritonealhöhle, Retroperitoneum, Blase und kleinem Becken): V. a. entzündliche, neoplastische, vaskuläre, traumatische, posttraumatische oder entwicklungsbedingte Erkrankungen sowie Blutungen
- **Gastrointestinaltrakt:** Tumordiagnostik von Magen, Duodenum, Dünndarm, Kolum und Rektum (sofern diese nicht durch andere Verfahren eindeutig abklärbar sind), entzündliche Dünndarmerkrankungen, Metastasensuche und Lymphknotendiagnostik bei Tumoren des Gastrointestinaltrakts
- **knöchernes Becken:** traumatische, posttraumatische, neoplastische und entzündliche Veränderungen
- **übriges Skelettsystem** (Schulter, Arm, Hand, Beine, Sprunggelenke inkl. Talus und Kalkaneus): V. a. traumatische, posttraumatische, neoplastische und entzündliche Veränderungen

3.3 Gefäßdarstellungen

Kontrastmitteldarstellungen der Gefäße werden unterteilt in die **Angiographie** (wird meist synonym mit Arteriographie gebraucht) und die **Phlebographie** (Darstellung des venösen Systems).

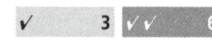

3.3.1 Angiographie

Innerhalb der Angiographie werden nichtselektive (**Übersichtsangiographie**) und selektive Verfahren differenziert.
- **Übersichtsangiographie:** Kontrastmittel wird in die Aorta abdominalis oder die Aorta thoracica injiziert, wodurch die großen Gefäße mit ihren abgehenden kleinen Arterien dargestellt werden.
- **Selektive Angiographie:** Hierbei wird eine Arterie und das dazugehörende Organsystem dargestellt.
- **Superselektive Angiographie:** Dabei werden arterielle Äste zweiter und höherer Ordnung dargestellt, z. B. bei interventionellen Eingriffen

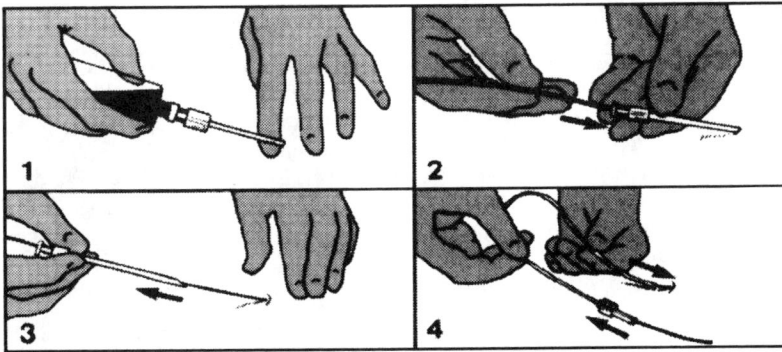

Abb. 3.5: Seldinger-Technik.

oder zur präoperativen Vorbereitung bei besonderen Fragestellungen.

Aufnahmetechnisch unterscheidet man die **Blattfilmangiographie** und die **digitale Subtraktionsangiographie** (DSA).

- Die **Blattfilmangiographie** ist die konventionelle Röntgentechnik an der BV-TV-Anlage. Hierbei können Röntgenbilder mit einer Aufnahmefrequenz bis zu 6 Bilder/s aufgenommen werden. **Vorteile** der Blattfilmangiographie sind geringe Bewegungsartefakte, Erfassung eines großen Bildausschnittes sowie ein hohes räumliches Auflösungsvermögen. **Nachteile** sind die höheren Kontrastmittelgaben und die fehlende Nachverarbeitungsmöglichkeit. Die konventionelle Angiographie ist durch die DSA stark zurückgedrängt worden.
- Bei der **DSA** wird zunächst vor Kontrastmittelinjektion ein sogenanntes Leer- oder Maskenbild erstellt, das nach Gefäßkontrastierung von einer identischen Aufnahme computergestützt subtrahiert wird. Durch elektronische Nachverarbeitungsmöglichkeiten können sowohl Helligkeit als auch Kontrast verändert werden. Die DSA kann **intraarteriell** (intraarterielle Kontrastmittelinjektion) oder auch **intravenös** (venöse Kontrastmittelinjektion, nach pulmonaler Passage arterielle Gefäßkontrastierung) durchgeführt werden. Die **Vorteile** der DSA sind eine geringere Kontrastmittelmenge, eine geringere Kontrastmittelkonzentration, eine schnelle Durchführbarkeit sowie eine Beurteilung der Untersuchungsvorgänge direkt am Monitor. **Nachteile** insbesondere der i. v. DSA sind der geringere Gefäßkontrast sowie Bewegungsunschärfe.
- **Verschiebetisch-Angiographie:** Dieses speziell zur Untersuchung der Becken-Bein-Arterien entwickelte Verfahren wird in Blattfilmangiographie-Technik durchgeführt. Der Patient liegt hierbei auf dem Röntgentisch (Verschiebetisch), der sich entgegengesetzt der Blutflußrichtung bewegt. Der Kontrastmittelbolus wird in die Aorta abdominalis injiziert und bewegt sich dann nach distal, wobei sich der Untersuchungstisch mit dem Patienten nach kranial bewegt.

Punktionstechniken

- **Direkte perkutane Punktion:** Hierzu gehören die Karotisdirektpunktion sowie die lumbale Aortographie. Beide Untersuchungen werden aufgrund ihrer großen Komplikationsdichte kaum mehr durchgeführt.
- **Indirekte Arteriographie in der Technik nach Seldinger:** Nach transfemoraler (am häufigsten durchgeführte Technik), transbrachialer oder transaxillärer Punktion mit einer Seldinger-Nadel wird ein Führungsdraht 20–30 cm in das entsprechende Gefäß eingeführt (Abb. 3.5), wobei darauf zu achten ist, daß keinerlei Widerstand besteht (Gefahr der Perforation, Dissektion). Über das Ende des Drahtes wird der Katheter in das Gefäß eingeführt, dann werden (meist mittels einer speziellen Druckspritze) über den Katheter nichtionische, wasserlösliche Kontrastmittel injiziert. Es existieren für praktisch alle Untersuchungsarten speziell dem Gefäßabgang bzw. -verlauf entsprechend gebogene Katheter, die bis hin zu superselektiven Verfahren die Gefäßdarstellung erlauben.

Komplikationen der Arteriographie

- **Kontrastmittelbedingte Komplikationen:** Kontrastmittelallergien, renale Dysfunktion, Hyperthyreose
- **Komplikationen an der Punktionsstelle** (ca. 90%): Thrombose, Hämatom, Blutung, Dissektion, Embolie, Pseudoaneurysma, a.v. Fistel, Infektion, Vasospasmus
- Luftembolie, Embolie durch Materialabbrüche
- vagovasale Synkopen bei der Gefäßpunktion oder Kathetermanipulation

Die Komplikationsrate bei transfemoralem Zugang liegt bei insgesamt ca. 1%, bei transbrachialem/transaxillärem Zugang bei ca. 4%. Die Mortalität beträgt insgesamt ca. 0,03%.

Indikationen zur Arteriographie

- **Hauptindikation:** Arteriosklerose, z.B. Aortenaneurysma, Dissektion, Embolie, Stenosen-Verschlüsse
- Gefäßverletzungen (Diagnose und gegebenenfalls Intervention, insgesamt selten)
- Tumoren (insbesondere zur präoperativen Abklärung mit Darstellung der Gefäßanatomie, seltener zur Diagnosestellung oder interventionellen Therapie)
- Gefäßanomalien (Dysplasien usw., insgesamt selten)

3.3.2 Phlebographie (Venographie)

Die röntgenologische Darstellung der Venen wird durch Punktion einer peripheren Vene und Injektion von wasserlöslichem, jodhaltigem Kontrastmittel durchgeführt. Je nach darzustellender Gefäßregion werden Venen direkt distal der darzustellenden Region punktiert oder Katheter über spezielle Führungsdrähte nach transfemoraler oder transbrachialer Punktion eingebracht. Die Phlebographie wird entweder in konventioneller Röntgentechnik an BV-TV-Anlagen oder in DSA-Technik durchgeführt, wobei der Untersuchungstisch meist kippbar ist.

Indikationen zur Phlebographie

Die Phlebographie der unteren Extremität ist die am häufigsten durchgeführte Venendarstellung (☞ Kap. 7). Weitere Einsatzgebiete sind die Dar-

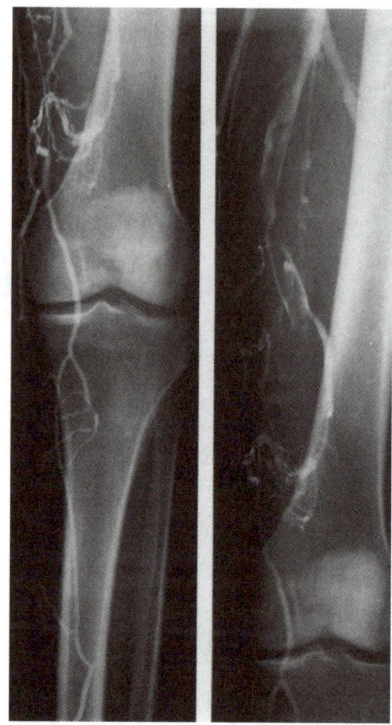

Abb. 3.6: Phlebographie linkes Bein: frische Thrombose. 2. Staatsexamen, 3/95.

stellung der oberen Extremitäten, die Kavographie, die Portographie, die Darstellung der Nebennierenvenen und die Venographie der V. spermatica.

Typische pathologische Befunde in der Phlebographie

- **Frische Thrombose:** Aussparung innerhalb der kontrastierten Venen (Abb. 3.6) mit Kuppelzeichen (umflossener Thromboskopf), Schienenphänomen (von Kontrastmittel umflossener Thrombus), Stalaktiten-Zeichen (Thrombusschwanz), Radiergummizeichen (bei vollständig thrombosiertem Gefäß allenfalls flau dargestellte Vene)
- **Ältere Thrombosen:** Ausbildung von Kollateralkreisläufen, unregelmäßige Wandkonturen und unregelmäßige Füllungsdefekte mit Ausbildung eines postthrombotischen Syndroms
- **Varikose:** oberflächlich geschlängelte Venen ohne suffiziente Venenklappen

3.4 Ultraschall

Die Ultraschalldiagnostik dient als Schnittbildverfahren der Darstellung von Größe, Form, Lage und Struktur von Körperorganen. Sie wird meist zu Beginn der Diagnostik und zur Verlaufsbeurteilung insbesondere bei Erkrankung des Abdomens, des Retroperitoneums, der Schilddrüse und in der Schwangerschaft eingesetzt. Ultraschall basiert auf **Reflexion** und **Streuung von Ultraschallwellen** an den Grenzflächen unterschiedlicher Gewebestrukturen. Im Ultraschallbild werden im Gegensatz zum Röntgenbild vom Untersucher ausgewählte einzelne Ebenen (Schichten) dargestellt, die transversal, sagittal oder schräg verlaufen. Die Ultraschalldiagnostik ist wegen ihrer fehlenden biologischen Schädigung, ihrer einfachen Handhabung und Verfügbarkeit sowie ihrer hohen Aussagekraft heute ein fester Bestandteil in der Diagnostik.

3.4.1 Prinzip der Sonographie

Ultraschallwellen sind mechanische Schwingungen, die durch Umwandlung elektrischer Schwingungen in mechanische Schwingungen entstehen. Ihre Ausbreitung ist an Materie gebunden. Ultraschallwellen werden mit **Piezoelementen** erzeugt. Diese Piezoelemente sind Kristalle, die sich bei Anlegen eines elektrischen Wechselfeldes ausdehnen bzw. zusammenziehen, wodurch es zur räumlichen Ausbreitung von Schallwellen kommt. Die Schallwellen breiten sich in der Materie bzw. in Körper zeitlich periodisch aus. Die durch eine Schallwelle angeregten Teilchen geben ihren Impuls an benachbarte Teilchen in Ausbreitungsrichtung weiter. Eine Schwingungsphase eines Materieteilchens wird als **Periode** bezeichnet. Die Zahl der Schwingungen oder Perioden pro Zeiteinheit ergibt die **Frequenz**, die in Hertz (Hz) angegeben wird. Je nach Frequenz unterscheidet man drei verschiedene Schallbereiche:

- **Infraschall:** Schallwellen unterhalb der menschlichen Wahrnehmungsgrenze (< 16 Hz)
- **hörbarer Schall:** Schallfrequenzen, die mit dem menschlichen Ohr hörbar sind (16–20 000 Hz)
- **Ultraschall:** Schallwellen oberhalb der menschlichen Wahrnehmungsgrenze (> 20 000 Hz). In der medizinischen Diagnostik werden Frequenzen zwischen 1 und 15 MHz eingesetzt.

Die von den Piezoelementen durch Verformung von Wechselstrom erzeugten Schallwellen können nicht nur als Pulsationen in den Körper geleitet werden, sie können umgekehrt auch empfangen und in elektrische Energie umgewandelt werden. So dient der **Schallkopf** als **Sender** und als **Empfänger**.

Ausbreitung der Ultraschallwellen

Die Ausbreitung der Ultraschallwellen und damit die Bildentstehung ist neben den Eigenschaften des untersuchten Gewebes vom **Energieverlust** im Gewebe abhängig:

- **Absorption:** Schallwellen, die Materie durchdringen, werden gedämpft und leiten nur einen Teil der einfallenden Energie weiter. So verringert sich mit zunehmender Schichtdicke die Schallintensität. Die Absorption hängt neben der Frequenz der Schallwellen auch von der Beschaffenheit der Materie ab. So bewirken Knochen, Verkalkungen und Konkremente eine hohe Schallabsorption. Hinter ihnen sind keine Schallwellen mehr nachweisbar.
- **Streuung und Brechung:** Wenn Schallwellen auf Inhomogenitäten bzw. Grenzflächen treffen, kommt es zu einer ungerichteten Reflexion. Hierbei wird die Schallwelle nicht zurück in den Schallkopf reflektiert, sondern entsprechend dem Gesetz Einfallswinkel = Ausfallswinkel gebrochen.
- **Reflexion:** Schallwellen, die senkrecht auf eine Grenzfläche fallen, werden reflektiert und über den Schallkopf, in dem sie einen elektrischen Impuls erzeugen, weitergeleitet. Trifft eine sich ausbreitende Schallwelle auf die Grenzfläche eines Mediums von unterschiedlicher Dichte, wird ein Teil der Schallwelle reflektiert, der andere kann sich in dem zweiten Medium weiter ausbreiten. Je höher der Dichtesprung zwischen den verschiedenen Geweben bzw. an ihren Grenzflächen ist, desto mehr Energie wird reflektiert und desto weniger Energie pflanzt sich fort **(Impedanzsprung)**. Zwischen Geweben mit sehr hohen Impedanzunterschieden ist fast keine Weiterleitung des Ultraschalls möglich (Luft/Wasser, Weichteilgewebe/Knochen). So können Darmgas, Lungen und Knochen nicht vom Ultraschall durchdrungen werden.

Bildverfahren

Die Darstellung der schallkopfregistrierten Echos ist auf unterschiedliche Weise möglich (die Begriffe **Bild** und **Mode** werden als Synonyme eingesetzt). Bei den **Bildverfahren** unterscheidet man:
- **A-Mode** (A = Amplitude): Eindimensionale Abbildung in Kurven, wobei die Echoamplituden der Ultraschallinien als Funktion der Laufzeit wiedergegeben werden.
  Indikationen: Echoenzephalographie zum Nachweis von Raumforderungen, transossäre Untersuchung der Nasennebenhöhlen, Netzhautdiagnostik
- **B-Mode** (B = Brightness): Abbildung in Graustufen, wobei der Ort der Reflexion als weißer Punkt abgebildet wird. Dieser ist um so kräftiger, je stärker die Reflexion ist. Die entstehenden B-Bilder werden mit einer Frequenz von 25–30/s wie ein Film weitergegeben (Real-time-Verfahren).
- **M-Mode** (time-motion): Registrierung von Bewegungsabläufen, wobei aneinandergereihte B-Bilder bei unbewegtem Schallkopf betrachtet werden.
  Indikationen: Echokardiographie

Schallköpfe

Wichtige **Schallköpfe** (**Scanner**) in der Real-time-Sonographie sind:
- **Linearscanner:** parallele Abtastung insbesondere für oberflächennahe Prozesse z. B. der Schilddrüsendiagnostik
- **Konvexscanner:** Curved-array-Schallköpfe für eine gefächerte Abtastung
- **Sektorscanner:** Annular-array-Schallköpfe für eine radiäre Abtastung

Untersuchungsablauf bei Abdomensonographie

In der Abdomensonographie wird der Patient mit Oberbauchlängs- und -querschnitten sowie verschiedenen Schrägschnitten sowie Unterbauchlängs- und -querschnitten untersucht. Die Reihenfolge der Schnittebenen sollte möglichst immer gleich sein. Eine Entblähung des Patienten vor der Untersuchung kann notwendig sein, da Luftüberlagerungen zu einer vollständigen Schallreflektion führen und somit eine sonographische Darstellung unmöglich machen. Zwischen Schallkopf und Körperoberfläche wird zur luftfreien Ankopplung ein Ultraschallgel angebracht, damit eine Schallreflektion von Luftschichten zwischen Schallkopf und Haut vermieden wird. Die Befunddokumentation erfolgt schriftlich und mit Videoprinter.

Typische Ultraschallbilder

Man unterscheidet zwischen **homogener Reflexverteilung** (reflexarm, reflexreich bzw. echoarm, echoreich) und **inhomogener Reflexverteilung** (diffus, herdförmig, mit/ohne scharfe Begrenzung, gemischt herdförmig, mit/ohne reflexreichem/reflexarmem Saum).
- **Zyste:** rund, glatte Kontur, echofrei, mit dorsaler Schallverstärkung
- **Stein:** Kuppenreflex mit dorsalem Schallschatten
- **Darmluft:** Kuppenreflex mit Wiederholungsechos
- **Gefäße:** tubuläre Doppelstruktur
- **Kokarde:** zentralreflexreich, reflexarmer Randsaum

✓ 1

3.4.2 Doppler- und Farbduplexsonographie

Doppler-Untersuchungen am Gefäß beruhen auf einer Messung von Strömungsgeschwindigkeiten aufgrund des Doppler-Effektes: Dieser beschreibt die Differenz zwischen Sendefrequenz und der von bewegten Objekten reflektierten Frequenz. Wird dieser am Blutfluß in Gefäßen untersucht, dienen die Erythrozyten als Grenzfläche, die eine Relativbewegung zur Schallquelle ausführen.

> **Merke!**
> Doppler-Formel: $F = 2\,f_o \times v/c \times \cos\alpha$
> F: Doppler-Verschiebefrequenz (Frequenz der an den Blutkörperchen reflektierten Schallwellen)
> f_o: Sendefrequenz
> v: Blutströmungsgeschwindigkeit
> c: Schallausbreitungsgeschwindigkeit
> α: Winkel zwischen Doppler-Strahl und Blutgefäß

Unterschieden werden zwei Doppler-Arten:
- **CW-Doppler (continuous wave):** Messung der Frequenzverschiebung einer kontinuierlich emittierten und empfangenen Schallwelle. Im Schallkopf finden sich zwei getrennte Kristalle,

wobei eines sendet und das andere empfängt. Eine Zuordnung des Entstehungsortes der eintreffenden Signale ist hierbei nicht möglich.
- **PW-Doppler (pulsed wave):** Bei dieser hauptsächlich in der Duplexsonographie eingesetzten Technik wird die Frequenzverschiebung eines Schallimpulses einem definierten Ort zugewiesen. Im Schallkopf ist nur ein Kristall zum Senden und Empfangen.

Die **Farbduplexsonographie** ist eine Kombination zwischen bewegtem B-Bild und der Doppler-Sonographie. Den Flußrichtungen des Blutes in den Gefäßen wird eine farbliche Kodierung (blau bzw. rot) zugewiesen. Somit lassen sich Änderungen der Strömungsgeschwindigkeit z. B. bei Stenosen und morphologische Änderungen im B-Bild wie Plaquebildung gleichzeitig nachweisen.

3.4.3 Einsatzgebiete der Sonographie

Tabelle 3.3 beschreibt wesentliche Einsatzgebiete.

3.5 Magnetresonanztomographische Diagnostik

Die Magnetresonanztomographie (MRT) zählt wie die Computertomographie und die Sonographie zu den modernen Schnittbildverfahren. Der Patient wird in ein starkes Magnetfeld gebracht, und es werden elektromagnetische Wellen einer geeigneten Frequenz eingeschaltet. Bestimmte Atomkerne (Wasserstoffatome) werden hierdurch angeregt, so daß sie nach Abschalten des Hochfrequenzfeldes ihrerseits Hochfrequenzwellen abstrahlen. Dadurch erhält man Auskunft über Vorhandensein, Dichte, Konzentration, Bindungen sowie chemische und physikalische Eigenschaften des Wasserstoffs. Durch einen angeschlossenen Computer können Schnittbilder des Körpers errechnet werden. Die Schnittebenen sind im Gegensatz zur Computertomographie in frei wählbarer Raumrichtung möglich, ohne daß der Patient hierzu umgelagert wird. Es müssen nur durch Zuschalten anderer Spulen die Magnetfeldgradienten geändert werden. Eine schädigende Nebenwirkung durch die Hochfrequenz- und Magnetfelder ist derzeit nicht bekannt. Einsatzgebiete sind vor allem in der Neuroradiologie und in der Diagnostik von Weichteiltumoren.

3.5.1 Prinzip der MRT

Im folgenden soll das Prinzip der MRT vereinfacht erläutert werden: Atomkerne mit ungerader Protonen- und/oder Neutronenzahl haben einen *kreiselähnlichen Eigendrehimpuls*, den sogenannten **Kernspin.** Mit den **Protonen** rotiert ihre elektrische Ladung und induziert ein eigenes kleines Magnetfeld. Im Menschen haben Wasserstoff (^{1}H), Kohlenstoff (^{13}C), Natrium (^{23}Na), Phosphor (^{31}P) und Fluor (^{19}F) eine ungerade Nukleonenzahl, wobei nur die Wasserstoffatome bei der Bildgebung in der MRT genutzt werden.

Ohne externes Magnetfeld sind die Kernspins nicht ausgerichtet. In einem externen Magnetfeld ist die Ausrichtung der Protonen entlang des Magnetfeldes **parallel** oder **antiparallel.** Die Kreiselbewegungen entlang der Magnetfeldlinien entsprechen der Geschwindigkeit und damit der Frequenz der Stärke des Magnetfeldes (**Präzessionsgeschwindigkeit/-Frequenz** bzw. **Larmor-Frequenz** in Hz oder MHz).

Durch Einstrahlung von **elektrischen Hochfrequenzwellen** (Radiowellen) kann das Ausrichten der Kernspins beeinflußt werden. Der Hochfrequenz-(HF-)-Impuls und die Protonen müssen die gleiche Geschwindigkeit und Frequenz haben. Beim Einschalten der Hochfrequenzenergie wird diese von den Protonen aufgenommen und mit einer Richtungsänderung beantwortet. Die **Longitudinalmagnetisierung** nimmt ab, die **Transversalmagnetisierung** nimmt zu. Wenn die Einstrahlung des HF-Impulses beendet ist, klappen die Kernspins (Protonen) in ihre Ausgangslage zurück. Daraus entsteht ein **elektromagnetisches Induktionsfeld,** welches auf einer Empfänger-Spule (Antenne) aufgefangen werden kann. Diesen Vorgang nennt man **Kernrelaxation.** Wenn der HF-Impuls abgeschaltet wird, nimmt die Longitudinalmagnetisierung wieder zu. Die Kernspins (Protonen) kehren in die Gleichgewichtsverteilung vor der Schaltung des Impulses zurück.

Diese **T1-Relaxationszeit** wird auch **Longitudinalrelaxationszeit** oder **Spin-Gitter-Relaxationszeit** genannt. Sie ist ca. 300–2000 ms lang.

Nach Abschalten des HF-Impulses nimmt die Transversalmagnetisierung ab. Diese Zeitkonstante wird auch **T2-Relaxationszeit** oder **Transversalrelaxationszeit** oder **Spin-Spin-Relaxationszeit** genannt. Sie ist ca. 30–150 ms lang.

Zur Bilderzeugung werden bestimmte HF-Impulse wiederholt. Diese Zeit nennt man **Repetitionszeit** bzw. **TR** (time to repeat).

Die Zeit des Auftretens eines Echos nach dem ersten HF-Impuls wird **Echozeit** oder **TE** (time to echo) genannt.

Zur Erzeugung des äußeren Magnetfeldes für die Ausrichtung der magnetischen Momente werden Magnete benötigt, die im Vergleich zum Erdmagnetfeld ca. um den Faktor 10 000 stärker sind. Es werden verschiedene **Spulen** unterschieden:

Tabelle 3.3: Einsatzgebiete der Sonographie	
Abdomen	
Leber	Bestimmung von Form, Größe und Reflexmuster; Nachweis umschriebener Leberprozesse (Zysten, Abszesse, Hämatome, Metastasen, Karzinome, Lymphome); Nachweis diffuser Parenchymveränderungen (Fettleber, Zirrhose, Hepatitis, Hämosiderose, Stauungsleber bei Herzinsuffizienz); Nachweis vaskulärer Prozesse (portale Hypertension bei Leberzirrhose, Pfortaderthrombose)
Gallenblase	Bestimmung von Form, Größe und Wandbeschaffenheit; Nachweis von Konkrementen und Entzündungen, Abklärung des Verschlußikterus
Pankreas	Bestimmung von Form, Größe und Reflexmuster, Nachweis akuter/chronischer Pankreatitis, Pseudozysten und Tumoren
Milz	Bestimmung von Form, Größe und Reflexmuster; Nachweis von Zysten, Abszessen, Infarkten, Parenchymerupturen und subkapsulären Hämatomen sowie Infiltration bei malignen Lymphomen oder Metastasen
Nieren	Bestimmung von Form, Größe und Reflexmuster, Nachweis bzw. Abklärung von Nierenkonkrementen, Harnstauung, Nierenzysten, Nierentumoren, Urämie, Anurie
Nebennieren	Bestimmung von Form, Größe und Reflexmuster; Abklärung bzw. Nachweis von gutartigen und bösartigen Nebennierenvergrößerungen (Hyperplasie, Zysten, Blutungen, Adenomen, Phäochromozytom, Karzinomen)
Lymphknoten	Bestimmung von Form, Größe und Reflexmuster; Nachweis von Lymphomen bei malignen und entzündlichen Erkrankungen
Gefäße	Bestimmung von Verlauf, Größe und Blutfluß (Farbduplexsonographie); Nachweis von Stenosen, Aneurysmen, Dissektionen, Herzinsuffizienz (Stauung der Lebervenen und der Vena-cava-inferior), portaler Hypertension, Verlagerung, Verdrängung und Kompression größerer Gefäße von außen
freies Abdomen	umschriebene Veränderungen des Bauchraumes, Aszites (ab 100 ml nachweisbar)
Pleura	Nachweis eines Pleuraergusses, Raumforderungen der Pleura (soweit mit dem Schallkopf zugängig)
Schilddrüse	Bestimmung von Form, Größe und Reflexmuster, Nachweis von diffusen und umschriebenen Veränderungen (regressive Veränderungen, Raumforderungen)
Gynäkologie und Geburtshilfe	Mamma-Sonographie, Abklärung gynäkologischer Erkrankungen im kleinen Becken (inklusive Vaginalsonographie), Schwangerschaft
Urologie	Untersuchung der Nieren (s.o.), der Blase (Restharnbestimmung, Nachweis von Divertikel, Tumoren), Prostata (Bestimmung von Form, Größe und Reflexmuster, Nachweis von gutartigen/bösartigen Raumforderungen), Skrotum, Penis
Kardiologie	Echokardiographie
Pädiatrie	Abdomendiagnostik, Schädeldiagnostik (beim Neugeborenen durch die offene Fontanelle)
Orthopädie	Untersuchung der Gelenke (insbesondere Hüftgelenk beim Neugeborenen, Knie, Schulter)
HNO	Nasennebenhöhlen
Ophthalmologie	Erkrankungen des Augapfels und der Lider
sonstiges	Screening bei akuten Abdomen oder in der Traumatologie, sonographisch geführte Feinnadelpunktion fast aller Organe, Endosonographie (Ösophagus, Magen, Rektum)

- **Volumen-Spulen** sind Körperspulen, die den Körper des Patienten weitgehend umgeben sollen. Sie senden den HF-Impuls aus und dienen gleichzeitig als Empfänger des Signals. Sie werden zur Darstellung größerer Regionen des Körpers angewendet.
- **Oberflächen-Spulen** werden direkt auf die zu untersuchende Region gelegt und sind dementsprechend unterschiedlich geformt (Kopf-Spulen, Mamma-Spulen, Knie-Spulen usw.). Die Oberflächen-Spulen sind Empfänger-Spulen, die das Signal aus dem nahegelegenen Gewebe empfangen, wobei der HF-Impuls aus der Körper-Spule ausgesendet wird.
- **Gradienten-Spulen** werden zur besseren *Ortslokalisation* zusätzlich in der X-, Y- und Z-Achse angebracht. Sie sorgen für einen geringen ortsabhängigen Unterschied im externen Magnetfeld. Diese Gradienten-Spulen stoßen während der Untersuchung gegen ihre Halterung und verursachen ein typisches, deutlich hörbares Geräusch. Sie liegen im Inneren des Hauptmagneten.
- **Shim-Spulen** dienen zur Anpassung der Magnetfeld-Homogenitäten und nivellieren die äußeren Störfaktoren.

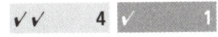

3.5.2 Bildgebung

Bei der **Bildgebung** durch die MRT unterscheidet man verschiedene **Signalintensitäten:**
- **Weiß** entspricht einer hohen Signalintensität.
- **Schwarz** entspricht einer geringen Signalintensität.

Die Signalintensität wird durch die Gewebeparameter (Protonendichte, T_1, T_2), den Sequenztyp und die Parameterwahl bestimmt. Man unterscheidet folgende Bilder:
- **T_1-gewichtete Bilder** haben eine kurze TE und eine kurze TR. Fett und Knochenmark erscheinen **hell**. Leber, Milz, Darm, Liquor und Wasser erscheinen **dunkel**.
- **T_2-gewichtete Bilder** haben eine längere TE und längere TR. Wasser, Liquor, Zysten und Ödeme erscheinen **hell** und Fett erscheint **dunkel**.
- **Protonendichte Bilder** haben eine lange TR und eine kurze TE. Fett erscheint **hell**, Liquor erscheint **dunkel**.

Bei der **Bildentstehung** unterscheidet man unterschiedliche **Sequenzen,** mit denen der HF-Impuls ausgesendet wird. Man unterscheidet *Spin-Echo-Sequenzen, Turbo-* oder *Fast-Spin-Echo-Sequenzen* und *Gradienten-Echo-Sequenzen*.

In Tabelle 3.4 sind Signalintensitäten verschiedener Strukturen zusammengefaßt.

3.5.3 Kontrastmittel

Eine Verbesserung der Diagnostik wurde durch den Einsatz von speziellen **MR-Kontrastmitteln** möglich. Die Wirkung dieser Kontrastmittel erfolgt über lokale Veränderungen der magnetischen Eigenschaften der im Gewebe vorkommenden Wasserstoffprotonen. Eine Verkürzung der T_1- und T_2-Relaxationszeit führt zu einer **Signalverstärkung bei T_1-gewichteten Bildern** und zu einer **Signalabnahme bei T_2-gewichteten Bildern.** Das derzeit einzig zugelassene Kontrastmittel ist das **Gadolinium-DTPA** (Magnevist®).
Anwendungsgebiete von Kontrastmittel:
- Darstellungen des ZNS bei gestörter Blut-Hirn-Schranke mit Steigerung der Signalintensität (Tumoren, Metastasen und entzündliche Prozesse besser sichtbar)
- MR-Mammographie
- Raumforderungen in Leber und Nieren, entzündliche oder tumoröse Knochen- und Weichteilerkrankungen.

3.5.4 Kontraindikationen der MRT

Als **Kontraindikationen** für die MRT gelten derzeit Herzschrittmacher, Innenohrprothesen, Granatsplitter, endovaskuläre Materialien (Stents, Kava-Filter, materialabhängig). Bei Gefäßclips, osteosynthetischem Material (Platten, Schrauben, TEP) und metallischen Herzklappen sind die MRT-Untersuchungen je nach Lokalisation weitgehend möglich.

3.6 Nuklearmedizinische Diagnostik

Die Nuklearmedizin befaßt sich mit der Anwendung von radioaktiv markierten Stoffen zu diagnostischen und therapeutischen Zwecken. Die diagnostischen Verfahren betreffen die **Funktions-, Stoffwechsel-** und **Lokalisationsdiagnostik.** Thera-

Tabelle 3.4: Synopsis der Signalintensitäten normaler und abnormer Strukturen auf MR-Bildern

Gewebe	T_1-gewichtetes Bild	T_2-gewichtetes Bild
Liquor cerebrospinalis	dunkel	sehr hell
Hirn		
weiße Substanz	hell	leicht dunkel
graue Substanz	leicht dunkel	leicht hell
MS Plaque	intermediär bis dunkel	hell
blander Infarkt	dunkel	hell
Tumor/Metastase	dunkel	hell
Meningeom	intermediär	intermediär
Abszess	dunkel	hell
Ödem	dunkel	hell
Verkalkung	intermediär oder hell	intermediär oder dunkel
Fett	sehr hell	intermediär bis dunkel
Zyste		
vorwiegend wasserhaltig	dunkel	sehr hell
proteinhaltig	intermediär bis hell	sehr hell
lipidhaltig	sehr hell	intermediär bis dunkel
Knochen		
Kortikalis	sehr dunkel	sehr dunkel
gelbes Mark	sehr hell	intermediär bis dunkel
rotes Mark	intermediär	leicht dunkel
Knochenmetastase		
lytisch	dunkel	intermediär bis hell
sklerotisch	dunkel	dunkel
Knorpel		
fibrös	sehr dunkel	sehr dunkel
hyalin	intermediär	intermediär
Bandscheibe		
gesund	intermediär	hell
degeneriert	intermediär bis dunkel	dunkel
Muskel	dunkel	dunkel
Sehnen und Ligamente		
gesund	sehr dunkel	sehr dunkel
entzündet	intermediär	intermediär
gerissen	intermediär	hell
Gewebeenhancement mit Gadolinium-DTPA		
niedrige Konzentration	sehr hell	hell
hohe Konzentration	intermediär bis dunkel	sehr dunkel
Hämatom		
sehr akut	intermediär	intermediär bis hell
akut	intermediär bis dunkel	dunkel bis sehr dunkel
subakut	heller Saum, intermediär	heller Saum, dunkles Zentrum, später ganz hell
chronisch	dunkler Saum, helles Zentrum, später ganz dunkel	dunkler Saum, helles Zentrum, später ganz dunkel

Hell bedeutet signalreich, dunkel signalarm, intermediär ähnliche Signalintensität wie Hirn.
Nach Edelmann, R. R., Hesselink, J. R.: Clinical magnetic resonance imaging. 2. Auflage. WB Saunders Company, Philadelphia 1995.

peutisch werden Radionuklide zur interstitiellen und intrakavitären Strahlentherapie angewendet.

Die nuklearmedizinischen Methoden basieren auf der Tatsache, daß bei Stoffwechselvorgängen der Organismus Isotope eines Elementes nicht unterscheiden kann, und daß radioaktive Atome, mit deren Hilfe Stoffwechseluntersuchungen durchgeführt werden, in nur so geringer Menge angewendet werden, daß eine Beeinflussung der Stoffwechselvorgänge hierdurch nicht stattfindet. Nachdem 1934 das Ehepaar *Joliot/Curie* die künstliche Radioaktivität und *Hahn* und *Strassmann* 1938 die Kernspaltung von Uranatomen entdeckten, wurde es möglich, durch Kernreaktoren radioaktive Isotope praktisch aller Elemente in größerer Menge herzustellen. So wurde die Nuklearmedizin zu einem immer wichtigeren Teilgebiet der Medizin und hat auch heute einen festen Platz in Diagnostik und Therapie, auch wenn sie in vielen Bereichen durch die modernen Schnittbildverfahren wie Sonographie, Computertomographie und Kernspintomographie abgelöst wurde.

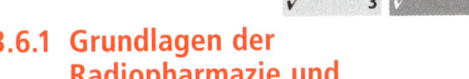

3.6.1 Grundlagen der Radiopharmazie und Radiochemie

Grundsätzlich unterscheidet man zwei unterschiedliche Methoden bei der Nutzung radioaktiver Stoffe zu diagnostischen Zwecken:
- Bei **In-vivo-Methoden** werden radioaktive Stoffe direkt am Menschen angewendet, wobei Darstellungen des Stoffwechselgeschehens und quantitative Aussagen über Organleistungen oder Organteilfunktionen möglich sind.
- Bei der **In-vitro-Diagnostik** erfolgt die Messung von radioaktiven Zerfallsprodukten außerhalb des Organismus in Meßproben (z. B. Blut, Urin usw.), wobei der Patient selbst keiner Radioaktivität ausgesetzt ist.

Die Eignung von Radionukliden richtet sich nach der Halbwertszeit, der Strahlenart, der Strahlenenergie, dem Stoffwechselverhalten, der Elimination und der Herstellbarkeit (☞ Kap. 1).

Radionuklide, die für die nuklearmedizinische In-vivo-Diagnostik geeignet sind, müssen folgende Anforderungen bzw. Voraussetzungen erfüllen:
- **Strahlenart:** Typischerweise werden γ-Strahlen benutzt, da diese eine genügend große Gewebedurchdringungsfähigkeit haben und die Strahlenbelastung im Vergleich mit β-Strahlen geringer ist. Reine γ-Strahler sind ^{99m}Tc und ^{113m}In; die meisten verwendeten Radionuklide geben jedoch γ- und β-Strahlen ab.
- **Strahlenenergie:** Es werden Energien von 100–400 keV verwendet. Höhere Strahlungsenergien verringern das Auflösungsvermögen und können durch die Szintillations-Meßkristalle nicht mehr absorbiert bzw. ausgewertet werden. Niedrigere Strahlungsenergien bewirken eine größere Absorption, so daß eine höhere Aktivität des Radionuklids verabreicht werden muß, um brauchbare Meßergebnisse zu erreichen.
- **Halbwertszeit:** Die effektive Halbwertszeit eines radioaktiven Stoffes gibt den zeitlichen Aktivitätsverlauf im Körper an und wird errechnet aus der biologischen Halbwertszeit (Eliminationsgeschwindigkeit des Nuklids aus dem Organismus) und der physikalischen Halbwertszeit (Geschwindigkeit des radioaktiven Zerfalls).
- **Radiotoxizität:** Sie ergibt sich aus der physikalischen Halbwertszeit, aus der Energie und der Art der emittierten Strahlung, sowie dem biologischen Verhalten des Radionuklids und stellt die Gefährdung bzw. Strahlenbelastung für den Organismus dar. Die verwendeten Radionuklide werden weit unterhalb einer toxischen Grenzdosis verabreicht, trotzdem können in sehr seltenen Fällen toxische oder pharmakologische Effekte, Allergien, Straheneffekte oder durch Unsterilität bedingte Reaktionen auftreten.
- **Herstellung von Radionukliden:** Langlebige Radionuklide werden durch Kernumwandlung stabiler Nuklide nach Beschuß mit künstlich beschleunigten Ionen, Neutronen oder sehr energiereichen Photonen in **Kernreaktoren** (durch schnelle Neutronen, die bei der Kernspaltung entstehen) oder in **Zyklotronen** (durch schnelle Ionen) erzeugt. Kurzlebige Radionuklide werden in **Radionuklidgeneratoren** gewonnen (Zerfall des an einen Ionenaustauscher gebundenen Mutternuklids, wobei das entstandene Tochternuklid mit einer kürzeren Halbwertszeit durch ein Elutionsmittel abgetrennt werden kann).

Markierungsformen

In der diagnostischen und therapeutischen Nuklearmedizin werden **Radiopharmaka** eingesetzt, die aus einem organspezifischen **Träger** und einem **Radionuklid** bestehen. Zur Markierung werden meist größere Moleküle und Verbindungen eingesetzt, wobei ein stabiles Atom durch ein Radionuklid ersetzt wird. Hierbei kann es sich um ein Radionuklid des gleichen Elementes (z. B. ^{131}J anstelle stabilen Jods in Schilddrüsenhormonen) oder um ein anderes Element mit ähnlichen chemischen Eigenschaften handeln (z. B. ^{75}Se anstatt Schwefel in der Aminosäure Methionin).

Liegt ein Radiopharmakum als reines Radionuklid vor, so bezeichnet man es als **trägerfrei** (z. B. ^{125}J, ^{131}J). Häufig muß jedoch in Abhängigkeit der unterschiedlichen nuklearmedizinischen Untersuchungen das Radionuklid an Pharmazeutika, körpereigene Substanzen, synthetische oder organische Verbindungen gekoppelt werden. Diesen Vorgang nennt man **Markierung**. Es existieren unterschiedliche Markierungsverfahren:

- **Austauschmarkierung:** Man tauscht ein stabiles Isotop eines Elements durch ein radioaktives Isotop des gleichen Elements aus. Beispiele: ^{131}J-Hippuran zur Nierenszintigraphie, radioaktive Schilddrüsenhormone.
- **Fremdmarkierung:** An die zu markierende Substanz wird ein dem Stoffwechsel fremdes Radionuklid angehängt. Obwohl hierdurch die ursprüngliche Molekülform chemisch verändert wird, genügt sie dennoch dem Untersuchungszweck. Beispiele: ^{99m}Tc-Radiopharmaka.
- **Chemische Synthese:** In komplexe Molekülverbindungen werden radioaktiv markierte Moleküle eingebunden. Beispiele: ^{11}C, ^{15}O, ^{13}N.
- **Biosynthese:** Das Radiopharmakum wird in vitro durch enzymatische Prozesse oder durch Mikroorganismen auf geeigneten Kulturmedien synthetisiert. Die radioaktive Substanz gelangt über den Stoffwechsel des Mikroorganismus in seine Metabolite, die dann über chemische und chromatographische Verfahren isoliert werden. Beispiel: Mit Radiokobalt markiertes Vitamin B_{12} entsteht durch Zugabe von ^{57}Co in das Kulturmedium, auf dem Streptomyces das Vitamin B_{12} synthetisiert.

Radiopharmaka haben in der Regel keine pharmakologische Wirkung, da die Trägerkonzentration zu gering ist, um pharmakodynamische Effekte auszulösen.

Ein Radiopharmakum besteht aus dem nichtradioaktiven Anteil, dem **Träger**, und einem radioaktiven Anteil, dem **Tracer** (Radiopharmakon = Träger + Tracer).

Um das Verhältnis zwischen der Masse und der Aktivität eines Radiopharmakons, also das Verhältnis zwischen Träger und Tracer beurteilen zu können, wurde der Begriff der **spezifischen Aktivität** eingeführt: Sie gibt die Aktivität pro Menge des Radiopharmakums in **Becquerel/g** oder **Becquerel/mol** an.

Applikationsformen

Je nach Untersuchungszweck werden Radiopharmaka in **flüssiger, gasförmiger** oder auch **kolloidaler** Form appliziert. Die meisten Substanzen werden **intravenös** verabreicht (Nieren-Szintigraphie, Myokard-Szintigraphie usw.), sie können aber auch **peroral, subkutan** oder **intrathekal** gegeben oder **inhaliert** werden.

Dosierung der Radiopharmaka

Hierbei hat sich die Gabe von **Standardaktivitäten** unabhängig von Körpergewicht, Körperoberfläche und Alter bewährt bzw. weitgehend durchgesetzt. Nur bei extremen Abweichungen wie hochgradiger Adipositas oder Kachexie bzw. bei Kindern erfolgt eine Korrektur nach oben oder unten.

Relevante Radiopharmaka

Die wichtigsten Radiopharmaka sind in Tabelle 3.5 zusammengefaßt.

3.6.2 Grundlagen der Geräte- und Meßtechnik

Szintillationsdetektor

Szintillationsdetektoren oder **-zähler** messen die vom Patienten ausgehende radioaktive Strahlung und bilden den Grundbaustein für die verschiedenen nuklearmedizinischen Meßgeräte wie z. B. den **Bohrlochmeßplatz, Scanner** und die **Gammakamera**. Sie setzen sich nach folgendem Bauprinzip (Abb. 3.7) zusammen:

- **Szintillator:** Der Szintillator ist eine aus einem Natriumjodid-(NaJ-)Kristall bestehende Meßsonde. Ein auf dieses Szintillationskristall auftreffender χ-Quant setzt in diesem Lichtblitze (Szintillationen) frei, deren Intensität propor-

tional zur Gammaenergie ist (lateinisch szintilla = Funke).
- **Sekundärelektronen-Vervielfacher (= Photomultiplier):** Die aus dem Szintillationskristall ausgetretenen Lichtquanten gelangen auf den Sekundärelektronen-Vervielfacher (SEV). Dort treffen sie auf die Photokathode und setzen Elektronen (e⁻) frei. Um ein meßbares Signal zu erhalten, müssen die Elektronen vervielfacht werden. Hierzu werden sie in einem elektrischen Feld beschleunigt und treffen dann auf verschiedene Prallelektroden auf, so daß an der Auffanganode eine sogenannte „Elektronenlawine" ankommt. Diese wird über eine nachgeschaltete Meßelektronik als Impuls registriert. Der so aus den Gamma-Quanten entstandene Spannungsimpuls wird über einen **Verstärker** dem **Impulshöhenanalysator** zugeführt. Ein **Zähler** registrierte die elektrischen Signale pro Zeiteinheit als Maß für die vom Patienten ausgehende Strahlung.
- **Kollimator:** Hierunter versteht man eine Bleiabschirmung gegen Strahlung aus unerwünschten Richtungen, wodurch die Größe des Meßfeldes begrenzt wird. Sie dient der Erfassung der von einem begrenzten Körpervolumen aus-

Tabelle 3.5: Relevante Radiopharmaka

Radioisotop	Verbindung	HWZ	Applikationsform	Anwendung
^{57}Co	Vitamin B$_{12}$	267 d	oral	Vitamin-B$_{12}$-Resorptionsmessung
^{59}Fe	Fe(III)-Citrat	45 d	i.v.	Eisenresorption, -kinetik
^{111}In	In-Oxin	2,8 d	i.v.	Blutzellmarkierung (Leukozyten, Thrombozyten)
^{113m}In	In-DTPA, In-EDTA	1,7 d	i.v.	Hirn-, Nierenszintigraphie
^{123}J	Natriumjod	13,3 h	oral	Radiojodkurz-Test
^{123}J	Orthojodhippursäure	13,3 h	i.v.	Nierenfunktionsszintigraphie, renale Clearance
^{131}J	Natriumjodid	8,05 h	oral, i.v.	Radiojod-2-Phasen-Test, Szinti-/Ganzkörperszintigraphie von Schilddrüsengewebe
^{131}J	Orthojodhippursäure	8,05 h	i.v.	Nierenfunktionsszintigraphie, renale Clearance
^{99m}Tc	Albumin	6 h	i.v.	szintigraphischer Blutpool
^{99m}Tc	Tc-HIDA	6 h	i.v.	Gallenblasen-/Gallengangsszintigraphie, hepatobiliäre Funktion
^{99m}Tc	Tc-DTPA	6 h	i.v.	Nierenfunktion, Hirn- und Liquorszintigraphie
^{99m}Tc	Erythrozyten	6 h	i.v.	szintigraphischer Blutpool
^{99m}Tc	Humanserumalbuminkolloid MAG3	6 h	i.v., s.c.	Szintigraphie des Knochenmarks, Lymphsystems
^{99m}Tc	makroaggregierte Albumine, Albuminmikrosphären	6 h	i.v.	Lungenperfusionsszintigraphie
^{99m}Tc	MDP, HMDP, DPD	6 h	i.v.	Skelettszintigraphie
^{99m}Tc	Pertechnetat (TCO$_4$)	6 h	i.v.	Szintigraphie der Schilddrüse, Speicheldrüsen, Magen, Hirn, Perfusionsstudien
^{133}Xe, ^{127}Xe	Xenongas, Xenonlösung	5,3 d	Inhalation, i.v.	Ventilationsszintigraphie, zerebrale Durchblutung
^{201}Tl	Chlorid (TlCl)	73 h	i.v.	Myokardszintigraphie

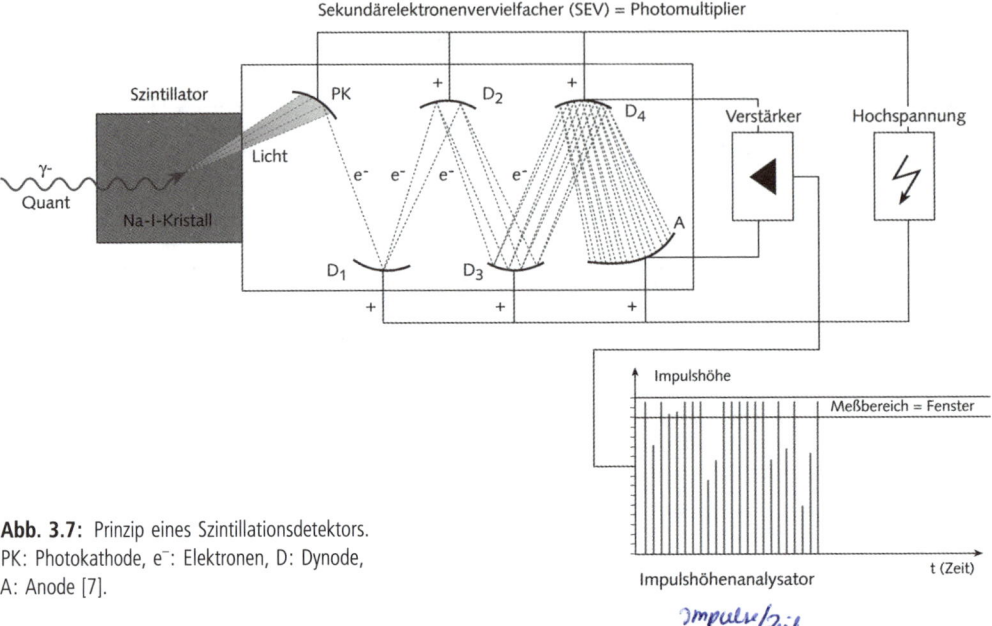

Abb. 3.7: Prinzip eines Szintillationsdetektors. PK: Photokathode, e⁻: Elektronen, D: Dynode, A: Anode [7].

gehenden Strahlung. Beispiele sind die Parallelloch- oder fokussierte Mehrkanalkollimatoren, die nur die aus dem zu untersuchenden Organ ausgehenden Gamma-Quanten hindurchlassen, die übrige Strahlung jedoch durch Bleisepten absorbieren.

Bohrlochmeßplatz

Bohrlochmeßplätze (Abb. 3.8) wurden für die **In-vitro-Diagnostik** entwickelt. Sie dienen der Messung von Aktivitäten im Serum, Urin usw. im Rahmen von Ausscheidungs- oder Resorptionsuntersuchungen bzw. in der RIA-Diagnostik. Hierzu besitzt das Szintillationskristall eine zentrale Bohrung zur Aufnahme des Reagenzglases mit der zu beurteilenden Probe. Die Probe wird dadurch fast vollständig vom Szintillationskristall umschlossen, wodurch eine Messung auch minimaler Aktivitäten möglich ist. Zur Reduktion der Untergrundstrahlung werden die Bohrlochkristallzähler mit einer starken Bleiabschirmung umgeben. Für Proben mit sehr weicher β-Strahlung werden **Flüssigkeitsszintillationszähler** benutzt, bei denen die Proben mit einer Szintillationslösung vermischt werden und dann über Szintillationsdetektoren ausgewertet werden.

Ganzkörperzähler

Ganzkörperzähler werden zur Anfertigung von Ganzkörperszintigrammen z. B. im Rahmen von Strahlenschutzmessungen oder Resorptions- und Verlustmessungen bei Mangelerkrankungen (Clearance-Messungen mit geringen applizierten Aktivitäten) eingesetzt. Hierzu werden um den liegenden Patienten mehrere große Natriumjodidkristalle angebracht bzw. es dient ein Hohlzylinder mit Szintillationsflüssigkeiten als Meßeinheit. Um bei den Ganzkörperzählern die Untergrundaktivität herabzusetzen, sind aufwendige Abschirmmaßnahmen notwendig, so daß Ganzkörperzähler nur an wenigen Stellen zur Verfügung stehen.

Gammakamera

Eine Gammakamera bzw. **Szintillationskamera** ist ein Gerät, mit dem gleichzeitig die zeitliche Änderung und die räumliche Verteilung von aus einem Gebiet abgegebener Gammastrahlung registriert werden kann (Abb. 3.9).

Als Meßeinheit dient ein stationärer Detektor, der sich während der Untersuchung nicht bewegt. Der Meßkopf besteht aus einem **Natriumjodid-Kristall** (mit einem einzigen dünnen Szintillationskristall mit vielen auf der Rückseite angebrachten Sekun-

3.6 Nuklearmedizinische Diagnostik

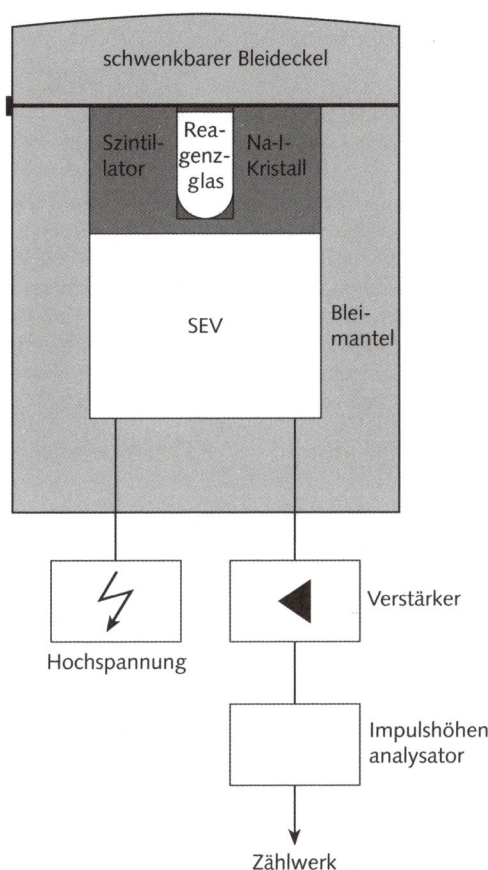

Abb. 3.8: Schematischer Aufbau eines Bohrlochmeßplatzes [7].

tät des untersuchten Organs erstellt. So können bildliche, dynamische Studien bzw. Zeit-Aktivitäts-Kurven über elektronisch ausgewählten Regionen (region of interest, ROI) gewonnen werden.

Scanner

Scanner bestehen aus einem Detektor mit einem fokussierendem Kollimator und einer Registriereinrichtung, die starr miteinander verbunden sind. Der Scanner selbst ist beweglich. Die Aktivitätsverteilung wird mäanderförmig abgetastet. Nachteile der Scanner sind der langsame Bildaufbau, der **nur statische Szintigramme** zuläßt, sowie die zeitliche Veränderung der Aktivitätsverteilung durch Stoffwechselvorgänge, die zu Fehldeutungen führen kann. Aus diesen Gründen wurden Scanner von der Gammakamera mit schnellem Bildaufbau und der Möglichkeit von Zeit-Aktivitäts-Kurven (ROI-Technik) abgelöst.

därelektronenverstärkern bzw. vielen kleinen Szintillationskristallen), einem **Lichtleiter,** einem **Sekundärelektronenvervielfacher** und einer **Lokalisationsmatrix** zur Energieanalyse. Die Gammakamera hat nur einen kurzen Zeitbedarf für die Einzelmessungen, so daß Bildfolgen in kurzen zeitlichen Abständen hergestellt werden können. Somit sind **funktionsdiagnostische Untersuchungen** neben **lokalisationsdiagnostischen Untersuchungen** möglich:
- Bei der **Lokalisationsdiagnostik** werden dreidimensionale räumliche Aktivitätsverteilungen im Organismus zweidimensional aufgezeichnet (Sequenzszintigraphie), so daß Lage, Größe und Veränderungen von Organen beurteilt werden können.
- Bei der **Funktionsdiagnostik** werden Aufnahmeserien mit zeitlicher Änderung der Radioaktivi-

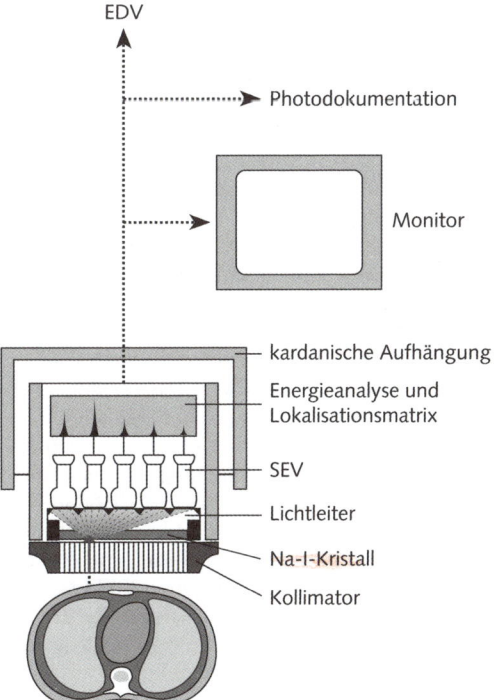

Abb. 3.9: Schematischer Aufbau einer Gammakamera [7].

Emissionscomputertomographie (ECT)

Die ECT ist ein rechnergestütztes Schichtaufnahmeverfahren zur Darstellung von Radioaktivitätsverteilungen im Organismus. Ähnlich wie in der Computertomographie, bei der die von einer rotierenden Strahlenquelle abgegebenen Röntgenstrahlen nach ihrem Durchtritt durch den Körper von einem ebenfalls rotierenden Detektorsystem gemessen werden (Transmissionscomputertomographie), werden bei der ECT computergestützte Bildrekonstruktionen aus verschiedenen Projektionen in wählbaren Schichten angefertigt. Ein Detektor kreist in einem Bogen von 180–360° um den Patienten, wobei in bestimmten Winkelabschnitten Einzelmessungen der Aktivitätsverteilung im interessierenden Areal aufgezeichnet werden. Aus den Einzelaufnahmen wird die Radioaktivitätsverteilung der entsprechenden Schicht computergestützt berechnet. Je nach Art der verwendeten Radionuklide unterscheidet man die **Single-Photon-Emissionscomputertomographie (SPECT)** und die **Positronen-Emissionstomographie (PET)**.

- **SPECT:** Hierzu werden γ-strahlende Nuklide eingesetzt, die bei ihrem Zerfall Photonen aussenden. Diese werden durch die SPECT-Kamera, die im Prinzip aus einer oder mehreren Gamma-Kameras besteht, mittels eines Rechners in planare, aus unterschiedlichen Richtungen aufgenommene Szintigramme zusammengefaßt. So entstehen überlagerungsfreie Schichtbilder von Organen, die radioaktive Strahlung abgeben. Ein Nachteil der SPECT-Untersuchung ist, daß schnell ablaufende Stoffwechselvorgänge durch die konventionellen SPECT-Kameras nicht erfaßt werden können, da die Aufnahmezeiten zwischen erster und letzter Aufnahme häufig mehr als 20 min dauern. Einsatz hauptsächlich zur Hirndiagnostik.
- **PET:** Hierbei wird die Aktivitätsverteilung von inkorporierten Positronen computertomographisch aufgezeichnet. Voraussetzung hierfür ist die Erzeugung von Radionukliden mit einer HWZ im Minutenbereich wie ^{11}C, ^{13}N oder ^{15}O. Diese entstehen durch Beschuß einer Ausgangssubstanz mit Protonen, Deuteronen oder α-Teilchen in Zyklotronen am Untersuchungsort, was nur in wenigen PET-Zentren möglich ist. Die Abbildungen zeigen eine große räumliche und zeitliche Auflösung.
Die PET ist das einzige bildgebende Verfahren, das biologische Vorgänge quantitativ und nicht invasiv darstellt.

Einsatzgebiete sind der Nachweis von Stoffwechselstörungen des Gehirns und des Herzens.

3.6.3 Messung der nuklidspezifischen Aktivität

Die Messung der radioaktiven Strahlung in der Nuklearmedizin erfolgt mit einem Zählrohr, Halbleiter- oder Szintillationsdetektor über ein festgelegtes Zeitintervall. Hierbei wird die Zahl der registrierten Zerfallsereignisse gezählt, wobei Halbleiter- und Szintillationsdetektoren die Bestimmung mehrerer Einzelaktivitäten in einem Nuklidgemisch ermöglichen.

Das Meßergebnis wird als **Zählrate** (Impulse/s oder Impulse/min) angegeben.

Jedes Detektorsystem kann nur einen Teil der tatsächlich stattfindenden Zerfälle nachweisen. Die Zählrate gibt deshalb nicht die Aktivität direkt an, sondern ist dieser lediglich proportional. Die Anordnung muß daher durch Vergleichsmessung mit einem Standardpräparat bekannter Aktivität kalibriert werden.

Um eine sichere Bestimmung auch geringer Aktivitäten durchzuführen, muß deshalb die Meßdauer entsprechend verlängert werden.

Die **Aktivität** eines Präparates wird in **Becquerel** angegeben, 1 Bq = 1 Zerfall/s. Die auf die Masse des Präparates bezogene Aktivität wird als **spezifische Aktivität** in **Bq/kg** angegeben. Auch eine auf die Substanzmenge bezogene Angabe in Bq/mol ist möglich. Bei Flüssigkeiten ist die Angabe einer Aktivitätskonzentration in Bq/l bzw. Bq/ml üblich.

3.6.4 Erfassung der Radiopharmako- und Radionuklidkinetik im Organismus

Die zeitlichen Abläufe der Radioaktivitätsverteilung sowie die Ausscheidung radioaktiver Stoffe aus dem Körper werden unter dem Begriff der **Kinetik** zusammengefaßt.
- Nach Gabe eines Radiopharmakons (z. B. i. v., peroral oder subkutan) verteilt sich dieses in einem spezifischen Körpervolumen z. B. in der Schilddrüse oder der Niere. Als **Verteilungsraum** bezeichnet man die Volumeneinheit (in ml, l oder % des Körpergewichtes), in der sich

eine Substanz mit gleicher Konzentration wie im Plasma oder Serum verteilt.
- Der substanzspezifische Verteilungsraum ist für den Einsatz der unterschiedlichen Radiopharmaka entscheidend. Verteilungsräume, in denen ein appliziertes Radiopharmakon eine homogene Konzentration erreicht, wird **Kompartiment** genannt.
- Die Menge des Radiopharmakons in seinem Verteilungsraum bzw. Kompartiment nennt man **Pool**.
- Mit **Clearance** wird der Transport einer Substanz von einem Systemanteil in den anderen bezeichnet; hierunter versteht man die Elimination des Radiopharmakons aus einem Pool.

Bei der Aufnahme der Radiopharmaka in den Verteilungsraum kommen unterschiedliche kinetische Prinzipien zur Anwendung:
- **Retention:** Das gegebene Radionuklid verbleibt in dem Verteilungsraum, in welchem es appliziert wurde und wird in diesem verdünnt (z.B. Tc-markiertes Humanalbumin zur Messung des Blutvolumens).
- **Diffusion:** Einsatz in Bereichen mit pathologisch veränderter Blut-Hirn-Schranke, wobei die radioaktive Substanz entweder intrazellulär oder extrazellulär abgelagert wird.
- **Aktiver Transport:** Eine zelluläre Konzentrationsänderung gegen einen Konzentrationsgradienten findet sich bei einer speziellen Affinität eines Radiopharmakons zu bestimmten Organen (z.B. Aufnahme von Jod und Technetium in Schilddrüse und Speicheldrüsen).
- **Phagozytose:** Aufnahme des Isotops durch das retikuloendotheliale System (z.B. indirekte Darstellung von Leber, Milz und Knochenmark durch Phagozytose von Tc-Kolloiden im RES dieser Organe).
- **Kapillarblockade:** Reversible Embolisation von Partikeln (z.B. markierte Eiweißpartikel einer definierten Größe in der Lungenperfusionsszintigraphie).
- **Austausch:** Anlagerung von markierten im Austausch gegen unmarkierte Moleküle (z.B. Austausch von inaktivem Cholesterol gegen radioaktiv markiertes Cholesterol in der Nebennierenszintigraphie).
- **Metabolismus:** Aufnahme und metabolische Umwandlung eines Radioisotops (z.B. Myokardabbildung mit Fettsäuren).
- **Chemisorption:** Applizierte Radionuklide werden in präformierten Bereichen angereichert (z.B. radioaktiv markierte Chelate an Knochen bei der Skelettszintigraphie).
- **Antigen-Antikörper-Reaktion:** Selektive Anreicherung von Antikörpern (z.B. Immunszintigraphie bei Tumoren und entzündlichen Prozessen).

3.6.5 Szintigraphische Untersuchungsformen

Trotz verfeinerter morphologischer Untersuchungsmethoden wie der Sonographie, Computertomographie und Kernspintomographie besitzen nuklearmedizinische In-vivo-Untersuchungen weiterhin Bedeutung, da sie eine direkte Messung der Organfunktion mit zusätzlichen Hinweisen auf die Organmorphologie zulassen. Mit den modernen Schnittbildverfahren läßt sich nur indirekt über eine Störung der Morphe auf Funktionsänderungen schließen.

Szintigramme sind flächenhafte, zweidimensionale Darstellungen von Funktionsuntersuchungen, wobei die Radioaktivitätsverteilung im Körper zu einem bestimmten Zeitpunkt durch geeignete Abbildungsgeräte aufgezeichnet wird. Hierbei sollen Störungen in der Aktivitätsanreicherung und deren Lokalisation erkannt werden.

Bei der **Mehranreicherung** spricht man von einem **positiven Kontrast,** bei einer **Minderanreicherung** von einem **negativen Kontrast.**

Je nach **Tracerkinetik** (Anreicherung und Elimination) in einem Organ oder in einem Organbezirk unterscheidet man zwischen **statischen** und **dynamischen** Szintigrammen.
- **Statische Szintigraphie:** Zum Untersuchungszeitpunkt ist die Verteilung des Radionuklids im Organsystem meist weitgehend abgeschlossen. So kann die Lage, Form und Größe des betreffenden Organs dargestellt werden. Außerdem kann zwischen **funktionell aktivem** und **inaktivem Gewebe** differenziert werden. Die statische Szintigraphie ist in einigen Organgebieten durch die Schnittbildverfahren wie Sonographie und Computertomographie in den Hintergrund getreten. Letztere zeigen jedoch nur die Morphologie des untersuchten Gewebes, erlauben aber keine funktionelle Information wie eine Aktivitätsbeurteilung. Beispiele für die statische Szintigraphie sind die Schilddrüsen- oder Skelettszintigraphie.

- **Sequenz-Szintigraphie:** Die bildliche Darstellung der Aktivitätsverteilung eines Radionuklids in einem bestimmten Organ und ihre Änderung in der Zeit erfolgt durch Aufnahmen nach bestimmten Zeitintervallen mittels einer Gammakamera. Ein Beispiel für die Sequenz-Szintigraphie ist die hepatobiliäre Sequenz-Szintigraphie, bei der nach intravenöser Gabe von ^{131}J-Bromsulphthalein die Aktivitätsanreicherung in den Leberparenchymzellen, im Ductus hepaticus, in der Gallenblase, im Dünndarm sowie im Kolon durch sequenzielle Aufnahmen in bestimmten Zeitabständen aufgenommen wird.
- **Funktions-Szintigraphie:** Soll zusätzlich zu den szintigraphischen Bildern eine quantitative Aussage über Umsatzraten, Poolgrößen, Eliminationszeiten usw. gemacht werden, müssen die Ergebnisse der Sequenz-Szintigraphie zusätzlich von einem Rechner quantifiziert werden. Hierdurch lassen sich **Zeit-Aktivitäts-Kurven** von dem untersuchten Organ bzw. nur von einer ausgewählten Region (ROI-Technik) erstellen. Beispiele hierfür sind die Nierenfunktions- oder Myokardszintigraphie.

Zwischen **statischer Sequenz-** und **Funktions-Szintigraphie** bestehen fließende Übergänge. Die statische Szintigraphie kann durch eine Sequenz-Szintigraphie mit einer gleichzeitigen Erfassung durch die Gammakamera erweitert werden. Eine quantitative Auswertung mit einem Rechner macht die Untersuchung zur Funktions-Szintigraphie.

3.6.6 Prinzipien der In-vitro-Diagnostik

Hierbei handelt es sich um die Messung radioaktiver Zerfallsakte von Körperproben im Reagenzglas. Den Patientenproben (Serum, Urin usw.) wird im Reagenzglas ein Radiodiagnostikum zugesetzt. So ist der Patient keinerlei Strahlenexposition ausgesetzt. Man unterscheidet den **Radioimmunoassay (RIA)** und den **immunoradiometrischen Assay (IRMA).** Die Aktivitätsbestimmung der In-vitro-Untersuchungen erfolgt im Bohrlochmeßplatz. Die In-vitro-Diagnostik verfügt zwar über eine außerordentliche Exaktheit schon bei geringsten Substanzmengen, die Interpretation der Meßergebnisse ist jedoch kritisch zu bewerten. Als Normalbereich (Richtwert) wird üblicherweise der Mittelwert ± doppelte Standardabweichung definiert (wie bei allen anderen Bestimmungsmethoden auch). Dies bedeutet, daß bei 95% aller Normalpersonen normale Konzentrationen und bei 5% aller Normalpersonen pathologische Werte auftreten. Eine Bewertung der In-vitro-Meßergebnisse kann also nur im Kontext mit anderen Untersuchungen und der Krankengeschichte erfolgen. Außerdem können bei der Antigen-Antikörper-Bindung (s. u.) Kreuzreaktionen und andere chemische und physikalische Beeinflussungen vorkommen.

- **Radioimmunoassay (RIA):** Der Radioimmunoassay ist ein radioimmunologisches Verfahren zur In-vitro-Bestimmung eines Antigens bzw. Haptens auf der Grundlage einer Antigen-Antikörper-Reaktion unter Verwendung von radioaktiv markiertem Antigen bzw. Haptenen. Voraussetzung für den immunologischen Nachweis ist die Herstellung eines spezifischen Antikörpers gegen die Testsubstanz als Antigen sowie die Markierbarkeit der Testsubstanz. So werden zum Nachweis einer Substanz spezifische Antikörper dieser Substanz und radioaktiv markierte Antigene (z. B. mit ^{125}Jod oder ^{131}Jod) oder Haptene (mit ^{14}C oder ^{3}H) zusammengebracht. Ein quantitativer Anteil der markierten Moleküle wird hierbei gebunden. Nach Zugabe von unmarkiertem Antigen oder Hapten der gleichen Spezifität (Testprobe) kann ein Teil des markierten Antigens oder Haptens aus seiner Antikörperbindung verdrängt werden. Nach Trennung und Zählung im Bohrlochmeßplatz läßt sich aus dem Verhältnis von freiem zu gebundenem radioaktiv markiertem Antigen die Menge des in der Probe primär vorhandenen Antigens bestimmen.

Einsatzgebiete: Im Routinebetrieb eingesetzte Radioimmunoassays werden mit kommerziell gefertigten Testbestecken (Kits) durchgeführt. Die RIAs haben eine sehr hohe Empfindlichkeit im Nano- bzw. Pikogramm-Bereich bei guter Spezifität. Sie werden zur Bestimmung von Hormonen, Tumormarkern, Viren, Pharmaka, Enzymen und anderen biologischen Substanzen eingesetzt. In der Schilddrüsendiagnostik können folgende Parameter radioimmunologisch bestimmt werden: Gesamt-Thyroxin (TT_4), freies Thyroxin (fT_4), Gesamt-Trijodthyronin (TT_3), freies Trijodthyronin (fT_3), Thyroxin-bindendes Globulin (TBG), Thyreoidea-stimulierendes Hormon (TSH), Thyreoglobulin (Tg), Calcitonin (Ct), Antikörper gegen Schilddrüsenmikrosomen (SD-Ak), Thyreoglobulin (Tg-Ak), TSH-Rezeptoren (TRAK).

- **Sättigungsanalyse:** Hierbei wird der „Wettstreit" freier unmarkierter und radioaktiv markierter identischer biologischer Stoffe um die Bindungsvalenz ihrer physiologischen Trägerproteine ausgenutzt. Man gibt zu einer Serumprobe eine bekannte radioaktiv markierte Menge der zu bestimmenden Substanz, wodurch die noch freien Bindungsstellen der Plasmaproteine besetzt werden. Nach einer Inkubationszeit wäscht man die nicht gebundene Substanz aus und mißt deren Radioaktivität im Bohrlochmeßplatz. Die Serumkonzentration der zu messenden Substanz kann aus der Differenz zwischen den Aktivitäten der anfangs zugegebenen und der extrahierten Substanz errechnet werden.
  Einsatzgebiete: z. B. T_3-/T_4-Test. Bei einer *Hyperthyreose* bindet sich zugegebenes radioaktives Thyroxin kaum an das Blutplasma. Die zugegebene Aktivität ist nur wenig größer als die wieder ausgewaschene Aktivität, bei einer *Hypothyreose* bindet sich hingegen sehr viel radioaktiv markiertes Thyroxin und die ausgewaschene Aktivität ist geringer als die zuvor zugegebene Aktivität.

- **Verdünnungsanalyse:** Dieses nuklearmedizinische Verfahren dient insbesondere der Volumenbestimmung. Eine radioaktive Substanzmenge bekannter radiologischer Aktivität wird dem zu bestimmenden Volumen zugegeben. Nach völliger Durchmischung wird eine bestimmte Probenmenge entnommen und deren Aktivität bestimmt. Aus der Aktivität der Probe läßt sich das Verteilungsvolumen und damit das zu bestimmende Volumen errechnen. Die Aktivität der entnommenen Probe ist umgekehrt proportional dem Verhältnis der Volumina.
  Einsatzgebiete: z. B. Messung des Erythrozytenvolumens.

4 ZNS

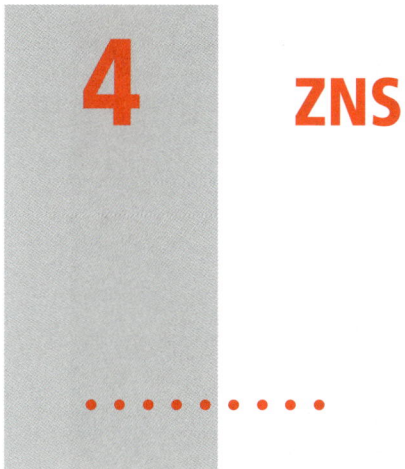

4.1 Methoden

4.1.1 Konventionelle Röntgendiagnostik

Nativ-Röntgenaufnahmen des Schädels stellen nach wie vor eine Grundlage der Diagnostik zerebraler Erkrankungen dar. Die Übersichtsaufnahme des Schädels wird immer in zwei Ebenen (a.p. und seitlich) durchgeführt (Abb. 4.1 bis Abb. 4.4). Je nach Fragestellungen können Spezialprojektionen ergänzend eingesetzt werden (☞ Kap. 5.1.2):

- **Schädelbasisaufnahme axial** (senkrecht zur Augen-Ohr-Linie): Schädelbasisfrakturen, Erweiterung/Einengung einzelner Foramina
- **Schädel halbaxial** (nach Towne): Darstellung des Os occipitale
- **Orbitaübersichtsaufnahme:** Darstellung der Orbita
- **Orbita-Aufnahme** (nach Rhese): Darstellung des Foramen opticum
- **Sella-Zielaufnahme:** Darstellung der Sella bei Verdacht auf Hypophysentumor oder Aneurysma des Karotissiphons

Indikationen
Hauptindikation für Schädel-Übersichtsaufnahmen ist die orientierende Suche nach Frakturen bei Schädel-Hirn-Traumen (Abb. 4.5). Die konventionelle Röntgenaufnahme ist der CT hierbei überlegen. Es besteht jedoch keine strenge Korrelation zwischen Schädelfrakturen und intrakraniellen Verletzungen. Man unterscheidet folgende Frakturformen:

- **lineare Frakturen:** gradlinige, scharf begrenzte Aufhellungslinie
- **Impressionsfraktur:** Fragmente nach intrakraniell verlagert
- **Stückfraktur:** mehrere Fragmente mit/ohne Dislokation
- **Nahtsprengung:** Erweiterung der Schädelnähte um mehr als zwei Millimeter mit plötzlicher Änderung der Weite, insbesondere bei Kindern und Jugendlichen
- **DD:** Meningeale Gefäßfurchen können in der seitlichen Aufnahme leicht mit Frakturlinien verwechselt werden (Abb. 4.6). Sie sind jedoch nicht so scharf begrenzt, verjüngen sich im Verlauf, haben eine typische Lokalisation und zeigen eine Randsklerose. Des weiteren muß auf akzessorische Schädelnähte geachtet werden.

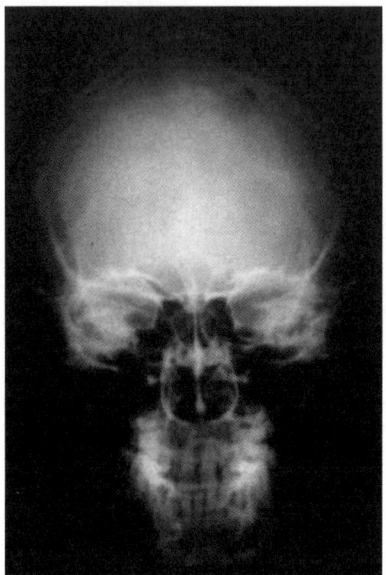

Abb. 4.1: Schädel a.p. (Normalbefund).

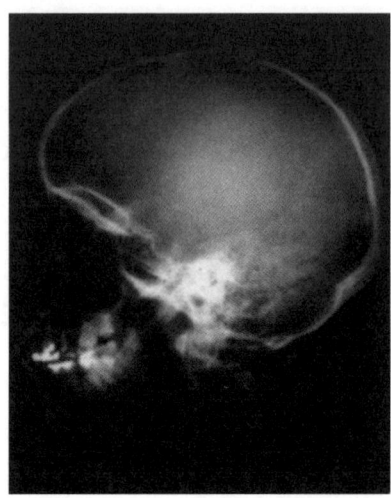

Abb. 4.2: Schädel seitlich (Normbefund).

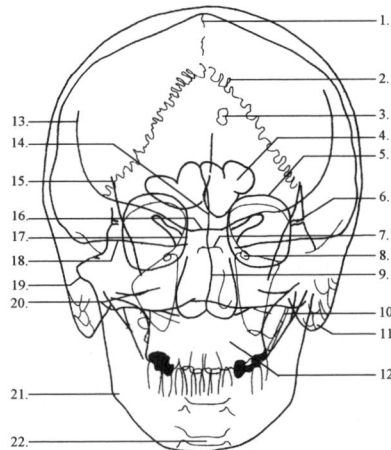

Abb. 4.3: Schematische Darstellung des Schädels p.a. [9].
1. Sutura frontalis
2. Sutura lamboidea
3. Foveolae granulares
4. Sinus frontalis
5. Orbitadach
6. Sutura frontozygomatica
7. Hypophysenboden
8. Foramen rotundum
9. Septum nasi
10. Processus styloideus
11. Processus mastoideus
12. Maxilla
13. Linea interna
14. Crista galli
15. Linea innominata
16. Planum sphenoidale
17. Medialer Orbitarand
18. Pyramidenoberkante
19. Arcus zygomaticus
20. Sinus maxillaris
21. Angulus mandibulae
22. Protuberantia mentalis

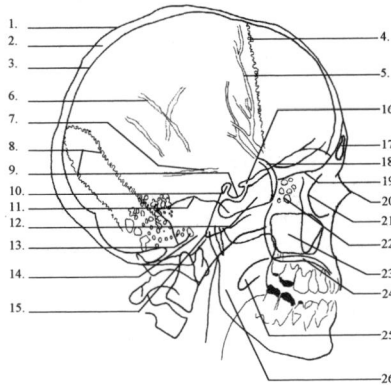

Abb. 4.4: Schematische Darstellung des Schädels seitlich [9].
1. Lamina externa
2. Diploe
3. Lamina interna
4. Sutura coronalis
5. Sulcus der A. meningea media
6. Canales venarum diploicarum
7. Sulcus arteriae meningeae mediae
8. Sutura lamboidea
9. Fossa hypophysialis
10. Processus clinoideus posterior
11. Crista pyramidalis
12. Sinus sphenoidalis
13. Porus acusticus internus
14. Pars petrosa ossis temporalis
15. Clivus
16. Processus clinoideus anterior
17. Sinus frontalis
18. Ala major ossis sphenoidalis
19. Lamina cribrosa
20. Os nasale
21. Os zygomaticum (laterale Orbitawand)
22. Cellulae ethmoidales
23. Sinus maxillaris
24. Palatum durum
25. Palatum molle
26. Mandibula

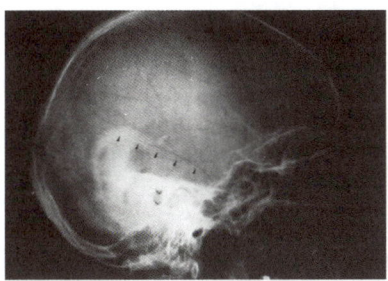

Abb. 4.5: Schädel seitlich, Schädelfraktur. 2. Staatsexamen, 3/96.

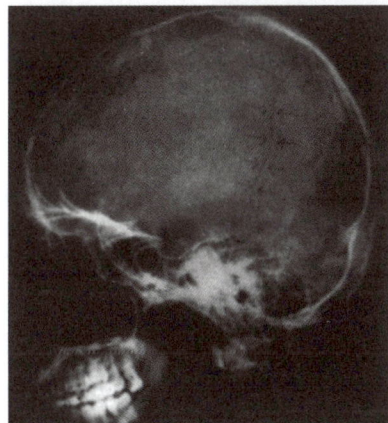

Abb. 4.6: Schädel seitlich, Gefäßfurche.

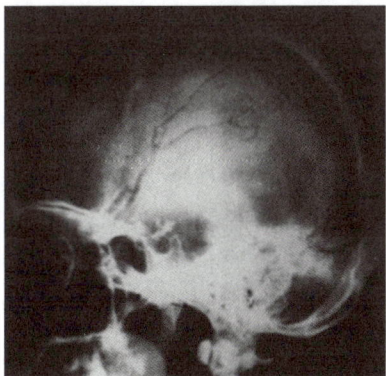

Abb. 4.7: Kraniopharyngeom. Schollenförmige suprasellläre Verkalkung. Vertiefte Impressiones digitatae als Zeichen der intrakraniellen Drucksteigerung. 2. Staatsexamen, 8/85.

Differentialdiagnose von Verkalkungen in der Röntgenübersichtsaufnahme

Physiologische Verkalkungen (häufig):
- im Plexus chorioideus
- in der Glandula pinealis
- im Bereich der Falx cerebri
- in den Basalganglien

Eine Verlagerung der physiologischen Strukturen kann ein Hinweis auf raumfordernde Prozesse sein. So kann ein aus der Mittellinie verlagertes, verkalktes Corpus pineale (Epiphyse) Hinweis auf einen supratentoriell gelegenen raumfordernden Prozeß auf der Gegenseite (z. B. intrakranielles Hämatom) oder auf einen hirnatrophischen Prozeß auf der gleichen Seite sein. Infratentoriell gelegene Prozesse führen dagegen nicht zu einer seitwärtigen Verlagerung des Corpus pineale.

Pathologische Verkalkungen (seltener) bei folgenden Erkrankungen:
- kongenitale Toxoplasmose
- Zytomegalie
- tuberöse Hirnsklerose
- Sturge-Weber-Syndrom
- Hypoparathyreoidismus
- Hirnabszeß
- Aneurysma

Intra- oder paraselläre Verkalkungen können durch ein Kraniopharyngeom (Abb. 4.7 und Abb. 4.8), durch Aneurysmen sowie durch eine Arteriosklerose der A. carotis interna (Abb. 4.9) verursacht werden.

> **Merke!**
> Im Vergleich zu konventionellen Röntgenaufnahmen sind mit der Computertomographie aufgrund der besseren Kontrastauflösung intrakranielle Verkalkungen deutlicher erkennbar.

4.1.2 Computertomographie

Schädel und Gehirn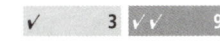

Die kranielle Computertomographie (CCT) stellt bei fast allen hirn- und schädelbetreffenden Fragestellungen die Standardmethode dar (Abb. 4.10). Besonders detaillierte Aussagen erlaubt sie bei Schädel-Hirn-Traumen, bei der Frage nach Blutungen, Traumafolgen, ischämischen Erkrankungen

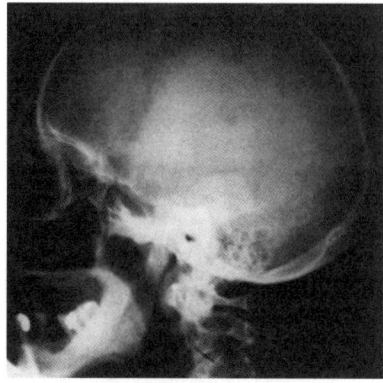

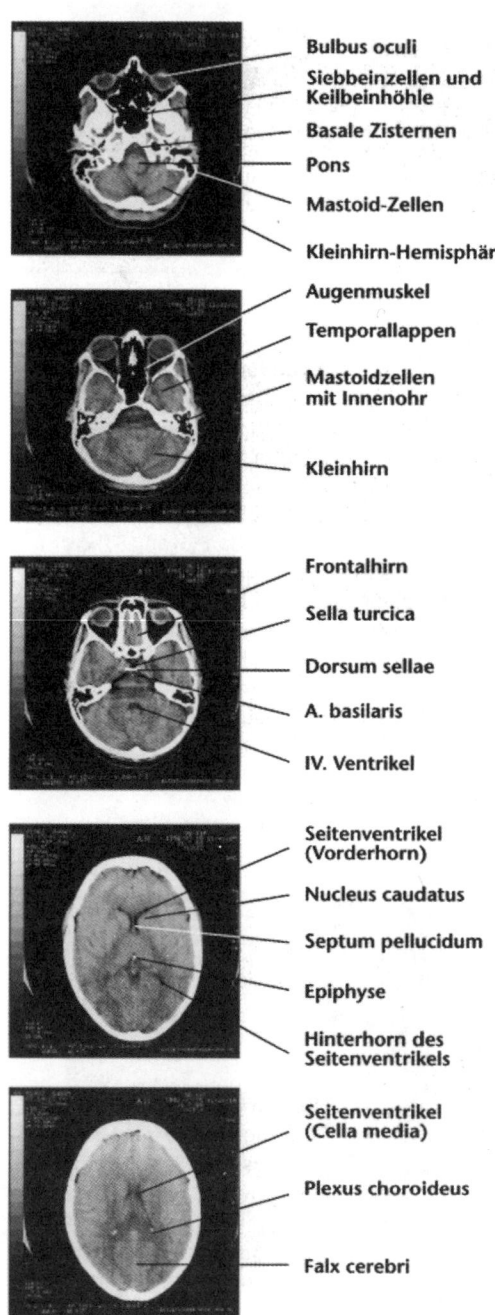

Abb. 4.8: Kraniopharyngeom. Kraniopharyngeome verkalken zu 90%. 2. Staatsexamen, 8/89.

der Öffnung (Gantry) des Computertomographen. Die Untersuchung beginnt an der Schädelbasis und setzt sich bis zum Scheitel fort, zunächst in 2 bis

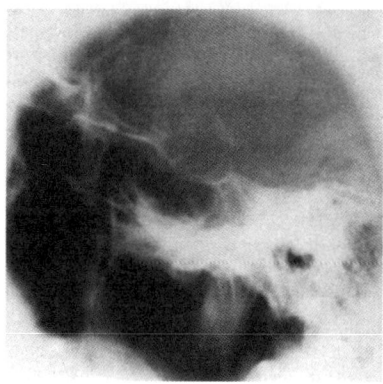

und arthrophischen Hirnprozessen, aber auch bei Tumoren und Mißbildungen im Bereich des Gehirns und des knöchernen Schädelskeletts.

Untersuchungstechnik
Der Patient liegt während der Untersuchung bequem auf einer beweglichen Liege mit dem Kopf in

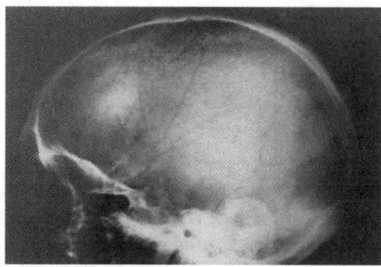

Abb. 4.9: Sklerose des Siphons der A. carotis interna. 2. Staatsexamen, 8/92.

Abb. 4.10: Schädel-CT, nativ, Normalbefund.

5 mm dicken Schichten, ab der Felsenbeinoberkante in 8 bis 10 mm dicken Schichten. Die einzelnen Schichten grenzen hierbei kontinuierlich aneinander. So erhält man einen vollständigen Überblick über das gesamte Gehirn und das Schädelskelett. Zunächst werden immer Nativaufnahmen durchgeführt. Bei speziellen Fragestellungen wie Verdacht auf Entzündungen, Tumoren, Metastasen, Gefäßmißbildungen usw. kann im Anschluß an die native Untersuchung eine Kontrastmittelserie in gleicher Schichtdicke und Gantryeinstellung durchgeführt werden. Hierzu werden 100 ml jodhaltiges Kontrastmittel intravenös als Kurzinfusion verabreicht und nach 10- bis 15minütigem freiem Intervall neue Schichten angefertigt. Auf diese Weise können normale bzw. pathologische Gefäßstrukturen und hyperämische Läsionen aufgrund kleiner pathologischer Gefäße bzw. einer Störung der Blut-Hirn-Schranke (Kontrastmittel dringt in die Läsion ein) sichtbar gemacht werden.

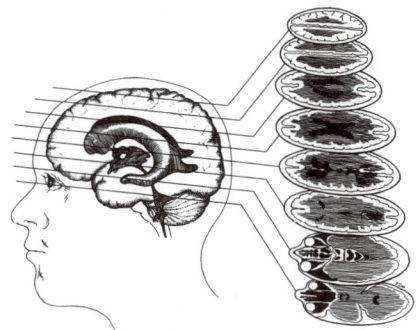

Abb. 4.11: CT-Schnitte des Gehirns [4].

> **Merke!**
> Die Kontrastmittelanreicherung führt zu einer Dichteanhebung = Enhancement.

Die Schichtebene im CCT (Abb. 4.11) verläuft axial parallel zur Orbitomeatallinie (von der Orbita zum äußeren Gehörgang).

> **Merke!**
> Die CT-Bilder des Gehirns können das gesamte Dichtespektrum von Luft bis Knochen enthalten, wobei sich die Luft schwarz und der Knochen weiß darstellen.
>
> | | |
> |---|---|
> | −1000 | Luft |
> | −100 | Fett |
> | 0 | Wasser |
> | −10 | Liquor |
> | 20–30 | weiße Substanz |
> | 35–45 | graue Substanz |
> | 55–75 | Blutung |
> | 80–200 | Verkalkung |
> | 200–1000 | Knochen |

Differentialdiagnose verschiedener Läsionen im CCT

Die unterschiedlichen Läsionen lassen sich verschiedenen Dichtewerten zuordnen, was für die Differentialdiagnose bedeutend ist (Tab. 4.1). So stellen sich z. B. Verkalkungen im Rahmen einer tuberösen Hirnsklerose **hyperdens** dar (Abb. 4.12), während zystische Strukturen **hypodens** erscheinen (Abb. 4.13).

Ein hypodenses Areal aufgrund eines Hirninfarktes kann teilweise schwierig von einer tumorbedingten hypodensen Zone zu differenzieren sein. Ein Tumor zeigt in vielen Fällen eine Raumforderung mit Verlagerung der Mittelinienstrukturen sowie eine Kompression der inneren oder äußeren Liquorräume (Abb. 4.14). Eine vaskuläre Läsion läßt sich in der Regel einem Versorgungsgebiet einer Arterie zuordnen (Abb. 4.15).

Wichtige Punkte bei der Auswertung und Befundung des CCT

- **Verlagerung von Strukturen:** Mittellinie, Falx cerebri, Seitenventrikel, III. Ventrikel, IV. Ventrikel, Septum pellucidum, Glandula pinealis
- **Größe des Ventrikelsystems:** Erweiterung bei Hydrocephalus internus, bei atrophischen Prozessen usw.; Verengung bei generalisiertem Ödem, Asymetrie der Seitenventrikel als Normvariante oder infolge von Schädel-Hirn-Traumen, Infarkten oder Hirnblutungen
- **Hirnfurchen:** verstrichen bei generalisiertem Ödem, erweitert bei Atrophie
- **basale Zisternen:** Kompression als Raumforderungszeichen

> **Merke!**
> Die CCT hat heute die zerebrale Angiographie in weiten diagnostischen Bereichen ersetzt. Sie hat als nicht invasive Methode gegenüber der Angiographie eine deutlich geringere Komplikationsrate und eine geringere Strahlenbelastung.

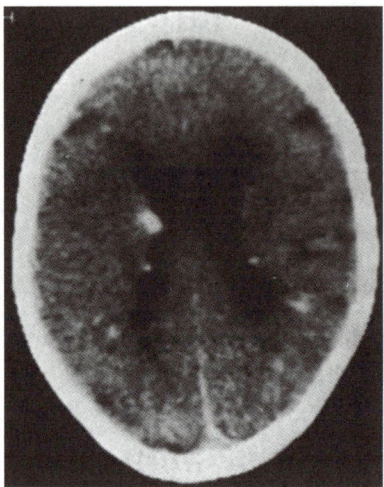 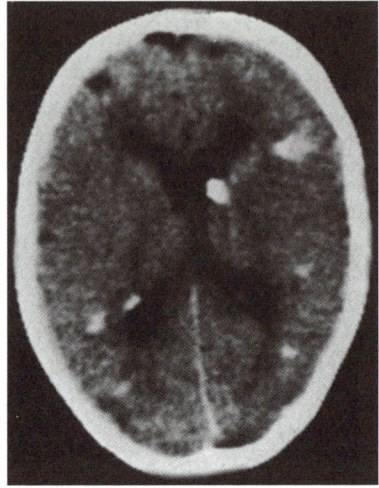

Abb. 4.12: Tuberöse Hirnsklerose im CCT. Multiple noduläre Verkalkungsherde. 2. Staatsexamen, 3/86.

Tabelle 4.1: Differentialdiagnose verschiedener Läsionen im CCT anhand ihrer Dichtewerte			
hyperdens (40 bis > 100 HE) hohe Dichte = hell	**isodens (26–44 HE)**	**hypodens (0–26 HE) geringe Dichte = dunkel**	**gemischte Dichtewerte**
• physiologische Verkalkungen: in Epiphyse, Plexus coroidius, Basalganglien, Falx • pathologische Verkalkungen: a.v. Angiom, Tumor, alte Blutung, Toxoplasmose, Zytomegalie, tuberöse Hirnsklerose, Hypoparathyreoidismus • frische Hämatome, < 3 Wochen (können in den ersten Stunden isodens sein), akute subdurale und epidurale Hämatome • Tumore: Meningeome, Gliome, Metastasen	• Hirngewebe, graue und weiße Substanz • frische Infarkte • in Resorption begriffene Hämatome, subakute, subdurale Hämatome • Gliome, Metastasen, Hypophysenadenome, Akustikusneurinom, Meningeome	• Infarkte (spätestens nach 4 Tagen sichtbar) • Tumore (Astrozytome, Gliome, Metastasen) • in Resorption begriffene Hämatome • Abszesse • Hirnödeme • infektiöse Läsionen • Entmarkungsherde bei multipler Sklerose, Zysten (zystische Tumoranteile, parazytäre Zysten, alte Infarkte, Hygrome, fokale Atrophie usw.)	• Tumore (perifokales Ödem, Blutungen, Zysten innerhalb von Tumoren, Gliome) • Abszesse (hyperdense Zone von einem hypodensen Ring umgeben) • Kontusionen (hypodens mit isodensen Einblutungen) • arachnoidale Zysten

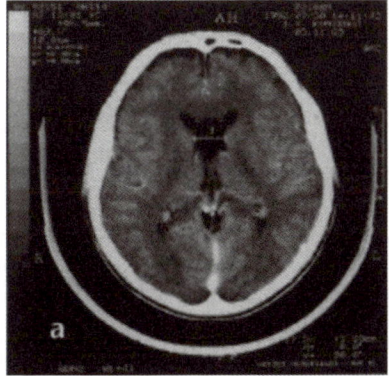 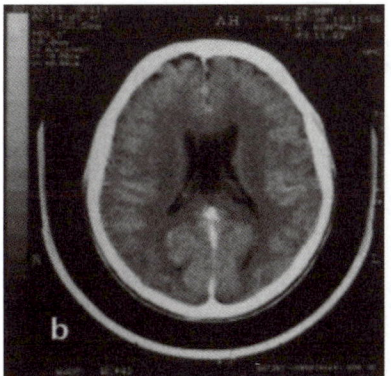

Abb. 4.13 a) Septum-pellucidum-Zyste. Zystischer, liquorgefüllter Hohlraum im Septum pellucidum. b) Cavum fornicis (Vergae). Erweiterung der Cellamedia des III. Ventrikels.

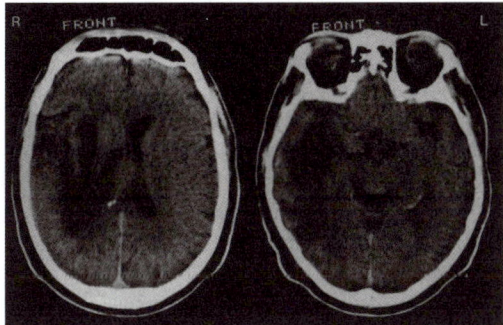

Abb. 4.14: Ausgeprägtes hypodenses, fingerförmiges Areal im paraventrikulären Marklager. Der rechtsseitige Seitenventrikel ist völlig komprimiert und geringgradig nach links verlagert. Die Raumforderungszeichen und die fehlende Zuordnung zu einem arteriellen Versorgungsgebiet sprechen für einen Tumor mit einem perifokalen Ödem. 2. Staatsexamen, 8/90.

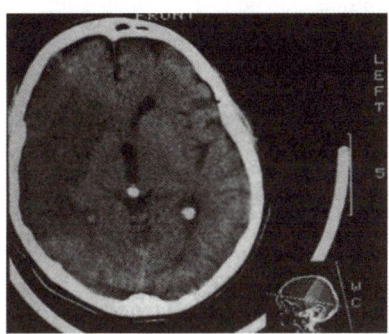

Abb. 4.15: Hirninfarkt. Hypodenses Areal im Versorgungsgebiet der A. cerebri media ohne Zeichen der Raumforderung.

Wirbelsäule und Rückenmark

Indikationen
Hauptindikationen sind der Nachweis von Bandscheibenvorfällen (Abb. 4.16) und der Verdacht auf spinale Raumforderungen z. B. bei Metastasen. Die MRT hat jedoch die spinale Computertomographie aufgrund ihrer größeren diagnostischen Wertigkeit aus den meisten Indikationsgebieten verdrängt.

Untersuchungstechnik
Die Untersuchung erfolgt am liegenden Patienten, wobei die Schnittebene bei der Frage nach Bandscheibenvorfällen parallel zum Wirbelzwischensegment liegt. Zuvor muß eine Höhenlokalisation des Prozesses aufgrund der Klinik durchgeführt werden. Die Untersuchung erfolgt kontinuierlich in 2 bis 5 mm dicken Schichten.

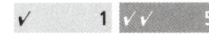

4.1.3 Myelographie

Unter der Myelographie versteht man die Darstellung des spinalen Subarachnoidalraumes durch intrathekale Injektion eines wasserlöslichen nichtionischen Kontrastmittels. Hierbei wird das Kontrastmittel nach lumbaler Punktion oder seltener nach subokzipitaler Punktion (höhere Komplikationsrate) in den Liquorraum des auf der Seite liegenden Patienten injiziert. Durch Umlagern des Patienten in Schräglage, horizontale Lage bzw. Kopftieflage verteilt sich das Kontrastmittel, was

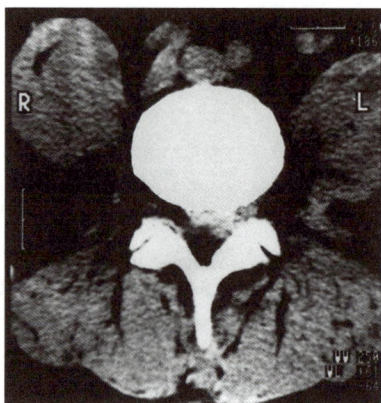

Abb. 4.16: Mediolateraler Bandscheibenprolaps. Das linksseitige Foramen intervertebrale ist durch Bandscheibengewebe verlegt. Zudem ist Bandscheibengewebe nach dorsal vorgedrungen. 2. Staatsexamen, 3/98.

unter Durchleuchtung verfolgt und mit Ziel- und Übersichtsaufnahmen dokumentiert wird. Im Anschluß an die konventionelle Myelographie kann ergänzend eine **CT-Myelographie** angefertigt werden, die wichtige differentialdiagnostische Informationen bei spinalen Raumforderungen liefert. Das applizierte Kontrastmittel stellt sämtliche Strukturen und Aussackungen des spinalen Subarachnoidalraumes dar. Es wird spontan innerhalb von 6–8 h resorbiert.

Indikationen
- Raumforderungen des Spinalkanals (sofern Kernspinuntersuchung nicht verfügbar ist)
- V. a. Kompression von Rückenmark oder Nervenwurzeln (sofern CT und MRT keinen ausreichenden Aufschluß erbringen)

Merke!

Die Magnetresonanz-Tomographie (MRT) besitzt bezüglich Diagnose und Lokalisation eine bessere Aussagekraft als die invasive Myelographie und verdrängt diese zunehmend aus ihren Indikationsgebieten.

Kontraindikationen
- erhöhter intrakranieller Druck
- schwere Gerinnungsstörungen
- schwere allergische Kontrastmittelreaktionen
- manifeste Hyperthyreose

Komplikationen
- Übelkeit und Erbrechen (18–35 %)
- Kopfschmerzen (20–55 %)
- zerebrale Krampfanfälle oder Myoklonien (selten)
- bei Infektion der Punktionsstelle Gefahr einer Spondylodiszitis

Um Übelkeit, Erbrechen und Kopfschmerzen vorzubeugen, sollte der Patient im Anschluß an die Untersuchung viel Flüssigkeit zu sich nehmen, für ca. 5 h eine halbsitzende Lagerung einhalten sowie unter ärztlicher Beobachtung bleiben.

Typische pathologische Befunde im Myelogramm
- **Extradurale Tumoren** zeigen sich als von außen den Durasack bogig imprimierende Prozesse mit Verdrängung des Rückenmarks zur Gegenseite (Knochenmetastasen, Abszesse usw.). Eine Sonderform der extraduralen Raumforderungen ist die Bandscheiben-Protrusio oder der -Prolaps. Die Differenzierung zwischen Neoplasie und Bandscheibenvorfall kann gut mit der CT-Myelographie dargestellt werden.
- **Extramedulläre intradurale Tumoren** verdrängen bei exzentrischer Lage das Rückenmark zur Gegenseite. Das Kontrastmittel stellt sich kappenförmig unter- bzw. oberhalb des Tumors dar (Neurinome, Meningeome usw.).
- **Intramedulläre Tumoren** bewirken entweder einen vollständigen Kontrastmittelstop oder eine beidseitig konvexbogige Umschließung der Raumforderung (Ependymome, Gliome usw.).

4.1.4 Magnetresonanztomographie (MRT)

Im Vergleich zur Computertomographie weist die Kernspintomographie einige Vorzüge auf:
- **bessere Kontrastauflösung:** Pathomorphologische Veränderungen können sensibler und frühzeitiger dokumentiert werden. So können z. B. zerebrale Insulte schon nach wenigen Stunden sichtbar gemacht werden. Auch sind die Entmarkungsherde bei der multiplen Sklerose früher erkennbar
- freie Wahl der Schichtebenen (Abb. 4.17)
- keine Strahlenbelastung
- keine Knochenartefakte

Eine Verbesserung der Diagnostik, insbesondere der Tumordiagnostik, ist wie in der Computertomographie durch die Anwendung von i. v. Kon-

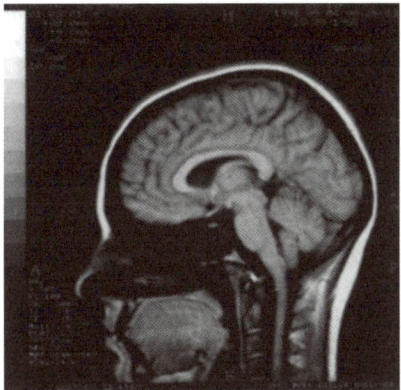

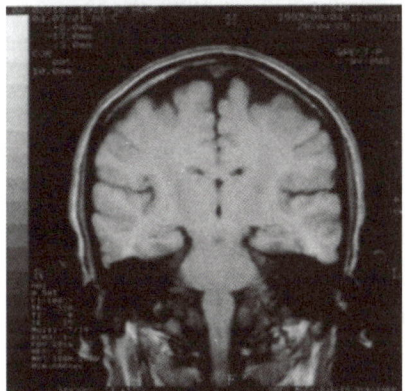

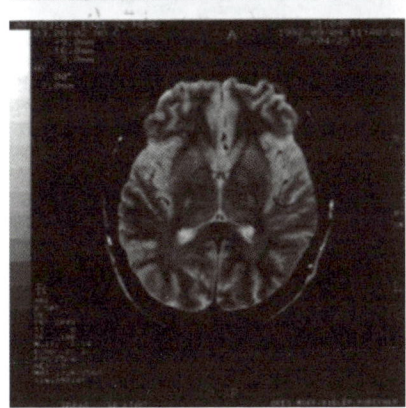

Abb. 4.17: Kernspintomographie des Kopfes in sagittaler, axialer und koronarer Schnittführung (Normalbefund).

trastmittel (Gadolinium) möglich (Abb. 4.18). Bei gestörter Blut-Hirn-Schranke führt das Kontrastmittel im ZNS zu einer Steigerung der Signalintensität.

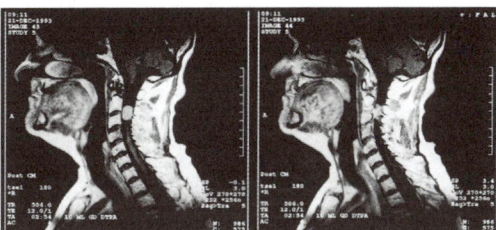

Abb. 4.18: Extramedulläres Meningeom in der MRT. Hochgradige Kompression des zervikalen Myelons in Höhe C2 und C3 infolge einer glatt begrenzten, ovalären, stark Kontrastmittel aufnehmenden Raumforderung. Sagittale Schichten in T1-Gewichtung nach Gadoliniumgabe. 2. Staatsexamen, 3/96.

Indikationen
- unklare computertomographische Befunde
- Beurteilung von Raumforderung im Bereich des Rückenmarks und des Hirnstamms (hier meist primär MRT)

4.1.5 Angiographie

Anatomischer Exkurs

Das Gehirn wird aus der jeweils paarig angelegten A. carotis interna und der A. vertebralis versorgt, welche über den Circulus arteriosus Willisii (Circulus arteriosus cerebri) miteinander verbunden sind (Abb. 4.19).

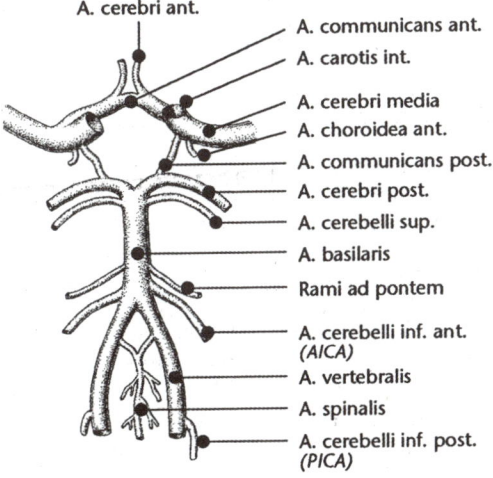

Abb. 4.19: Circulus arteriosus Willisii.

- Die **A. carotis interna** geht als hinterer Ast aus der A. carotis communis hervor und läuft durch den Canalis caroticus des Felsenbeins in das Schädelinnere, wo sie im Sinus cavernosus eine s-förmige Schleife, den Karotissiphon, bildet (Abb. 4.20).
- Die **A. cerebri anterior** und die **A. cerebri media** gehen unmittelbar oberhalb des Karotissiphons aus der A. carotis interna hervor.
- Die **A. cerebri anterior** ist durch die A. communicans anterior mit der auf der gegenüberliegenden Seite verlaufenden A. cerebri anterior verbunden.
- Die **A. communicans posterior** bildet eine Anastomose zur A. cerebri posterior und verbindet so den Circulus arteriosus cerebri.
- Die **A. cerebri posterior** ist der Endast der unpaarigen A. basilaris.
- Die beiden **Aa. vertebrales** vereinigen sich zur unpaarigen **A. basilaris** (Abb. 4.21).

Durch die Aufteilung in verschiedene Versorgungsgebiete läßt sich aufgrund der Lokalisation eines Infarktes auf das betroffene Gefäß rückschließen (Abb. 4.22).

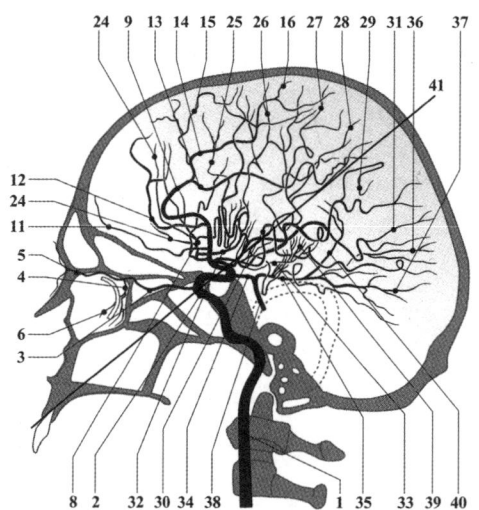 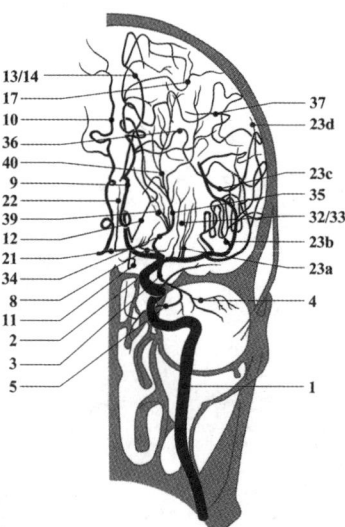

Abb. 4.20: Röntgenanatomie der A. carotis interna, seitlich und sagittal [9].

1	A. carotis interna	15	A. frontalis interna med.	28	A. parietalis post.
2	Karotissiphon	16	A. frontalis interna post.	29	A. gyri angularis
3	A. ophthalmica	17	A. frontalis posterior	30	A. temporalis anterior und media
4	A. supratrochlearis	21	A. communicans ant.	31	A. temporalis posterior
5	A. dorsalis nasi	22	A. cerebri anterior media	32	Aa. striatae
6	Plexus choroideus	23	A. cerebri media	33	A. choroidea anterior
7	A. cerebri anterior	23a	Pars sphenoidalis	34	A. communicans posterior
8	A. cerebri ant., pars praecommunicalis	23b	Pars insularis	35	A. cerebri posterior
9	A. cerebri ant., pars postcommunicalis	23c	Pars opercularis	36	A. occipitalis interna
10	A. sulcus cinguli	23d	Pars terminalis	37	A. temporooccipitalis
11	A. frontobasalis	24	A. orbitofrontalis	38	A. basilaris
12	A. frontopolaris	25	A. praecentralis	39	A. choroidea post. med. et lat.
13	A. pericallosa	26	A. centralis	40	A. corporis callosa dorsalis
14	A. calloso-marginalis	27	A. parietalis ant.	41	Siphon-Inzisivum-Linie

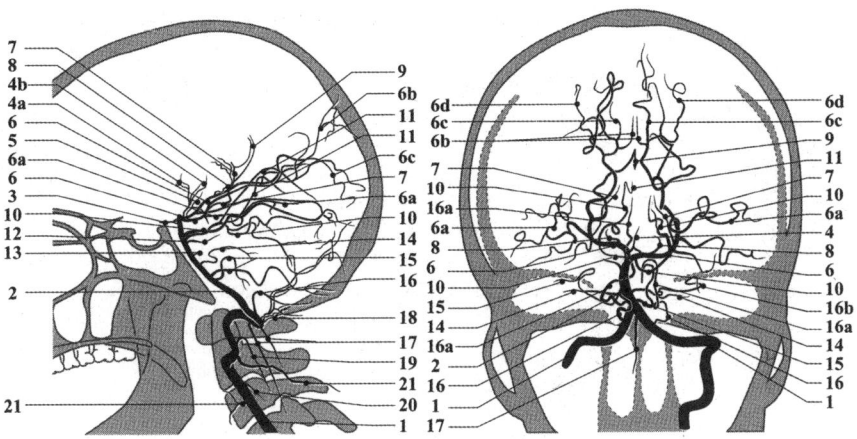

Abb. 4.21: Röntgenanatomie des vertebrobasilären Stromkreislaufs, seitlich und a.p. [9].

1	A. vertebralis	6c	Ramus occipitalis inernus	15	A. cerebellaris inferior ant.
2	A. basilaris	6d	Ramus occipitotemporalis	16	A. cerebellaris inferior post.
3	A. communicans post.	7	A. choroidea posterior lat.	16a	Ramus vermis cerebelli (caud.)
4	Aa. Thalamicae	8	A. choroidea posterior med.	16b	Ramus tonsillo-hemisphaericus
4a	Rami anteriores	9	A. corporis callosi dorsalis	17	A. spinales posteriores
4b	Rami posteriores	10	A. cerebellaris superior	18	A. meningea occipitalis
5	Aa. mesencephalicae et pontis centralis	11	A. vermis cerebelli (dorsalis)	19	A. spinalis anterior
6	A. cerebri posterior	12	A. circumferens longa	20	Aa. spinales
6a	Ramus temporalis et temporo-occipitalis	13	A. circumferens brevis	21	Aa. musculares
6b	Ramus parieto-occipitalis	14	A. labyrinthi		

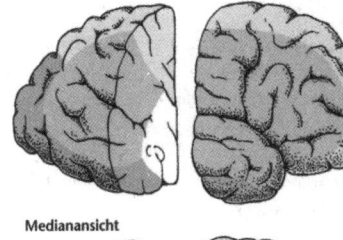

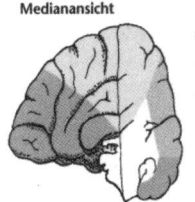 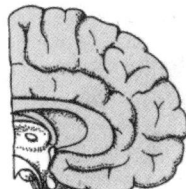

Abb. 4.22: Versorgungsgebiete der Hirnarterien.

Angiographie des Aortenbogens und der supraaortalen Äste

Untersuchungstechnik
Die Untersuchung kann als venöse oder besser als arterielle DSA durchgeführt werden. Bei der arteriellen DSA wird ein Katheter meist transfemoral in die Aorta ascendens eingebracht und von dort aus Kontrastmittel injiziert. Folgende Aufnahmen werden angefertigt:
- Aortenbogen in linker Schrägaufnahme
- A. carotis in rechter und linker Schrägaufnahme (Abb. 4.23)
- intrakranielle Aufnahmen

Indikationen
Mit der Übersichtsangiographie des Aortenbogens und der supraaortalen Äste lassen sich insbesondere Stenosen im Bereich der extrakraniellen hirnversorgenden Gefäße nachweisen.

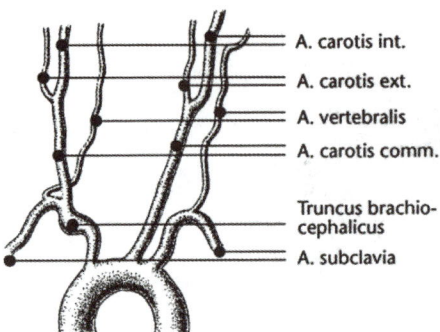

Abb. 4.23: Angiographie der supraaortalen Halsarterien (linke Schrägaufnahme).

Karotis-Angiographie

Untersuchungstechnik
Die Karotis-Angiographie kann entweder in transfemoraler Kathetertechnik mit selektiver Hirnarteriendarstellung oder als Karotis-Direktpunktion durchgeführt werden. Beide Techniken, insbesondere letztere, bleiben dem Neuroradiologen vorbehalten. Die direkte Karotis-Angiographie ist ein aufwendiges und nicht ungefährliches Verfahren. Je nach Fragestellung, können bei der selektiven Darstellung die Aa. carotis communis, interna oder externa selektiv kontrastiert werden.

Vertebralis-Angiographie

Untersuchungstechnik
Der hintere Stromkreislauf kann entweder direkt über die A. vertebralis oder als sogenannte Gegenstromangiographie über die A. brachialis durchgeführt werden:
- Gegenstromangiographie über die rechte A. brachialis zur gleichzeitigen Darstellung der rechten A. vertebralis und der A. carotis
- Gegenstromangiographie über die linke A. brachialis zur Darstellung der linken A. vertebralis und des Basilarstromkreislaufs ohne Gefäßüberlagerung durch das Karotis-Stromgebiet
- simultane beidseitige Gegenstromangiographie bei besonderen Fragestellungen zu vertebrobasilären Gefäßprozessen

Indikationen zur Angiographie der hirnversorgenden Gefäße

- stenosierende und okkludierende Prozesse
- Aneurysmadiagnostik
- a.v. Gefäßmalformationen
- a.v. Fisteln
- Tumoren
- Sinusvenenthrombose
- Hirntodfeststellung
- interventionelle Eingriffe
- Kontrollangiographie nach gefäßchirurgischen Eingriffen
- Notfallindikationen: Subarachnoidalblutung, Sinusvenenthrombose, Verschluß der A. basilaris, akuter Hirninfarkt ohne CT-morphologische Korrelatdissektion, akute Traumen

Insgesamt ist die zerebrale Angiographie durch den Einsatz der kraniellen Computertomographie in ihren Indikationsgebieten stark eingeschränkt worden.

4.1.6 Sonographie

Kranielle Sonographie

Untersuchungstechnik
Bei Neugeborenen und Säuglingen bildet die vordere Fontanelle ein sogenanntes „Schallfenster", um intrakranielle Strukturen sichtbar zu machen. Mittels Echt-Zeit-Sektor-Ultraschallgeräten können Säuglinge bis etwa zum 9. Monat problemlos ohne größeren Aufwand untersucht werden (danach Verschluß der Fontanelle). In vielen Fällen ist die Information der CT gleichwertig.

Indikationen
- zunehmender Kopfumfang
- morphologische Auffälligkeiten
- entzündliche Erkrankung
- Asphyxie

Dargestellt werden können:
- Myelomeningozele
- Hydrocephalus
- intraventrikuläre Blutungen
- subdurale Hämatome
- Hygrome
- fokale Läsionen in den Hemisphären
- Zysten

Doppler- und Duplexsonographie

Untersuchungstechnik
Doppleruntersuchungen am Gefäß beruhen auf dem sogenannten Doppler-Effekt. Dieser beschreibt die Differenz zwischen der ausgesendeten Frequenz und der von bewegten Objekten (Blut) reflektierten Frequenz. So lassen sich Stenosen durch vermehrte Strömungsgeschwindigkeit und poststenotische Turbulenzen nachweisen. Bei der Duplexsonographie wird zunächst ein normales Ultraschallbild zur Beurteilung der Gefäßwand (Verdichtungen, Plaques) angefertigt. Anschließend werden dopplersonographisch Blutstrom und Flußgeschwindigkeit durch eine Farbkodierung in unterschiedlichen Farben dargestellt (sogenannte farbkodierte Duplexsonographie). Im Anschluß daran erfolgt noch eine Auswertung des Dopplerspektrums, für das es charakteristische Verläufe bei Stenosen, hochgradigen Stenosen bzw. Verschlüssen gibt.

Indikationen
Die Duplexsonographie wird als Screening-Methode bei Verdacht auf Stenosen der extrakraniellen Gefäße eingesetzt.

4.1.7 Nuklearmedizinische Untersuchungsverfahren

Statische Hirnszintigraphie

Die Hirndarstellung mit radioaktiven Isotopen wurde durch die CT mit ihrer besseren räumlichen Auflösung und Spezifität fast vollständig verdrängt. In manchen Fällen dient diese Untersuchung noch zur Darstellung von Störungen im Bereich der Hirnsinus.

Perfusionsszintigraphie mittels SPECT

Mit rotierenden Gammakameras ist mittels SPECT (Single-Photon-Emissions-Computertomographie) eine funktionelle Aussage zur Hirndurchblutung in schichtweiser Darstellung möglich. Es wird das leicht verfügbare Radiopharmakon ^{99m}Technetium-HMPAO mit einer Halbwertszeit von 6 Stunden eingesetzt. Es ist lipophil und kann die intakte Blut-Hirn-Schranke in beiden Richtungen durch passive Diffusion durchdringen. Die Anreicherung ist durchblutungsabhängig. Die Untersuchung dauert ca. 20 Minuten und kann in transversalen, koronaren und sagittalen Schichten rekonstruiert werden. Darstellbar sind Aktivitätsanreicherungen, die bei zahlreichen Hirntumoren, aber auch bei Gefäßmißbildungen vorkommen, bzw. Aktivitätsminderungen als Hinweis auf zerebrovaskuläre Erkrankungen.

Liquorszintigraphie

Eine weitere wichtige Methode ist die zerebrale Liquorraumszintigraphie nach intrathekaler (d.h. durch Lumbal- oder Subokzipitalpunktion) Nuklidapplikation von ^{111}Indium-DTPA. Die Untersuchung gibt nicht nur Informationen über die Morphologie des Liquorraums, sondern darüber hinaus über die Liquordynamik, insbesondere zum Nachweis von Liquorfisteln.

4.2 Radiologische Befunde

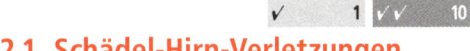

4.2.1 Schädel-Hirn-Verletzungen

Zur Diagnostik von Schädel-Hirn-Verletzungen wird in der Praxis zunächst eine **Schädelübersichtsaufnahme in zwei Ebenen** angefertigt.

Die **Computertomographie** hat sich als Standardmethode zum Nachweis intrakranieller Verletzungen etabliert. Sie kann aber auch Verletzungen der Kalotte nachweisen.

In Tabelle 4.2 sind die Merkmale relevanter Schädel-Hirn-Verletzungen zusammengefaßt, die Abbildungen 4.24 bis 4.33 zeigen typische Befunde.

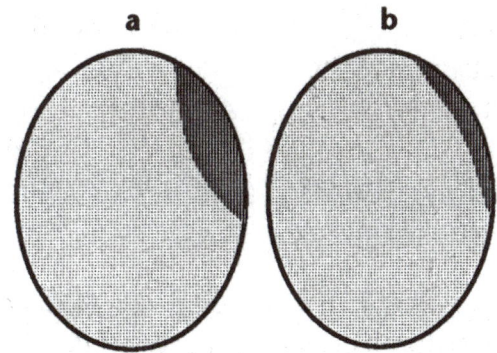

Abb. 4.24: Typischer CT-Befund bei a) epi- und b) subduralem Hämatom.

Tabelle 4.2: Schädel-Hirn-Traumen

	epidurales Hämatom	subdurales Hämatom	Hirnkontusion	traumatische Subarachnoidalblutung (SAB)
Ätiologie	Blutung zwischen Schädelkalotte und Dura aus meningealen arteriellen Ästen	Blutung aus Brückenvenen, Pacchioni-Granulationen oder venösen Sinus	umschriebene traumatische Gewebsläsion mit Einblutung, Ödem, Nekrosen; frühestens 3–5 h nach dem Trauma sichtbar, teilweise erst nach Stunden bis Tagen	akute Blutung in den SAB-Raum, traumatisch oder durch Blutung aus rupturierten Aneurysmen oder Angiomen
Lokalisation	meist temporo-parietal, selten infratentoriell	Ausbreitung im Subduralraum	alle Lokalisationen möglich, auch Hirnstamm, Balken, basale Stammganglien, direkt an oder gegenüber der Gewalteinwirkung (Coup/Contre coup)	hyperdense Zonen im SAB-Raum (= äußerer Liquorraum), besonders in den basalen interhemisphärischen, insularen Zisternen; Blut entlang der Falx cerebri (DD Verkalkungen)
Form	bikonvexe RF zwischen Kalotte und Hirnoberfläche, glatte Begrenzung zur Hirnoberfläche	sichelförmig über größeren Anteilen einer Hemisphäre zwischen Kalotte und Hirnoberfläche, wellige Kontur	irreguläre, punktförmige bis ausgedehnte Läsionen	
Dichte nativ	frisch: hyperdens subakut: hyper-/isodens chronisch: hypodens	frisch: hyperdens chronisch: hypo-/iso-/hyperdens, teils mit Spiegelbildung	frisch: hyperdens subakut: hyper-/isodens chronisch: hypodens	frisch: hyperdens chronisch: hypodens
Dichte nach KM	bei isodensen Hämatomen Anreicherung in den Randbezirken	bei isodensen Hämatomen Abgrenzung zum Hirngewebe	nur bei isodensen Hämatomen zur Abgrenzung notwendig	nur bei isodensen Hämatomen zur Abgrenzung notwendig
Besonderheiten	Zeichen der RF: Mittellinienverlagerung, Kompression der äußeren und inneren Liquorräume	DD: epidurales Hämatom mit RF-Zeichen: Blut im Interhemisphärenspalt, meist ausgeprägtes ipsilaterales Hirnödem; subdurales Hygrom (Erguß) als sichelförmige RF mit liquoräquivalenten Dichtewerten, meist frontotemporal	Komplikationen: traumatische SAB (hyperdense Sulci und Zysternen), Ventrikeleinbruchsblutungen, generalisiertes Hirnödem, RF-Zeichen; häufig Kombination mit subduralen/epiduralen Hämatomen	meist mit Kontusionen verbunden, normales CT schließt SAB nicht aus (zerebrale Volumenvermehrung bei Ödem löscht hyperdense Zonen wieder aus)

Nach: Lasserre, A., Memorix Radiodiagnostik, Chapman & Hall, 1997.

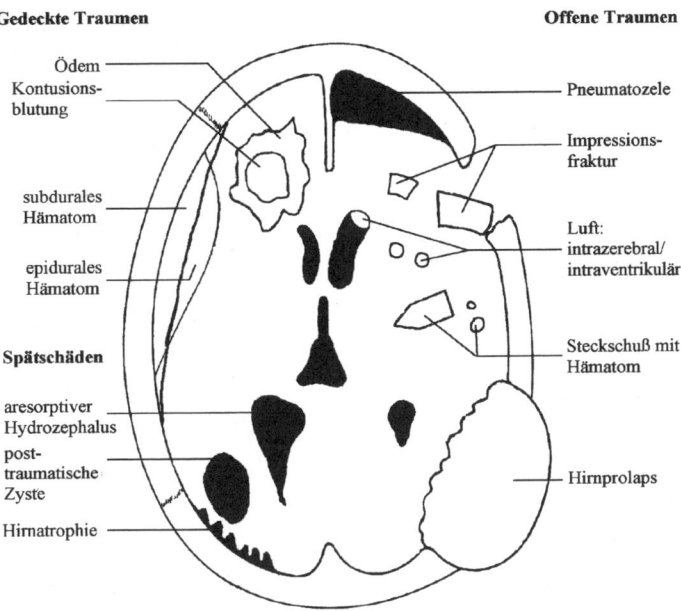

Abb. 4.25: Schädel-Hirn-Traumen im CT [9].

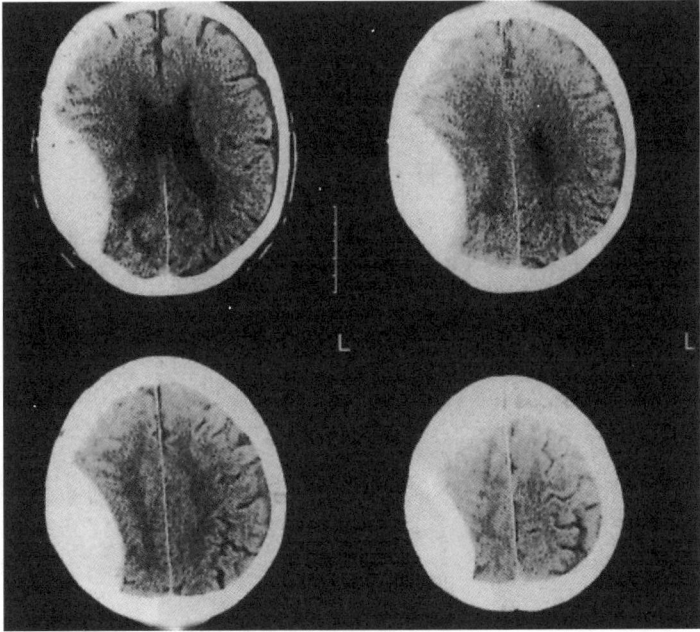

Abb. 4.26: Epidurales Hämatom in der Nativ-CT, Abriß der A. meningea media. Typische hyperdense bikonvexe Raumforderung unter der Kalotte. Die meisten epiduralen Hämatome entstehen durch einen Abriß der A. meningea media und ihrer Äste, selten auch venös aus Blutungen der Paccioni-Granulationen oder der Sinus bzw. aus einem Frakturspalt. 2. Staatsexamen, 3/93.

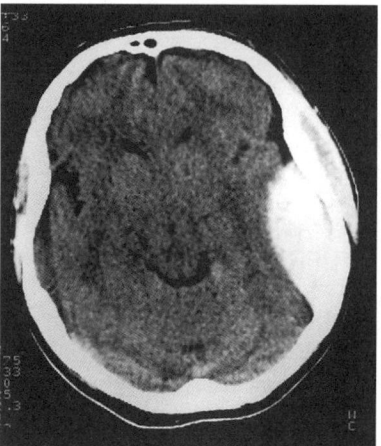

Abb. 4.27: Epidurales Hämatom in der CCT (Nativdiagnostik). Die CT zeigt eine bikonvexe hyperdense Raumforderung, die für ein frisches epidurales Hämatom spricht. Die linke Hemisphäre ist ödematös geschwollen, das Ventrikelsystem komprimiert und beginnend nach rechts verlagert. 2. Staatsexamen, 3/96.

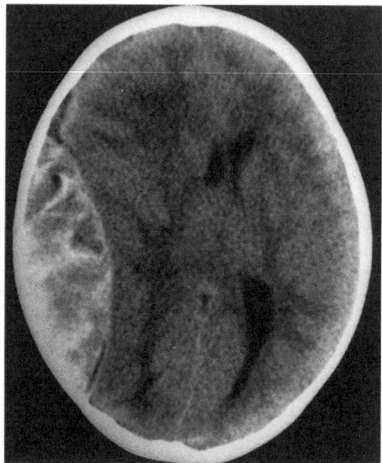

Abb. 4.28: Akutes epidurales Hämatom in der CCT. 2. Staatsexamen, 3/97.

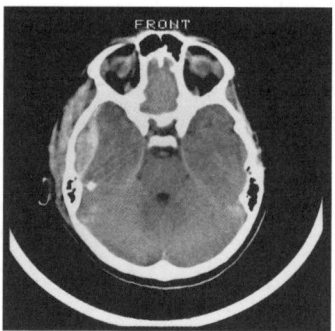

Abb. 4.29: Epidurale Blutung temporal sowie Weichteilhämatom der Schläfe, CCT. 2. Staatsexamen, 8/97.

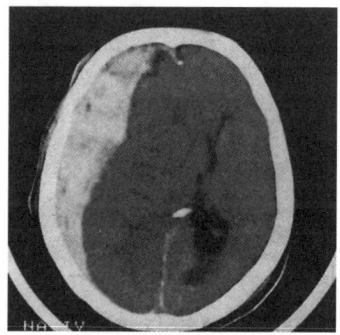

Abb. 4.30: Subdurales Hämatom in der kraniellen Computertomographie ohne Kontrastmittel. Das CT-Bild zeigt eine sichelförmige, hyperdense Raumforderung, die der Kalotte anliegt, was für ein frisches subdurales Hämatom spricht. Das rechte Ventrikelsystem ist komplett komprimiert und zur Gegenseite verlagert. Insgesamt läßt sich eine fehlende Darstellung der Sulkuszeichnung erkennen, die für eine Hirnschwellung spricht. 2. Staatsexamen, 3/93.

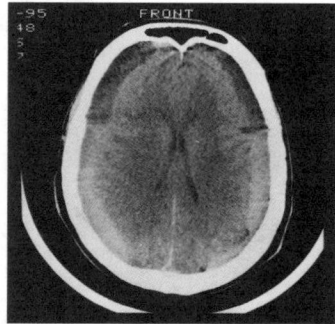

Abb. 4.31: Chronisch subdurales Hämatom. Bds. unter der Kalotte gelegene sichelförmige Zonen, die in ihrem ventralen Anteil hypodens und in ihrem dorsalen Anteil hyperdens erscheinen. Die Ventrikel sind symmetrisch komprimiert, das Hirngewebe zeigt keine Rindenzeichnung mehr. 2. Staatsexamen, 3/97.

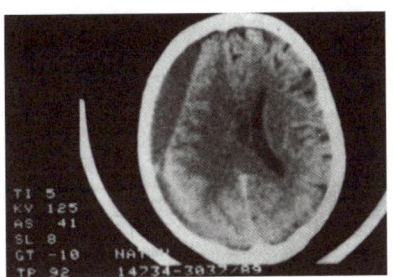

Abb. 4.32: Chronisch subdurales Hämatom. Die typische Form der subduralen Hämatome zeigt sich als sichelförmige, der Kalotte anliegende Zonen. Die hier zu sehende hypodense Raumforderung spricht für ein chronisch subdurales Hämatom, wobei die festen Bestandteile des Blutes schon resorbiert sind. 2. Staatsexamen, 8/91.

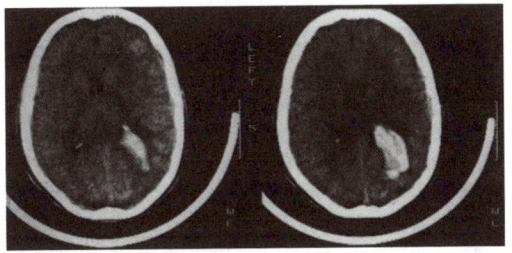

Abb. 4.33: Subarachnoidalblutung mit Ventrikeleinbruchblutung. Das CT-Bild stellt im gesamten linken Subarachnoidalraum hyperdense Auflagerungen als Zeichen einer frischen Blutung dar. Das linke Ventrikelhinterhorn ist ebenfalls mit frischem Blut ausgekleidet. Das rechtsseitige Ventrikelsystem und die Subarachnoidalräume zeigen im Vergleich keine „weißen" Blutauflagerungen. Diskrete Mittellinienverlagerung nach links. 2. Staatsexamen, 8/93.

Kalottenfrakturen

Bei Verdacht auf eine Kalottenfraktur sollte immer eine Computertomographie zum Ausschluß von intrakraniellen Verletzungen angeschlossen werden.

Commotio und Contusio cerebri

Bei der Commotio und der Contusio cerebri finden sich keine morphologisch erfaßbaren Strukturveränderungen in der Computertomographie. Selten können bei der Contusio cerebri umschriebene Ödeme, die sich in der CT hypodens darstellen, nachgewiesen werden.

Posttraumatische Liquorfistel

Zerreißt die Dura nach Schädelbasisfrakturen, so können z. B. im Bereich der Siebbeinzellen Liquorfisteln entstehen. Die Liquorszintigraphie mit ^{111}Indium-DTPA ist zum Nachweis geeignet.

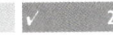

4.2.2 Fehlbildungen des Schädels und des Gehirns

Fehlbildungen des Schädels

Ein vorzeitiger Verschluß einer oder mehrerer Schädelnähte führt zu einer Behinderung des normalen Schädelwachstums mit charakteristischen Schädeldeformierungen. Es resultiert eine **Kraniosynostose** bzw. eine **Kraniostenose:**

- **Turrizephalus (Turmschädel):** vorzeitiger Verschluß der Sutura coronaria und der Lambdanaht
- **Scaphozephalie (Kielschädel):** Vorzeitiger Verschluß der Sutura sagittalis
- **Kraniostenose:** vorzeitiger Verschluß sämtlicher Nähte mit Ausbildung eines Mikrozephalus. Durch Impression der Gyri in die Kalotte kann bei einer normalen Schädelentwicklung ein sogenannter „Wolkenschädel" infolge des erhöhten Schädelinnendrucks entstehen
- **Brachyzephalus (Breitschädel):** symmetrische Synostosen der Koronarnähte

Fehlbildungen des kraniozervikalen Übergangs

In der seitlichen Übersichtsaufnahme zeigt sich bei der **basilären Impression** ein Hochstand des Dens axis, der in das Foramen magnum hineinragt. Ob die Medulla oblongata hierdurch beeinträchtigt wird, kann am besten mit der **MRT** nachgewiesen werden. Beim Klippel-Feil-Syndrom findet sich zusätzlich zur basilären Impression eine Blockbildung von Halswirbelkörpern.

Fehlbildungen des Gehirns

Zerebrospinale Mißbildungen kommen bei 0,1 bis 0,9 % aller Neugeborenen vor. Treten im 1. Lebensjahr zerebrale Symptome auf, sind diese in der Regel auf kongenitale Fehlbildungen oder perinatale Hirnschädigungen zurückzuführen. Diese lassen sich morphologisch teilweise nicht eindeutig unterscheiden.

Computertomographisch bzw. **kernspintomographisch** lassen sich verschiedene Mißbildungen klassifizieren.

Dysgenesien

Dysgenesien sind schwere Mißbildungen, die im Rahmen einer Störung der frühembryonalen Entwicklung entstehen und in der Regel nicht mit dem Leben vereinbar sind (Azephalie, Aprosopie).

Die Holoprosenzephalie ist eine Entwicklungsstörung des Vorderhirns, die meist mit Anomalien des Gesichtsschädels kombiniert ist.

Dysrhaphien

Verschlußstörungen des Neuralrohrs verursachen unterschiedliche Mißbildungen, die in kraniale Dysrhaphien (Anenzephalie, Zephalozelen, Balkenmangel, Monoventrikel usw.), dysrhaphische Äquivalente (Cavum septi pellucidi, Cavum Vergae) und rhombozerebelläre Dysrhaphien (Zephalo-Meningozelen, Hypoplasie des Kleinhirns, Dandy-Walker-Syndrom, Arnold-Chiari-Mißbildungen, Aquädukt-Stenose) eingeteilt werden:

- **Arnold-Chiari-Mißbildung:** Hierbei ist das Kleinhirn, die Medulla oblongata und das obere Halsmark verformt, nach kaudal verlagert und dorsomedial gespalten. Es finden sich Kombinationen mit einem Hydrozephalus, einer Meningomyelozele sowie anderen Malformationen.
  - Typ I: Verlagerung der Kleinhirntonsillen und der kaudalen Kleinhirnabschnitte durch das Foramen magnum in den Spinalkanal. Der IV. Ventrikel liegt regelrecht, ein Hydrozephalus fehlt (Abb. 4.34).
  - Typ II: Die Kleinhirntonsillen, kaudale Kleinhirnabschnitte und der elongierte IV. Ventrikel sind nach kaudal verlagert. Dies führt zu einer Liquorabflußstörung mit einem Hydrocephalus internus. Häufig weitere Mißbildungen.
  - Typ III: Zusätzliche hochzervikale oder okzipitale Enzephalozele.
  - Typ IV: Stark ausgeprägte Kleinhirnhypoplasie.
- **Dandy-Walker-Syndrom:** Aplasie des Kleinhirnwurms und zystische Auftreibung des IV. Ventrikels mit Vergrößerung der hinteren Schädelgrube und Anhebung des Tentoriums. Häufig sind zusätzlich supratentorielle Ventrikelabschnitte erweitert (supratentorieller Hydrocephalus internus).

Frühkindliche Hirnschäden

Frühkindliche Hirnschäden sind Folge traumatischer, hypoxischer oder entzündlicher Noxen, die in der prä-, peri- und postnatalen Phase bis hin zum Abschluß des 1. Lebensjahres entstehen.

- **Intrakranielle Blutungen** sind die häufigste Todesursache beim Neugeborenen. Raumfordernde Blutungen können subdural oder intrazerebral liegen. Beim Frühgeborenen können sie aufgrund einer Hypoxie entstehen.
- **Hypoxische Gehirnschäden:** Eine neonatale Asphyxie kann zu Marklagernekrosen mit zystischen Defekten im periventrikulären Marklager führen. Gelegentlich finden sich Einblutungen. Die Größe dieser Defekte kann von kleinen Substanzdefekten bis hin zu Großraumdefekten reichen.
- **Hirnatrophie:** Sie kann aufgrund eines frühkindlichen vaskulären oder infektiösen Hirnschadens entstehen und zu einem Hydrozephalus e vacuo führen.

Phakomatosen (neurokutane Syndrome)

Phakomatosen sind dysontogenetische Veränderungen, die häufig mit Mißbildungen an Gehirn, Haut und Augen kombiniert sind. Sie treten familiär gehäuft auf.

Neurofibromatose Recklinghausen

Typ I:
- Hautmanifestationen (Café-au-lait-Flecken, Fibrome)

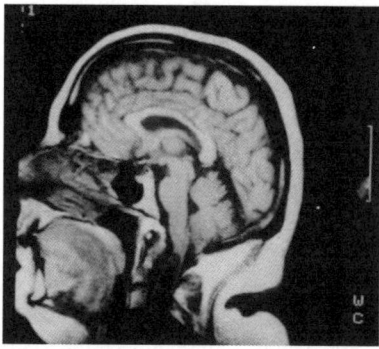

Abb. 4.34: MRT des Kopfes und des kraniozervikalen Übergangs: Eine Kleinhirnhernie wölbt sich in das Foramen magnum vor. Arnold-Chiari-Malformation Typ I. 2. Staatsexamen, 8/93.

- Optikusgliom
- spinale und periphere Neurofibrome und Gliome
- Schädeldysplasien, Kyphoskoliosen

Typ II:
- bilaterale Akustikusneurinome (-schwannome)
- Schwannome anderer Hirnnerven
- Meningeome
- Gliome
- subkapsuläre Linsentrübung

Tuberöse Sklerose (Morbus Bourneville-Pringle)
- oft verkalkte Hamartome in multiplen Organsystemen, vor allem im ZNS
- Angiomyolipome der Niere
- Adenoma sebaceum (papulöse Hautveränderungen im Gesicht)
- Epilepsie, Debilität

Sturge-Weber-Syndrom
- Naevus flammeus meist im Bereich des 1. Trigeminusastes
- leptomeningeale Gefäßmißbildungen (girlandenförmige Verkalkungen, Abb. 4.35)
- Epilepsie, Debilität

von-Hippel-Lindau-Syndrom
- Retinaangiome
- Kleinhirnangioblastome
- Zysten, Angiome und Neoplasien in multiplen Organen

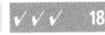

4.2.3 Intrakranielle Tumoren

Die Einteilung der Hirntumoren kann nach ihrer histologischen Herkunft (neuroepithelial, mesodermal, ektodermal), nach ihrer Dignität sowie nach ihrer Lokalisation und nach ihrem bevorzugten Manifestationsalter vorgenommen werden. Die Tabelle 4.3 gibt einen Überblick über die häufigsten Hirntumoren mit Hinweisen auf die Häufigkeit, das Manifestationsalter sowie die bevorzugte Lokalisation.

Bildgebung

Röntgenübersichtsaufnahme
Röntgenologisch finden sich bei intrakraniellen Tumoren häufig Zeichen der chronischen Drucksteigerung:
- Ausdünnung der Kalotte
- vertiefte Impressiones digitatae

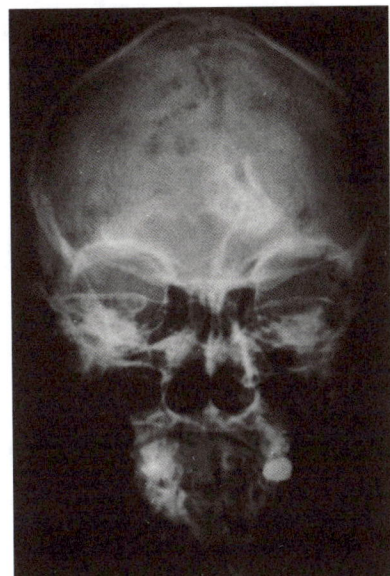
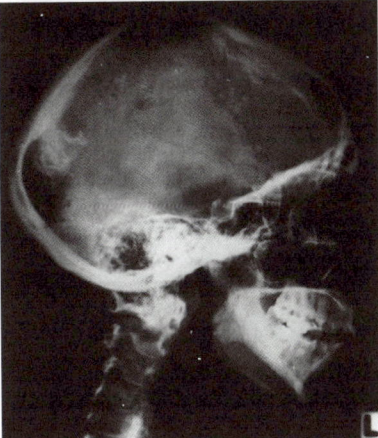

Abb. 4.35: Schädel in zwei Ebenen: In den Aufnahmen zeigen sich hochparietal und okzipital flächenhafte, teilweise girlandenförmig erscheinende Verkalkungen, wie sie für das Sturge-Weber-Syndrom pathognomonisch sind. Die Verkalkungen entsprechen einer leptomeningealen venösen Angiomatose. 2. Staatsexamen, 8/93.

- Veränderungen der Sella, sog. ballonierte Sella („Drucksella"): Ausweitung und Abflachung, Demineralisierung des Sellabodens, Amputation des Dorsum sellae bei Hypophysenadenomen und Kraniopharyngeomen

Tabelle 4.3: Häufige Hirntumoren

Tumor	Häufigkeit	Alter	Lokalisation
Metastasen	25%	50–60	parietal, frontal, Kleinhirn
Glioblastom	20%	40–60	frontal, temporal, parietal, Balken
Meningeom	20%	40–50	parasagittal, Falx, Keilbein, Sella
Oligodendrogliom	5%	30–50	temporal, frontal, parietal
Astrozytom	5%	30–40	frontal, temporal
Hypophysenadenom	5%	30–50	Sella
Neurinom	5%	30–50	Hirnnerven VIII, V
Kraniopharyngeom	3%	10–20	Sella mit Ausbreitung nach kranial

Weitere Hinweise auf einen intrakraniellen Tumor in der Röntgenübersichtsaufnahme können sein:
- supraselläre Verkalkungen beim Kraniopharyngeom
- Hyperostosierung im Bereich der Keilbeinflügel beim Keilbeinmeningeom

CCT

Die Treffsicherheit der Computertomographie in der Diagnostik intrakranieller Tumoren liegt über ca. 90 %. Durch Kontrastmittelapplikation läßt sich dieser Wert auf ca. 98% steigern. Typische Veränderungen in der CCT sind:
- Raumforderungszeichen (RF, s.o.)
- hypodenses perifokales Hirnödem
- unterschiedliche, teilweise typische Dichtewerte nativ
- unterschiedliche, teilweise typische Anreicherung nach Kontrastmittelgabe (Enhancement), z.B. girlandenförmige KM-Anreicherung beim Glioblastom oder intensive meist homogene KM-Anreicherung beim Meningeom usw.

MRT

Insbesondere bei Tumoren im Bereich des Hirnstammes und der hinteren Schädelgrube ist die MRT der CCT überlegen. Ansonsten ist sie in der Diagnostik von Hirntumoren der CT mindestens gleichwertig. Auch in der MRT stellen sich die verschiedenen Hirntumoren mit unterschiedlichem, teilweise typischem Dichteverhalten nativ und nach Kontrastmittelgabe dar.

Angiographie

Die zerebrale Angiographie wird heutzutage in erster Linie bei der Planung eines operativen Eingriffes mit der Fragestellung der Gefäßversorgung des Tumors eingesetzt.

Metastasen

Metastasen treten zu 35 % multipel auf. Die häufigsten Primärtumoren, die zu zerebralen Absiedlungen führen, sind das Bronchialkarzinom, das Mammakarzinom, das maligne Melanom, Tumoren des Gastrointestinaltraktes und Hypernephrome.

Im **Röntgenübersichtsbild** finden sich Raumforderungszeichen, selten ossäre Destruktionen.

In der **CT** sind meist kleine rundliche Zonen unterschiedlicher Dichte mit ausgeprägtem perifokalem hypodensem Ödem erkennbar. Nach Kontrastmittelgabe zeigt sich in der Mehrzahl eine homogene, bei zentraler Nekrose auch ringförmige Kontrastmittelanreicherung (Abb. 4.36).

Glioblastom

Das Glioblastom oder Astrozytom Grad IV und V ist der häufigste bösartige primäre Hirntumor des Menschen mit einer durchschnittlichen Überlebenszeit von nur 12 Monaten.

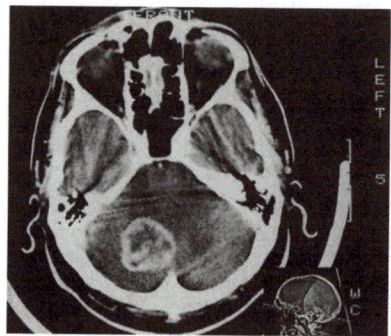

Abb. 4.36: Kleinhirnmetastase nach i.v. Kontrastmittelgabe. 2. Staatsexamen, 3/93.

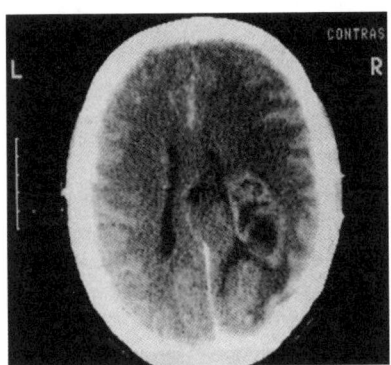

Abb. 4.37: Glioblastom (CT nach Kontrastmittelgabe). In der rechten Hemisphäre zeigt sich eine Raumforderung mit einer randständigen, girlandenförmigen Kontrastmittelanreicherung. Die Raumforderung dehnt sich über die Mittellinie nach links aus und ist von einem ausgeprägten fingerförmigen Ödem umgeben. 2. Staatsexamen, 3/93.

Im **Röntgenübersichtsbild** können sich Raumforderungszeichen finden.

In der **CT** zeigt sich meist eine inhomogene, überwiegend hypodense Raumforderung mit Zysten, Nekrosen und Einblutungen. Nach Kontrastmittelgabe kommt es fast immer zu einem girlandenförmigen oder ringförmigen Enhancement (Abb. 4.37), das außer beim Glioblastom noch bei Hirnabszessen oder auch bei Metastasen auftreten kann.

Astrozytom

Die ebenfalls infiltrierend wachsenden Astrozytome der niedrigeren Malignitätsgrade I bis III zeigen ein über Jahre allmählich fortschreitendes Wachstum.

In der **CT** stellt sich das Astrozytom Grad I und II als hypodense bis isodense Raumforderung dar ohne Kontrastmittelanreicherung aufgrund der intakten Blut-Hirn-Schranke (Abb. 4.38 a). Der Grad III ist meist inhomogen mit einer variablen Kontrastmittelanreicherung.

Zur eindeutigen Diagnostik wird meist die **MRT** eingesetzt (Abb. 4.38 b).

Meningeom

Das Meningeom ist der häufigste nicht gliomatöse Hirntumor. Meningeome kommen am häufigsten parasagittal bzw. entlang der Hirnkonvexität sowie im Bereich der Keilbeine vor (Abb. 4.39).

Im **Röntgenübersichtsbild** finden sich knöcherne Erosionen, aber auch Hyperostosen, Tumorverkalkungen sowie erweiterte Gefäßkanäle.

Angiographisch sind die Meningeome meist deutlich hypervaskularisiert (Abb. 4.40).

In der **Computertomographie** zeigen sich rundliche, scharf begrenzte, meist hyperdense Raumforderungen mit engem Bezug zu den meningealen Strukturen bzw. dem knöchernen Schädel. Häufig finden sich Verkalkungen bzw. ein perifokales Ödem. Nach Kontrastmittelgabe stellt sich ein intensives, meist homogenes Enhancement dar.

Oligodendrogliom

Im **Röntgenübersichtsbild** zeigen sich häufig schollige Verkalkungen, die sich **computertomographisch** gut abgrenzen lassen. Ansonsten sind die

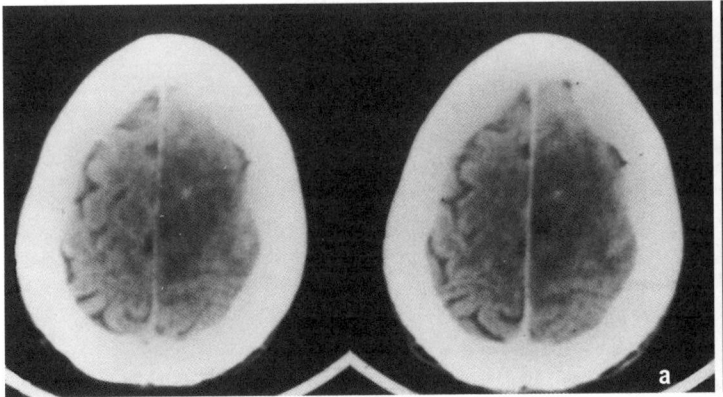
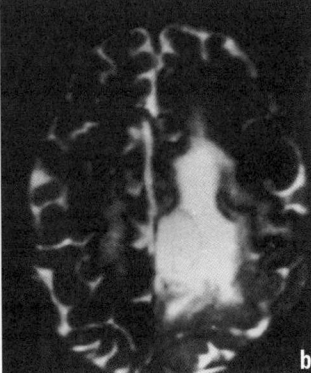

Abb. 4.38: CT (a) und MRT (b) des Schädels: Astrozytom Grad II. 2. Staatsexamen, 3/96.

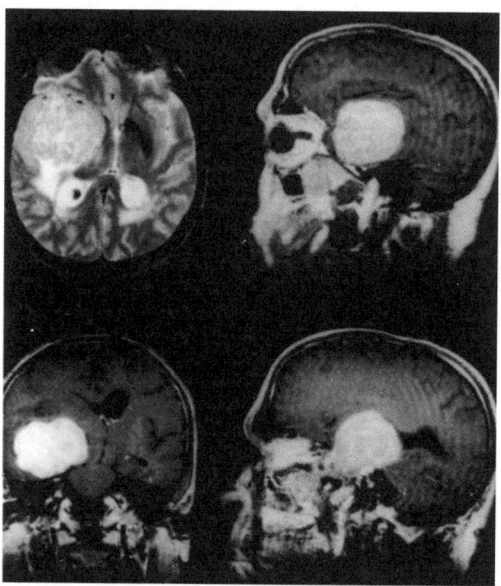

Abb. 4.39: MRT des Schädels: Meningeom temporo-basal mit homogener Kontrastierung nach Gd-DTPA. 2. Staatsexamen, 8/93.

Oligodendrogliome meist hypodens mit schlechter Abgrenzung zu einem perifokalen Ödem. Selten zeigen sich Kontrastmittelanreicherungen. Häufig finden sich neben den soliden auch zystische Anteile.

Kraniopharyngeom

Das Kraniopharyngeom ist der zweithäufigste Tumor der Sellaregion. Es wird kongenital in den Epithelkeimen der Rathke-Tasche dorsal der Epiphyse bzw. des Infundibulums angelegt. Der Tumor wächst langsam und ist meist gut abgekapselt.

Im **Röntgenübersichtsbild** sind kleinfleckige Verkalkungen intra-/suprasellär sowie eine Drucksella typisch (Abb. 4.43).

Computertomographisch zeigt sich meist ein inhomogenes Areal mit Verkalkungen. Die soliden Tumoranteile weisen eine deutliche Kontrastmittelanreicherung auf.

Neurinom

Neurinome gehen von der Schwann-Scheide aus. Der wichtigste Tumor aus dieser Gruppe ist das **Akustikusneurinom** mit Sitz im Kleinhirnbrückenwinkel.

Röntgenologisch zeigt sich in der Stenvers-Aufnahme eine Aufweitung des inneren Gehörgangs im Seitenvergleich sowie eine Pyramidenspitzenarrosion. Ein normaler Befund in der Stenvers-Aufnahme schließt ein Akustikusneurinom nicht aus.

Computertomographisch stellen sich die Neurinome nativ überwiegend isodens, seltener hypodens dar. Nach Kontrastmittelgabe findet sich bei kleinen Tumoren meist eine homogene, bei größeren eine inhomogene Anreicherung (Abb. 4.41). Eine Aufweitung des inneren Gehörgangs im Seitenvergleich läßt sich ebenfalls häufig darstellen.

Die besten Ergebnisse in der Diagnostik von Neurinomen, insbesondere des Akustikusneurinoms, werden mit der **MRT** erreicht (Abb. 4.42). Nach

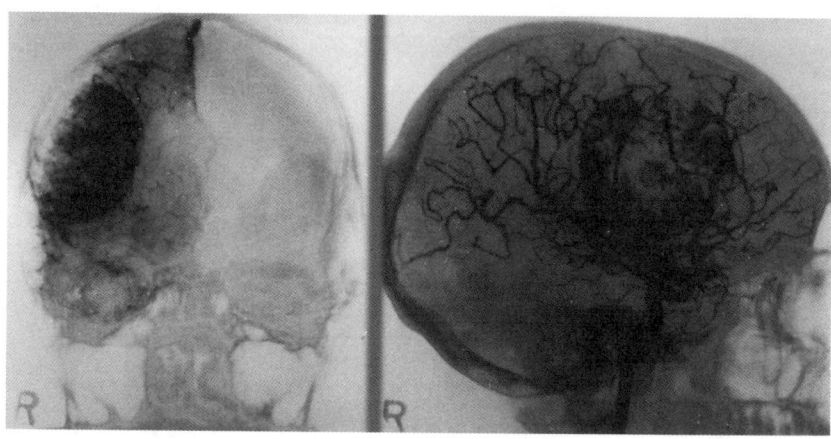

Abb. 4.40: Meningeom in der kraniellen Angiographie. 2. Staatsexamen, 8/96.

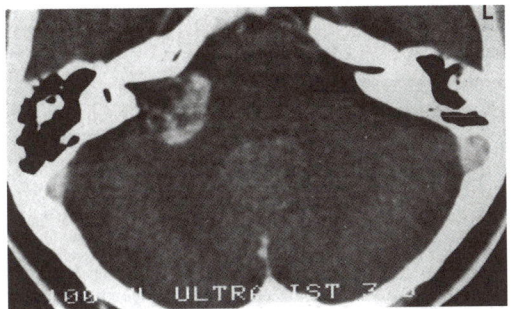

Abb. 4.41: Akustikusneurinom (CCT mit i.v.-Kontrast). Gut abgrenzbare hyperdense Raumforderung mit einem kleinen hypodensen Areal sowie einer trichterförmigen Aufweitung des inneren Gehörgangs. 2. Staatsexamen, 8/92.

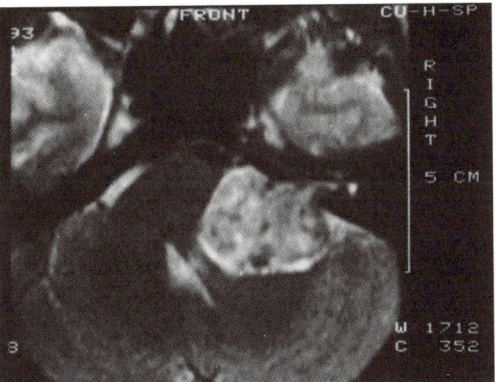

Abb. 4.42: Akustikusneurinom. MRT der Schädelbasis axial in T2-gewichtetem Bild ohne Kontrastmittel. Man erkennt eine große Raumforderung im Kleinhirnbrückenwinkel mit Invasion in den Porus acusticus internus. 2. Staatsexamen, 3/95.

Gadoliniumgabe zeigt sich in bestimmten Sequenzen eine hohe Signalintensität.

Hypophysenadenom

Das Hypophysenadenom ist ein meist rein expansiv langsam wachsender Tumor.

In der **Röntgenübersichtsaufnahme** bzw. in der Sella-Zielaufnahme findet sich eine Ballonierung (Aufweitung) der Sella mit Abflachung und Demineralisierung des Sellabodens sowie einer Amputation des Dorsum sellae.

Computertomographisch sind iso- oder hyperdense Raumforderungen sichtbar, die nach Kontrastmittelgabe meist deutlich anreichern. Die knöchernen Destruktionen lassen sich gut computertomographisch nachweisen.

Methode der Wahl bei sellären Raumforderungen ist die **MRT** (Abb. 4.43).

4.2.4 Degenerative Erkrankungen

Hirnatrophie

Zu einer Volumen- und Gewichtsabnahme des Gehirns kann es in Abhängigkeit der Ätiologie zu fokalen, regional-symmetrischen und generalisierten Hirnatrophien kommen. Die inneren und äußeren Liquorräume vergrößern sich hierbei entsprechend. Klinisch entwickelt sich über Monate und Jahre ein hirnorganisches Psychosyndrom mit Konzentrationsschwäche, Merkfähigkeitsstörung, Desorientierung, Demenz, Verwirrtheit sowie gegebenenfalls zusätzlich neurologischen Ausfällen.

> **Merke!**
>
> Die CCT stellt die Standardmethode bei der Diagnose hirnatrophischer Prozesse dar. Eine Quantifizierung der Hirnatrophie ist jedoch problematisch.

Man unterscheidet verschiedene Formen:
- **allgemeine Hirnatrophie** mit gleichmäßiger Erweiterung der inneren und äußeren Liquorräume

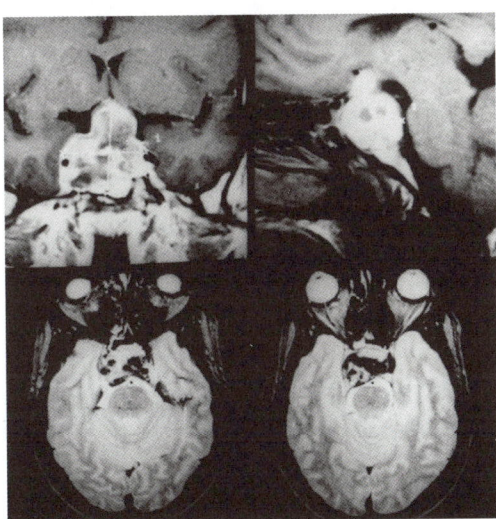

Abb. 4.43: Hypophysenadenom in der MRT. Man erkennt eine hyperintense, scharf berandete Raumforderung mit Erweiterung der Sellaregion. 2. Staatsexamen 3/99.

- **intern betonte Hirnatrophie,** bei der die inneren Liquorräume und die Seitenventrikel stärker erweitert sind als die äußeren Liquorräume (Abb. 4.43)
- **extern betonte Hirnatrophie,** bei der die äußeren Liquorräume stärker erweitert sind als das Ventrikelsystem

Differentialdiagnostisch bedeutsam ist der **Hydrocephalus communicans.** Hierbei besteht ein Hydrocephalus internus und externus bei erhaltener Verbindung zwischen inneren und äußeren Liquorräumen und verminderter Liquorresorption. Der Hydrocephalus communicans kann computertomographisch teilweise schwer von einer Hirnatrophie zu unterscheiden sein, weshalb gegebenenfalls kurzfristige Verlaufskontrollen durchgeführt werden sollten. Computertomographisch zeigt sich meist eine globale Ventrikeldilatation geringeren Ausmaßes, eine Erweiterung der basalen Zisternen sowie eine subarachnoidale Liquoransammlung und tiefe Sulci.

In Tabelle 4.4 sind die verschiedenen Formen des Hydrozephalus zusammengefaßt.

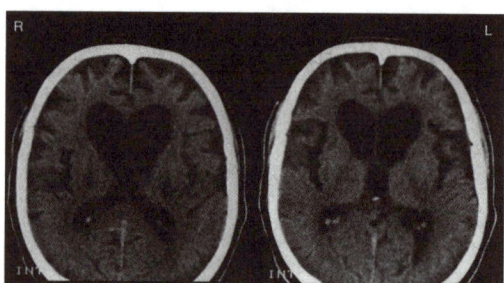

Abb. 4.44: Hirnatrophie mit deutlicher Erweiterung der inneren Liquorräume und mäßiggradiger Erweiterung der äußeren Liquorräume. 2. Staatsexamen, 8/90.

Tabelle 4.4: Verschiedene Formen des Hydrozephalus	
Hydrocephalus internus	Erweiterung der Ventrikel (Abb. 4.45)
• occlusus	Liquorabflußstörung verhindert den Übertritt des Liquors aus den Ventrikeln in den Subarachnoidalraum
• communicans	erhaltener Liquorabfluß aus dem IV. Ventrikel
• malresorptivus (aresorptivus)	verzögerte Liquorresorption
Hydrocephalus externus	Erweiterung der äußeren Liquorräume
Hydrocephalus externus et internus	Erweiterung der inneren und äußeren Liquorräume
Hydrocephalus e vacuo	innerer und äußerer Hydrozephalus bei primärer Gewebeatrophie

Generalisierte Hirnatrophie
- **Physiologische Involution:** Physiologische Verminderung des Hirngewichts mit Ausbildung eines physiologischen Hydrocephalus e vacuo und symmetrischer Erweiterung des Ventrikelsystems sowie einer leichten Erweiterung der basalen Zisternen und der kortikalen Sulci.
- **Senile Demenz:** Über die Norm gesteigerte physiologische Altersveränderung, ohne daß das Ausmaß der Atrophie und die Leistungsfähigkeit des Patienten streng miteinander korrelieren.
- **Morbus Alzheimer:** Vermehrte hirnatrophische Veränderungen vor dem 60. Lebensjahr, computertomographisch nicht von einer senilen Demenz zu unterscheiden.
- **Arteriosklerotische Demenz:** Aufgrund der Mangelversorgung entsteht ein Hydrocephalus internus und externus mit einer diffusen Hirnatrophie. Teilweise finden sich Infarktzonen, wobei häufig periventrikuläre hypodense Mikroinfarkte erkennbar sind.
- **Morbus Parkinson:** Übernormal häufig findet sich computertomographisch eine generalisierte Hirnatrophie.
- **Toxische Enzephalopathie:** Durch Alkohol (am häufigsten), Medikamente oder eine Strahlentherapie kann eine diffuse Hirnatrophie entstehen.

Regional-symmetrische Hirnatrophie
Einige Erkrankungen wie Morbus Pick, Morbus Huntington oder die progressive Paralyse bewirken eine regionale symmetrische Hirnatrophie. Zu einer Kleinhirnatrophie (Abb. 4.44) kommt es insbesondere beim chronischen Alkoholismus, paraneoplastisch oder bei Intoxikationen.

Fokale Hirnatrophie
Folgen traumatischer Hirnkontusionen, Enzephalitiden, Infarkte oder Blutungen, aber auch frühkindliche Hirnschäden und Gefäßanomalien können zu einer fokalen Atrophie des Gehirns führen.

Entmarkungskrankheiten

Multiple Sklerose

Die häufigste demyelinisierende Erkrankung (Entmarkungskrankheit) ist die multiple Sklerose (Encephalomyelitis disseminata). Sie beginnt meist zwischen dem 20. und 40. Lebensjahr, verläuft in Schüben und manifestiert sich klinisch mit spastisch-ataktischen Symptomen und Hirnnervenausfällen. **Computertomographisch** zeigen sich die umschriebenen Entmarkungsherde als ovale, scharf konturierte, hypodense Herde mit einem Durchmesser bis zu 2 cm im periventrikulären Marklager und im Kleinhirn. Im akuten Schub können diese Herde Kontrastmittel einlagern. Im Spätstadium der Erkrankung besteht eine zerebrale und zerebelläre Atrophie. Mit der **Kernspintomographie** werden die Herde deutlich früher dargestellt.

Progressive multifokale Leukoenzephalopathie

Diese seltene Erkrankung tritt fast immer nur im Rahmen einer Immunsuppression (malignes Lymphom, Leukosen, AIDS usw.) auf und führt innerhalb weniger Monate zum Tod. **Computertomographisch** finden sich asymmetrisch verteilte große hypodense Entmarkungszonen, die scharf begrenzt sind und die Rinde aussparen.

Leukodystrophien

Die seltenen Leukodystrophien sind autosomal-rezessiv vererbt und führen zu einer symmetrischen Demyelinisierung der weißen Hirnsubstanz. **Computertomographisch** zeigen sich regional-symmetrische oder diffuse hypodense Entmarkungszonen.

4.2.5 Vaskuläre Erkrankungen

Hirninfarkt

Die weitaus häufigste Ursache eines Schlaganfalls bzw. eines apoplektischen Insults ist die zerebrale Ischämie. In der Regel ist eine Thrombose im Rahmen einer arteriosklerotischen Gefäßstenose die Ursache für einen Hirninfarkt. Aber auch kardial-embolische und andere Ursachen können die zerebrale Ischämie hervorrufen. Die Gefäßstenosen vermindern die Gehirndurchblutung und können sowohl extrakraniell (meist im Bereich der Karotisbifurkation), aber auch intrakraniell (Karotissiphon, proximaler Bereich der A. cerebri media und der A. cerebri posterior) liegen. Die Hirninfarkte lassen sich den Versorgungsgebieten der drei großen Hirnarterien und dem Vertebralis-basilaris-Stromkreis zuordnen (Abb. 4.46 bis 4.51).

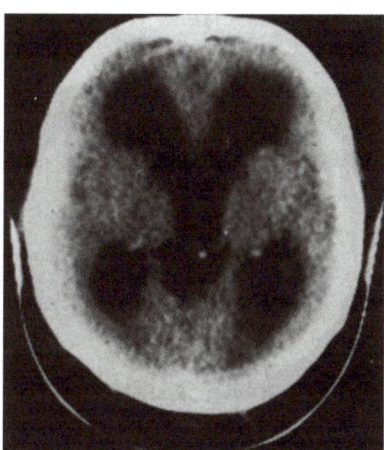

Abb. 4.45: Hydrocephalus internus. Beidseitige deutliche Erweiterung der Seitenventrikel bei unauffälligen äußeren Liquorräumen. Die Hirnfurchen sind nicht erweitert. Die Seitenventrikel und III. Ventrikel sind so stark erweitert, daß die Liquorabflußstörung kaudal des III. Ventrikels liegen muß. 2. Staatsexamen, 8/85.

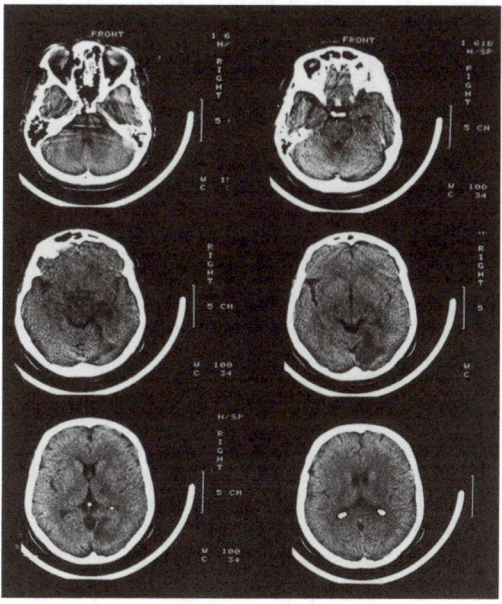

Abb. 4.46: Hirninfarkt im Versorgungsgebiet der A. cerebri posterior links im Bereich der Sehrinde. 2. Staatsexamen, 3/97.

> **Merke!**
>
> Am häufigsten ist das Versorgungsgebiet der A. cerebri media (70%) betroffen. Es folgen das Versorgungsgebiet der A. cerebri anterior (13%) und das der A. cerebri posterior (10%), die A. basilaris ist im Vergleich nur sehr selten betroffen.

Diagnostische Methode der Wahl zum Nachweis eines Hirninfarkts ist die **Computertomographie** des Schädels. Folgende Formen des Hirninfarkts werden unterschieden:

- **Totalinfarkt:** gesamtes Versorgungsgebiet der verschlossenen Arterie
- **Territorialinfarkt:** Versorgungsgebiet eines Arterienastes, meist embolisch bedingt
- **Grenzzoneninfarkt:** Versorgungsbereich zweier Hirnarterien
- **Endstrominfarkte:** terminales Versorgungsgebiet der langen penetrierenden Markarterien
- **lakunäre Infarkte:** meist multiple Läsionen im Versorgungsgebiet kleiner und kleinster intrazerebraler Arterien in den Stammganglien, im Marklager und im Hirnstamm

Ein Hirninfarkt läßt sich **computertomographisch** frühestens 4–8 Stunden nach dem Gefäßverschluß diagnostizieren. Vorher finden sich trotz funktioneller Ausfälle noch keine morphologischen Veränderungen. Im Frühstadium findet sich eine unscharf begrenzte Zone geringer Dichte, die auch raumfordernden Charakter haben kann. Im Verlauf werden die Konturen scharf, teilweise keilförmig begrenzt. Nach i. v. Kontrastmittelgabe findet sich eine fleckige marginale Dichteerhöhung im Infarktgebiet (am deutlichsten zwischen dem 12. und 21. Tag). Erklärt wird dies durch eine gestörte Blut-Hirn-Schranke und eine Luxusperfusion durch die paralytisch dilatierten Gefäße. Im Endstadium ist der Hirninfarkt als scharf begrenzte Zone mit liquorähnlicher Dichte als Folge des Substanzdefektes erkennbar.

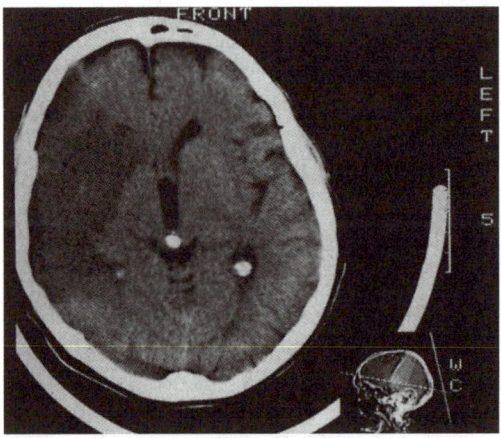

Abb. 4.47: Hirninfarkt im Versorgungsgebiet der A. cerebri media (Territorialinfarkt). 2. Staatsexamen, 3/92.

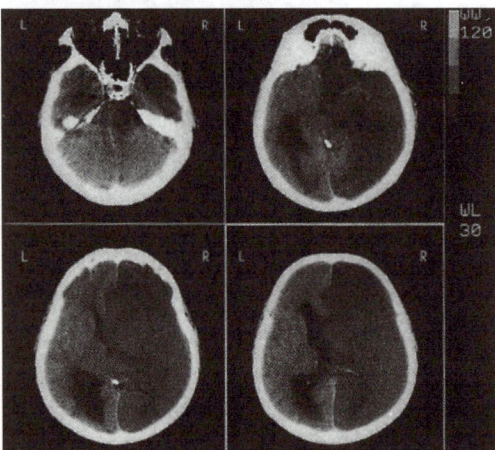

Abb. 4.48: Infarzierung der kompletten rechten Hemisphäre mit ausgeprägtem Ödem aufgrund eines Carotis-interna-Verschlusses mit Raumforderungszeichen. 2. Staatsexamen, 3/93.

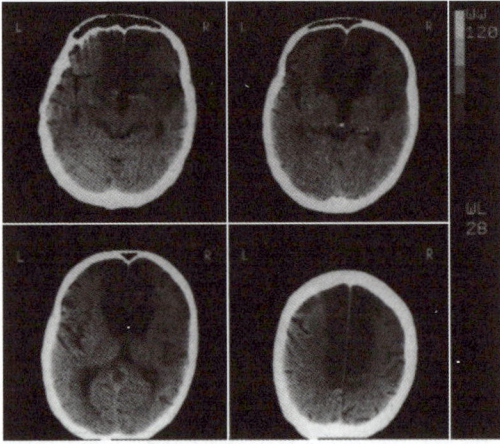

Abb. 4.49: Infarkte der A. cerebri anterior bds. Frontal bzw. frontoparietal zeigen sich hypodense Areale, die dem Versorgungsgebiet der A. cerebri anterior bds. entsprechen. 2. Staatsexamen, 8/93.

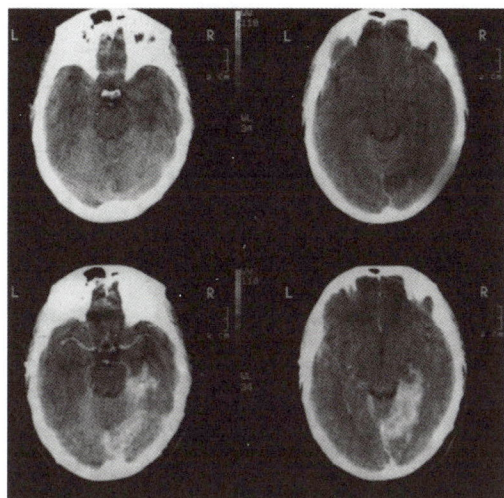

Abb. 4.50: Infarkt der A. cerebri posterior rechts nativ und nach Kontrastmittelgabe. In der oberen Reihe der Abbildungen (nativ) zeigt sich ein hypodenses Areal rechts okzipital. In der unteren Reihe (nach i. v. Kontrastmittelgabe) zeigt sich rechts okzipital eine flächige Kontrastmittelanreicherung als Luxusperfusion sowie durch die gestörte Blut-Hirn-Schranke. 2. Staatsexamen, 8/94.

Mit der **MRT** lassen sich die ischämischen Veränderungen früher aufzeigen.

> **Merke!**
> Im Gegensatz zur zerebralen Ischämie stellt sich die intrazerebrale Blutung in der CT hyperdens dar.

Zur weiteren Abklärung werden folgende bildgebende Verfahren eingesetzt:
- **Doppler- bzw. Duplexsonographie:** Screening-Methode zum Nachweis extrakranieller Stenosen.
- **zerebrale Angiographie:** Darstellung von Gefäßstenosen und -abbrüchen sowie Umgehungskreisläufen. Die Angiographie wird bei unklaren Befunden oder vorgeplanter OP eingesetzt.
- **Szintigraphie:** 2 bis 4 Wochen nach dem Insult finden sich Speicherherde aufgrund der erhöhten Radionuklidpermeabilität.

Intrazerebrale Blutungen

Eine weitere, deutlich seltenere Ursache eines Schlaganfalls bzw. eines apoplektischen Insults ist die Hirnblutung (16% der Fälle). In der Mehrzahl entsteht eine Hirnblutung auf dem Boden einer arteriellen Hypertonie. Seltenere Ursachen sind Gefäßmißbildungen, „spontane" Blutungen und andere Ursachen. Kommt es zu einer Blutung, verdrängt das Hämatom das Hirngewebe mit Erhöhung des intrakraniellen Drucks (Abb. 4.52). Das Hämatom kann in die Ventrikel oder in die Subarachnoidalräume eindringen (Ventrikeleinbruchsblutung) und einen Hämatocephalus internus und externus verursachen.

Computertomographische Befunde
- **Frisches Hämatom:** Scharf begrenzter runder oder ovaler Herd mit erhöhter Dichte, Raumforderungszeichen, Einbruch des Hämatoms in die Liquorräume. In Rückenlage sedimentiert das Blut häufig nach dorsal. Ab dem 3. Tag wird ein perifokales Ödem als schmaler hypodenser Saum sichtbar.

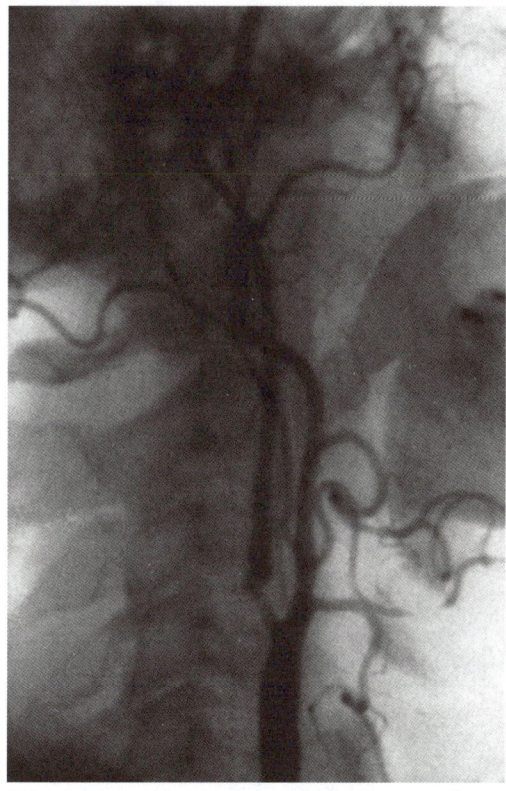

Abb. 4.51: Karotis-Angiographie, DSA. Arteriomatöse Plaques mit ausgeprägter Stenosierung der A. carotis interna. 2. Staatsexamen, 8/95.

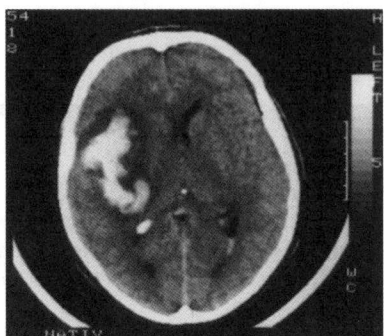

Abb. 4.52: Marklagerblutung rechts parietal (CCT nativ). Die Blutung stellt sich hyperdens dar und ist von einem schmalen hypodensen Randsaum (perifokales Ödem) umgeben. Kompression des rechten Vorderhorns, Verlagerung der Mittellinienstrukturen als Zeichen der Raumforderung.

- **Älteres Hämatom:** Die Dichte nimmt langsam ab und wird fleckförmig inhomogen, nach 3 bis 6 Wochen ist das Hämatom isodens. Große Blutungen können ausgedehnte hypodense Defekte hinterlassen.

Weitere radiologische Befunde
Im **Röntgenbild** finden sich selten Raumforderungszeichen mit Verlagerung der verkalkten Pinealis oder der Plexus choroidei.

Szintigraphisch zeigt sich, ähnlich wie beim Infarkt, eine herdförmige Nuklideinlagerung durch die gestörte Blut-Hirn-Schranke.

Angiographisch stellt sich eine bogige Verlagerung aufgrund des raumfordernden Hämatoms dar.

Sinusvenenthrombose

Eine Sinusvenenthrombose ist meist Folge einer Hyperkoagulabilität (z. B. postpartal oder bei kontrazeptiver Unverträglichkeit), einer lokalen Entzündung (z. B. Otitis media, Sinusitis) eines Tumors oder eines Schädel-Hirn-Traumas.

Computertomographisch zeigen sich als Ausdruck des „venösen Infarkts" eine Ödemzone, in die Kontrastmittel fleckig eingelagert sein kann, sowie multiple kleine Blutungen aufgrund der Insuffizienz der venösen Drainage. Teilweise können die thrombosierten kortikalen Venen als dichte gewundene Streifen („cord sign") erkannt werden. Als pathognomonisch gilt das sogenannte „empty triangular sign", das eine Kontrastmittelaussparung des Thrombus mit einem hyperdensen Randsaum darstellt.

In der **MRT** zeigt sich die Thrombose signalreich im Gegensatz zu dem fließenden, sich signalarm darstellenden Blut.

Nachgewiesen wird die Sinusvenenthrombose selektiv **angiographisch.** Hierbei kommt es im betroffenen Venensinus zu einer Kontrastmittelaussparung.

Gefäßmissbildungen

Arterielle Aneurysmen

Die meist sackförmig, aber auch zylindrisch oder fusiform auftretenden Aneurysmen entstehen häufig auf dem Boden von kongenitalen Arterienwandschwächen, seltener bei arteriosklerotischen und bakteriellen Wandaffektionen. Meist liegen sie basal an den Verzweigungsstellen der Hirnarterien. Ihr Prädilektionsort ist der Circulus arteriosus Willisii. In der Reihenfolge ihrer Häufigkeit sind hierbei betroffen: die A. communicans anterior, die A. cerebri media, die supraklinoidale A. carotis interna (Abb. 4.53 und 4.54), die A. communicans posterior, die A. basilaris (Abb. 4.55) und die Abgänge der kleinen Arterien aus den Vertebralarterien.

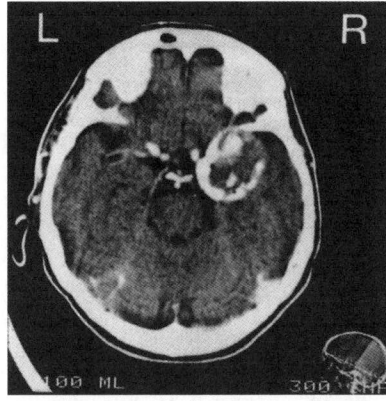

Abb. 4.53: Teilthrombosiertes Karotisaneurysma rechts nach Kontrastmittelgabe. Die ringförmigen Verkalkungen entsprechen der verkalkten Aneurysmawand. Die innerhalb dieser Verkalkungen gelegenen hypodensen Areale entsprechen dem wandständigen Thrombus. Die hyperdense, rundliche Verdichtung in der Mitte des Kalkringes stellt das durchflossene Restlumen dar. 2. Staatsexamen, 3/91.

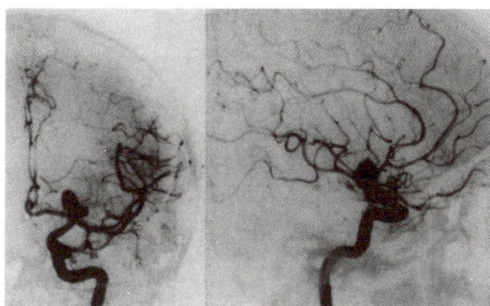

Abb. 4.54: Linksseitige Karotis-Angiographie: intrakranielles Aneurysma der A. carotis interna. Es zeigt sich eine ovale, glatt begrenzte Kontrastmittelausbuchtung an der Teilungsstelle der A. carotis interna zur A. cerebri anterior und der A. cerebri media. 2. Staatsexamen, 8/95.

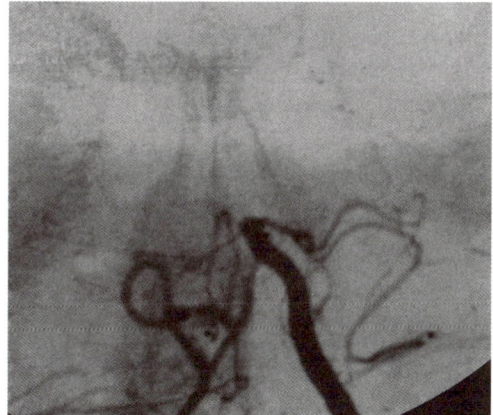

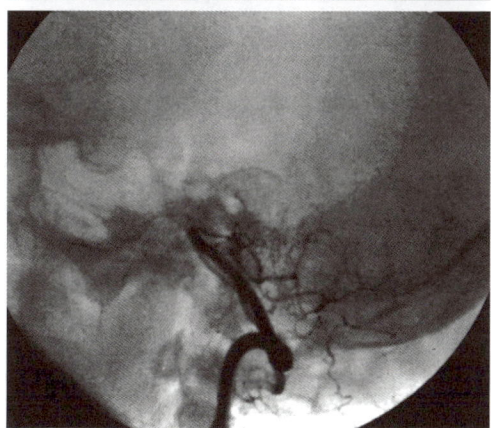

Abb. 4.55: DSA der linken A. vertebralis in sagittaler Vergrößerung und im seitlichen Strahlengang. Thrombose der A. basilaris. Die A. basilaris und die A. cerebri posterior stellen sich nicht dar. Die A. vertebralis und die A. cerebelli inferior posterior kommen regelrecht zur Darstellung. 2. Staatsexamen, 3/94.

> **Merke!**
> Blutungen aus rupturierten Aneurysmen führen zu einer Subarachnoidalblutung und wühlen sich häufig in das Hirngewebe und das Ventrikelsystem ein.

Nach einer Aneurysmaruptur kann die betroffene Arterie verengt und die Hirndurchblutung vermindert sein (angiospastischer Insult). Komplikationen sind Rezidivblutungen sowie Verklebungen der Meningen mit Liquorzirkulationsstörungen (Hydrocephalus aresorptivus). Die Mortalität liegt bei 25–30 %.

Computertomographie
Kleine Aneurysmen sind ab einem Durchmesser von ca. 5 mm an der verkalkten Gefäßwand nativ erkennbar. Nach Kontrastmittelgabe zeigt sich eine runde, glatt berandete, homogene Kontrastmittelanreicherung.

> **Merke!**
> Bei Verdacht auf eine Subarachnoidalblutung durch ein rupturiertes Aneurysma sollte sofort eine CCT durchgeführt werden. Innerhalb der ersten 24 Stunden kann so in 95 % der Fälle Blut im Liquorraum nachgewiesen werden, 3 Tage nach Auftreten der Blutung beträgt der Prozentsatz positiver CT-Befunde noch 75 %.

Häufig ist das Aneurysma selbst computertomographisch nicht darstellbar, es können jedoch Rückschlüsse auf die Lokalisation des Aneurysmas gezogen werden.

Die häufig einige Tage nach der subarachnoidalen Blutung auftretenden Zirkulationsstörungen durch Gefäßspasmen können in der Regel mit der CCT nicht erkannt werden. Sie führen nur selten zu nachweisbaren Hirninfarkten.

Angiographie

> **Merke!**
> Der Nachweis eines Aneurysmas erfolgt angiographisch. Hierbei zeigen sich die Aneurysmen mit Kontrastmittel ausgefüllt, allerdings häufig erst auf Schrägprojektionen oder in zusätzlich angefertigten Tomogrammen.

Arteriovenöse Angiome
Angiome sind kongenitale Gefäßmißbildungen, die zu subarachnoidalen und intrazerebralen Blu-

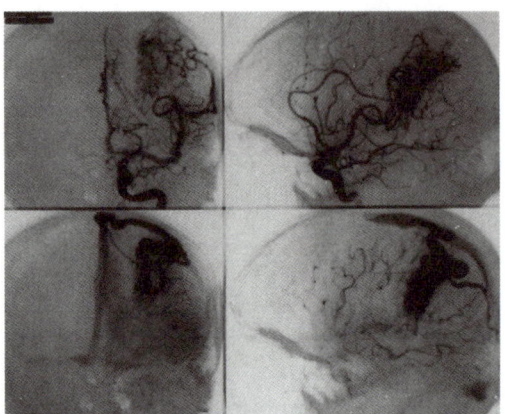

Abb. 4.56: Arteriovenöses Angiom in der Karotis-Angiographie. 2. Staatsexamen, 3/95.

tungen führen. Häufig entziehen sie benachbarten Hirnarealen Blut und bedingen so lokale neurologische Funktionsstörungen.

Am häufigsten ist das arteriovenöse Angiom, das meist supratentoriell lokalisiert ist. Die zuführenden Arterien entstammen meist dem Versorgungsgebiet der A. cerebri media, häufig aber auch mehreren Gefäßprovinzen gleichzeitig. Es bilden sich Gefäßkonvolute mit arteriovenösen Shunts aus.

Computertomographisch sind Angiome im Nativscan nur erkennbar, wenn sie verkalkte Thromben enthalten. Nach Kontrastmittelgabe zeigen sich die erweiterten Gefäßkonvolute als Raumforderungen mit erhöhter Dichte und teilweise geschlängelten Strukturen.

In der **MRT** stellen sich größere Angiome aufgrund des sich signalfrei darstellenden Blutes dar.

Angiographisch lassen sich auch kleinere, in der CT oder MRT nicht erfaßbare Angiome nachweisen (Abb. 4.56). Auch die multiplen Zuflüsse können dargestellt werden. Des weiteren zeigen sich erweiterte geschlängelte Arterien und erweiterte, sich früh auffüllende Venen.

In ca. 6% zeigen sich im **Röntgennativbild** darstellbare Kalkherde innerhalb der Angiome.

4.2.6 Entzündliche Erkrankungen

Meningitis/Enzephalitis

Eine unkomplizierte Meningitis läßt sich weder in der **CT** noch in der **MRT** nachweisen. Nur die Komplikationen wie ein Ventrikelependym, ein subdurales Hygrom oder ein durch Verklebung der basalen Meningen entstandener Hydrocephalus internus können nachgewiesen werden.

Auch die generalisierte Enzephalitis ist computertomographisch in der Regel nicht nachweisbar. Selten zeigt sich eine diffuse Schwellung der Hirnsubstanz mit Kompression der Liquorräume. Bei Störung der Blut-Hirn-Schranke lassen sich im Kontrast-CT disseminierte Kontrastmittelaustritte im Gewebe nachweisen.

Mit der **MRT** kann das entzündliche Hirnödem frühzeitiger als mit der CT erfaßt werden.

Hirnabszess

Hirnabszesse entstehen durch offene Schädelverletzungen, durch fortgeleitete benachbarte Entzündungsherde sowie hämatogen-metastatisch bei Endokarditis und Bronchiektasen. Sie können bakteriell und durch Protozoen bedingt sein.

Computertomographisch lassen sich indirekte Zeichen der Raumforderung und ein hypodenser Herd erkennen (Abb. 4.57), der ebenso wie in der **MRT** nach i. v. Kontrastmittelgabe durch eine typische Ringstruktur erhöhter Dichte begrenzt wird. Selten finden sich Lufteinschlüsse bei gasbildenden Keimen.

> **Merke!**
>
> Die Differentialdiagnose zum Malignom ist computertomographisch nicht sicher möglich, der abszessbedingte kontrastmittelanreichernde Ring ist im Gegensatz zum Malignom aber schmäler und von relativ gleichmäßiger Dicke.

Immer häufiger kommt die **abszedierende zerebrale Toxoplasmose** bei AIDS-Kranken vor (Abb. 4.58), die morphologisch anders als die konnatale Toxoplasmose (☞ Kap. 12) erscheint.

Computertomographisch zeigen sich multiple abszessartige Herde, die in der Regel keine Verkal-

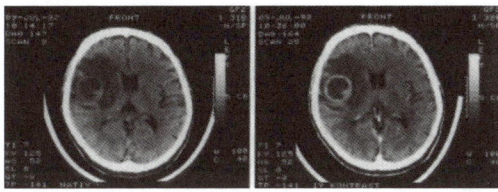

Abb. 4.57: Hirnabszeß (CCT nativ und nach i. v. Kontrastmittelgabe). Ringförmige, hyperdense Raumforderung mit kräftigem Enhancement nach Kontrastmittelgabe. Perifokales Ödem, geringe Zeichen der Raumforderung (Verlagerung des Septum pellucidum).

kungen aufweisen. Nach Kontrastmittelgabe findet sich das für Abszesse typische ringförmige Enhancement.

Differentialdiagnostisch müssen ein Angioblastom sowie Metastasen oder ein Lymphom ausgeschlossen werden.

Epiduraler Abszess, subdurales Empyem

Epidurale Abszesse und subdurale Empyeme entstehen nach offenen Hirnverletzungen oder per continuitatem bei angrenzenden Entzündungen (Sinusitis, Otitis, Osteomyelitis).

Computertomographisch zeigt sich nativ eine kalottennahe hypodense Zone. Nach Kontrastmittelgabe kommt es zur deutlichen Dichteanreicherung.

4.2.7 Erkrankungen des Rückenmarks

Zur Beurteilung spinaler Prozesse wird zunächst eine Übersichtsaufnahme der Wirbelsäule in zwei Ebenen angefertigt, um knöcherne Veränderungen wie Verletzungen und Fehlbildungen auszuschließen.

Die **Computertomographie** kann die Wirbelsäule und das Rückenmark nur in axialen Schichten abbilden, wodurch das Rückenmark nicht in seiner gesamten Ausdehnung dargestellt werden kann und eine exakte Höhenlokalisation schwierig ist. In der Regel werden bei der spinalen Computertomographie je nach zu untersuchender Region und klinischer Fragestellung 2 bis 4 mm dicke Schichten kontinuierlich durchgeführt. Eine zusätzliche Kontrastmittelgabe kann entweder intrathekal als CT-Myelographie oder intravasal zur artdiagnostischen Differenzierung von Tumoren, vaskulären Veränderungen sowie zur Differenzierung zwischen hypertrophem Narbengewebe und Rezidiv eingesetzt werden.

Die **Kernspintomographie** hat sich insbesondere durch ihre Möglichkeit, das Rückenmark in seiner gesamten Länge darzustellen, als Standardmethode entwickelt. Intraspinale Tumoren, intraspinale Fehlbildungen wie z. B. die Syringomyelie und auch Bandscheibenvorfälle lassen sich so mit genauer Höhenlokalisation diagnostizieren.

Die **Myelographie** kommt meist in Kombination mit der Computertomographie als Myelo-CT zur Anwendung.

Verletzungen und Fehlbildungen des Rückenmarks und des Spinalkanals

Spinale Verletzungen

Spinale Traumen können entsprechend der zugrundeliegenden Gewalteinwirkung und prädisponierender Faktoren (wie Z.n. degenerativen Erkrankungen) sehr unterschiedlich sein. Frakturen und Luxationen der HWS mit oder ohne neurologische Symptomatik sind in Kap. 5 beschrieben.

- **Epidurales Hämatom:** Nur schwierig computertomographisch nachweisbar, meist sichelartig hyperdens dem Knochen anliegend. Besser kernspintomographisch als signalreiche intraspinale Raumforderung zu erkennen.
- **Subdurales Hämatom:** Ähnlich wie epidurales Hämatom.
- **Wurzelausriß:** Am besten mit der CT-Myelographie als sackförmiger Kontrastmittelaustritt erkennbar.

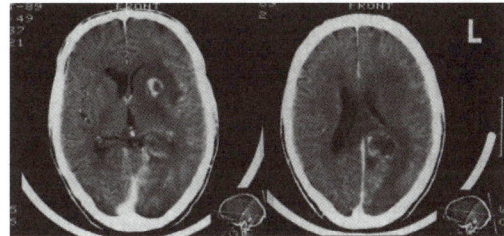

Abb. 4.58: Toxoplasmose-Abszeß bei 31jährigem Patienten mit zerebraler AIDS-Manifestation. Linksseitig mehrere runde Herde mit ringförmigem Kontrastmittel-Enhancement und ausgeprägtem Ödemsaum. Das linksseitige Ventrikelsystem ist teilweise komprimiert, die Sulkuszeichnung links ist vermindert. 2. Staatsexamen, 3/92.

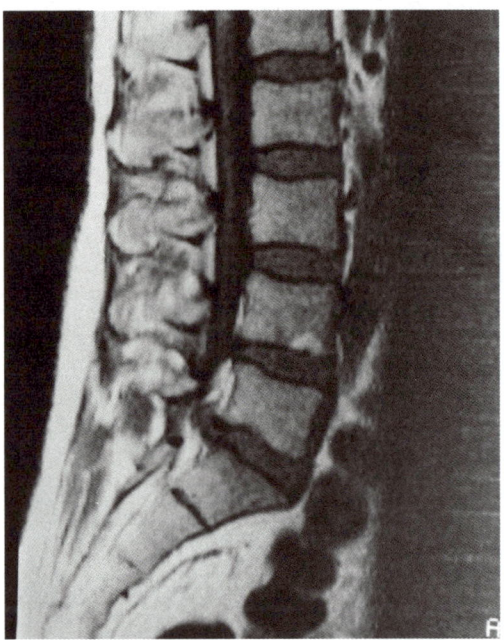

Abb. 4.59: MRT der lumbalen Region, T1-gewichtetes Bild ohne Kontrastmittel. Bandscheibenprolaps. 2. Staatsexamen, 8/97.

4.59 bis 4.61). Man unterscheidet folgende Bandscheibenschäden:
- **Bandscheibenprotrusion:** Der Anulus fibrosus wölbt sich zusammen mit dem gelockerten Nucleus pulposus in den Spinalkanal vor, wobei der Zustand noch reversibel ist.
- **Bandscheibenprolaps:** Kontinuitätsunterbrechung des Anulus fibrosus mit Verlagerung des degenerativ veränderten Bandscheibengewebes in den Spinalkanal. Dieser Zustand ist irreversibel.
- **Freie Sequestrierung:** Abriß eines Teils des Bandscheibengewebes mit freiem Sequester in den Spinalkanal und der Gefahr des akuten Querschnittsyndroms.

Anhand der Lokalisation unterscheidet man folgende Formen:
- **Lateraler Prolaps:** Nur die Wurzel ist affiziert.
- **Mediolateraler Prolaps:** Neben der Wurzel kann auch das Myelon oder die Kauda komprimiert werden.
- **Medialer Prolaps:** Das Myelon oder die Kauda werden im Sinne eines akuten Querschnittsyndroms komprimiert.

Spinale Fehlbildungen
- **Kongenitale Blockwirbel:** Verschmelzung benachbarter Wirbelkörper.
- **Atlasassimilation:** Synostotische Verschmelzung von Atlas und Hinterhaupt.
- **Spina bifida occulta:** Im Röntgenbild als Wirbelbogenspaltbildungen sichtbar (Abb. 4.64).
- **Meningozele:** Subduraler oder subarachnoidaler Vorfall der Rückenmarkshäute, geschlossen oder offen. Am besten mit der MRT oder Myelo-CT diagnostisch abklärbar.
- **Myelozele:** Zusätzliche Verlagerung von Rückenmarksabschnitten durch einen Spalt der Wirbelsäule, immer offen (Abb. 4.63).
- **Syringomyelie:** Intramedulläre, röhrenförmige Hohlraumbildung, primär anlagebedingt oder sekundär durch eine tumorbedingte Liquorabflußstörung. Die Untersuchungsmethode der Wahl ist die MRT.

Degenerative Veränderungen

Bandscheibenprolaps
Bandscheibenvorfälle sind die häufigste Ursache für eine Raumforderung im Spinalkanal (Abb.

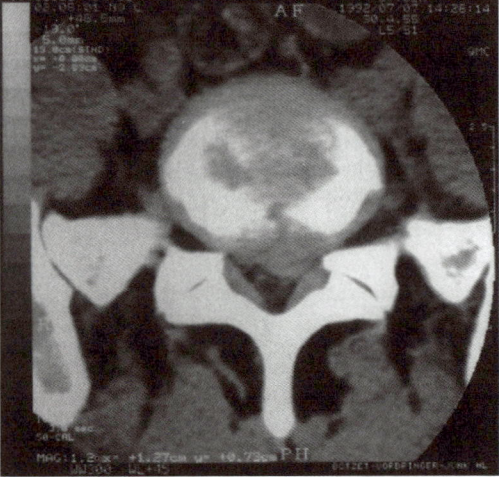

Abb. 4.60: Mediolateraler Bandscheibenprolaps im CT. Der Diskus stülpt sich nasenförmig in den Spinalkanal vor und komprimiert den Durasack.

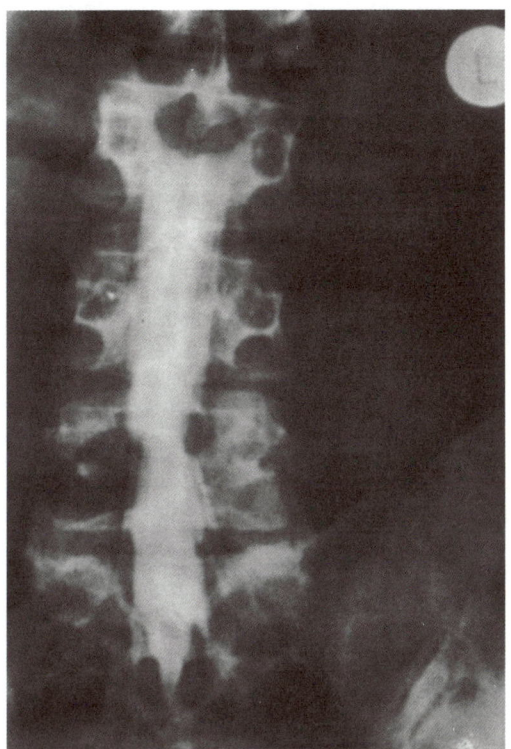
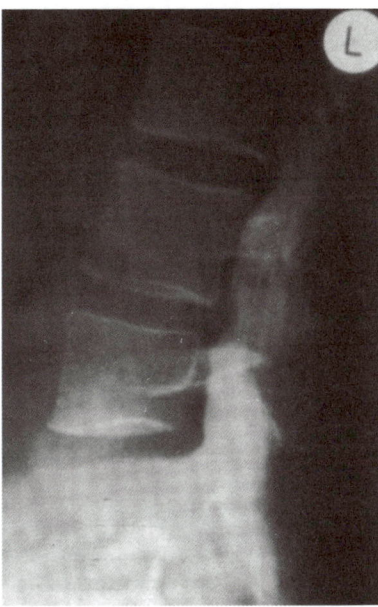

Abb. 4.61: Lumbale Myelographie der unteren LWS a.p. und seitlich. Links lateraler Bandscheibenvorfall L4/L5. In der a.p. Aufnahme stellt sich ein ovaler Füllungsdefekt in Höhe des Abgangs der linken Wurzeltasche L4/L5 dar, der dem lateralen Bandscheibenvorfall entspricht. 2. Staatsexamen, 8/94.

> **Merke!**
> Der lumbale Bandscheibenprolaps kommt am häufigsten vor (96%). Am häufigsten ist er in Höhe von L4/5 und L5/S1 lokalisiert. Zervikal finden sich die meisten Bandscheibenvorfälle entsprechend der größten Belastungen in der Höhe von C6/C7.

> **Merke!**
> Die lumbale Myelographie kommt nur dann zur Anwendung, wenn sich mit der CT kein eindeutiger Befund zeigt, wenn die Höhenlokalisation des Prolapses aufgrund der neurologischen Symptomatik nicht eindeutig ist und keine MRT zur Verfügung steht.

Diagnostische Standardmethode ist die **Computertomographie,** wobei gemäß der Höhenlokalisation 2 bis 5 mm dicke Schichten parallel zum Bandscheibenfach angefertigt werden. Entsprechend können laterale, mediolaterale und mediale Verlagerungen des Bandscheibengewebes mit und ohne Kompression der Nervenwurzel und des Myelons nachgewiesen werden. Zum Ausschluß eines lumbosakralen Übergangswirbels und zur richtigen Höhenlokalisation wird vor der CT in der Regel eine Röntgenübersichtsaufnahme in zwei Ebenen durchgeführt.

Spinalkanalstenose
Im **Röntgenbild** wird ab einem a.p. Durchmesser von 10 bis 12 mm von einer relativen, bei weniger als 10 mm von einer absoluten Spinalkanalstenose gesprochen. Spinalkanalstenosen können angeboren (z. B. bei der Achondroplasie, Abb. 4.62) oder erworben sein. Die erworbenen Stenosen sind am häufigsten degenerativ bedingt. Lumbal zeigen sich die Veränderungen meistens in der Höhe von L3/4 und L4/5.

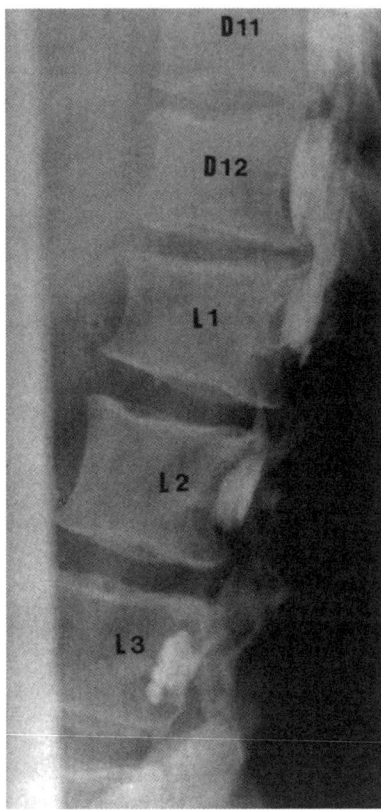

Tumoren des Spinalkanals

Die häufigsten Tumoren sind Metastasen, gefolgt von Neurinomen, Meningeomen und Gliomen.
- **Neurinome** finden sich gehäuft bei der Neurofibromatose von Recklinghausen. Die sogenannten „Sanduhrgeschwulste" können sich bis ins Foramen intervertebrale ausbreiten und dieses aufweiten, was häufig schon in Röntgenschrägaufnahmen erkennbar ist. Die MRT stellt das diagnostische Mittel der Wahl dar.
- **Meningeome** kommen am häufigsten thorakal vor. Spinale Meningeome sind häufig verkalkt und zeigen ein positives Enhancement nach i. v. Kontrastmittelgabe in den nicht verkalkten Bezirken.

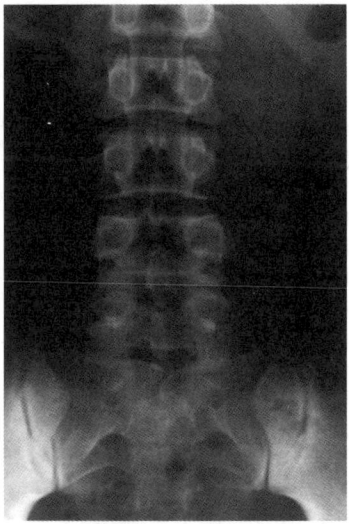

Abb. 4.62: Myelographie seitlich. Es zeigt sich eine hochgradige Einengung des lumbalen Wirbelkanals insbesondere zwischen L1 und L2 sowie L2/3, weniger auch zwischen Th11/12 sowie Th12/L1. Die Einengung ist bei verringertem lumbalen Sagittaldurchmesser knöchern bedingt. Der 29jährige Patient leidet an einer Achondroplasie (generalisierte symmetrische Skeletterkrankung mit dysproportioniertem Zwergenwuchs und häufig engem knöchernen Wirbelkanal). 2. Staatsexamen, 3/91.

Abb. 4.64: Spina bifida occulta, erkennbar an der Wirbelkörperspaltbildung. 2. Staatsexamen, 8/99.

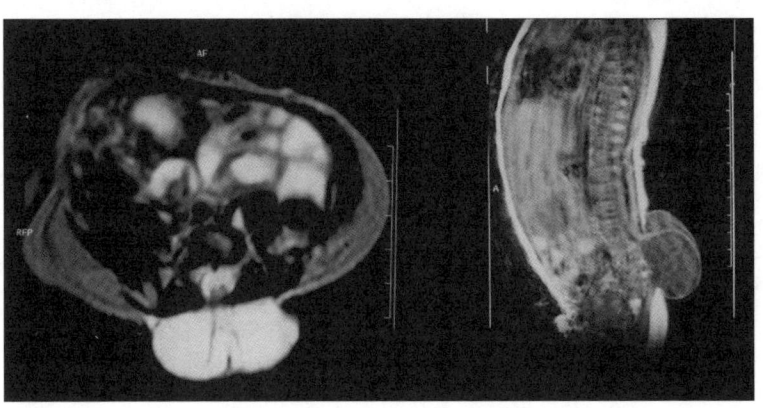

Abb. 4.63: Die lumbale MRT in trasversaler T$_2$-gewichteter und sagittaler T$_1$-gewichteter Schicht zeigt eine Meningomyelozele mit Hernierung des neuronalen Gewebes. 2. Staatsexamen, 3/99.

5 Gesichtsbereich und Hals

5.1 Methoden

5.1.1 Sonographie

Im Gesichts- und Halsbereich findet die Sonographie ihren Haupteinsatz in der Diagnostik der Schilddrüse. Weiterhin wird sie zur Diagnostik der Halsweichteile, der Nebenschilddrüsen, der Speicheldrüsen, der Nasennebenhöhlen und der Orbita eingesetzt.

Indikation
Die Schilddrüsengröße, das Reflexmuster und die Schilddrüsenform können exakt bestimmt werden. Umschriebene Schilddrüsenveränderungen können diagnostiziert und in reflexarme, reflexreiche und zystische Veränderungen differenziert werden. Auch diffuse Schilddrüsenveränderungen können erkannt werden, und es sind Verlaufsbeobachtungen unter Therapie und postoperativ möglich. Die retrosternale Anteile der Schilddrüse lassen sich nur begrenzt darstellen.

Sonographie der Schilddrüse

> **Merke!**
> Die Sonographie zählt zusammen mit der Schilddrüsenszintigraphie zu den Standardmethoden in der Schilddrüsendiagnostik.

Untersuchungstechnik
Bei der Untersuchung liegt der Patient in Rückenlage mit leicht rekliniertem Kopf. Am besten werden mit einem Parallel-Scanner Quer- und Längsschnitte im Seitenvergleich angefertigt und so die beiden Schilddrüsenlappen, der Isthmus, die Halsgefäße, die umliegenden Muskeln und die Beweglichkeit der Schilddrüse während des Schluckaktes beurteilt (Abb. 5.1).

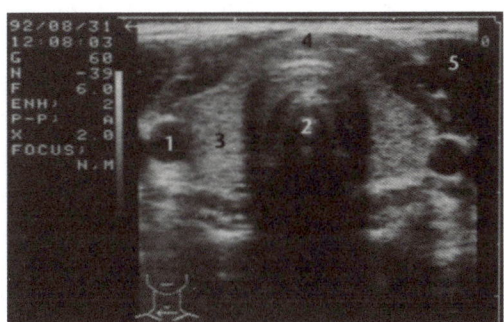

Abb. 5.1: Schilddrüse im Querschnitt (Sonographie). 1 A. carotis communis, 2 Trachea, 3 rechter Schilddrüsenlappen, 4 Isthmus, 5 M. sternocleidomastoideus.

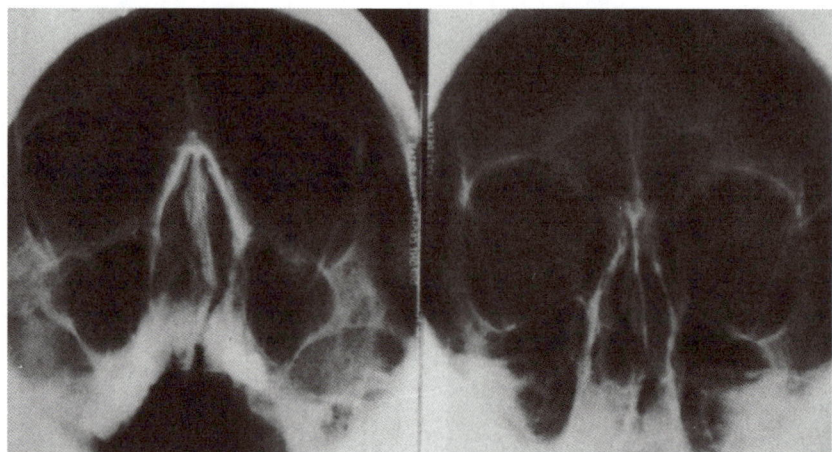

Abb. 5.2: Nasennebenhöhlen occipito-mental und occipito-frontal. Normalbefund. 1. Staatsexamen, 8/92.

> **Merke!**
> Eine Funktionsdiagnostik des Schilddrüsengewebes ist sonographisch nicht möglich, dies ist die Domäne der Szintigraphie.

5.1.2 Konventionelle Röntgendiagnostik

In der Hals-Nasen-Ohrenheilkunde und in der Traumatologie sind die konventionellen Röntgenaufnahmen ein wichtiger Bestandteil der Basisdiagnostik, auch wenn sie durch die Computertomographie und Magnetresonanztomographie deutlich an Bedeutung verloren haben.

Neben der Schädelübersichtsaufnahme in zwei Ebenen dienen die in Tabelle 5.1 beschriebenen Spezialaufnahmen (Abb. 5.2, 5.3) zur Beantwortung besonderer Fragestellungen (und werden gerne vom IMPP abgefragt).

> **Merke!**
> In der konventionellen Röntgendiagnostik können der Meatus und der Porus acusticus internus am besten mit der Felsenbeinaufnahme nach Stenvers, das Mastoid und das Kiefergelenk am besten mit der Aufnahme nach Schüller beurteilt werden.

Sialographie

Bei der Sialographie handelt es sich um eine Kontrastmitteluntersuchung zur Darstellung der Speicheldrüsen (Glandula parotis und Glandula submandibularis, Abb. 5.4).

Untersuchungstechnik
Zunächst werden Nativaufnahmen zum Vergleich angefertigt, wodurch auch schattengebende Konkremente, Verkalkungen sowie Knochendestruktionen bei malignen Tumoren nachgewiesen werden können. Danach wird der Ausführungsgang der jeweiligen Speicheldrüse unter sterilen Bedin-

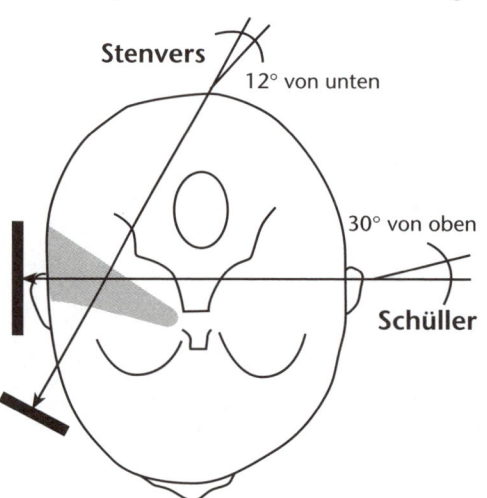

Abb. 5.3: Felsenbeinaufnahme nach Schüller und Stenvers (Schema).

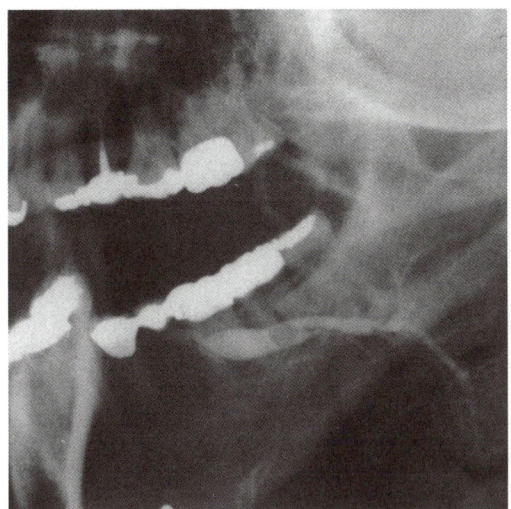

Abb. 5.4: Speichelstein der Glandula submandibularis (Sialographie). Rundliche Kontrastmittelaussparung im Ausführungsgang. Der Stein verlegt das Lumen nicht komplett, so daß noch Kontrastmittel passieren kann.

gungen mit einer speziellen Sonde sondiert und eine Kunststoffkanüle eingeführt. Dies ist unter Umständen schwierig bis unmöglich. Anschließend wird wasserlösliches Kontrastmittel über die Kanüle appliziert, direkt danach werden a.p. und Schrägaufnahmen angefertigt.

> **Merke!**
> Die Mündung des Hauptausführungsganges der Glandula parotis liegt in der Wangenschleimhaut gegenüber dem 2. Molaren des Oberkiefers. Die Mündung des Hauptausführungsganges der Glandula submandibularis liegt unter der Zungenspitze hinter den Schneidezähnen des Unterkiefers neben dem Frenulum linguae auf der warzenförmigen Caruncula sublingualis in der Nähe des Ductus sublingualis major.

Indikationen

Bei **akuten Entzündungen** ist die Sialographie durch die Gefahr der Keimverschleppung kontraindiziert.

Bei **chronischen Entzündungen** (z.B. Sjögren-Syndrom) zeigen sich Gangdilatationen, Gangunregelmäßigkeiten und Strikturen. **Speichelsteine** stellen sich als Kontrastmittelaussparung bzw. als Kontrastmittelstop dar. **Gutartige** (pleomorphes Adenom, Wartintumor) und **bösartige** (Mukoepidermoidkarzinom, adenoid-zystisches Karzinom) **Tumoren** kommen als umschriebene Raumforderungszeichen zur Darstellung.

Tabelle 5.1: Spezialaufnahmen der Kopf-Hals-Region		
Aufnahme		**Fragestellung**
Schädel halbaxial	nach Towne	Darstellung des Os occipitale
Schädelbasis (axial)		Schädelbasisfrakturen, Erweiterung/Einengung einzelner Foramina
Felsenbein	nach Schüller	Veränderungen des Processus mastoideus, des Kieferköpfchens. Der Porus acusticus internus und externus projizieren sich ineinander.
	nach Mayer	Darstellung des Antrums und der Gehörgangswände
	nach Stenvers	Darstellung des gesamten Felsenbeins, der Felsenbeinspitze, des inneren Gehörgangs mit dem Porus acusticus internus
Orbita	nach Rheese	Veränderungen des Foramen opticum
Nasennebenhöhlen	occipito-mental (om)	Darstellung des Sinus maxillaris und ethmoidales, der Keilbeinhöhle und des Orbitabodens
	occipito-frontal (of)	Darstellung der Stirnhöhle, der Orbita, des Cavum nasi, der Siebbeinzellen
Jochbogen im Seitenvergleich	Henkeltopf	Veränderungen eines/beider Jochbögen (Fraktur)
Übersichtsaufnahme des Kiefer-Gesichtsschädels	Orthopantomogramm (OPG)	Darstellung des Ober- und Unterkiefers mit Teilen des Gesichtsschädels, des Kiefergelenks, der Zähne und der angrenzenden Weichteile

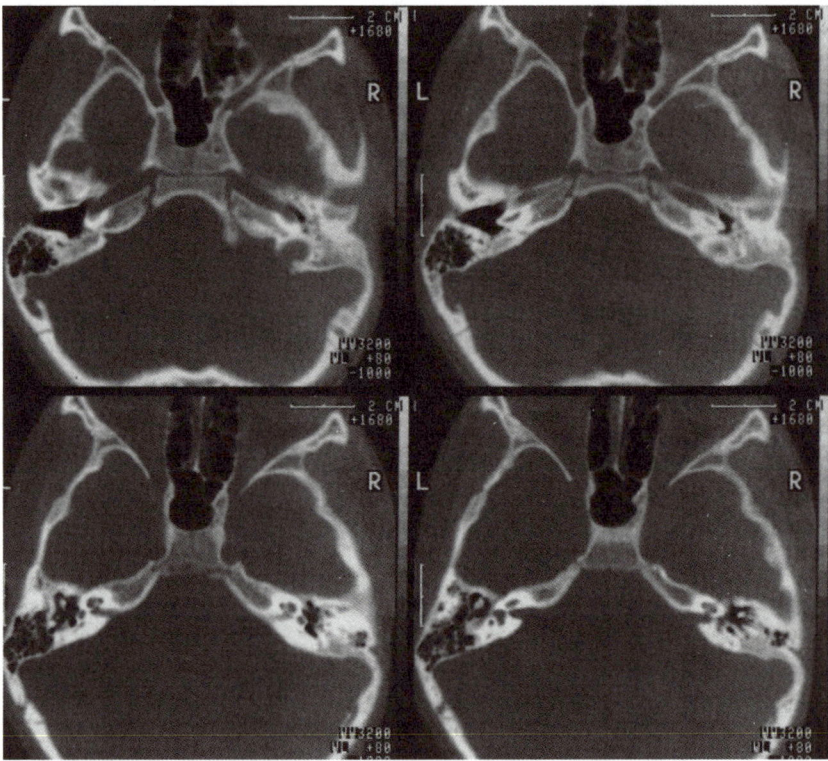

Abb. 5.5: Dysplasie des äußeren Gehörgangs. CT der Felsenbeine in axialen Schnitten. 2. Staatsexamen, 8/93.

5.1.3 Computertomographie und Magnetresonanztomographie

Im **HNO-Bereich** dient die CT der Darstellung der **Nasennebenhöhlen**, der **Felsenbeine** (Abb. 5.5) sowie der **Halsweichteile.** In der Tumordiagnostik wird die CT im Bereich des **Pharynx** zur Tumorabgrenzung, zur Metastasensuche sowie zur Rezidivdiagnostik eingesetzt. Jedoch tritt die MRT bei der Beurteilung des **Kleinhirnbrückenwinkels**, des **Innenohrs** sowie des **Pharynx** und der **Speicheldrüsen** vermehrt an die Stelle der CT.

Bei der Beurteilung von knöchernen Läsionen des Gesichts- und Halsbereichs und insbesondere in der **Frakturdiagnostik** stellt die CT die Standardmethode dar.

So lassen sich die knöchernen Strukturen der **Orbita** am besten mit der CT, die Weichteilstrukturen besser mit der MRT zeigen.

In der **Schilddrüsendiagnostik** wird die CT nur vereinzelt zur Lymphknotenmetastasensuche bei Schilddrüsenmalignomen eingesetzt. Eine Kontrastmittelgabe ist hierbei aufgrund des Jodgehaltes der Kontrastmittel und einer eventuellen späteren Radiojodtherapie problematisch. Nach Kontrastmittelgabe zeigt die Schilddrüse ein starkes Enhancement.

Tabelle 5.2: Wertigkeit von CT und MRT	
Hals	**CT = MRT**
Larynx	CT > MRT
Oropharynx, Hypopharynx	MRT > CT
Speicheldrüsen	MRT > CT
Gesichtsschädel	CT > MRT
Schädelbasis	CT > MRT
Kleinhirnbrückenwinkel	MRT > CT

Technisch sind zur Beurteilung von Veränderungen im Gesichts- und Halsbereich mit der CT koronare und axiale Schnittebenen, mit der MRT beliebige Schnittebenen möglich. Zu beachten ist weiterhin bei der Computertomographie die hohe Strahlenbelastung insbesondere für die Augenlinse, weshalb – sofern möglich – der MRT der Vorzug gegeben werden sollte. Tabelle 5.2 faßt die Wertigkeiten der beiden Untersuchungen zusammen.

5.1.4 Angiographie

Embolisationen stellen die Hauptindikationen dar. Ansonsten finden angiographische Verfahren nur selten Einsatz im Hals- und Gesichtsbereich.

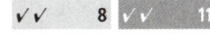

5.1.5 Nuklearmedizinische Untersuchungen

Schilddrüsendiagnostik

> **Merke!**
> Die Schilddrüse ist das am häufigsten in der Nuklearmedizin untersuchte Organ. Als Radioisotop wird hauptsächlich ^{99m}Technetium-Pertechnetat (^{99m}Tc) eingesetzt.

^{99m}Tc bietet folgende Vorteile (insbesondere gegenüber Radiojod):
- Es wird – ähnlich wie Jodid – von der Schilddrüse aus dem Blut aufgenommen, dann aber nicht in die Schilddrüsenhormone eingebaut.
- Es ist ein reiner γ-Strahler, was eine reduzierte Strahlenbelastung für den Patienten bedeutet.
- Es besitzt eine kurze physikalische Halbwertszeit von etwa 6 h.
- Es ist durch die Elution aus einem Generatorsystem leicht verfügbar.
- Die abgegebene Photonenenergie von etwa 140 keV ist gut für Meßzwecke geeignet.

^{99m}Tc-Pertechnetat-Ionen werden ebenso wie ^{131}J-Ionen außer in den Epithelzellen der Schilddrüsenfollikel auch in den Kopfspeicheldrüsen und der Magenschleimhaut gespeichert.

Quantitative Schilddrüsenszintigraphie mit ^{99m}Tc

Das Schilddrüsenszintigramm kann die Lage und die Größe der Schilddrüse, die funktionelle Aktivität morphologisch nachgewiesener Veränderungen und eine quantitative Funktionsbeurteilung (Aktivitätsaufnahme der gesamten Schilddrüse bzw. einzelne Regionen, ^{99m}Tc-Uptake) darstellen.

Untersuchungstechnik

Nach intravenöser Gabe von ^{99m}Tc-Pertechnetat wird 20 min p.i. mit einer hochauflösenden Kleinfeld-Gammakamera das Organ analog abgebildet und das Szintigramm abgespeichert. Zur Beurteilung der Lage der Schilddrüse werden üblicherweise spezielle Bezugspunkte am Patienten wie das Jugulum, die Kinnspitze, die lateralen Halsbegrenzungen sowie die Mitte der Klavikeln markiert und in das Szintigramm übertragen. Eine Farbskala von blau nach rot korreliert mit der Stoffwechselaktivität bzw. der Organdicke (Abb. 5.6).

Zusätzlich zur quantitativen Bestimmung kann ein **Suppressionsszintigramm** durchgeführt werden. Hierunter versteht man die szintigraphische Untersuchung der Schilddrüse unter Suppressionsbedingungen durch exogene Schilddrüsenhormonzufuhr. Dadurch können unifokale, multifokale oder disseminierte Schilddrüsenautonomien oder auch ein latenter Morbus Basedow nachgewiesen werden.

Eine **erhöhte Technetiumspeicherung** kommt am häufigsten bei folgenden Erkrankungen vor:
- Morbus Basedow
- funktionelle Autonomie
- Behandlung mit Thyreostatika

Einer **verminderten Technetiumspeicherung** liegen meist folgende Ursachen zugrunde:

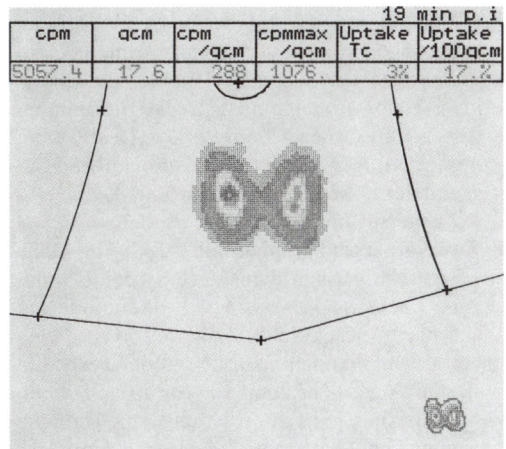

Abb. 5.6: Unauffälliges Schilddrüsenszintigramm [7].

- Hypothyreose
- Beginn einer subakuten Thyreoiditis
- Behandlung mit Schilddrüsenhormonen
- vorausgegangene Einnahme bzw. Applikation von jodhaltigen Medikamenten (Amiodaron, jodhaltige Kontrastmittel usw.)
- Zustand nach Radiojodtherapie mit Beseitigung des funktionstüchtigen Schilddrüsengewebes

Indikationen
Hauptindikationen zur Durchführung einer Schilddrüsenszintigraphie sind die Abklärung von Herdbefunden bei der Palpation und/oder im Sonogramm sowie die Erfassung von funktionellen Schilddrüsenautonomien bei manifester oder latenter Hyperthyreose.

Schilddrüsenszintigraphie mit Radiojod
Als Nuklide werden ^{131}Jod und ^{123}Jod eingesetzt. Je nach Fragestellung unterscheidet man:
- **Radiojod-2-Phasen-Test:** Durchführung mit ^{131}Jod. Der Radiojod-2-Phasen-Test wird heute nur noch vor einer geplanten Radiojodtherapie zur Dosisberechnung angewendet.
  Untersuchungstechnik: Nach oraler Gabe einer bestimmten Menge von ^{131}Jod wird in festgelegten Zeitintervallen die applizierte Aktivität gemessen, woraus sich charakteristische Aktivitätsverlaufskurven ergeben. Hieraus ergibt sich als erste Phase die aktive Jodaufnahme in die Schilddrüse (Jodphase) und als zweite Phase die Hormonspeicherung und Hormoninkretion (Hormonphase). Die Messung erfolgt je nach Fragestellungen bis zu 5–7 Tage nach Nuklidgabe und ist sehr zeitaufwendig.
  Indikationen: Bei gutartigen Schilddrüsenerkrankungen können vor einer geplanten Radiojodtherapie der maximale Uptake, die thyreoidale Halbwertszeit und ggf. die Bestimmung der funktionellen Herdmasse (Dosisbestimmung) erfolgen. Andere Indikationen sind aufgrund der hohen Strahlenbelastung durch In-vitro-Untersuchungen abgelöst worden.
- **Ganzkörperszintigraphie mit ^{131}Jod:** Die Ganzkörperszintigraphie dient nach Tyreoidektomie zum Nachweis/Ausschluß von Radiojod speicherndem Restgewebe, Lokalrezidiven, regionären Lymphknotenmetastasen oder Fernmetastasen. Außerdem kann sie vor einer hochdosierten Radiojod-Tumortherapie zur Therapieplanung und ggf. Dosisberechnung eingesetzt werden. Hierzu erhält der Patient oral eine bestimmte Menge ^{131}Jod, die szintigraphische Aufzeichnung erfolgt nach ca. 48 h.
- **Schilddrüsenszintigraphie bei Lageanomalien:** Zum Nachweis von dystopem Schilddrüsengewebe wird meist ^{131}Jod wegen seiner höheren Gammaenergie und damit der besseren Gewebepenetration gegenüber ^{99m}Tc-Pertechnetat oder ^{123}Jod bevorzugt. Bei Kindern bzw. zum Nachweis von Zungengrundstrumen wird wegen der niedrigeren Strahlenexposition ^{123}Jod bevorzugt.

> **Merke!**
>
> Die szintigraphische Diagnostik von Schilddrüsenerkrankungen sollte nach Möglichkeit vor einer geplanten Gabe von jodhaltigen Kontrastmitteln erfolgen. Infolge der hohen Jodbelastung durch das jodhaltige Kontrastmittel wird eine erneute Aufnahme von Jod in die Schilddrüse gehemmt. Sowohl Schilddrüsenszintigramme als auch eine Radiojodtherapie werden hierdurch unmöglich.

Die empfohlenen Intervalle zwischen jodhaltiger Kontrastmittel-Gabe und Schilddrüsenfunktionstests liegen für nephrotrope Kontrastmittel bei 4 Wochen, für hepatotrope i. v. Kontrastmittel bei 8 Wochen, für hepatotrope orale Kontrastmittel bei 3 Monaten und für Kontrastmittel bei der Lymphographie bei über einem Jahr.

5.2 Radiologische Befunde

5.2.1 Orbita

Verletzungen

Die häufigste Fraktur der Orbita ist eine Impressionsfraktur des Orbitabodens und der medialen Wand, die auch **Blow-out-Fraktur** genannt wird.
Im konventionellen Röntgenbild lassen sich Orbitafrakturen mit om- und of-Aufnahmen der Nasennebenhöhlen oder mit der konventionellen Tomographie gut diagnostizieren (Abb. 5.7, 5.8, 5.9). Erkennbar sind Konturunterbrechungen und kleine Absenkungen des Orbitabodens sowie teilweise Lufteinschlüsse in der Orbita. Verschattungen im Sinus maxillaris mit einem Luft-Flüssigkeitsspiegel können weitere Hinweise sein.
Die Computertomographie ist vor allem zum Nachweis des genauen Frakturverlaufs und bei V. a. eine intrakranielle Beteiligung indiziert.

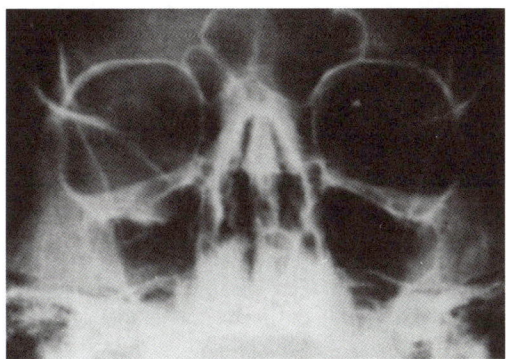

Abb. 5.7: Orbitabodenfraktur in der NNH-Aufnahme om. Zapfenförmige Absenkung im Orbitaboden rechts mit Verschattung im lateralen Bereich der rechten Kiefernhöhle.

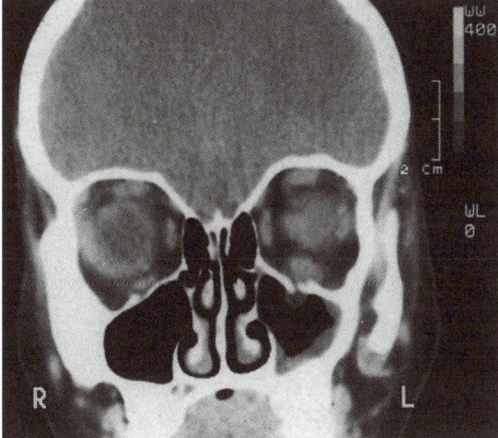

Abb. 5.8: Blow-out-Fraktur der linken Orbita im koronaren CT. Man erkennt die Frakturlinie im Orbitaboden, durch die sich intraorbitales Fett in die Kiefernhöhle vorgewölbt hat. 2. Staatsexamen, 3/93.

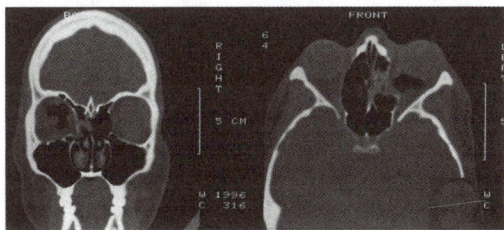

Abb. 5.9: Koronare und axiale CT-Schichten bei einer Fraktur der medialen Orbitawand mit Emphysem (Luft in der linken Orbita). 2 Staatsexamen, 3/92.

Bei der Frage nach Fremdkörpern können neben dem Ultraschall auch konventionelle Übersichtsaufnahmen (DD Filmfehler!) und ggf. die CT bei röntgendichten Fremdkörpern Aufschluß geben.

Tumoren

Zu den Neoplasmen der Orbita zählen intrabulbäre Tumoren (malignes Melanom, Retinoblastom und Metastasen) sowie retrobulbäre Tumoren (Hämangiome, Tumoren des N. opticus, maligne Lymphome und Neurinome). Selten finden sich auch Tumoren der Tränendrüsen. Die Diagnostik erfolgt überwiegend mit Schnittbildverfahren wie Ultraschall, CT und MRT. Die Orbita-Aufnahme nach Rhese kann bei Tumoren des N. opticus eine Aufweitung des Foramen opticus zeigen.

Entzündungen

Die Orbitaphlegmone ist eine häufige und zugleich auch gefährliche Entzündung der Orbita, die in der Regel im Rahmen einer angrenzenden Sinusitis oder Osteomyelits auftritt. Die CT und die MRT zeigen Verdickungen und Verdichtungen des retrobulbären Fettgewebes und der Augenmuskeln, einen Exophthalmus und eine Lidschwellung sowie die Ursache der Phlegmone.

Endokrine Orbitopathie

Die endokrine Orbitopathie ist eine wahrscheinlich genetisch bedingte Autoimmunerkrankung, die meist mit einer immunogenen Hyperthyreose verbunden ist. Das orbitale Weichteilgewebe ist durch Mukopolysaccharideinlagerungen verdickt und degeneriert. Der N. opticus kann durch die aufgetriebenen Augenmuskeln komprimiert sein. Diese Befunde lassen sich mit den modernen Schnittbildverfahren gut darstellen.

5.2.2 Gesichtsschädel und Schädelbasis

Verletzungen

Gesichtsschädelfrakturen einschließlich der Nasenbeinfraktur und Verletzungen des Kiefergelenks sowie der Zähne lassen sich meist mit den konventionellen Aufnahmen wie Schädel in zwei

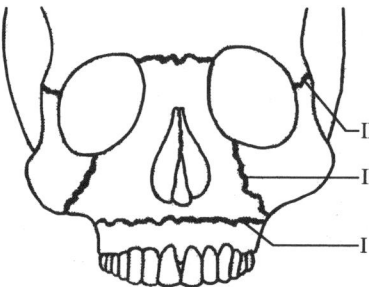

Abb. 5.10.: Einteilung nach Le Fort [9].

Ebenen, NNH-Aufnahmen (om/of) und anderen Spezialaufnahmen nachweisen, obwohl dies durch die vielen knöchernen Strukturen in diesem Bereich teilweise schwierig sein kann. Deshalb werden bei komplexen Frakturen in der Regel CT-Schnitte ggf. mit Rekonstruktionen anderer Ebenen und dreidimensionaler Darstellung angefertigt.

Gesichtsfrakturen werden nach Le Fort eingeteilt (Abb. 5.10):
- Le Fort I: Querfraktur durch den Oberkiefer oberhalb der Zahnreihe mit Abriß des Alveolarfortsatzes.
- Le Fort II: Pyramidale Absprengung durch die laterale Kieferhöhlenwand, durch die Orbitaränder bis zur Nasenwurzel, nach dorso-kaudal durch die Fossa pterygopalatina und den Processus pterygoideus.
- Le Fort III: Trennt Mittelgesicht vom Schädel. Le Fort II mit beidseitiger Sprengung der Sutura frontozygomatica, Eröffnung der Ethmoidalzellen.

Jochbeinfrakturen: Typische Bruchstellen sind im Bereich der Jochbeinfortsätze, des Schläfenbeins, des Stirnbeins und des Oberkiefers.

Jochbogenfraktur: Bei seitlicher Gewalteinwirkung kommt es zum Dreiecksbruch miit einem eventuellen Durchbruch in die Orbita.

Nasenbeinfrakturen entstehen meist durch einen Sturz oder einen direkten Schlag. Häufig sind die Siebbeine und der Oberkiefer mitbetroffen.

Frontobasale Frakturen sind Frakturen, die durch den Boden der vorderen Schädelgrube ziehen. Sie lassen sich am besten mit konventionellen Spezialaufnahmen oder computertomographisch diagnostizieren. Die CT kann auch mögliche Komplikationen wie intrakranielle Blutungen aufzeigen.

Liquorfisteln können szintigraphisch nachgewiesen werden.

Felsenbeinfrakturen sind mit konventionellen Röntgenaufnahmen erkennbar, wobei **Pyramidenquerfrakturen** am geeignetsten mit der Aufnahme nach **Stenvers**, **Pyramidenlängsfrakturen** am besten mit der Aufnahme nach **Schüller** demonstriert werden können. Ein begleitendes Hämatotympanon ist als Verschattung erkennbar. Als Standardmethode hat sich allerdings die **CT**, meist mit einem hochauflösendem Algorithmus im Knochenfenster, durchgesetzt. So können auch begleitende Verletzungen des Innen- und Mittelohrs sowie intrakranielle Blutungen miterfaßt werden.

Knochentumoren

Der häufigste gutartige Tumor dieser Region ist das **Osteom,** ein meist symptomloser Knochentumor, der gehäuft in der Stirnhöhle oder der Kalotte lokalisiert ist (Abb. 5.11). Im klassischen Erscheinungsbild imponiert das Osteom in der Nasennebenhöhlenaufnahme als rundliche oder lobulierte scharf berandete Verdichtung.

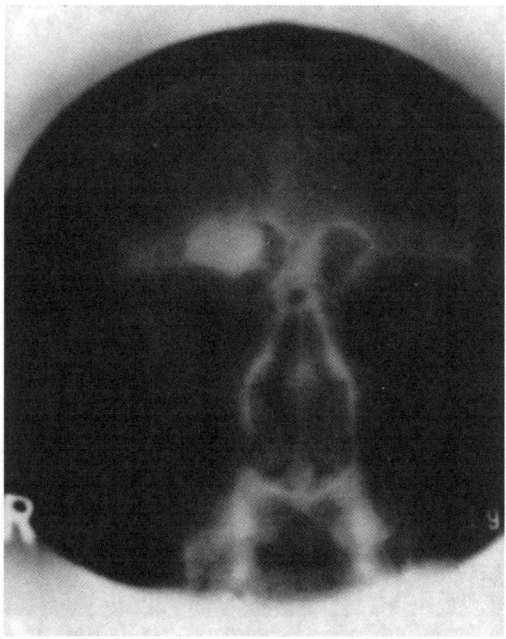

Abb. 5.11: Osteom der rechten Stirnhöhle in der konventionellen Tomographie der Nasennebenhöhle.

Maligne Tumoren sind selten. Bösartige Tumoren der Nasennebenhöhlen führen in der konventionellen Röntgenaufnahme zu Verschattungen und knöchernen Destruktionen der entsprechenden Nebenhöhle. Die weitere Abklärung erfolgt mit CT und MRT.

Entzündliche Erkrankungen der Nasennebenhöhlen, des Mittel- und Innenohrs

Die **akute Sinusitis** ist meist infektiös oder allergisch bedingt. Eine Sinusitis der Kieferhöhlen kann auch durch infizierte Zähne des Oberkiefers bedingt sein. Röntgenologisch zeigen sich eine Schleimhautschwellung mit zirkulärer Verschattung der Nasennebenhöhlenwand, eine Transparenzminderung durch Exsudat und/oder Schleimhautschwellung (normalerweise haben die Nebenhöhlen die gleiche Strahlentransparenz wie die Orbita) sowie Luft-Flüssigkeitsspiegel (Abb. 5.12). Als Pansinusitis bezeichnet man eine komplette Verschattung aller Nasennebenhöhlen.

Die **chronische Sinusitis** ist meist bakteriell, mykotisch, idiopathisch bedingt oder tritt begleitend bei anderen Erkrankungen auf (Sarkoidose, Erythema nodosum). Als Komplikationen können Pyozelen, eine Osteomyelitis, Orbitaphlegmonen oder ein Hirnabszeß auftreten. Im konventionellen Röntgen zeigen sich Weichteilschwellung, eine Transparenzminderung und polypenartige Veränderungen. Auch können Knochendestruktionen und -sklerosen vorkommen. Die CT zeigt ebenfalls diese Befunde und dient der präoperativen Diagnostik.

Retentionszysten entstehen durch entzündlich bedingte Abflußbehinderungen und enthalten Schleim oder seröse Flüssigkeit. Röntgenologisch zeigt sich eine homogene, glatt begrenzte Verschattung am häufigsten am Boden und an der Seitenwand der Kieferhöhlen.

Polypen sind entzündliche, hypertrophische Schleimhautschwellungen, die als polypoide, homogene, glatt begrenzte Verschattung meist in der Kieferhöhle auftreten.

Mukozelen entstehen durch Verschluß des Ausführungsgangs der betroffenen NNH bei anhaltender Sekretion. Im Röntgen findet sich eine weichteildichte Verschattung mit teils lobulärer Form. Später kommt es zu Druckerosionen des Knochens mit einer lokalen Osteoporose.

Otitis media: Bei der **akuten** Otitis media beginnt die Entzündung meist im Nasopharynx und breitet sich über die Tuba Eustachii auf das Mittelohr aus. Die **chronische** Otitis media entsteht bei nicht abgeheilter akuter Otitis media oder bei nur mäßig virulenten Erregern. Im Röntgen zeigt sich eine Verschattung des pneumatischen Systems mit unscharf abgebildeten Zellsepten. Bei der chronischen Form können Knochenarrosionen nachweisbar sein.

Mastoiditis: Dehnt sich eine Otitis media auf das Mastoid aus, kommt es zur einer Mastoiditis mit der Gefahr einer septischen Sinusvenenthrombose, eines intrakraniellen Abszesses oder subduralen Empyems. Im Röntgenbild finden sich eine Verschattung des Mastoids und Knochenarrosionen der Zellbälkchen. Computertomographisch lassen sich fehlende Pneumatisation, Knochenarrosionen, weichteildichte Verschattungen und weichteildichtes Material in den destruierten Anteilen nachweisen.

Cholesteatom: Dieser Weichteiltumor besteht aus abgeschilfertem geschichtetem Plattenepithel und einer Außenschicht von subepithelialem Binde-

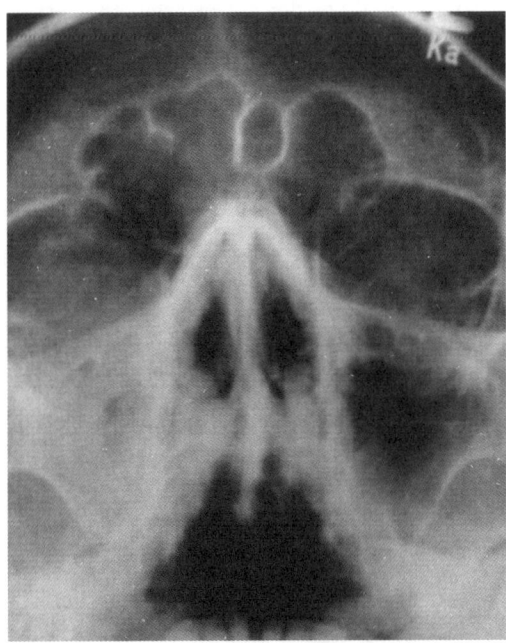

Abb. 5.12: Sinusitis maxillaris in Nebenhöhlendarstellung (om). Vollständige Verschattung der rechten Kiefernhöhle.

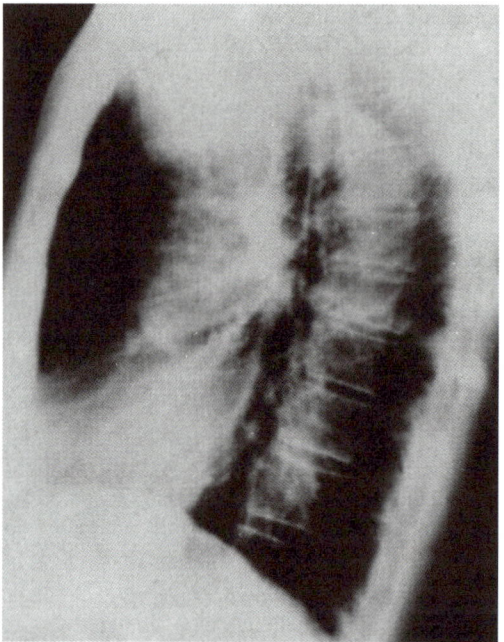

oberen Gehörgangswand und Teilen der Gehörknöchelchenkette zur Darstellung. Die CT ist zum Nachweis eines Cholesteatoms die Methode der Wahl. Hier finden sich weichteildichte Raumforderungen entlang der Gehörknöchelchenkette, eine Verlagerung der Gehörknöchelchenkette sowie knöcherne Arrosionen. Als Komplikationen treten intrakranielle Abszesse und Sinusvenenthrombosen, Arrosionen des Labyrinths, Fistelbildungen, Destruktion der Pyramide und Ausbreitung in die Kleinhirnbrückenwinkelregion mit peripherer Fazialisparese auf.

5.2.3 Schilddrüse

> **Merke!**
>
> Die Sonographie stellt die Basisdiagnostik der Schilddrüse dar. Werden hierbei solide oder zystisch-solide Knoten entdeckt, sollte unbedingt eine Szintigraphie angeschlossen werden, um die Stoffwechselaktivität der Knoten abzuklären. Gegebenenfalls erfolgt dann eine Feinnadelpunktion zur Dignitätsabklärung.

Im Throxübersichtsbild lassen sich häufig schon regressive Veränderungen der Schilddrüse durch Verkalkungen in Projektion auf die Schilddrüse erkennen. Eine retrosternale Struma kann zur Verlagerung der Trachea und Verbreiterung des Mediastinalschattens im Röntgenthorax führen (Abb. 5.13). Am besten lassen sich diese durch eine retrosternale Struma bedingten Veränderungen mit der Trachea-Zielaufnahme abklären. Diese gehört zusammen mit der Thoraxaufnahme in zwei Ebenen und einer Kehlkopfspiegelung (zur Beurteilung der Funktion des N. recurrens) zur präoperativen Abklärung vor geplanter Struma-OP.

Struma

Folgende Ursachen können zu einer Vergrößerung der Schilddrüse und der Ausbildung einer Struma führen:
- Jodmangel
- Morbus Basedow
- Entzündungen
- Karzinome

> **Merke!**
>
> Strumen können diffus oder knotig sein.

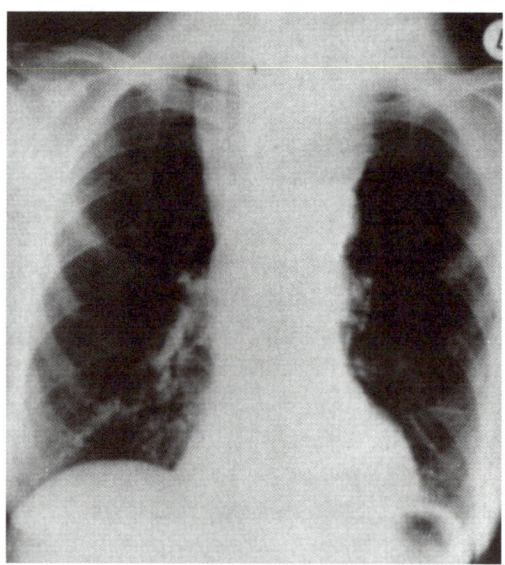

Abb. 5.13: Retrosternale Struma im Röntgenthorax.

gewebe. Er kann angeboren (selten) oder erworben sein (häufig, meist bei chronisch entzündlichem Prozeß des Mittelohrs). In den Schüller- bzw. Stenvers-Aufnahmen kommt eine weichteildichte Verschattung mit Arrosion der Seitenwand des Epitympanons, der Spina tympanica, der hinteren

Nach ihrer Ausdehnung lassen sich Strumen folgendermaßen einteilen:
- Stadium I a: solitärer Knoten bei normal großer Schilddrüse
- Stadium I b: Struma nur bei rekliniertem Hals sichtbar
- Stadium II: Struma bei normaler Kopfhaltung sichtbar
- Stadium III: Struma mit lokalen Stauungs- und Kompressionszeichen

Weiterhin unterscheidet man folgende Veränderungen:
- **Struma diffusa:** Diffuse, nicht entzündliche Schilddrüsenveränderung mit normaler Funktion, die bei einem Jodmangel oder medikamentöser Therapie auftritt. Sonographisch finden sich eine Organvergrößerung mit regelrechtem Echomuster und häufig regressive Veränderungen.
- **Knotenstruma:** Im fortgeschrittenen Stadium entwickeln sich in einer diffusen Struma multiple hyperplastische Knoten. Sonographisch zeigen sich umschriebene, echoarme bis echoreiche scharf begrenzte Knoten.
- **Struma mit regressiven Veränderungen:** Hierunter versteht man Zysten, Verkalkungen oder Fibrosen, die innerhalb der Struma entstehen. Zysten stellen sich sonographisch echofrei mit dorsaler Schallverstärkung, Verkalkungen als echoreiche Strukturen mit dorsalem Schallschatten und Fibrosen als echoarme Knoten häufig mit Kalkeinlagerungen dar.

Morbus Basedow
Der Morbus Basedow ist eine immunogene Hyperthyreose mit Autoantikörpern gegen TSH-Rezeptoren. Als Begleitsymptom findet sich häufig eine endokrine Ophthalmopathie. Sonographisch zeigt sich eine Organverplumpung und eine diffuse Echoarmut. Szintigraphisch findet sich eine stark erhöhte Technetiumaufnahme (Tc-Uptake = TcU). Die Anreicherung beim Morbus Basedow ist im Gegensatz zur Hyperthyreose im Rahmen einer uni-/multifokalen Autonomie disseminiert.

Knotige Schilddrüsenveränderungen

> **Merke!**
>
> Die häufigste Indikation zur Schilddrüsenszintigraphie stellt die Abklärung von knotigen Schilddrüsenbezirken dar. Areale mit einer verminderten Technetiumspeicherung nennt man „kalte Knoten", Bezirke mit einer vermehrten Speicherung „heiße Knoten".

Kalter Knoten
Szintigraphisch kalte Knoten zeigen eine verminderte bzw. fehlende Aktivitätsaufnahme (Abb. 5.14). Sie können vielfältige Ursachen haben: Zysten, benigne inaktive Knoten, regressive Veränderungen oder fokale Entzündungen. Szintigraphisch kalte Knoten gelten jedoch immer als verdächtig für ein Schilddrüsenkarzinom. Die Diagnose eines Schilddrüsenkarzinoms wird in Kombination mit der Sonographie und der zytologischen Dignitätsbestimmung durch Feinnadelpunktion erbracht.

> **Merke!**
>
> Echoarme Knoten sind karzinomverdächtig, echoreiche Knoten sind nicht karzinomverdächtig.

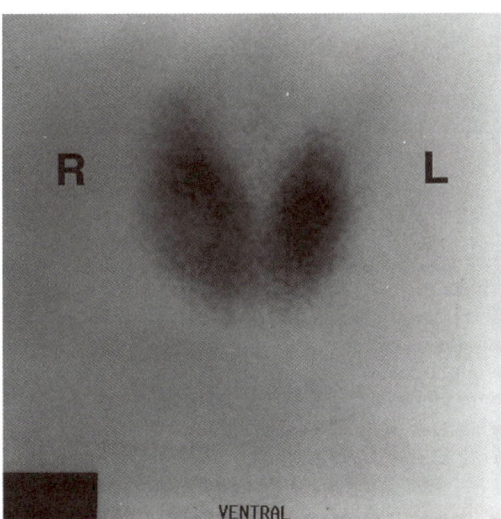

Abb. 5.14: Kalter Knoten im rechten Schilddrüsenlappen. 2. Staatsexamen, 3/98.

Heißer Knoten
Szintigraphisch heiße Knoten sind autonome Adenome. Je nachdem, wie stark das umgebende Schilddrüsengewebe speichert, unterscheidet man zwischen:
- kompensierten autonomen Adenomen und
- dekompensierten autonomen Adenomen (s. u.)

Entzündliche und tumoröse Veränderungen

Entzündungen der Schilddrüse

- **Akute Thyreoiditis:** Akut eitrige Form, die bakteriell verursacht ist und zu Abszeßbildung neigt. Sonographisch zeigt sich eine echoarme, teils irreguläre scharf bis unscharf begrenzte Raumforderung.
- **Akute/subakute Thyreoiditis Typ De Quervain:** Wahrscheinlich viral bedingt. Sonographisch finden sich echoarme, unscharf begrenzte, große Areale neben normalen Schilddrüsenanteilen. Die Schilddrüse ist insgesamt fleckig und echoarm.
- **Chronische lymphozytäre Thyreoiditis Typ Hashimoto:** Autoimmunerkrankung mit Fibrose und Schrumpfung der Schilddrüse sowie Ausbildung einer Hypothyreose im Verlauf der Erkrankung. Sonographisch ist die Schilddrüse diffus echoarm, teilweise verkleinert.

Maligne Tumoren der Schilddrüse

Sonographische Merkmale

- echoarme, solitäre oder multiple Raumforderungen
- fehlendes Halo-Sign (echoarmer Randsaum)
- unscharfe Begrenzung
- Infiltration der Nachbarorgane, regionale Lymphknoten-Metastasierung

Computertomographische Abklärung

- Darstellung des infiltrativen Wachstums und der regionalen Lymphknoten-Vergrößerung.
- Nach Kontrastmittelgabe ist eine genaue Abgrenzung der Raumforderungen gegenüber den Gefäßen, der Trachea, des Ösophagus und der übrigen Halsweichteile möglich (Cave KM, s. S. 84–86).

Einteilung

- **Papilläres Karzinom:** 50–60% der Fälle. Die Metastasierung erfolgt vorwiegend lymphogen (zervikale Lymphknoten).
- **Follikuläres Karzinom:** 20–30% der Fälle. Die Metastasierung findet vorwiegend hämatogen (Lunge, Knochen) statt.
- **Undifferenziertes (anaplastisches) Karzinom:** ca. 10% der Fälle. Die Metastasierung tritt hämato- und lymphogen ein. Das undifferenzierte Karzinom nimmt nicht am Jodumsatz teil. Die Prognose ist schlecht.
- **Medulläres (C-Zell-)Karzinom:** ca. 5% der Fälle. Auch das medulläre Karzinom nimmt nicht am Jodstoffwechsel teil. Die C-Zellen produzieren Calcitonin. Es tritt in 20% familiär gehäuft evtl. kombiniert mit einem Phäochromozytom und einem Hyperparathyreoidismus (MEN) auf. Der Metastasierungsweg ist vorwiegend lymphogen.
- **Sonstige:** Malignes Lymphom, Sarkom (selten). Metastasen extrathyreoidaler Tumoren.

Funktionsstörungen

Autonomes Adenom

Hierbei handelt es sich um einen umgrenzten Organbereich mit besonders hoher Aktivität im Schilddrüsenszintigramm, einem sogenannten **heißen Knoten**.

Bei einer Autonomie kann entweder eine manifeste Hyperthyreose (T_3, T_4 erhöht, TSH niedrig) oder eine latente Hyperthyreose (T_3, T_4 normal bis grenzwertig erhöht, TSH niedrig, TRH-Test negativ) vorliegen. Im Szintigramm zeigen die normalen Schilddrüsengebiete eine verringerte Aktivität, wobei das Adenom deutlich anreichert. Sinkt die Aktivität der normalen Schilddrüsengebiete nach Applikation von Schilddrüsenhormonen (Suppressionstest) weiter ab, liegt ein **kompensiertes Adenom** vor. Sinkt die Aktivität nicht weiter bzw. stellt sich aufgrund der vollständigen Suppression nur das Adenom dar, handelt es sich um ein **dekompensiertes Adenom**.

5.2.4 Nebenschilddrüse

Das Parenchymmuster der Nebenschilddrüse gleicht weitgehend dem normalen Schilddrüsengewebe. Deshalb ist eine sonographische oder computertomographische Abgrenzung der vier Epithelkörperchen sehr schwierig.

Ein **primärer Hyperparathyreoidismus** kann durch Adenome (80–90%), durch Karzinome (1–3%) oder durch eine primäre Hyperplasie (5–15%) bedingt sein. Allgemein führt dies zu einer Vergrößerung einer oder mehrerer Nebenschilddrüsen. Szintigraphisch zeigt sich in der Subtraktionsszintigraphie mit ^{201}Thallium oder ^{99m}Technetium eine vermehrte Nuklidanreicherung.

5.2.5 Speicheldrüsen

☞ Kap. 5.1.2.

6 Bewegungsapparat

6.1 Methoden

✓ 2 ✓ 4

6.1.1 Konventionelle Röntgendiagnostik

Meist reicht zur Diagnostik von Knochenveränderungen eine konventionelle Aufnahme in zwei Ebenen aus (Abb. 6.1), wobei die angrenzenden Gelenke mit dargestellt werden sollten. Nur das Becken wird als Beckenübersichtsaufnahme in einer Ebene dargestellt. Zusätzlich können Schrägaufnahmen (z.B. der HWS zur Beurteilung der Foramina intervertebralia), Zielaufnahmen, Funktionsaufnahmen oder seitenvergleichende Aufnahmen eingesetzt werden.

Indikationen
Erkennen bzw. Verlaufskontrollen von traumatischen (Fraktur, Luxation, Bandruptur), degenerativen, entzündlichen, metabolischen oder tumorösen Veränderungen sowie angeborene Fehlbildungen.

Röntgenanatomie
Der auf der Röntgenaufnahme sichtbare **„röntgenologische Gelenkspalt"** beim gesunden Erwachsenen entspricht nicht vollständig dem wahren, anatomischen Gelenkspalt, weil der auf Röntgennativaufnahme sichtbare **„röntgenologische Gelenkspalt"** beim gesunden Erwachsenen außer dem wahren, anatomischen Gelenkspalt auch den Gelenkknorpel umfaßt (Abb. 6.2).

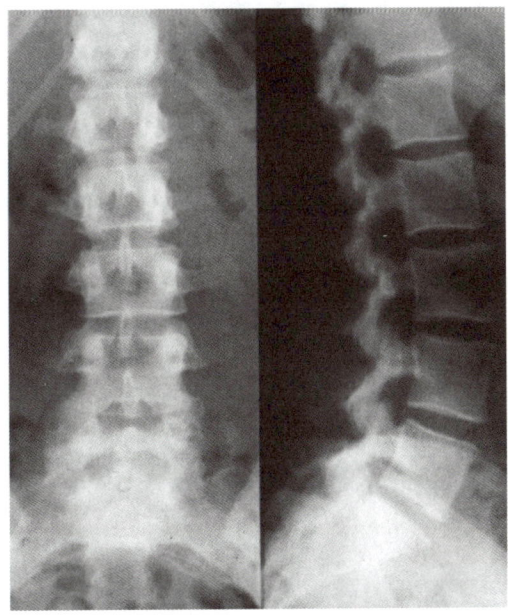

Abb. 6.1: LWS in zwei Ebenen, Normalbefund. 1. Staatsexamen, 3/93.

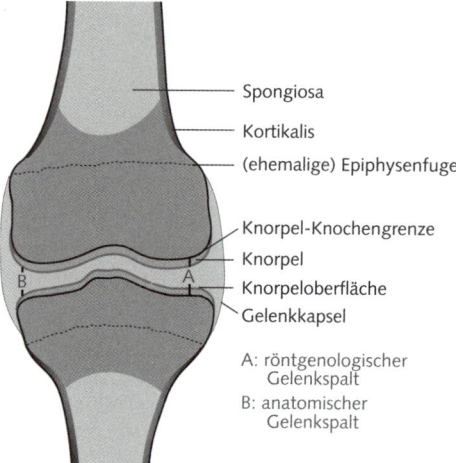

Abb. 6.2: Röntgenologischer Gelenkspalt [7].

A: röntgenologischer Gelenkspalt
B: anatomischer Gelenkspalt

Tabelle 6.1: Dichteabhängige Differentialdiagnosen		
Befund	**normal**	**pathologisch**
vermehrte Dichte (Transparenzminderung, im Röntgenbild weiß)	Kortikalis Trabekel Gelenkfläche Wachstumsfuge	**diffus:** Osteomyelosklerose renale Osteodystrophie **umschrieben:** Knocheninfarkte Knochennekrosen chronische Osteomyelitis Kallus Arthrose langsam wachsende Tumoren osteoblastische Metastasen Morbus Paget
verminderte Dichte (Transparenzerhöhung, im Röntgenbild dunkel)	Markraum	**diffus:** Osteoporose Osteomalazie Hyperparathyreoidismus Plasmozytom **umschrieben:** Arthritis arthrotische Zysten Abszeß, Brodie-Abszeß osteolytische Metastasen (Mamma- Nieren-, Bronchialkarzinom) braune Tumoren bei HPT Osteomyelitis sonstige Osteolysen

> **Merke!**
> Bei der Beurteilung von Röntgenaufnahmen des Skelettes sollten immer folgende Strukturen – möglichst in einer bestimmten Reihenfolge – beurteilt werden:
> - **Skelettanteile:** Stellung, Anzahl, Form
> - **Kortikalis:** glatt begrenzt, homogene Dichte
> - **Spongiosa:** homogene Struktur
> - **Gelenkflächen:** glatt, konkruent
> - **Gelenkspalten:** normal weit
> - **Weichteile:** keine Verdichtungen, keine Fremdkörper

Wichtige Differentialdiagnosen bezüglich der Dichte der abgebildeten Skelettanteile sind aus Tabelle 6.1 zu entnehmen.

Konventionelle Tomographie

Die konventionelle Tomographie wird zur Beurteilung von Knochen und Gelenken recht häufig eingesetzt. Es werden eliptische, kreisförmige oder spiralförmige Verwischungen angefertigt, die im Gegensatz zur CT auch in koronaren und sagittalen Schnittführungen möglich sind.

> **Merke!**
> Indikationen für die Tomographie sind ein subtiler Frakturnachweis, Beurteilung des Heilungsverlaufs und Komplikationen bei Frakturen, Pseudarthrosen und Tumoren.

Gehaltene Aufnahmen

Um Verletzungen des Kapsel-Band-Apparates auszuschließen, kann das obere Sprunggelenk (Abb. 6.3), aber auch das Kniegelenk durch gehaltene

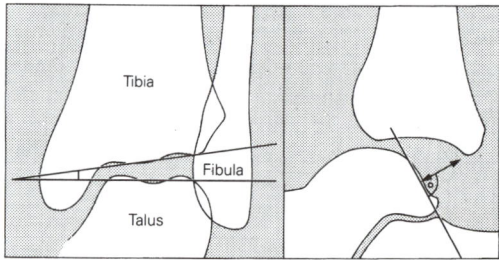

Abb. 6.3: Gehaltene Aufnahmen des OSG. A.-p. Aufnahme (Verletzung des Außenbands): Öffnungswinkel zwischen Tibia und Talus > 10° pathologisch.
Seitliche Aufnahme (Verletzung des Lig. talofibulare anterior): Talusvorschub > 10 mm pathologisch [9].

Aufnahmen beurteilt werden. Hierzu wird das Gelenk a.-p. und seitlich in einen Halteapparat eingespannt, mit z. B. 15 kp belastet und geröntgt. Eine vermehrte (pathologische) Aufklappbarkeit des Gelenks spricht für eine Schädigung des Kapsel-Band-Apparates. Ggf. müssen Aufnahmen im Seitenvergleich angefertigt werden.

Funktionsaufnahmen

Insbesondere zur Diagnostik der Hals- und Lendenwirbelsäule können nach Frakturausschluß zusätzliche Aufnahmen in Extention und Flexion angefertigt werden.

Vergrößerungsaufnahmen

Vergrößerungsaufnahmen können als Frühnachweis bei Arthritiden und metabolischen Knochenstörungen sowie zum Nachweis feiner Frakturlinien eingesetzt werden.

Durchleuchtung

Die rotierende Durchleuchtung hat aufgrund der hohen Strahlenbelastung nur eine eingeschränkte Indikation und sollte möglichst durch andere Verfahren wie Sonographie, CT oder MRT ersetzt werden. Einsatzgebiete sind intraoperative Kontrollen, die Beurteilung der Gelenkkinetik, Arthrographien und Biopsien.

Altersbestimmung

Beim Neugeborenen und jungen Säugling erfolgt die Skelettaltersbestimmung sonographisch durch den Nachweis der Knochenanlage der distalen Femurepiphyse.

Danach wird zur Bestimmung des Skelettalters die Röntgenaufnahme der linken Hand d.-v. herangezogen, die dann in entsprechenden Atlanten mit für das chronologische Alter typisch entwickelten Händen verglichen wird.

> **Merke!**
> Die Handskelettentwicklung ist durch die zu verschiedenen Zeitpunkten auftretenden Knochenkerne der Handwurzelknochen und den unterschiedlichen Schluß der Epiphysenfugen gut zum Vergleich des chronologischen Alters mit dem Knochenalter geeignet.

6.1.2 Arthrographie

Der in der Röntgennativaufnahme sichtbare Gelenkspalt entspricht nicht der wahren anatomischen Gelenkspaltbreite, sondern dem Raum zwischen den knöchernen Gelenkenden. Die dazwischen liegenden Strukturen wie Gelenkknorpel, Bänder, Periost, synoviale Gelenkauskleidung usw. kommen aufgrund ihrer geringen Strahlenabsorption im Röntgenbild nicht zur Darstellung.

Eine genauere Beurteilung des Gelenkinnenraumes kann durch die **Arthrographie** erfolgen. Jedoch haben die neuen bildgebenden Verfahren wie Sonographie, MRT und auch die Arthroskopie die Arthrographie weitgehend verdrängt.

Indikationen
Hauptindikationen zur Arthrographie im Schultergelenk sind insbesondere nach Schulterluxationen gegeben sowie bei V. a. eine Rotatorenmanschettenruptur oder ein Impingementsyndrom.

Folgende Gelenke lassen sich ebenfalls arthrographisch darstellen, allerdings mit heute eingeschränkter Indikation: Knie-, Hüft-, Ellenbogen- und Handgelenk.

Untersuchungstechnik (Schultergelenk)
Unter sterilen Bedingungen wird unter Durchleuchtung der Gelenkspalt punktiert und ca. 3–5 ml wasserlösliches jodhaltiges Kontrastmittel injiziert. Um einen Doppelkontrast herzustellen, werden im Anschluß daran noch ca. 7 ml Luft nachgegeben. Danach werden Röntgenaufnahmen in zwei Ebenen in Innen- und Außenrotation sowie axial angefertigt bzw. eine Computertomographie der Schulter durchgeführt.

6.1.3 Sonographie

Die Sonographie stellt im Bereich des Bewegungsapparates eine zusätzliche, also additive diagnostische Methode dar. Insgesamt ist die Sonographie von Knochen nur sehr eingeschränkt möglich. Durch die Möglichkeit zur dynamischen Untersuchung kann sie aber gut in der Gelenkdiagnostik eingesetzt werden. Mit der Kenntnis der typischen Bildphänomene im Ultraschall lassen sich Raumforderungen (Ergüsse, Hämatome, Abszesse, Tumoren, Baker-Zysten usw.) sowie Rupturen von Bändern, Muskeln, Sehnen und Gelenkkapseln abklären.

Haupteinsatzgebiete der Sonographie des Bewegungsapparates sind:
- **Schultersonographie:** Meist erste Diagnostik bei degenerativen Veränderungen der Rotatorenmanschette, von Sehnen- und Muskelrupturen und von Schulterluxationen.
- **Hüftgelenkssonographie:** Diagnostik der Säuglings- und Kinderhüfte insbesondere zum Nachweis kongenitaler Hüftluxationen, Morbus Perthes, Epiphysiolysis capitis femoris; Diagnostik der Erwachsenen Hüfte bei V. a. Gelenkerguß, Synovialitis, Bursitis.
- **Kniegelenkssonographie:** Diagnostik von Läsionen des Band- und Kapselapparates, der Patella und der Quadrizepssehne, sowie Nachweis von Kniegelenksergüssen, Bursitiden, Ganglien und Baker-Zysten.

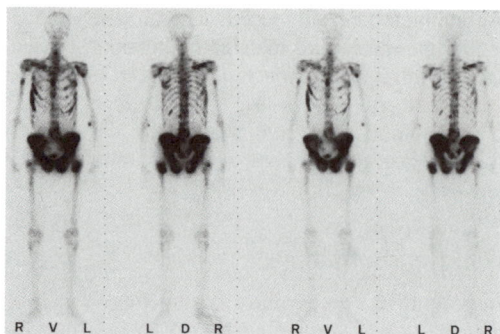

Abb 6.4: Osteoplastische Metastasierung bei einem Prostatakarzinom [7].

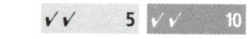

6.1.4 Nuklearmedizinische Untersuchungsverfahren

Die **Skelettszintigraphie** ist eine der am häufigsten durchgeführten nuklearmedizinischen Untersuchungen. Sie dient meist zum Ausschluß bzw. Nachweis von Skelettmetastasen bei Tumorpatienten sowie zusätzlich zu Verlaufs- und Therapiekontrollen (Abb. 6.4). Da die Einlagerung der Radionuklide in die pathologischen Prozesse recht unspezifisch ist (Mehrspeicherungen bei Knochentumoren, Metastasen, Arthrosen, Osteomyelitis, in Heilung befindliche Frakturen usw.), muß die Interpretation der pathologischen Ergebnisse sorgsam überprüft werden und häufig durch zusätzliche gezielte Röntgenaufnahmen oder Kernspintomographien näher differentialdiagnostisch abgeklärt werden.

> **Merke!**
> Im konventionellen Röntgenbild erscheinen pathologische Knochenprozesse erst nach Abbau von mindestens 30–40% des Kalksalzgehaltes. So sind häufig die skelettszintigraphischen Befunde viel früher als das Röntgenbild positiv.

Die Einlagerung des Radionuklids selbst erfolgt in den osteoplastischen Randsaum des Knochens und ist damit von der Aktivität des pathologischen Knochenprozesses abhängig (z.B. Wachstumspotenz des Tumors). In diese osteoplastischen Prozesse lagern sich die applizierten radioaktiv markierten Chelate durch Chemisorption ein und machen den pathologischen Prozeß sichtbar.

Untersuchungstechnik
Heute werden zur Skelettszintigraphie fast ausschließlich mit ^{99m}Tc markierte Phosphonate (Zinndiphosphonate) i.v. verwendet. Die Aufzeichnung erfolgt durch einen speziellen Ganzkörperscanner oder mittels Gammakamera in verschiedenen Ebenen etwa 2–3 h nach Applikation des Radiopharmakons. Ein Teil der Aktivität wird über die Blase ausgeschieden, aus diesem Grund sollte der Patient vor der Aufzeichnung die Blase entleeren, damit keine Überlagerung im Beckenbereich entsteht.

> **Merke!**
> Pathologische Knochenprozesse bewirken meist einen beschleunigten Knochenumbau. Anreicherungen in diese beschleunigten Knochenumbauprozesse werden hot spots genannt. Cold spots, also minderspeichernde Herde, finden sich selten bei rein osteolytischen Prozessen, wie z.B. beim Plasmozytom.

Indikationen
- Knochentumoren
- Metastasen
- entzündliche Skelett- und Gelenkerkrankungen
- orthopädische und pädiatrische Fragestellung (z.B. Morbus Perthes und Hüftkopfnekrose des Erwachsenen)

- traumatische Veränderungen (Unterscheidung zwischen alten und frischen Frakturen)

> **Merke!**
> Die Früherfassung von Knochenmetastasen erfolgt aufgrund der hohen Sensitivität ausnahmslos nuklearmedizinisch.

Fehlermöglichkeiten
Degenerative Prozesse bei älteren Menschen sind schwer von neoplastischen Prozessen unterscheidbar. Osteoporose und Osteomalazie führen zu ausgeprägten Herden. Außerdem kommt es zu Radionuklideinlagerungen in entzündliche, vermehrt durchblutete Weichteilprozesse, in Pleuraexsudate oder die ableitenden Harnwege.

6.1.5 Computertomographie und Magnetresonanztomographie

Die **Computertomographie** (CT) stellt in der Skelettdiagnostik aufgrund ihrer überlagerungsfreien Darstellungsmöglichkeit von Strukturen, ihrer hohen Kontrastauflösung und der damit verbundenen Möglichkeit, angrenzende Weichteile mitzubeurteilen, eine Standardmethode dar.

Haupteinsatzgebiete sind:
- Traumatologie: Becken-, Wirbelkörper-, Gesichtsschädelfrakturen
- Tumordiagnostik
- Bandscheibenvorfälle
- Entzündungen
- Knochendichtemessung: quantitative Analyse des Mineralsalzgehaltes des Knochens (Lendenwirbelkörper)

Die in ihrer Bedeutung ständig zunehmende **Magnetresonanztomographie** (MRT) wird zur Beurteilung von intra- und extraossären Prozessen des Bewegungsapparates eingesetzt.

Hauptindikationen sind:
- Gelenkveränderungen: Knie-, Hüft-, Schultergelenk
- Knochen- und Weichteiltumoren
- aseptische Knochennekrosen
- Osteomyelitis

6.2 Radiologische Befunde

6.2.1 Frakturen

In der Regel reichen **konventionelle Röntgenaufnahmen** in zwei Ebenen zur Frakturdiagnostik aus, wobei die angrenzenden Gelenke auf dem Röntgenbild mit abgebildet sein sollten.

Ist der Frakturnachweis nicht eindeutig, kann eine **konventionelle Tomographie** notwendig werden.

Bei Verletzungen des Kapsel-Band-Apparates werden **gehaltene Aufnahmen** eingesetzt.

Bei Frakturen der Wirbelsäule oder bei Beckenfrakturen wird zusätzlich eine **Computertomographie** durchgeführt.

Allgemeine Frakturzeichen im Röntgenbild
- Aufhellungslinie
- Stufe in der Kortikalis
- Unterbrechung der Spongiosabälkchen
- scharf begrenzte oder gezackte Knochenfragmente
- Spongiosaverdichtungen bei Einstauchungen

Begleitphänomene bei Frakturen
- Weichteilschwellungen
- Gelenkerguß, gedoppelte Kortikalislinie
- intrakapsulärer Fett-Flüssigkeits-Spiegel
- Verlagerung des Fettstreifens

Knochenbruchheilung
- Primäre, direkte Knochenbruchheilung: knöcherne Durchbauung der Fraktur ohne Ausbildung von Ersatzknochen oder Kallus (möglich bei absoluter Ruhigstellung durch Osteosynthesen).
- Sekundäre, indirekte Knochenbruchheilung: Überbrückung des Bruchspaltes mit Kallus.

Erste Heilungszeichen sind im Röntgenbild nach ca. 1–2 Wochen erkennbar. Es findet sich eine Strukturauflockerung der Frakturenden mit Hervortreten des Frakturspaltes. Danach kommt es zur knöchernen Überbrückung, der Frakturspalt wird immer unschärfer.

Frakturformen
Die wichtigsten Frakturformen sind in den Abbildungen 6.5 und 6.6 dargestellt.

6 Bewegungsapparat

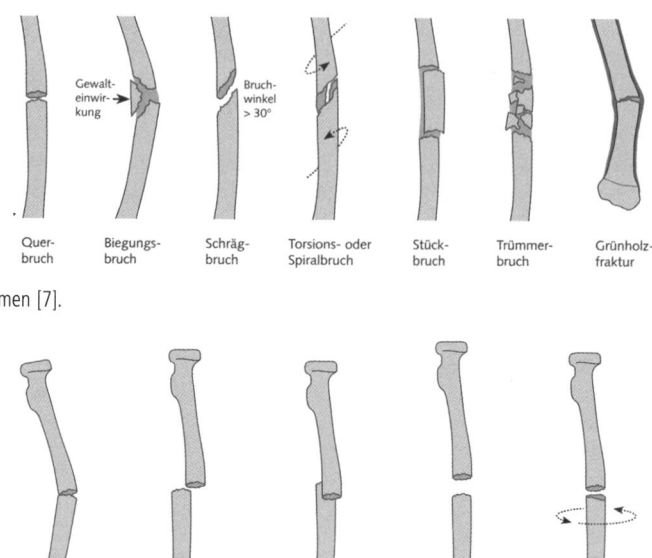

Abb. 6.5: Frakturformen [7].

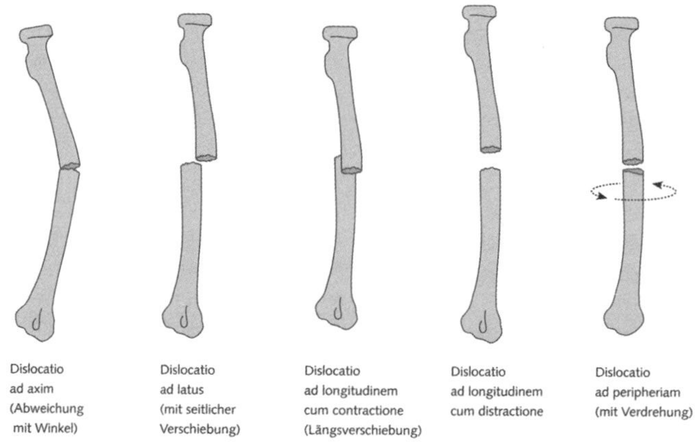

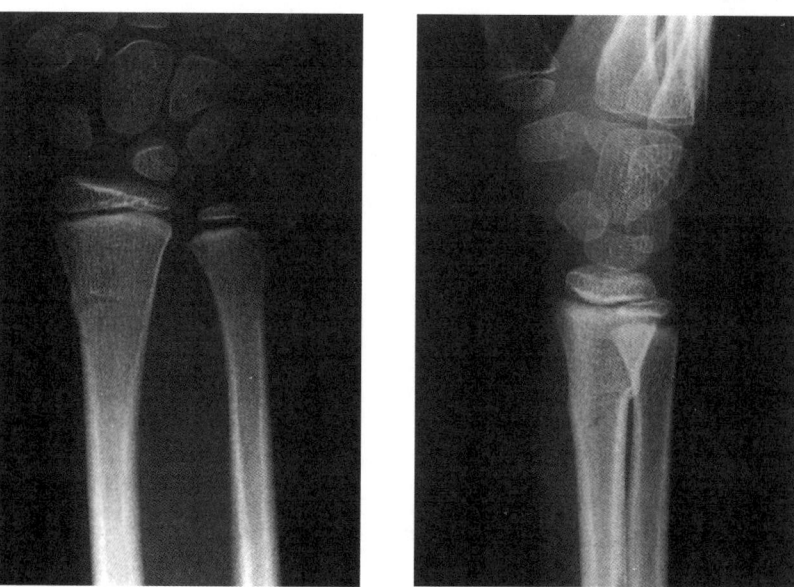

Abb. 6.6: Frakturformen mit Verschiebung des peripheren Fragments [7].

Abb. 6.7: Grünholzfraktur des distalen Radius (loco typico) mit einseitiger Unterbrechung der Kortikaliskontur sowie geringer Dislokation im Seitbild. 2. Staatsexamen, 3/91.

Fraktursonderformen
- **Ermüdungsfraktur:** entsteht im gesunden Knochen bei abnormaler Belastung (z.B. sog. Marschfraktur des Os metatarsale II/III).
- **Fissur:** länglicher, in der Knochenachse verlaufender Frakturspalt ohne vollständige Kontinuitätsunterbrechung.
- **Grünholzfraktur:** typische kindliche Fraktur meist der langen Röhrenknochen, wobei das Periost erhalten ist und nur eine geringe Dislokation besteht (Abb. 6.7).
- **Pathologische Fraktur:** Fraktur ohne adäquates Trauma im erkrankten Knochen mit verringerter Stabilität (Tumor, Metastase, metabolische Knochenerkrankungen).

Gestörte Frakturheilung
- **Pseudarthrose:** Ausbleiben der knöchernen Durchbauung 16–18 Wochen nach der Fraktur mit Ausbildung eines „Scheingelenks" (Abb. 6.8). Ursachen sind mangelnde Ruhigstellung, schlechte Durchblutung, Infektionen und schlechte Stoffwechsellage. Man unterscheidet hypertrophe Pseudarthrosen mit überschießender Knochenreaktion, atrophe Pseudarthrosen mit fehlender knöcherner Reaktion sowie Knochennekrosen.
- **Sudeck-Atrophie (Reflexdystrophie):** Vaskuläre/neurologische Ursache als Komplikation der Frakturheilung. Röntgenzeichen findet man 2–8 Wochen nach beginnender Klinik mit Weichteilschwellung, fleckiger Osteoporose und Rarefizierung der subchondralen Spongiosa (Abb. 6.9).
- **Immobilisationsosteoporose:** durch Ruhigstellung oder Schonung Abnahme der Knochendichte mit vermehrter Strahlentransparenz.

Osteosynthetische Versorgung
Eine operative Behandlung mit osteosynthetischem Material ist immer dann notwendig, wenn von einer Frakturheilung ohne Dislokation der einzelnen Frakturfragmente nicht ausgegangen werden kann.
- **Schraubenosteosynthese:** verschiedene Schraubenarten, die zur Fixation in der Kortikalis oder Spongiosa dienen (Abb. 6.10).
- **Plattenosteosynthese:** unterschiedliche Plattenformen zur Kompression oder Abstützung von Frakturen, z.B. Winkelplatten bei intratrochantärer Fraktur, dynamische Hüftschrauben bei proximalen Femurfrakturen usw.
- **Marknagelosteosynthese:** intramedulläre Schienung vor allem bei Frakturen der langen Röhrenknochen (Abb. 6.11).
- **Zuggurtung:** z.B. bei Querfrakturen der Patella oder am Olekranon.
- **Fixateur externe:** äußerer Festhalter mit 2- oder 3-dimensionaler Querverstrebung, bei schwierigen Extremitäten- oder Beckenfrakturen.

Lockerungszeichen im Röntgenbild bei osteosynthetischer Versorgung
- Aufhellungen (Resorption) entlang des Osteosynthesematerials (Abb. 6.12)
- persistierende Frakturlinie und Kallusbildung
- Dislokation des Osteosynthesematerials

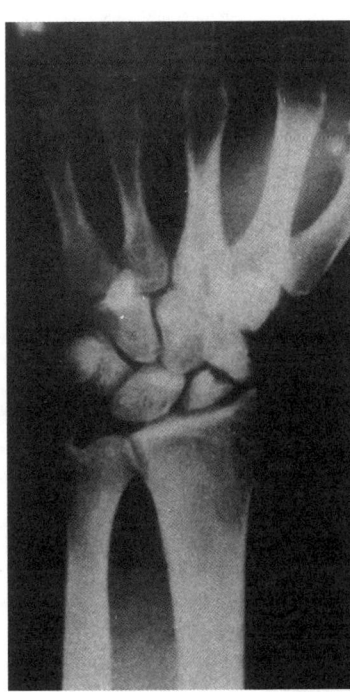

Abb. 6.8: Pseudarthrose des Os naviculare mit deutlichem Frakturspalt mit sklerosierten abgerundeten Frakturrändern. 2. Staatsexamen, 3/91.

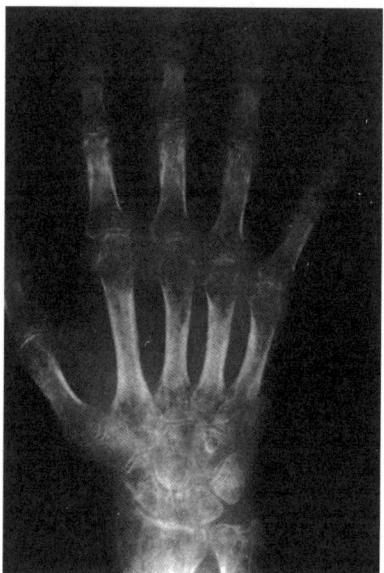

Abb. 6.9: Sudeck-Dystrophie mit fleckiger Kalksalzminderung und Rarefizierung der subchondralen Spongiosa nach Oberarmfraktur. 2. Staatsexamen, 3/93.

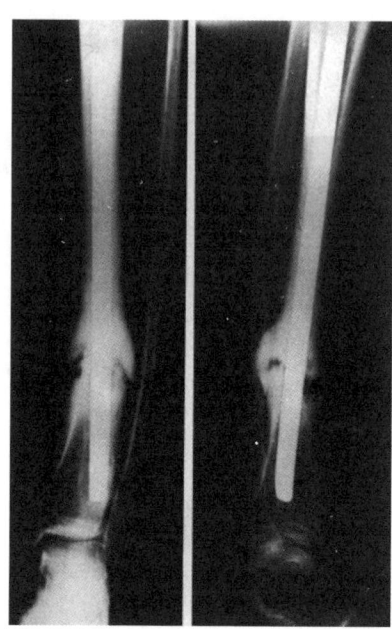

Abb. 6.11: Marknagelung der Tibia bei Z. n. Tibiafraktur im distalen Drittel. Der Frakturspalt ist noch deutlich sichtbar, die Frakturenden sind glatt begrenzt und abgerundet, so daß von einer Pseudarthrose ausgegangen werden kann. 2. Staatsexamen, 3/88.

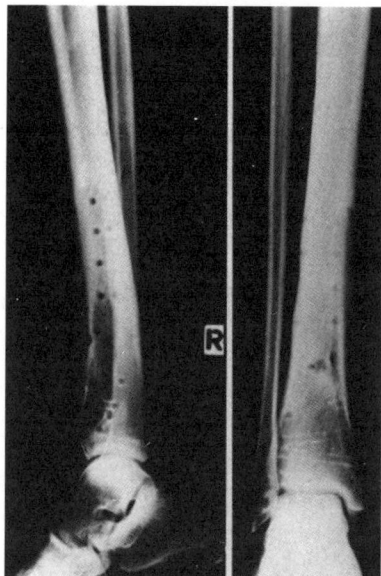

Abb. 6.10: Z. n. Osteosynthese und Entfernung des osteosynthetischen Materials am rechten Unterschenkel. Man erkennt noch die Bohrkanäle zur Verankerung der verwendeten Schrauben. 2. Staatsexamen, 3/87.

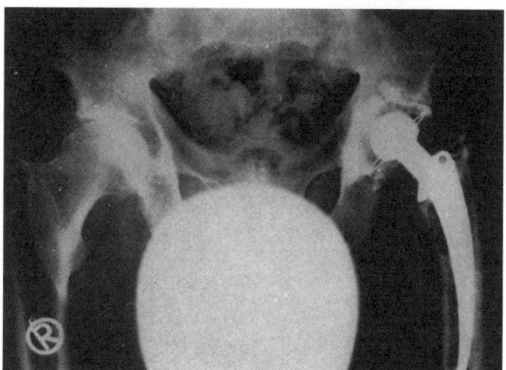

Abb. 6.12: Hüftgelenksvollprothese mit Lockerung des Endoprothesenschafts. Es zeigt sich ein Aufhellungssaum um den gesamten Schaft, die umgebende Knochenstruktur ist fleckig aufgelockert. 2. Staatsexamen, 8/88.

Kindliche Frakturen

Neben der Grünholzfraktur können bei Kindern bei noch nicht geschlossener Epiphysenfuge durch äußere Gewalteinwirkung Epiphysenlösungen auftreten. Die Einteilung erfolgt nach der Aitken- oder Salter-Klassifikation (Abb. 6.13):
- **Aitken 0/Salter I:** Bruchlinie durch die verkalkte Matrix der Epiphysenfuge, wobei der Wachstumsbereich nicht berührt wird, einfache Epiphysenlösung.
- **Aitken I/Salter II:** Teillösung der Epiphysenfuge mit diaphysärer Fraktur.
- **Aitken II/Salter III:** Teillösung der Epiphysenfuge mit epiphysärer Fraktur (Abb. 6.14).
- **Aitken III/Salter IV:** epiphysäre-metaphysäre Fraktur.
- **Salter V:** Kompressionsfraktur durch die Wachstumsfuge mit Einstauchung.

Wirbelsäulenfrakturen

Stabile Wirbelsäulenfrakturen
- Bandstrukturen intakt
- isolierte Wirbelkörperfraktur bei intakter Hinterkante
- isolierte Bogenfrakturen
- isolierte Frakturen der Quer-/Dornfortsätze

Instabile Wirbelsäulenfrakturen
- Wirbelkörperfrakturen unter Einschluß der Hinterkante
- komplexe Bogenfrakturen
- Frakturen im Bereich der Gelenkfortsätze

Drei-Säulen-Einteilung nach Denis
- Vordere Säule: vordere ⅔ des Wirbelkörpers und der Bandscheibe, inklusive des Lig. longitudinale anterius (Abb. 6.15: V–W)
- Mittlere Säule: hinteres Drittel des WK und der Bandscheibe, inklusive des Lig. longitudinale posterius (Abb. 6.15: W–X).

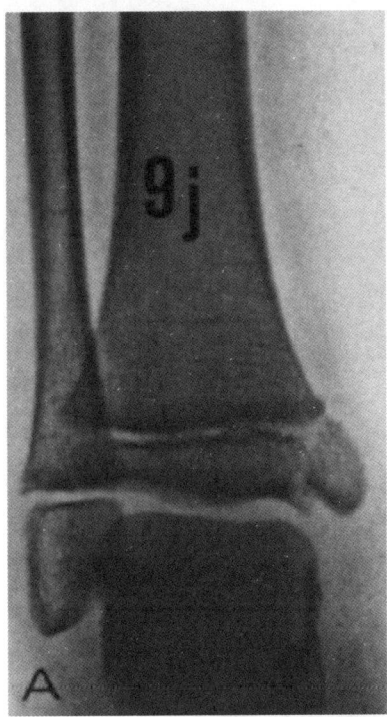

Abb. 6.14: Aitken-II-Fraktur der Tibia. Die Frakturlinie verläuft nahezu senkrecht zur Epiphysenfuge und zum Gelenkspalt mit Absprengung eines Teils des Innenknöchels. Die Fraktur betrifft also sowohl die Epiphysenfuge als auch den Gelenkspalt. 2. Staatsexamen, 8/91.

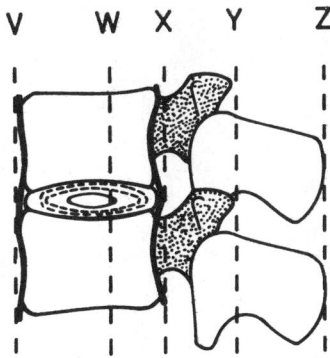

Abb. 6.15: Drei-Säulen-Modell nach Denis. 2. Staatsexamen, 3/96.

	Epiphysenlösung		Epiphysenfraktur	
Salter	I	II	III	IV
Aitken		I	II	III

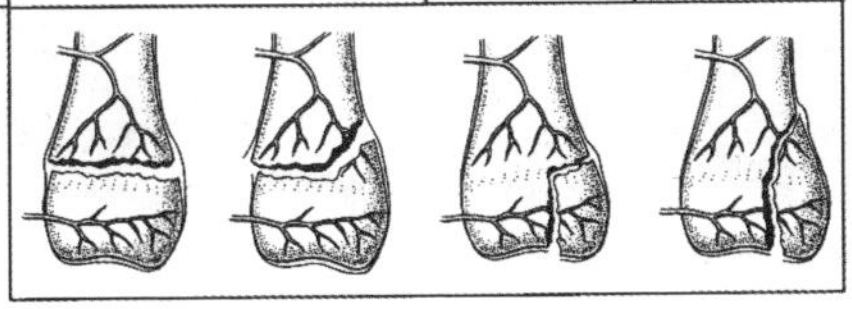

Abb. 6.13: Einteilung der kindlichen Epiphysenfrakturen.

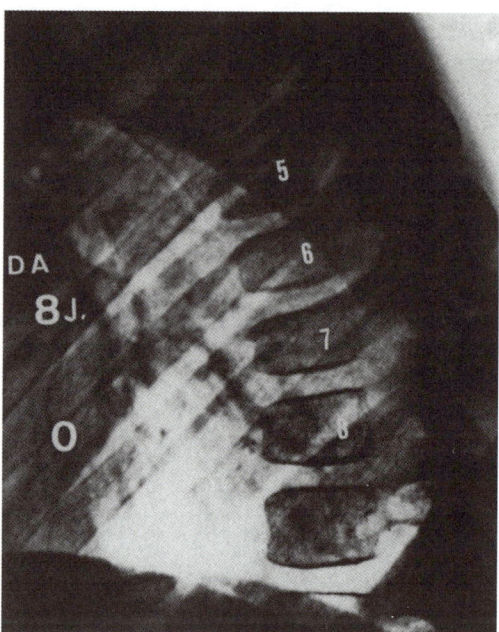

Abb. 6.16: Wirbelsäulenkompressionsfrakturen der BWK 5–8 bei 8jährigem Mädchen. 2. Staatsexamen, 8/88.

- Hintere Säule: hinterer Bänderkomplex (Lig. supraspinosum und infraspinosum), Kapsel der Intervertebralgelenke, Lig. flavum, hinterer Anteil des Wirbelbogens.

> **Merke!**
>
> Ein 1-Säulen-Bruch ist stabil, ein 3-Säulen-Bruch instabil. Bei Beteiligung der mittleren Säule ist eine Wirbelsäulenfraktur instabil.

Typische Wirbelkörperfrakturen sind in den Abbildungen 6.16 bis 6.19 dargestellt.

Fraktursonderformen der HWS
- **Jefferson-Fraktur:** instabile Kompressionsfraktur mit beidseits symmetrischem Bruch des vorderen und hinteren Atlasbogens und Zerreißung des Lig. transversum atlantis (Abb. 6.20).
- **Densfraktur:** 10 % aller HWS-Frakturen (Abb. 6.21)
  - Typ I: Schrägfraktur des oberen Densanteils, stabil.
  - Typ II: Querfraktur durch die Densbasis, instabil.
  - Typ III: Fraktur durch die Densbasis und den Axiskörper, stabil.
- **Teardrop-Fraktur:** instabile Fraktur durch Abriß der vorderen Unterkante des Wirbelkörpers (Teardrop-Fragment) sowie Dorsalverschiebung des Wirbelkörpers in den Spinalkanal hinein mit Riß des Lig. longitudinale anterius und des Lig. longitudinale posterius. Zusätzlich können noch

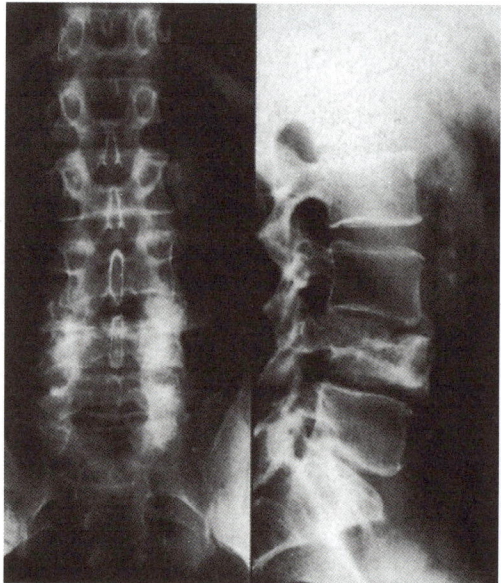

Abb. 6.17: Fraktur des 4. LWK mit deutlicher Höhenminderung sowohl der Vorder- als auch der Hinterkante, instabile Fraktur. 2. Staatsexamen, 3/93.

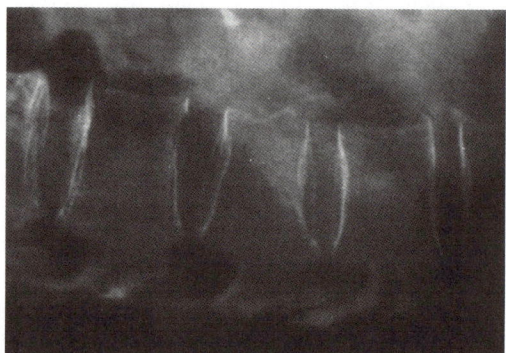

Abb. 6.18: Wirbelkörperkompressionsfraktur im thorakolumbalen Übergang mit kleiner Absprengung an der Vorderkante sowie diffuse Transparenzerhöhung bei Osteoporose. 2. Staatsexamen, 3/93.

6.2 Radiologische Befunde

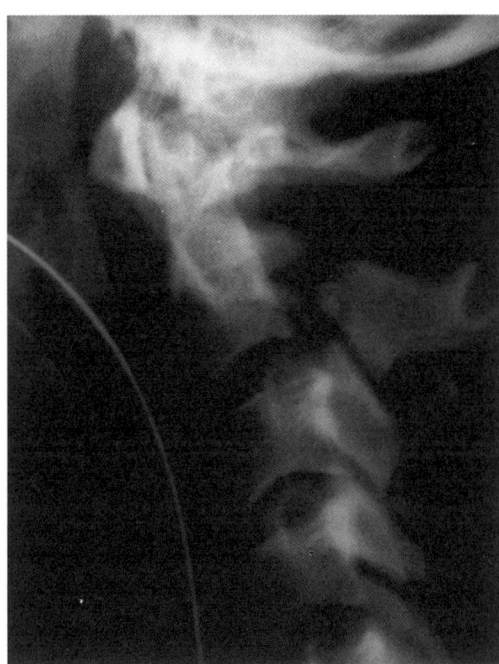

Abb. 6.19: Hangman's fracture: Fraktur des HWK 2 mit Abriss des Wirbelbogens und der Gelenkflächen. 2. Staatsexamen, 3/99.

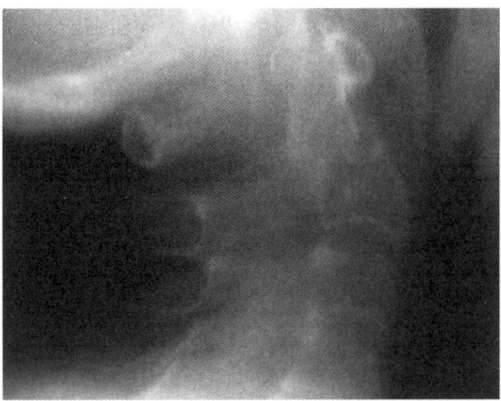

Abb. 6.21: Densfraktur mit Verschiebung des gesamten Dens nach dorsal und wahrscheinlich auch einer Kompression des Rückenmarks. 2. Staatsexamen, 3/90.

Zusätzlich können an der HWS **Luxationen** (kein Kontakt zwischen den beiden Gelenkflächen), **Subluxationen** (Kontakt zwischen den Gelenkflächen noch vorhanden) sowie Gefügelockerungen (ligamentär bedingte Verletzungen, Abb. 6.22) auftreten.

Dornfortsätze und Wirbelbögen frakturiert und Wirbelgelenke gesprengt sein.
- **Hangman's Fraktur**: doppelseitige Bogenfraktur des Axis, instabil, meist nach Autounfällen (Abb. 6.19).

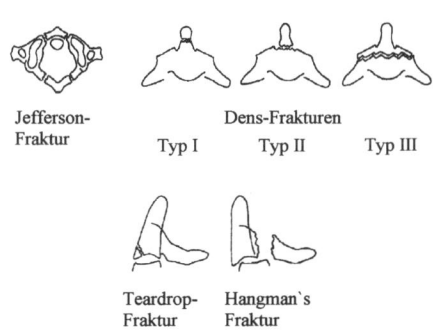

Abb. 6.20: Frakturen der HWS [9].

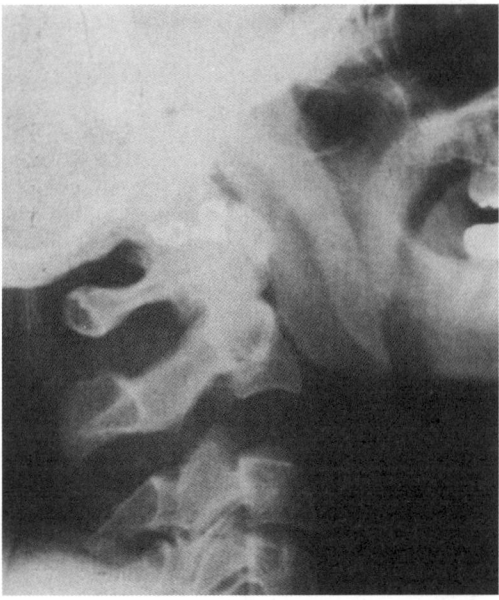

Abb. 6.22: Segmentale Gefügelockerung C2/3 sowie Subluxation C2/3. 1. Staatsexamen, 8/83.

Verletzungen der oberen Extremität

Klavikulafraktur
Ursache ist meist ein Sturz auf den ausgestreckten Arm, wobei das mittlere Drittel am häufigsten betroffen ist (Abb. 6.23).

Akromioklavikulargelenkverletzungen
Verletzungen im AC-Gelenk entstehen durch einen Sturz auf den ausgestreckten Arm oder einen seitlichen Schlag auf die Schulter (Abb. 6.24).
- Tossy I: Überdehnung der Ligg. acromio- und coracoclaviculare.
- Tossy II: Ruptur des Lig. acromioclaviculare, Dehnung des Lig. coracoclaviculare, AC-Gelenk 1,0–1,5 cm weit, korakoklavikulare Distanz < 2,2 cm.
- Tossy III: Ruptur beider Ligg., AC-Gelenk > 1,5 cm, korakoklavikulare Distanz > 2,2 cm.

Schultergelenkluxation
- **Vordere Luxation:** 95% aller Luxationen. Der Humeruskopf liegt unter dem Unterrand des Glenoids (Abb. 6.25).

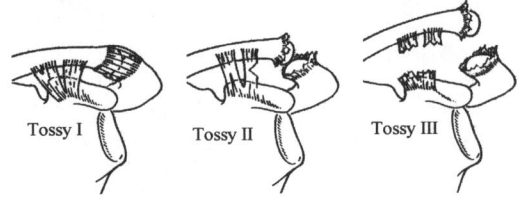

Abb. 6.24: Akromioklavikularverletzungen [9].

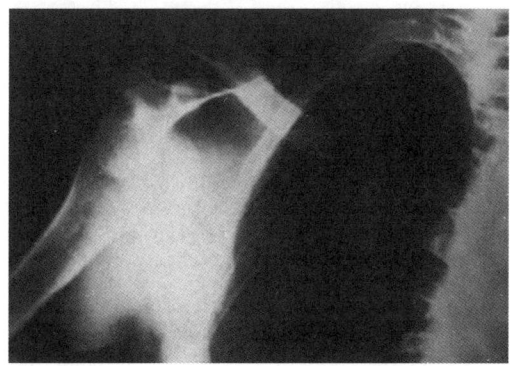

Abb. 6.25: Luxation der rechten Schulter. 2. Staatsexamen, 3/90.

Mögliche Komplikation ist eine Impressionsfraktur des Humeruskopfes:
- Hill-Sachs-Läsion: Eindellung an der hinteren Lateralseite des Humeruskopfes
- Bankart-Läsion: Impressionsfraktur am vorderen Rand der unteren Pfannenhälfte (Abb. 6.26)
- **Hintere Luxation:** ca. 5% aller Luxationen. Überlappung von Humeruskopf und Gelenkpfanne.

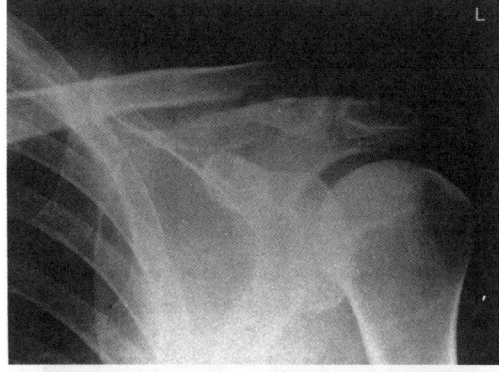

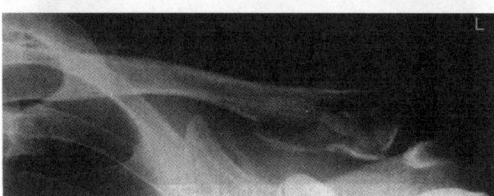

Abb. 6.23: Trümmerfraktur des lateralen Endes der Klavikula. Das Akromioklavikulargelenk ist intakt. 2. Staatsexamen, 3/89.

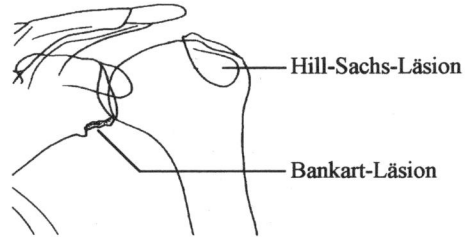

Abb. 6.26: Bankart-Läsion, Hill-Sachs-Delle [9].

Tabelle 6.2: Humerusfrakturen

proximale Humerusfrakturen	Humerusschaftfrakturen	distale Humerusfrakturen
1. subkapitale Humerusfraktur (Abb. 6.27): in Höhe des Collum chirurgicum, mit Einstauchungen (günstig) und/oder Luxationen, Abduktion/Adduktion (ungünstig) 2. Fraktur des Tuberculum majus: häufig kombiniert mit subkapitaler Fraktur 3. Fraktur im Collum anatomicum	Quer-, Schräg-, Spiralbrüche, Trümmerfrakturen insg. selten, Komplikation: Schädigung des N. radialis (Abb. 6.28)	1. **extraartikulär** • suprakondyläre Extensionsfraktur: bei Kindern häufiger • suprakondyläre Flexionsfraktur: selten 2. **intraartikulär** • Abriß des Epicondylus humeri medialis • Abriß des Epicondylus humeri lateralis (Abb. 6.29) • Y-Fraktur

Aus Lasserre, A., Memorix Radiodiagnostik. Chapman & Hall, 1997.

Bei rezidivierenden Schulterluxationen wird meist ein **Arthro-CT** zur Beurteilung der knöchernen Verletzungen (Hill-Sachs-Läsion, Bankart-Läsion, Fraktur des Tuberculum majus/minus) und von Kapselläsionen (Kapselablösung, vergrößertes Gelenkvolumen, erweiterte Gelenkkapsel) durchgeführt.

Humerusfrakturen
Die Humerusfrakturen lassen sich in Humerusschaftfrakturen, proximale und distale Humerusfrakturen einteilen (Tab. 6.2).

Unterarm-Luxationsfrakturen
- Monteggia-Fraktur: Fraktur der proximalen Ulna und Radiusköpfchenluxation (Abb. 6.30).
- Galeazzi-Fraktur: Fraktur des distalen Radius und Ulnaluxation.

Radiusköpfchenfraktur
Die Fraktur des Radiusköpfchens stellt eine häufige Verletzung dar, die jedoch nicht selten sogar bei Aufnahmen in mehreren Ebenen übersehen wird (Abb. 6.31).

Distale Radiusfraktur
- Colles-Fraktur: Fraktur in loco typico, Extensionsfraktur mit Abkippung des Fragments nach dorsal (Abb. 6.32).
- Smith-Fraktur: Flexionsfraktur mit Abkippung des Fragments nach volar (Abb. 6.33).

Os-naviculare-Fraktur (Kahnbeinfraktur)
Die Fraktur des Os naviculare (Os scaphoideum) ist die häufigste Fraktur der Handwurzel mit der Gefahr einer Pseudarthrose sowie einer Kahnbeinnekrose und der Instabilität des karpalen Gelenks. Zunächst wird das Handgelenk in zwei Ebenen geröntgt (Abb. 6.34), dann wird eine sog. Navikulare-Serie in vier Ebenen und evtl. eine Tomographie

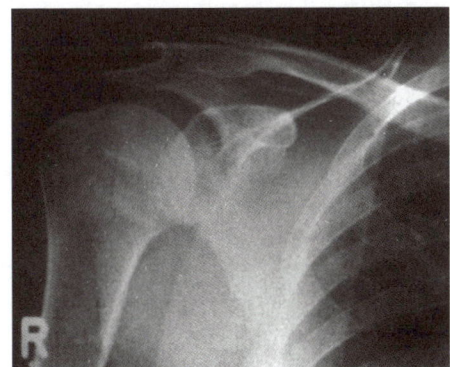

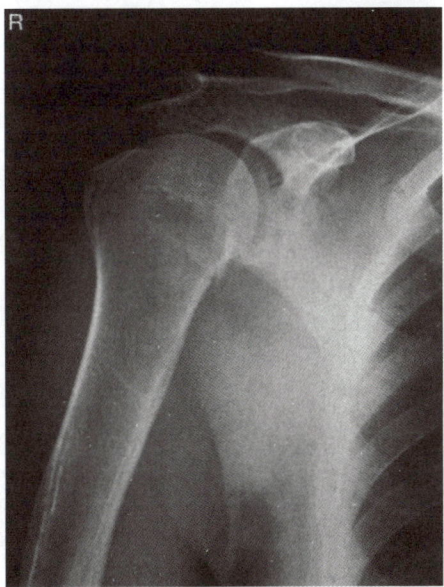

Abb. 6.27: Nicht dislozierte subkapitale Humerusfraktur. Man erkennt die Frakturlinie unterhalb des Humeruskopfes. 2. Staatsexamen, 3/91.

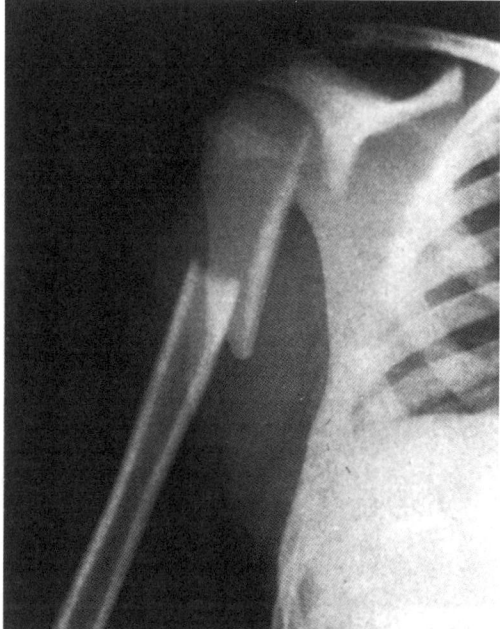

Abb. 6.28: Humerusschaftfraktur im proximalen Bereich mit deutlicher Dislokation bei einem Jugendlichen. 2. Staatsexamen, 8/87.

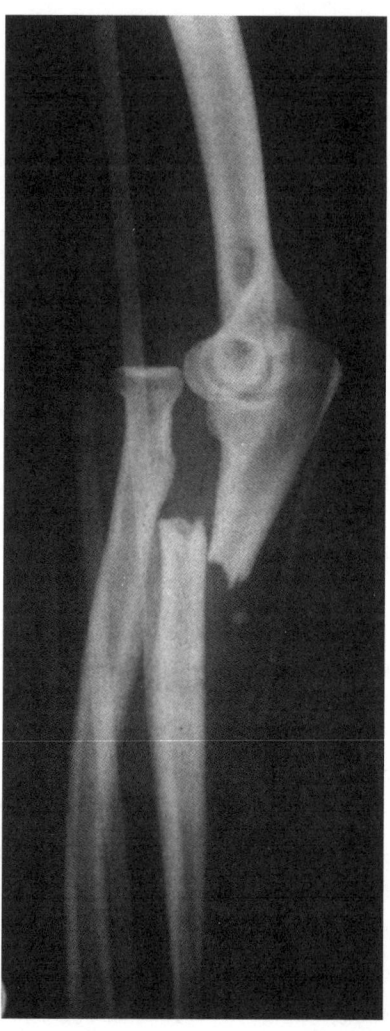

Abb. 6.30: Monteggia-Fraktur: Fraktur der proximalen Ulna mit Luxation des Radiusköpfchens. 2. Staatsexamen, 8/89.

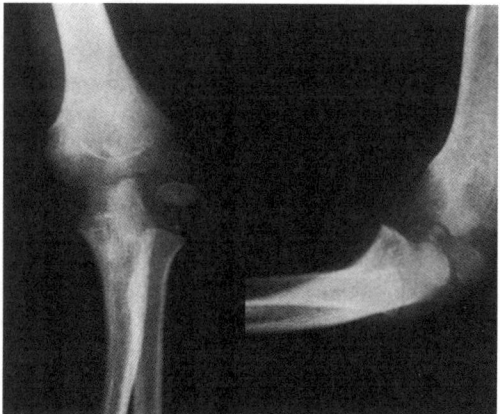

Abb. 6.29: Abrissfraktur des Condylus humeri radialis bei einem Kind. Neben dem abgerissenen Fragment ist noch der Knochenkern mit seinen abgerundeten Kanten erkennbar. 2. Staatsexamen, 8/89.

6.2 Radiologische Befunde

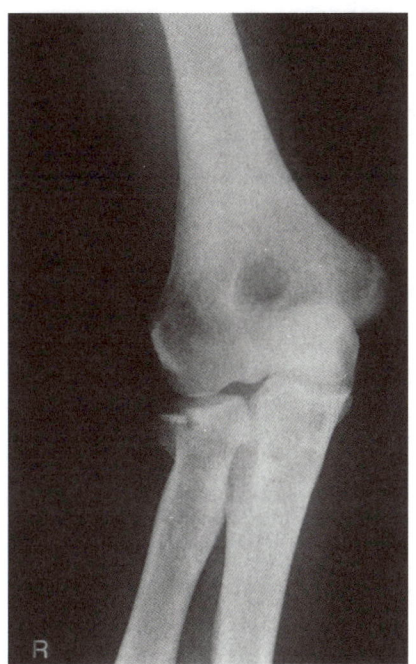

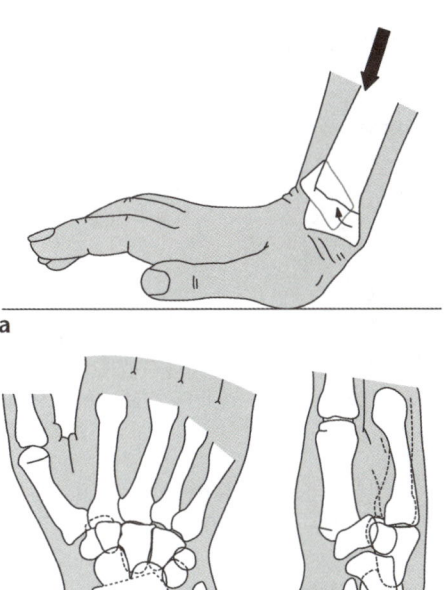

a

b a.-p.   c seitlich

Abb. 6.32: Colles-Fraktur.

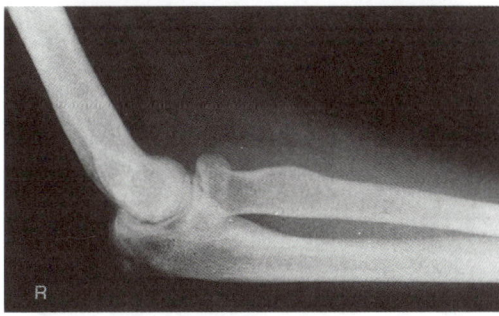

Abb. 6.31: Radiusköpfchenfraktur nach Sturz auf den Ellenbogen. 1. Staatsexamen, 3/90.

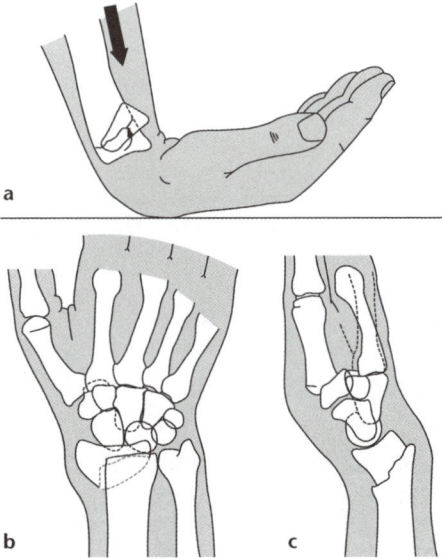

a

b   c

Abb. 6.33: Smith-Fraktur.

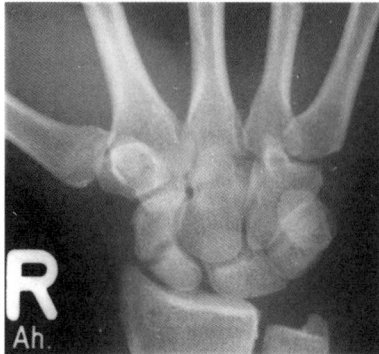

Abb. 6.34: Fraktur des Os naviculare bei 15jährigem. 2. Staatsexamen, 8/96.

durchgeführt. Ist der Frakturspalt nicht sicher abgrenzbar, kann ggf. eine Kontrolle nach 2 Wochen erfolgen.

Os-hamatum-Fraktur
Frakturen des Os hamatum sind häufig Ermüdungsfrakturen und kommen z. B. beim Golf- oder Tennisspielen vor (Abb. 6.35).

Bennett-Fraktur
Intraartikuläre Schrägfraktur der Basis von Metacarpale I mit Luxation im Sattelgelenk sowie Dislokation nach dorsal und radial (Abb. 6.36).

Luxationen der Handwurzelknochen
- Perilunäre Luxation: 2- bis 3mal häufiger als die Lunatum-Luxation. In der Seitaufnahme ist das Os capitatum gegen den distalen Radius verschoben, wobei das Mondbein die Gelenkkontinuität zum Radius beibehält, aber verschoben ist.

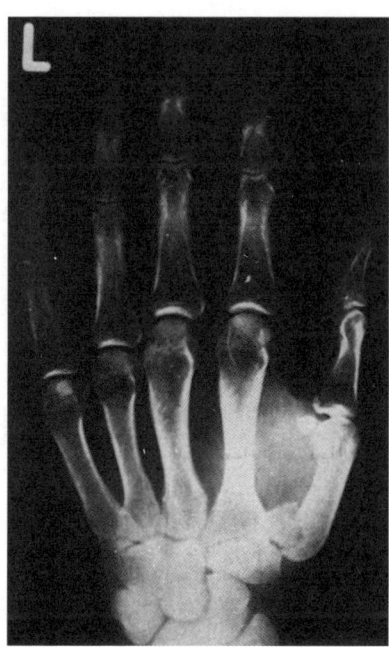

Abb. 6.36: Bennett-Fraktur: Fraktur mit Luxation an der Basis von Metacarpale I, die in das Daumensattelgelenk einstrahlt. 2. Staatsexamen, 8/87.

- Lunatum-Luxation: Das Os lunatum ist gegenüber der Längsachse des distalen Radius verdreht mit Aufhebung der Gelenkkontinuität zum Radius. Das Os capitatum bleibt stehen (Abb. 6.37).

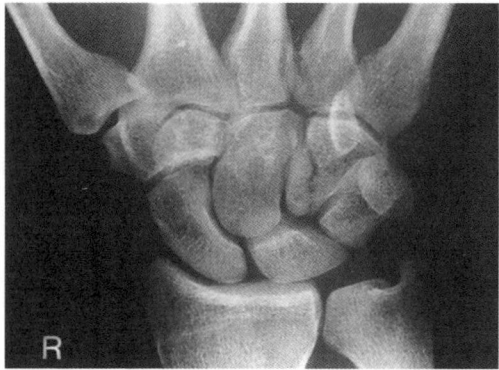

Abb. 6.35: Fraktur des Os hamatum. 1. Staatsexamen, 8/90.

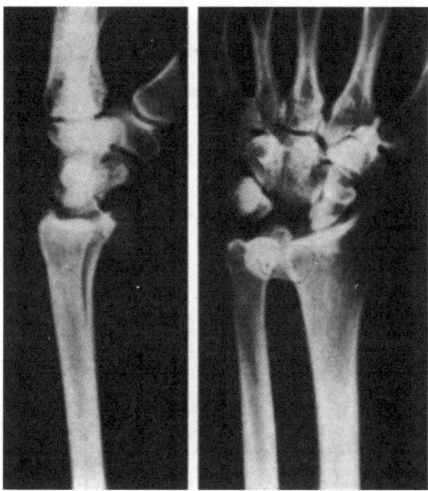

Abb. 6.37: Lunatum-Luxation. 2. Staatsexamen, 8/84.

Verletzungen der unteren Extremität

Schenkelhalsfrakturen

Die Ursache ist bei älteren Personen meist ein Sturz auf den osteoporotisch vorgeschädigten Oberschenkel. Aber auch Ermüdungsbrüche bei Knochenzellnekrosen können sich am Schenkelhals manifestieren (Abb. 6.38). Man unterscheidet
- mediale intraartikuläre und
- laterale extraartikuläre Schenkelhalsbrüche (Abb. 6.39).

Die medialen Schenkelhalsbrüche sind entweder Abduktions- oder Adduktionsbrüche und können bezüglich ihrer Prognose in drei Grade eingeteilt werden (Abb. 6.40):
- Pauwels I: Winkel der Frakturlinie zur Horizontalen < 30°, primär günstig.
- Pauwels II: Winkel der Frakturlinie zur Horizontalen 30–70°, stabil.
- Pauwels III: Winkel der Frakturlinie zur Horizontalen > 70°, ungünstig.

Beckenfrakturen

Beckenfrakturen (Abb. 6.41 bis 6.43) werden eingeteilt in:
- Beckenrandfrakturen: Abrißfrakturen, Steiß- und Sitzbeinfrakturen.
- Beckenringverletzungen: vordere, hintere oder doppelte Vertikalfrakturen, Sprengung der Symphyse oder der Iliosakralfuge.

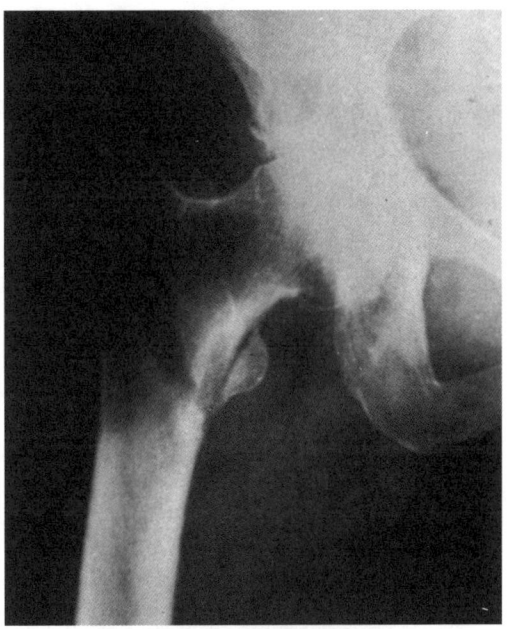

Abb. 6.39: Pertrochantäre Femurfraktur mit einer Frakturlinie quer durch das Trochantermassiv und Absprengung des Trochanter minor. 2. Staatsexamen, 8/89.

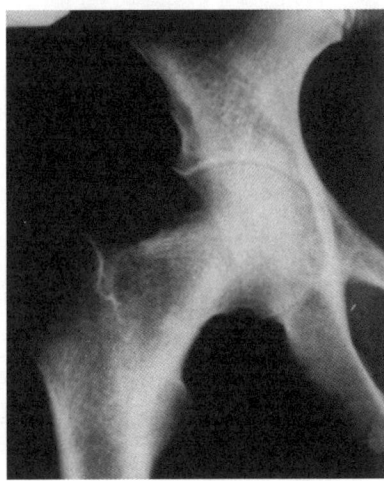

Abb. 6.38: Ermüdungsfraktur des Schenkelhalses.

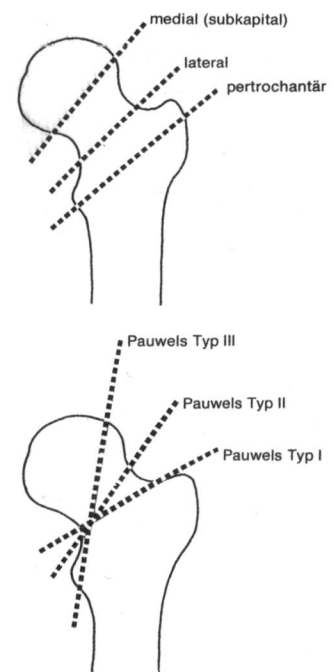

Abb. 6.40: Einteilung der Schenkelhalsfrakturen [10].

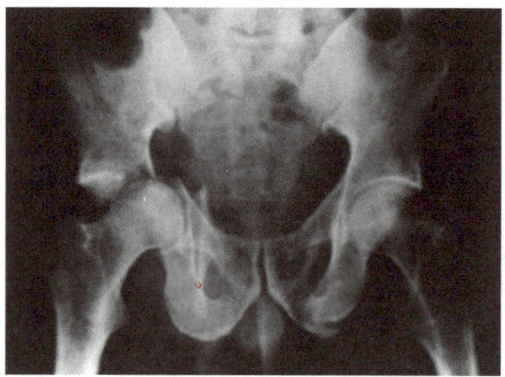 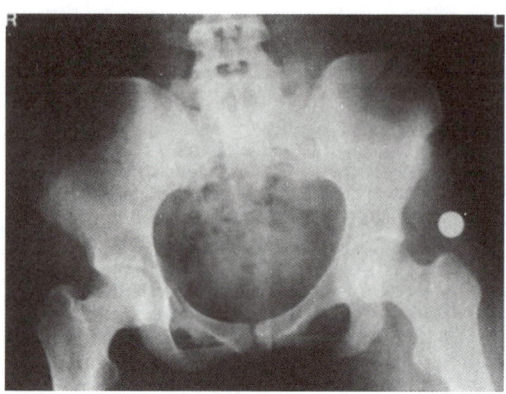

Abb. 6.41: Komplizierte Beckenringfraktur mit Impressionsfraktur des Azetabulums rechts und Fraktur des Os pubis und Os ischii links.

Abb. 6.42: Fraktur des Os pubis rechts sowie der Ala ossis ilii links. 1. Staatsexamen, 3/89.

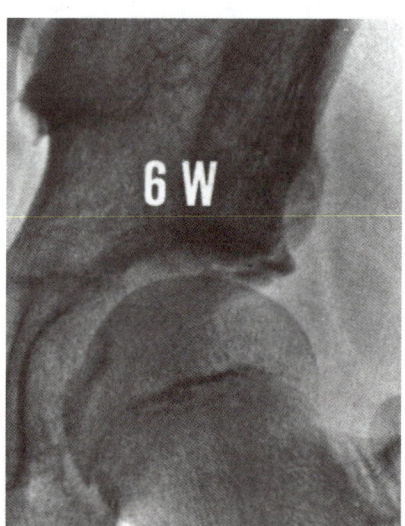 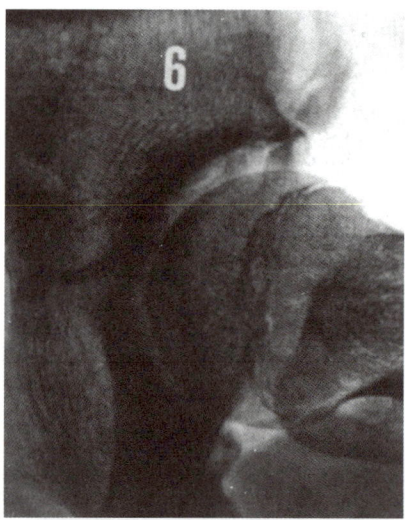

Abb. 6.43: Apophysenlösung an der Spina iliaca anterior inferior bei einem 14jährigen Jungen. Man erkennt oberhalb des kranialen Pfannenerkers an der Spina iliaca anterior inferior eine Aufhellungslinie mit Konturunterbrechung. 2. Staatsexamen, 3/91.

Bei V. a. eine Beckenfraktur wird zunächst eine Beckenübersichtsaufnahme angefertigt. Bei Azetabulumfrakturen werden zusätzlich Ala- und Obturator-Aufnahmen sowie eine CT angefertigt.

Merke!
Bei Beckenringfrakturen besteht die Gefahr eines hämorrhagischen Schocks sowie begleitender Verletzungen im Urogenitalbereich.

Bei einer Hämaturie sollte immer an eine Harnröhrenruptur gedacht werden, die mit einer retrograden Urethrozystographie abgeklärt werden kann.

Frakturen der Knieregion
Bei Verkehrsunfällen ereignen sich häufig Verletzungen in der Knieregion:
- Frakturen des distalen Femurs
- Frakturen der proximalen Tibia (Abb. 6.44, 6.45)

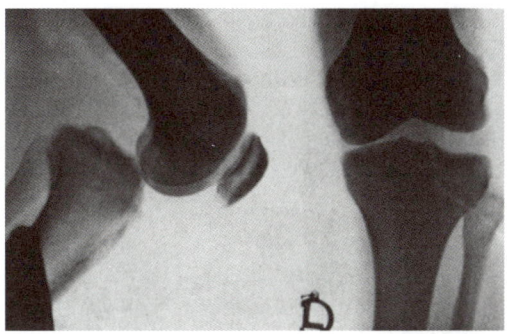

Abb. 6.44: Vollständige Luxation der Unterschenkelknochen nach dorsal gegenüber dem Femur. Es muß von einer Verletzung des Kapsel-Band-Apparates und begleitenden Gefäß- und Nervenverletzungen ausgegangen werden. 2. Staatsexamen, 3/90.

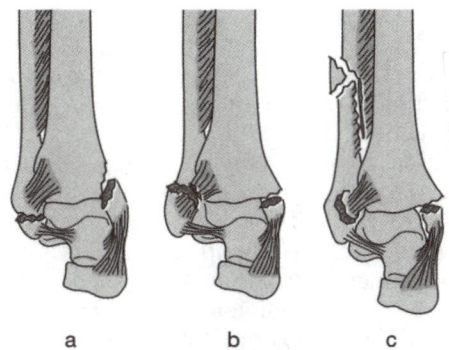

Abb. 6.46: Sprunggelenksfrakturen nach Weber [11].

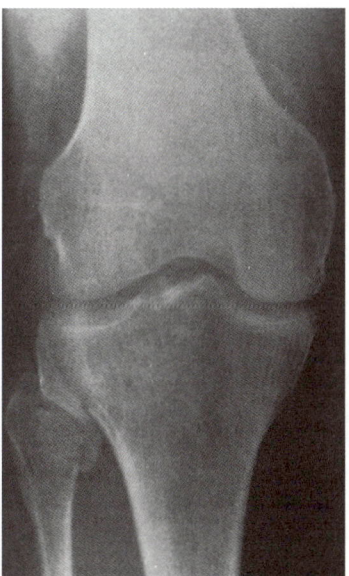
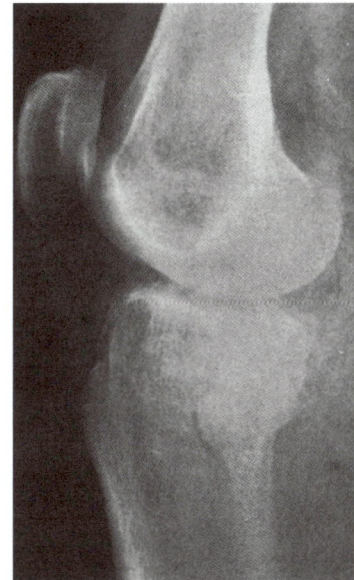

Abb. 6.45: Fraktur der proximalen Fibula sowie der proximalen Tibia. 2. Staatsexamen, 8/88.

- Frakturen und Luxationen der Patella

Sprunggelenksfrakturen
Sprunggelenksfrakturen werden gemäß der Klassifikation nach Weber eingeteilt (Abb. 6.46):
- Weber A: Fibulafraktur distal der intakten Syndesmose, Fraktur des Innenknöchels oder intakte Fibula und Ausriß des Außenbandes.
- Weber B: Fibulafraktur in Höhe der Syndesmose, die intakt bleibt oder partiell reißt, Abriß des Innenknöchels oder Innenbandabriß.
- Weber C: Fibulafraktur proximal der Syndesmose, Ruptur der Syndesmose und der Membrana interossea, Innenknöchelfraktur oder Innenbandriß.
- Maisonneuve-Fraktur: hohe Weber-C-Fraktur (Abb. 6.47).

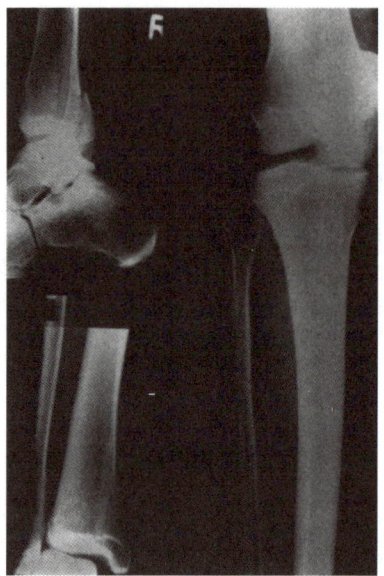

Abb. 6.47: 1. Fraktur der distalen Fibula (Frakturlinie im dorsalen gelenknahen Bereich der distalen Fibula); 2. Subluxation des Talus gegenüber der distalen Tibia (in der a.-p. Aufnahme ist der Abstand zwischen Innenknöchel und medialer Talusfläche zu groß); 3. Fraktur der proximalen Fibula. Es handelt sich also um eine Maisonneuve-Fraktur mit Absprengung des hinteren Volkmann-Dreiecks und Subluxation im OSG. 2. Staatsexamen, 8/90.

✓ 3 ✓✓✓ 17

6.2.2 Primäre und sekundäre Knochentumoren

Diagnostische Methoden

- **Nativröntgen:** Zunächst werden konventionelle Aufnahmen in zwei Ebenen, ggf. Zielaufnahmen und die konventionelle Tomographie eingesetzt.
- **Sonographie** dient der Beurteilung von Weichteiltumoren bzw. Weichteilanteilen von Knochentumoren und der Metastasensuche.
- **CT** eignet sich zur Beurteilung der ossären Struktur mit ihren Grenzflächen (Innen- und Außenkontur der Kortikalis), zur Darstellung des Markraumes, zum Nachweis von Verkalkungen und eventueller Weichteilinfiltrationen sowie der Differenzierung der Raumforderungen in vaskulär/avaskulär, fetthaltig/zystisch/solide und zur Metastasensuche.
- **Angiographie** ist nur bei spezieller Fragestellung indiziert und dient zur Beurteilung der Gefäßmorphologie und des Vaskularisationsgrades.
- **MRT:** Die Beurteilung der Tumorausbreitung ist durch den hohen Weichteilkontrast gut möglich, insbesondere kann eine Tumordarstellung in die Weichteile und intramedullär sowie eine präoperative Abklärung erfolgen.
- **Szintigraphie:** Aufgrund der hohen Sensitivität ist eine Früherkennung möglich, die Spezifität ist allerdings gering. Eine Differenzierung zwischen osteolytischen (cold spots) und osteoplastischen (hot spots) Herden kann erfolgen, eine Differenzierung zwischen gut- und bösartigen Tumoren hingegen nicht.

Bei der Beurteilung von **solitären Knochenläsionen** sind folgende Bildmerkmale im **Röntgenbild** besonders zu berücksichtigen:
- **Patientenalter**
- **Lokalisation**
- **Morphologie:** Destruktionsmuster, Wachstumsgeschwindigkeit, Periostreaktion, Weichteilveränderungen.
- **Malignitätszeichen:** Spiculae (sonnenstrahlenartige Verkalkungen), Codman-Dreieck (dreieckförmige Periostverdickung mit Verkalkung), Periostreaktionen (zwiebelschalenartig, lamellär), mottenfraßähnliche Osteolysen (Abb. 6.48, 6.49).

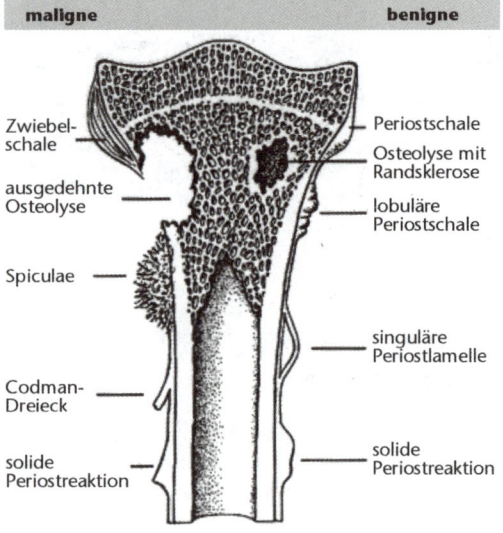

Abb. 6.48: Typische Röntgenzeichen der Knochentumoren.

Primäre Knochentumoren

Die tumorösen Knochenveränderungen können neben den sekundären Knochentumoren (Skelettmetastasen) in **benigne** und **maligne Knochentumoren** sowie **tumor-like lesions** (tumorähnliche Veränderungen) unterteilt werden.

Insgesamt sind die primären Knochentumoren mit ca. 1% aller Tumoren selten. Benigne Knochentumoren kommen häufiger vor als maligne. Die häufigste Lokalisation ist an den Extremitäten und hier wiederum kniegelenksnah.

Benigne Knochentumoren
Osteom
Gutartiger, symptomloser Knochentumor, der klassischerweise in den Nasennebenhöhlen vorkommt und sich als rundliche, ovale oder lobulierte, scharf berandete Verdichtung darstellt (Abb. 6.50). Altersmanifestation: 4.–5. Lebensjahrzehnt.

Osteoid-Osteom
Gutartiger Tumor, der hauptsächlich in den langen Röhrenknochen (Femur und Tibia) in jedem Knochenabschnitt auftritt. Charakteristisch ist der nächtliche Schmerz, der gut auf Azetylsalizylsäure anspricht. Im Röntgenbild zeigt sich eine rundliche bis ovale verdichtete Knochenstruktur mit einer zentralen Aufhellung, dem sog. Nidus, sowie eine Randsklerose (Abb. 6.51). Differentialdiagnostisch muß an das Osteoblastom und an eine

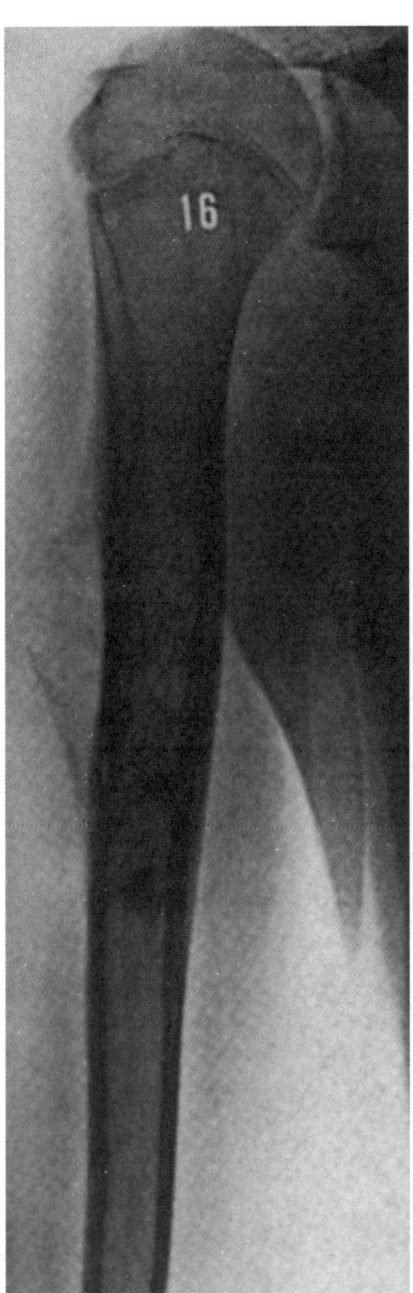

Abb. 6.49: Maligner Knochenprozess in der Diaphyse des rechten Humerus bei einem 16jährigen. Die Kortikalis ist teilweise aufgelockert, lamelläre Periostreaktionen sind medial, eine dreieckige Periostverdickung (Codman-Dreieck) ist lateral erkennbar. Eine diagnostische Gewebeentnahme ist dringend indiziert. 2. Staatsexamen, 8/88.

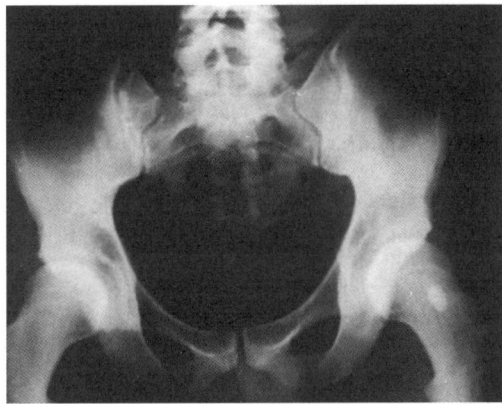

Abb. 6.50: Osteom im Schenkelhals links. Es ist eine glatt begrenzte oväläre homogene Knochenstruktur im linken Schenkelhals erkennbar. 2. Staatsexamen, 3/87.

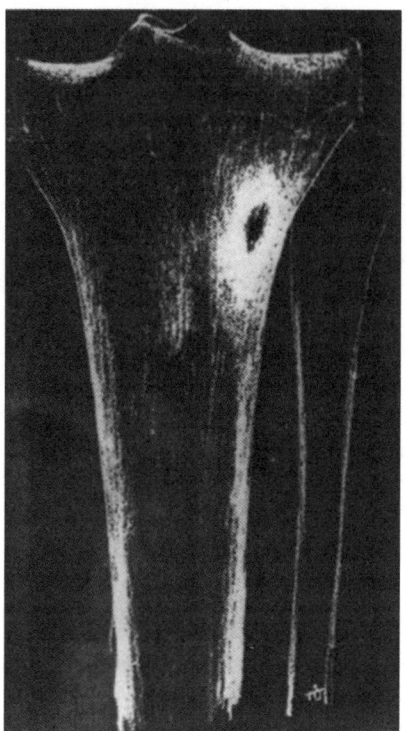

Abb. 6.51: Ostoid-Osteom. Ovaläre verdichtete Knochenstruktur in der proximalen Tibia mit zentraler Aufhellung (Nidus). 2. Staatsexamen, 3/89.

hellungen mit einem Sklerosesaum. Bei einem expansiven Wachstum kann es durch Verdünnung der Kortikalis zu Spontanfrakturen kommen (Abb. 6.53). Altersmanifestation: 1.–4. Lebensjahrzehnt.

Nicht ossifizierendes Fibrom
Gutartiger Knochentumor, der überwiegend in den Metaphysen der langen Röhrenknochen vorkommt. Im Röntgenbild finden sich rundliche oder traubenförmige kortikale oder subkortikale Aufhellungen, häufig mit einem schmalen Sklerosesaum (Abb. 6.54). Altersmanifestation: < 20. Lebensjahr.

Osteomyelitis gedacht werden. Altersmanifestation: 1.–3. Lebensjahrzehnt.

Osteochondrom (kartilaginäre Exostose)
Häufigster gutartiger Knochentumor, der meist symptomlos ist und bevorzugt in der Metaphyse langer Röhrenknochen vorkommt. Die Exostosen sitzen gestielt oder breitbasig dem Knochen auf, wobei die Kortikalis nicht unterbrochen ist. Es finden sich dichte Verkalkungen am Stiel. Bei multiplen kartilaginären Exostosen ist eine Entartung in 5–10% der Fälle möglich (Abb. 6.52). Altersmanifestation: 1.–3. Lebensjahrzehnt.

Enchondrom (Chondrom)
Dieser gutartige, meist symptomlose Tumor hat seine Hauptlokalisation in den kurzen Röhrenknochen der Hand (Phalangen > Metacarpalia). Röntgenologisch zeigen sich scharf begrenzte, meist völlig strahlentransparente rundliche Auf-

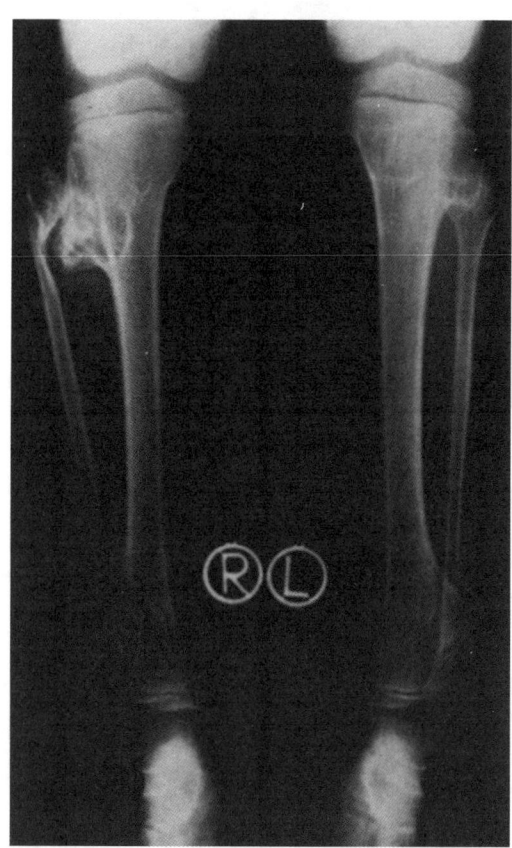

Abb. 6.52: Kartilaginäre Exostosen (Osteochondrome) bei einem Jugendlichen. Beidseits an der proximalen Tibia und auch an der distalen Tibiametaphyse finden sich glatt begrenzte blasige Knochenanbauten, wie sie für die Osteochondrome typisch sind. 2. Staatsexamen, 8/85.

maler Femur) lokalisiert. Im Röntgenbild sind scharf begrenzte Aufhellungen mit groben Trabekeln und eine Aufblähung des Knochens erkennbar (Abb. 6.55 bis 6.57). Altersmanifestation: 1.–2. Lebensjahrzehnt.

Aneurysmatische Knochenzysten
Gutartiger Tumor mit unspezifischer Symptomatik, der in der Metaphyse der langen Röhrenknochen, insbesondere an den unteren Extremitäten exzentrisch gelegen auftritt. Röntgenologisch reichen die Veränderungen von scharf begrenzten Läsionen bis zu mottenfraßähnlichen Destruktionen mit Weichteilinfiltration (Abb. 6.58). Altersmanifestation: 5.–20. Lebensjahr.

Hämangiom
Gutartiger Tumor, meist Zufallsbefund. Am häufigsten ist das Hämangiom in den Wirbelkörpern lokalisiert, kann aber auch in den Röhrenknochen oder am Schädel auftreten. Die vertikalen Spongiosabälkchen sind verdichtet, die Kortikalis ist wellig (Abb. 6.59). Altersmanifestation: 5. Lebensjahrzehnt.

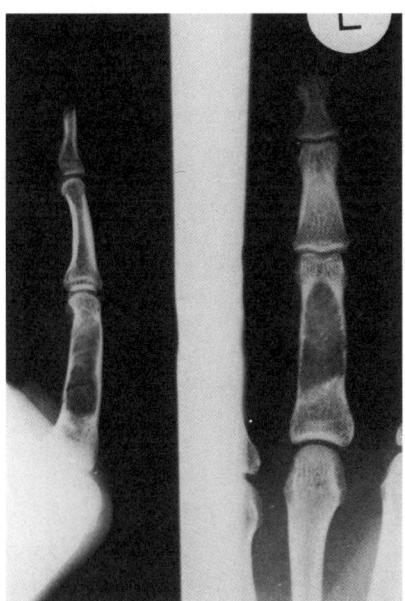

Abb. 6.53: Enchondrom der Grundphalanx mit querverlaufender Fraktur durch den Tumorbereich bei einem 17jährigen. Typische rundliche scharfbegrenzte Aufhellung an typischer Lokalisation. 2. Staatsexamen, 3/00.

Juvenile Knochenzyste
Gutartiger, symptomloser Knochentumor, der zu Spontanfrakturen führen kann. Die juvenilen Knochenzysten sind meist meta-diaphysär in den langen Röhrenknochen (proximaler Humerus, proxi-

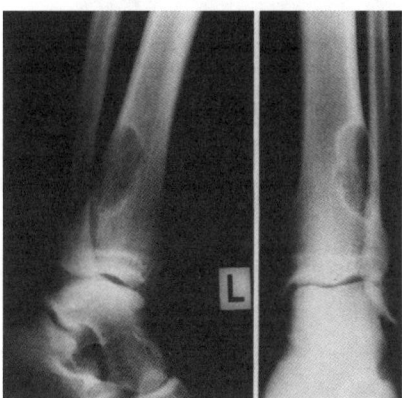

Abb. 6.54: Nicht ossifizierendes Fibrom bei einem 15jährigen Mädchen. In der distalen Metaphyse der Tibia zeigt sich eine ovaläre Aufhellung mit einem Sklerosesaum. 2. Staatsexamen, 3/90.

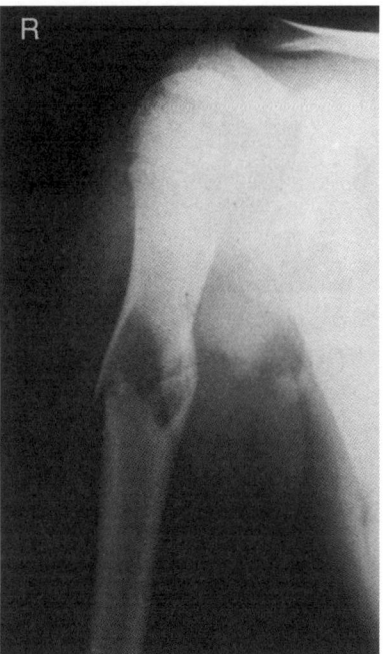

Abb. 6.55: Juvenile Knochenzyste mit Spontanfraktur des rechten Humerus bei einer 11jährigen. Man erkennt meta-diaphysär eine Aufhellung mit Auflockerung des Knochens, durch deren Mitte eine Frakturlinie geht. 2. Staatsexamen, 8/89.

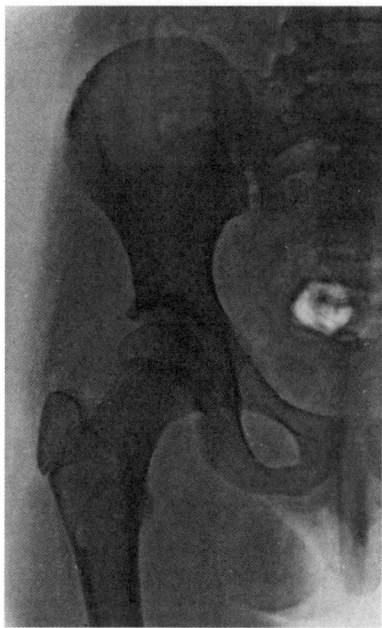 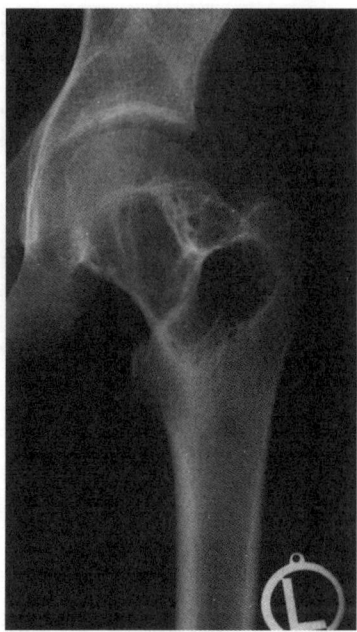

Abb. 6.56: Juvenile Knochenzyste im proximalen Femur mit scharf begrenzter Aufhellung und groben Trabekeln bei einem 11jährigen Mädchen. 2. Staatsexamen, 8/90.

Abb. 6.57: Juvenile Knochenzyste im proximalen Femur links bei einer 16jährigen. Scharf begrenzte Aufhellung mit groben Trabekeln. 2. Staatsexamen, 3/91.

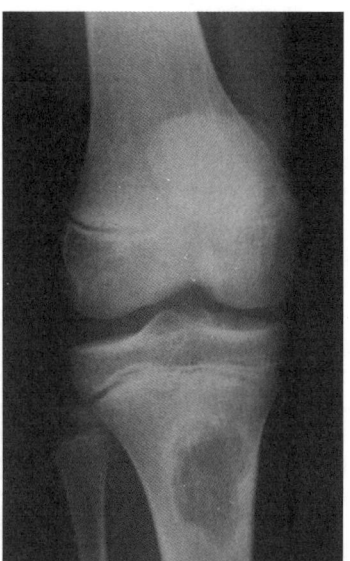 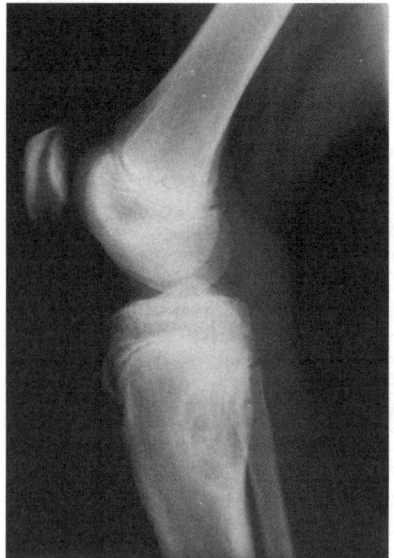

Abb. 6.58: Bei einem 11jährigen Jungen ist in der Metaphyse der proximalen Tibia eine rundliche glatt begrenzte Aufhellung mit einem Sklerosesaum sichtbar. Röntgenologisch kann es sich um eine aneurysmatische Knochenzyste oder ein nicht ossifizierendes Fibrom handeln. 2. Staatsexamen, 8/91.

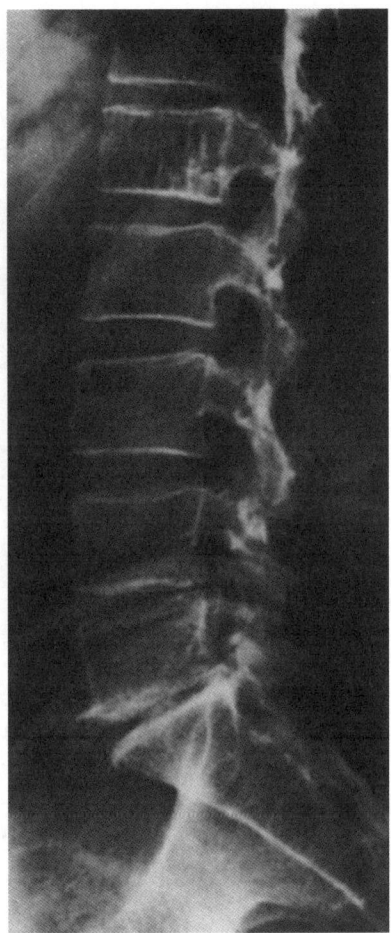
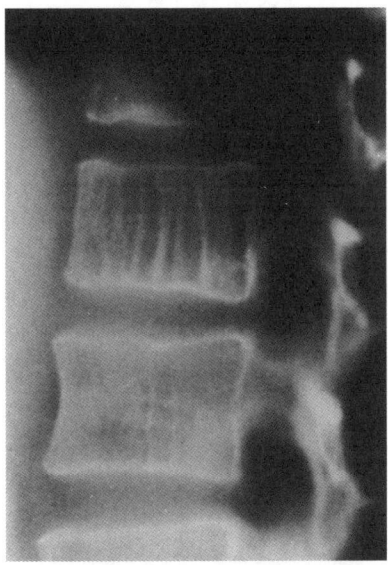

Abb. 6.59: Hämangiom im 1. LWK. Grobsträhnige Knochenstruktur mit welliger Kortikalis. Zusätzlich ist eine Osteochondrose bei LWK5/S1 mit Zwischenwirbelraumverschmälerung, vermehrter Sklerose und osteophytären Anbauten erkennbar. 2. Staatsexamen, 3/86.

Fibröse Dysplasie (Osteodystrophia fibrosa disseminata)
Angeborene Ossifikationsstörung mit Ausbildung von zellarmem faserreichen Bindegewebe im Knochenmark, das die Kompakta allmählich zerstört. Hauptsächlich sind Mädchen zwischen dem 5. und 15. Lebensjahr betroffen (Abb. 6.60). Die Veränderungen sind wabig-zystisch bis dicht-sklerotisch, meist scharf begrenzt. Der Knochen kann aber auch aufgetrieben mit unscharfen Randkonturen sein. Am häufigsten sind die langen Röhrenknochen dia-metaphysär und der Schädel befallen.

Maligne Knochentumoren

Osteosarkom
Häufigster bösartiger Knochentumor. Überwiegend sind die Metaphysen der langen Röhrenknochen betroffen. Knochenneubildungen mit Spiculae, Codman-Dreiecken sowie lamelläre periostale Knochenschalen zeigen sich im Röntgenbild (Abb. 6.61). Altersmanifestation: 10.–25. Lebensjahr.

Chondrosarkom
Zweithäufigster bösartiger Knochentumor, der hauptsächlich die Metaphysen von Femur, Tibia

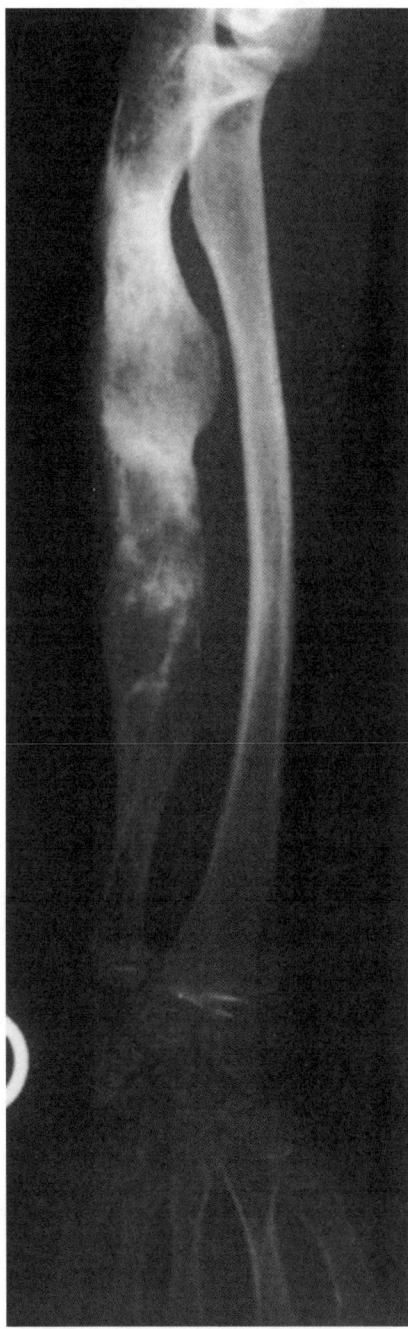

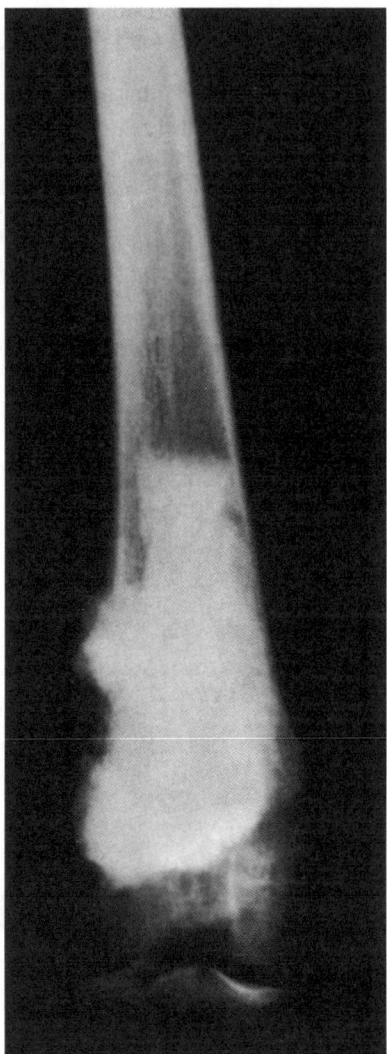

Abb. 6.61: Osteogenes Sarkom im distalen Femur bei einem 14jährigen Jungen. Es zeigen sich eine verdichtete Knochenstruktur mit Unterbrechung der Knochenkontur, kleine spikuläre Ausziehungen und eine Zerstörung der Kompakta. 2. Staatsexamen, 8/89.

Abb. 6.60: Fibröse Dysplasie bei einem 11jährigen Mädchen. Die Ulna ist aufgetrieben und deformiert sowohl mit Aufhellungen als auch mit Sklerosen. Die Kortikalis ist nicht unterbrochen, es finden sich keine periostalen Reaktionen. 2. Staatsexamen, 8/93.

und Humerus befällt. Es finden sich zentrale, exzentrische und subperiostale Wachstumsformen, die mit unregelmäßiger Knochenkontur von z. T. exostoseähnlichen Anlagerungen mit irregulären Ausläufern und strukturlosen Kalkablagerungen einhergehen (Abb. 6.62). Altersmanifestation: (2.–)6. Lebensjahrzehnt.

Ewing-Sarkom

Dritthäufigster bösartiger Knochentumor. Das Ewing-Sarkom befällt vor allem die Diaphysen von Femur, Tibia, Fibula und Humerus und zeigt im Röntgenbild eine große Variabilität. Es kommen Osteolysen mit mottenfraßähnlicher Begrenzung, Destruktionen der Kortikalis und Spongiosa, feine Spiculae, Codman-Dreiecke sowie lamelläre oder zwiebelschalenartige Periostreaktionen vor (Abb. 6.63). Ein großer Weichteilanteil ist häufig. Altersmanifestation: 5.–25. Lebensjahr.

Plasmozytom

Wird das Plasmozytom zu den primären Knochentumoren gezählt, ist dies der häufigste Knochentumor. Es finden sich unterschiedliche Erscheinungsformen, die allein oder kombiniert vorkommen können: osteoporoseähnliches Bild, multiple runde, scharf begrenzte osteolytische Herde (**Lochschädel**, Abb. 6.64), unscharfe osteolytische Herde, begleitende Weichteilschwellung, Läsionen mit Skleroserand. Altersmanifestation: 5.–7. Lebensjahrzehnt.

Skelettmetastasen

Die häufigsten Tumoren des Knochens sind Skelettmetastasen, die insbesondere am Körperstamm auftreten (40% am Becken, 30% an der Wirbelsäule, 15% an den Rippen und am Schultergürtel). Man unterscheidet osteoplastische, osteolytische und gemischt osteoplastisch-osteolytische Metastasen (Abb. 6.65, 6.66). Je nach Primärtumor kommen häufige radiologische Muster bezüglich des Auftretens und der Lokalisation vor (Tab. 6.3).

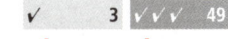

6.2.3 Störung der Knochenstruktur

Degenerative und entzündliche Knochen- und Gelenkveränderungen

Arthrosis deformans

Man unterscheidet primäre Arthrosen (meist Polyarthrosen) und sekundäre Arthrosen (z. B. als Folge von Frakturen).

> **Merke!**
> Am häufigsten sind Wirbelsäule, Hüft- und Kniegelenke betroffen.

Röntgenologisch finden sich folgende typische Zeichen bei der Arthrose (Abb. 6.67):

- exzentrische Gelenkspaltverschmälerung durch Knorpelschwund
- subchondrale Sklerose der angrenzenden Gelenkflächen
- Geröllzysten: subchondrale Aufhellungszonen
- marginale Osteophyten (reaktive Umbauvorgänge mit Knochenanbauten an den Rändern der Gelenkflächen)
- Gelenkflächenbegradigung, -verbreiterung
- Gelenkdeformierungen, Fehlstellungen, Ankylosen

Degenerative Veränderungen an der Wirbelsäule

- **Chondrose:** Diskusdegeneration, Höhenabnahme der Zwischenwirbelräume, keine knöcherne Reaktion.
- **Osteochondrose:** Diskusdegeneration, subchondrale Sklerosierung der Wirbelkörperdeckplatten, Ausbildung von Spondylophyten (Abb. 6.68).
- **Spondylosis deformans:** submarginale Spondylophyten, keine Verschmälerung des Bandscheibenraumes.
- **Spondylarthrose:** Arthrose der Intervertebralgelenke.

Tabelle 6.3: Formen der Skelettmetastasierung	
Brustkorb	Bronchialkarzinom: osteolytisch Mamma: osteolytisch oder gemischt
Urogenitaltrakt	Hypernephrom: osteolytisch, expansiv Wilms-Tumor: osteolytisch Harnblase: osteolytisch, manchmal sklerosierend Prostata: osteoplastisch Cervix uteri: osteolytisch oder gemischt Uterus: osteolytisch Ovarien: osteolytisch Hoden: osteolytisch, manchmal sklerosierend
Schilddrüse	osteolytisch, expansiv
Gastro- intestinaltrakt	Magen: osteoplastisch oder gemischt Kolon: osteolytisch, manchmal osteoplastisch Rektum: osteolytisch
Haut	malignes Melanom: osteolytisch, expansiv Plattenepithelkarzinom: osteolytisch

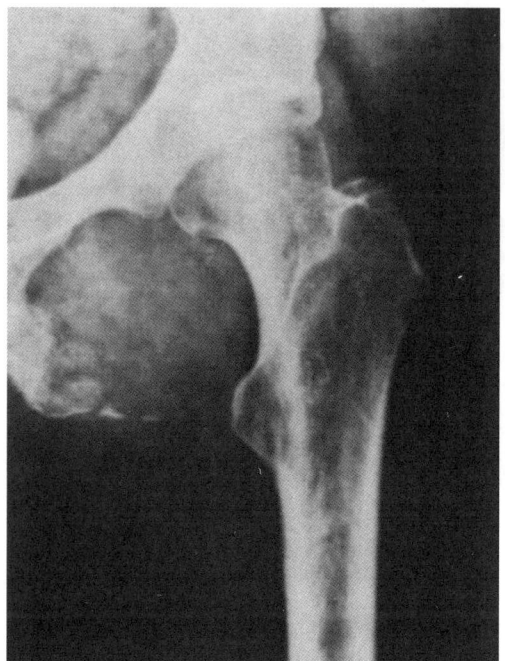

Abb. 6.62: Chondrosarkom des Os ischii.

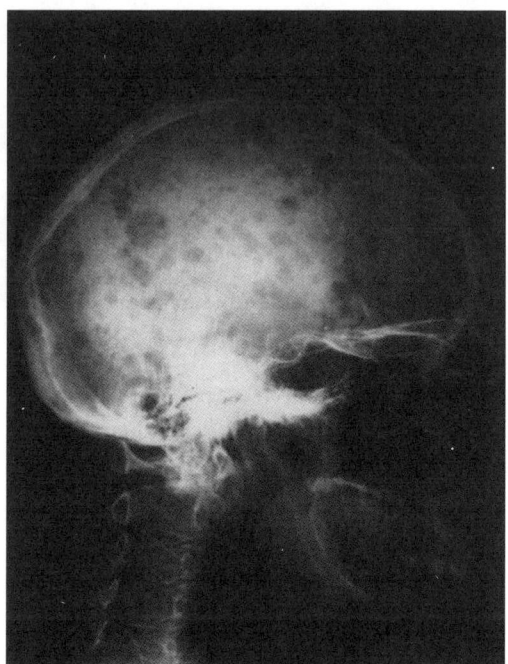

Abb. 6.64: Plasmozytom (multiples Myelom) des Schädels. Man erkennt die typischen Veränderungen des Lochschädels mit multiplen Osteolysen in der gesamten Kalotte. 2. Staatsexamen, 3/95.

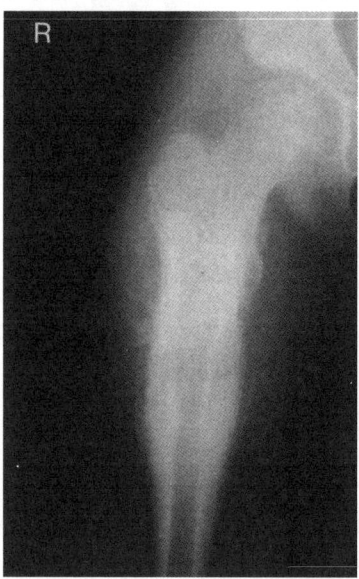

Abb. 6.63: Ewing-Sarkom des rechten Oberschenkels bei einem 10jährigen Jungen. Man erkennt in der Diaphyse des Femurs eine ausgedehnte Unterbrechung der Kortikalis mit periostalen Knochenneubildungen wie Periostabhebungen, zwiebelschalenartigen und spikulären Periostreaktionen. 1. Staatsexamen, 3/91.

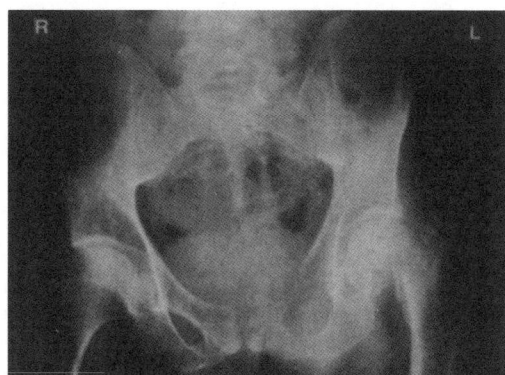

Abb. 6.65: Osteolytische Metastase mit pathologischer Fraktur des linken Schenkelhalses sowie einer lytischen Metastase des linken Os pubis bei bekanntem Bronchialkarzinom. 1. Staatsexamen, 8/89.

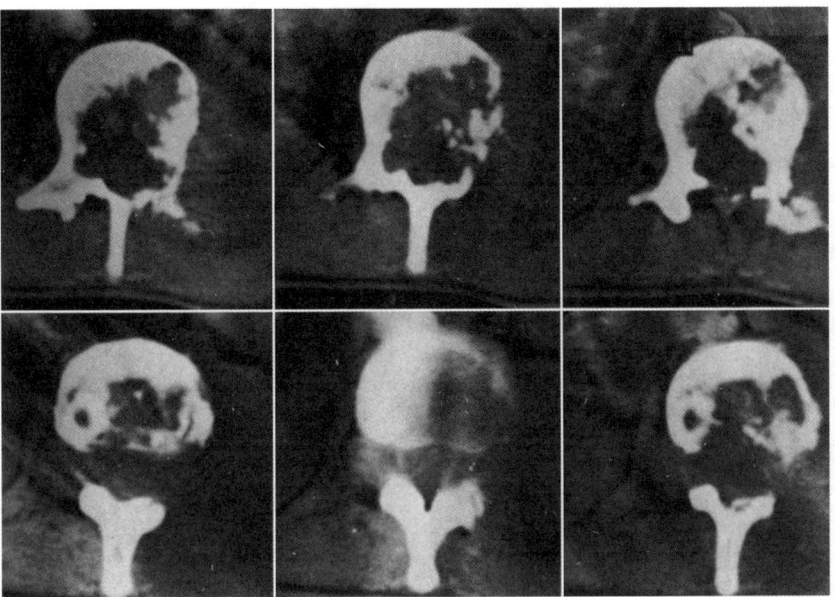

Abb. 6.66: CT der oberen LWS. Eine Destruktion des Wirbelkörpers mit Infiltration von weichteildichtem Gewebe und eine Kompression des Spinalkanals ist erkennbar. Die Veränderungen sind am ehesten typisch für eine Wirbelkörpermetastase. 2. Staatsexamen, 8/89.

- **Unkovertebralarthrose**: degenerative Veränderungen an der Halswirbelsäule, die zu einer Einengung der Foramina intervertebralia und zu einer Zuspitzung der Processus uncinati (hinten seitlich) durch osteophytäre Anbauten führen.
- **Morbus Forestier**: ankylosierende Spondylose = Spondylosis hyperostotica (deformans). Flächenhafte Überbrückung der gut erhaltenen Bandscheibenräume hauptsächlich im BWS- und HWS-Bereich durch Osteophyten an den Vorder und Seitenkanten der Wirbelkörper (Abb. 6.69), was zu einer Ankylose der betroffenen Segmente führen kann und gehäuft bei Diabetes mellitus auftritt (DD Morbus Bechterew).

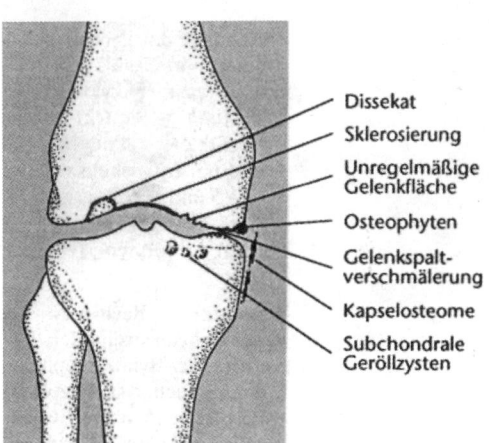

Abb. 6.67: Arthrosezeichen im Röntgenbild.

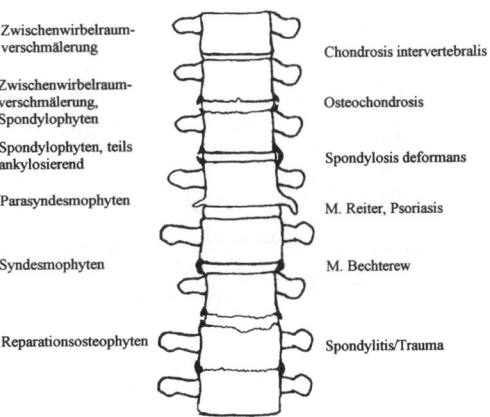

Abb. 6.68: Röntgenologische Differentialdiagnose der Vertebralosteophyten [9].

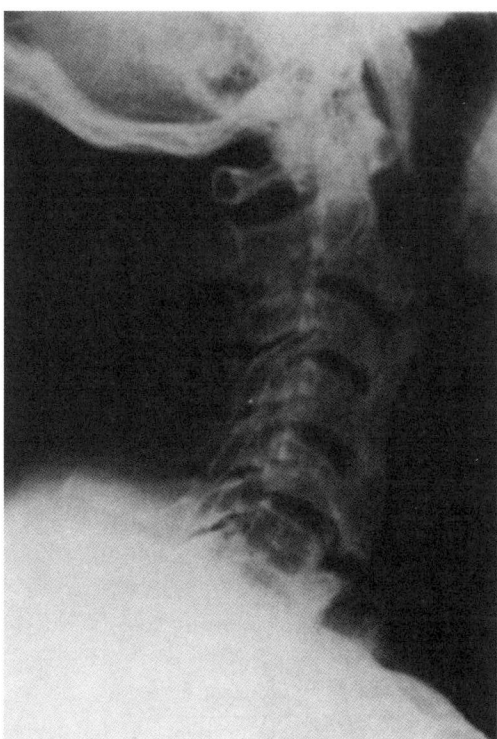

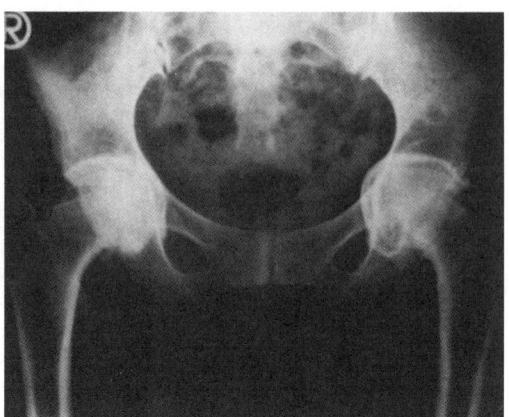

Abb. 6.70: Koxarthrose bds. mit Protrusio acetabuli (Vorwölbung des Pfannenbodens nach mediokranial) links. Verschmälerung der Hüftgelenksspalten mit deutlicher Sklerose der angrenzenden Knochenstrukturen. 2. Staatsexamen, 8/89.

Abb. 6.69: Morbus Forestier (ankylosierende Spondylosis deformans) der HWS. Deutliche ventrale, breitbasig aufsitzende Osteophyten, die die Zwischenwirbelräume teilweise überbrücken. 2. Staatsexamen, 3/84.

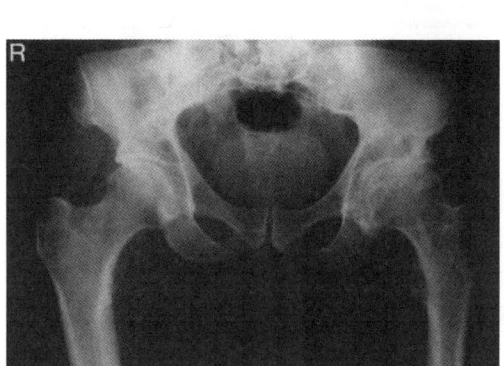

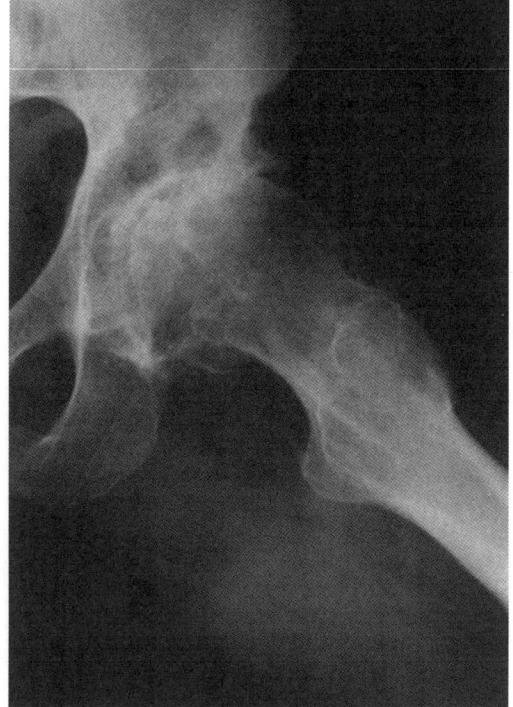

Abb. 6.71: Koxarthrose links mit Gelenkspaltverschmälerung, subchondraler Sklerose, osteophytären Knochenausziehungen am oberen und unteren Pfannenrand und Geröllzysten (zystische Aufhellungen) in der kranialen Hüftgelenkspfanne. 2. Staatsexamen, 3/92.

Arthrose der Hüfte (Koxarthrose)
Frühzeichen sind Randosteophyten an der Fovea centralis, exzentrische Gelenkspaltverschmälerung, eine Azetabulumsklerose sowie Plaquezeichen (Knochenappositionen an der Vorderseite des Femurhalses). Zu den Spätzeichen zählen eine Pfannenbodenverdoppelung mit Vorwölbung des Pfannenbodens nach medial und kranial, subfoveale Osteophyten und periostale Knochenappositionen am unteren Rand des Femurhalses (Abb. 6.70, 6.71).

Arthrose des Kniegelenks (Gonarthrose)
Die medialen Anteile des humerotibialen Gelenks und das patellofemorale Gelenk sind am häufigsten betroffen, woraus sich eine Varus-Deformierung des Knies (O-Bein) ergibt. Häufig findet sich eine mediale Gelenkspaltverschmälerung. Subchondrale Sklerose, Geröllzysten, marginale Osteophyten und Ausziehung der Eminentiae intercondylares sind neben Weichteilverkalkungen (Menisken) und Ausziehungen am oberen und unteren Patellarand weitere Arthrosezeichen (Abb. 6.72, 6.73).

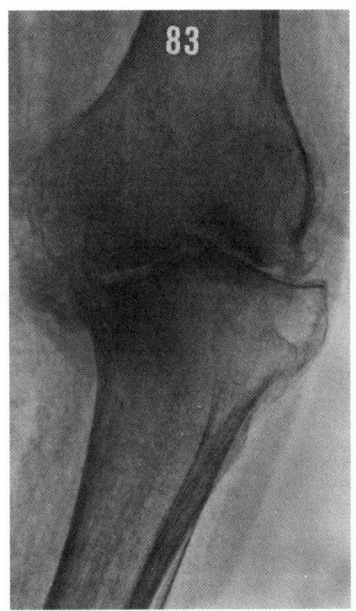

Abb. 6.72: Gonarthrose links mit starker Gelenkspaltverschmälerung medial und lateral, verstärkter Sklerose der angrenzenden Gelenkflächen und ausgeprägten marginalen Osteophyten (Knochenanbauten). 2. Staatsexamen, 3/93.

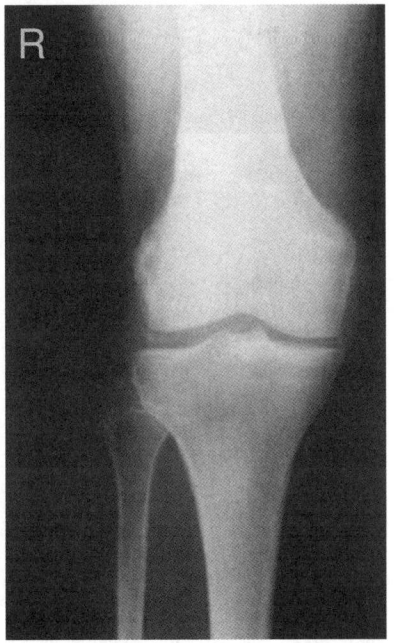 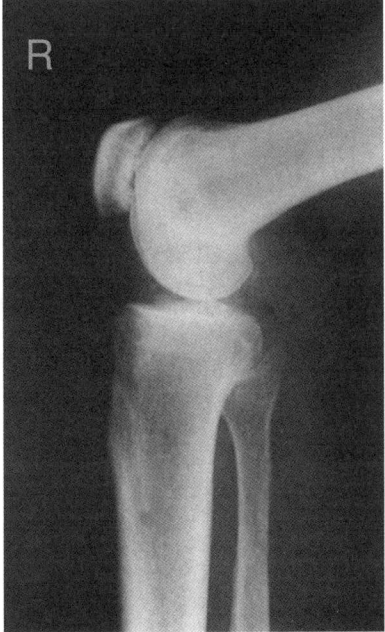

Abb. 6.73: Patellofemoralarthrose mit vermehrter Sklerose der Retropatellarfläche und osteophytären Ausziehungen sowie Verkalkung der Menisken (a.-p. und Seitaufnahme). 2. Staatsexamen, 8/90.

Arthrose der Hand

Neben den allgemeinen Arthrosezeichen finden sich als typisches Befallsmuster an den Händen folgende Veränderungen (Abb. 6.74):
- distale Interphalangealgelenke (DIP-Gelenke): **Heberden-Arthrose**
- proximale Interphalangealgelenke (PIP-Gelenke): **Bouchard-Arthrose**
- Karpometakarpalgelenk I: **Rhizarthrose**

Periarthritis humeroscapularis (PHS)

Charakteristisch hierfür ist eine Tendinitis mit periostalen Weichteilverkalkungen sowie degenerative Zysten und Substanzdefekte bzw. Sklerosen am Tuberculum majus oder am Akromion (Abb. 6.75).

Rheumatoide Arthritis

> **Merke!**
> Typisch für die rheumatoide Arthritis ist ein symmetrischer Befall der kleinen Gelenke. Sie kann jedoch auch jedes andere Gelenk befallen.

Röntgenologisch erkennt man (Abb. 6.76 bis 6.81):
- **periartikuläre Weichteilschwellung:** synoviale Reaktion mit exsudativen und proliferativen Vorgängen
- subchondrale Osteoporose
- Schwund der subchondralen Grenzlamelle
- **Erosionen** (oberflächliche Konturdefekte der Kortikalis), **Usuren** (meist halbrunde, tiefergelegene Konturdefekte der Kortikalis)
- **Destruktionen, Mutilationen** (Verstümmelung an den gelenktragenden Knochen)
- konzentrische Verschmälerung des Gelenkspaltes (DD: Arthrosis deformans)
- keine/geringe subchondrale Sklerose
- **Ankylose, Gelenkfehlstellung** (Knopflochdeformität, Ulnardeviation, Schwanenhalsdeformität).

> **Merke!**
> Am häufigsten sind die Fingergrundgelenke (MCP-Gelenke) und die proximalen Interphalangealgelenke (PIP-Gelenke) betroffen.

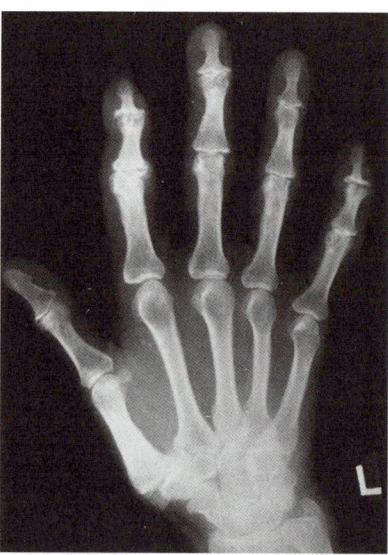

Abb. 6.74: Polyarthrose der Fingergelenke. Gelenkspaltverschmälerung des Daumensattelgelenks (Rhizarthrose), des PIP-Gelenks II und V (Bouchard-Arthrose) und der DIP-Gelenke II–IV (Heberden-Arthrose) mit einer vermehrten Sklerose der angrenzenden Gelenkflächen und unregelmäßiger Kontur. 2. Staatsexamen, 8/97.

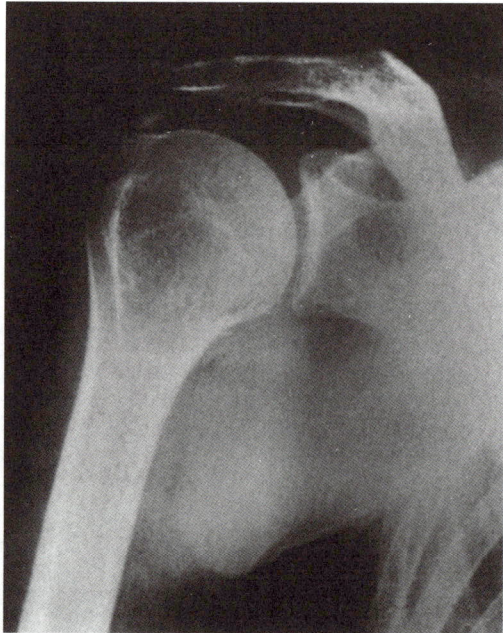

Abb. 6.75: PHS mit glatt begrenzter periartikulärer Weichteilverkalkung oberhalb des Tuberculum majus. 2. Staatsexamen, 3/87.

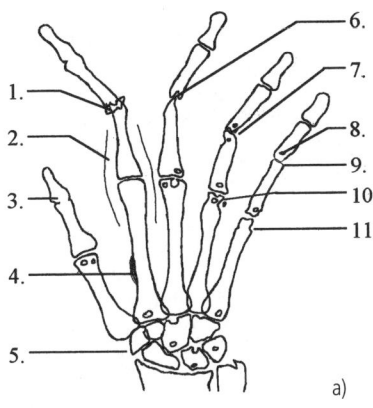
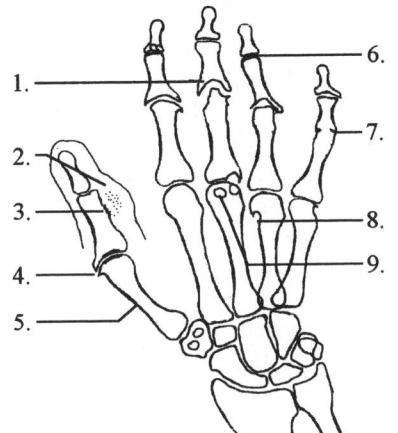
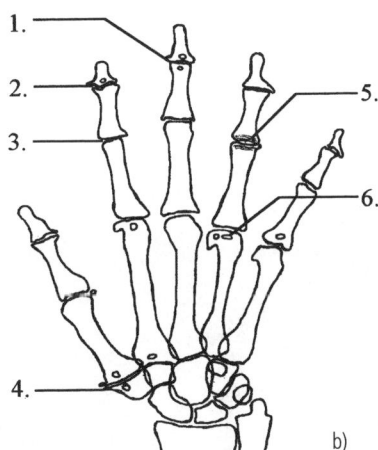
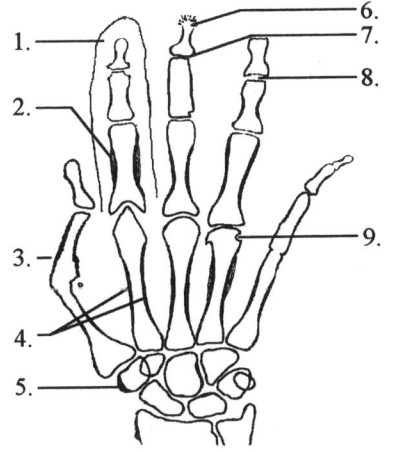

Abb. 6.76: Befallsmuster verschiedener Arthritiden an der Hand [9].

a) Rheumatoide Arthritis der Hand
1. Luxation
2. Weichteilschwellung
3. Ankylose
4. Periostreaktion
5. Verkürzung der Mittelhandknochen
6. Mutilation
7. Subluxation
8. Zysten
9. Grenzlamellenschwund, Grenzspaltverschmälerung
10. Dissektion, Destruktion
11. Usuren

b) Arthrose der Hand
1. Heberden-Arthrose
2. Gelenkspaltverschmälerung
3. Bouchard-Arthrose
4. Rhiz-Arthrose
5. Subchondrale Sklerose
6. Geröllzysten

c) Gicht der Hand
1. Becherförmige Mutilation
2. Weichteilschwellung mit/ohne Verkalkung (Tophus)
3. Gichtstachel
4. Marginale Osteophyten
5. Subchondrale Knochenverdichtung
6. Gelenkspaltverschmälerung
7. Ankylose
8. Erosion mit überhängendem Knochenrand
9. Lochdefekt > 5 mm

d) Psoriasis der Hand
1. Wurstfinger
2. Periostitis
3. Ankylose und Fehlstellung
4. Lamellenartige Periostreaktion
5. Ossifikation von Kapseln und Bändern
6. Nagelkranzerosionen (Morgenstern)
7. Gelenkspaltverschmälerung
8. Resorption mit Gelenkspalterweiterung
9. Erosion

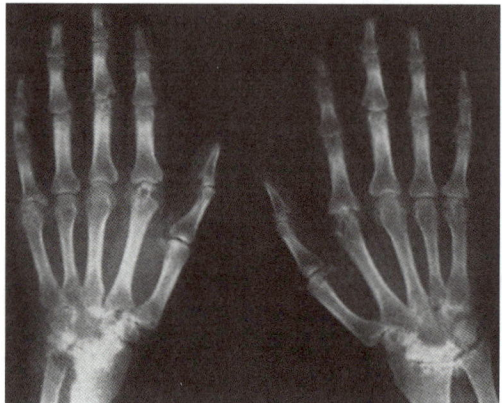

Abb. 6.77: Rheumatoide Arthritis beider Hände. Gelenknahe (subchondrale) Osteoporose, Erosionen und Destruktionen an den Fingergrund- und Mittelgelenken bds. symmetrisch, Ausbildung eines Os carpale durch massive Destruktionen der Handwurzelknochen mit sekundär degenerativer arthrotischen Veränderungen des angrenzenden Radiokarpalgelenks. 2. Staatsexamen, 3/85.

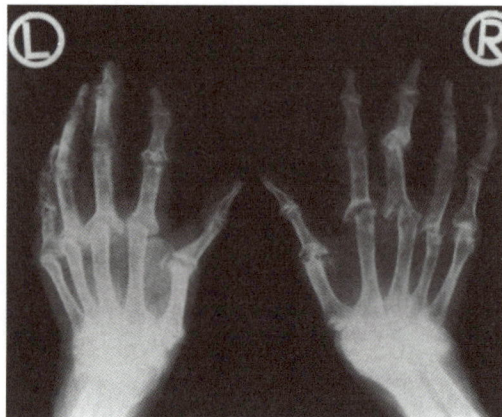

Abb. 6.78: Rheumatoide Arthritis der Hände (Vollbild). Es finden sich eine subchondrale Osteoporose, Erosionen und Destruktionen insbesondere der MCP-Gelenke und der PIP-Gelenke sowie am Processus styloideus ulnae und ausgeprägte Gelenkfehlstellungen. 2. Staatsexamen, 3/91.

Typisches Befallsmuster der Hände:
- Metakarpophalangealgelenke (MCP-Gelenke)
- proximale Interphalangealgelenke (PIP-Gelenke)
- Handgelenk mit Befall des Processus styloideus ulnae

> **Merke!**
> Die rheumatoide Arthritis läßt sich röntgenologisch von der Arthrose durch Fehlen einer subchondralen Sklerose und osteophytärer Anbauten sowie im Handbereich durch Usuren am Processus styloideus ulnae abgrenzen.

Arthritis urica (Gicht)
Die Gicht manifestiert sich meist mono- oder oligo-artikulär. Nebeneinander bestehen osteodestruktive und osteoproliferative Gelenkveränderungen. Die unteren Extremitäten, insbesondere das Großzehengrundgelenk (Podagra, Abb. 6.82), sind bevorzugt befallen. Man unterscheidet einen **Transversaltyp** mit einer DIP-Prädominanz von einem **Axialtyp** mit einen DIP-PIP-MCP-Befall (Abb. 6.83).

Röntgenologisch findet man:
- **Weichteilschwellung** mit Weichteilverkalkungen (Gichttophi)

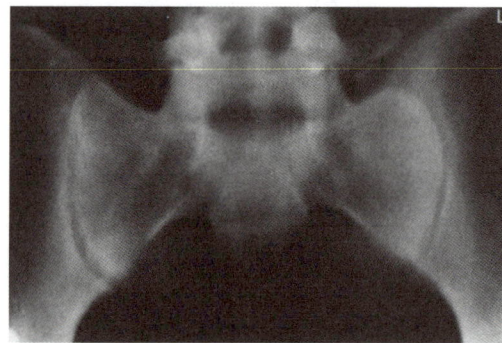

Abb. 6.79: a.-p. Tomographiebild der rechten ISG. Arthritis der rechten Iliosakralfuge mit Unschärfe des Gelenkspaltes auf Grund von Osteolysen sowie vermehrte Sklerose bei bekanntem Morbus Crohn. 1. Staatsexamen, 3/91.

- rundliche **Osteolysen** mit einem Sklerosesaum
- Periostverkalkungen (Gichtstachel)
- scharf begrenzte **Erosionen** mit überhängenden Knochenrändern, **becherförmige Mutilationen**

Morbus Bechterew (Spondylitis ankylosans)
Die hauptsächlich jüngere Männer befallende entzündliche Wirbelsäulenerkrankung beginnt meist in den Iliosakralgelenken beidseits symmetrisch (Abb. 6.84, 6.85).

6.2 Radiologische Befunde

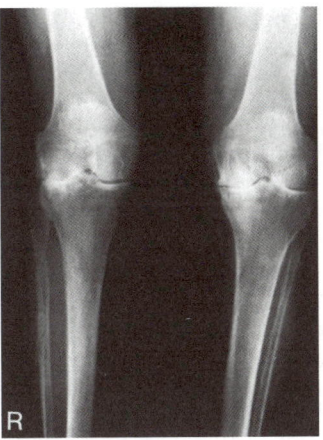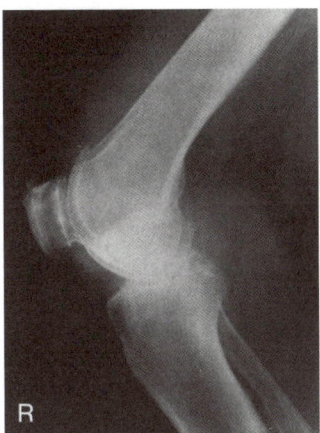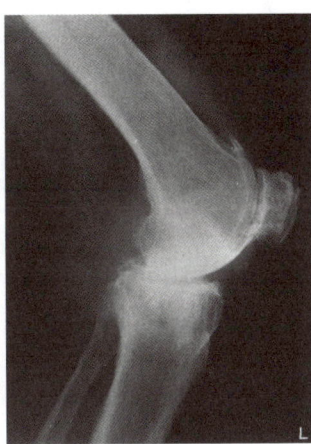

Abb. 6.80: Rheumatoide Arthritis beider Knie. Konzentrische Gelenkspaltverschmälerung sowohl der Knie- als auch der Femuropatellargelenke, gelenknahe Demineralisation, subchondrale Knochendestruktionen mit reaktiven Sklerosen und sekundäre arthrotische osteophytäre Knochenreaktionen. 1. Staatsexamen, 3/92.

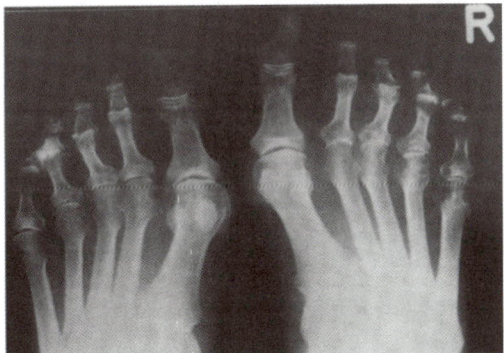

Abb. 6.81: Rheumatoide Arthritis der Füße mit Gelenkspaltverschmälerung der Metatarsophalangealgelenke II, III und IV rechts, Erosionen am Köpfchen von Metatarsale V rechts und II links sowie Unterbrechung der Grenzlamelle an mehreren Metatarsalia. 2. Staatsexamen, 8/94.

> **Merke!**
> Röntgenologisch findet man als Frühzeichen an den Iliosakralfugen Lysen, Sklerosen und Ankylosen nebeneinander (buntes Bild).

Zusätzlich zur konventionellen ISG-Aufnahme können zur besseren Befundabklärung **konventionelle Schichten** oder die **CT** eingesetzt werden.

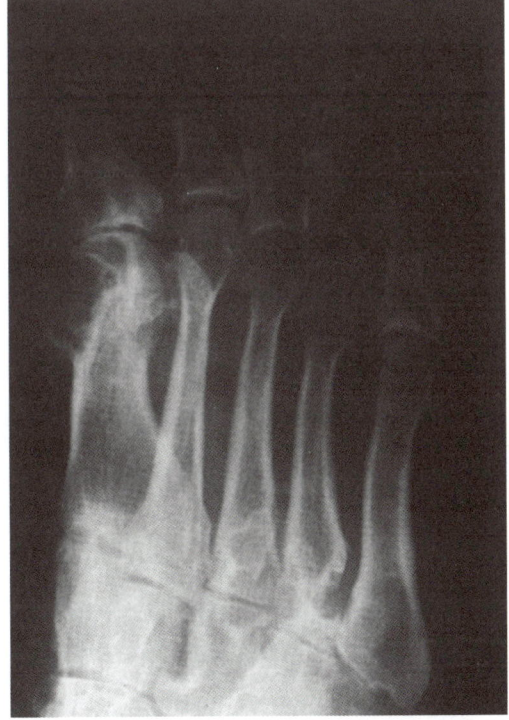

Abb. 6.82: Arthritis urica des Fußes mit Befall des Großzehengrundgelenks, an dem Destruktionen mit Osteolysen erkennbar sind, sowie Destruktion der proximalen Metatarsalia III und IV. 1. Staatsexamen, 3/93.

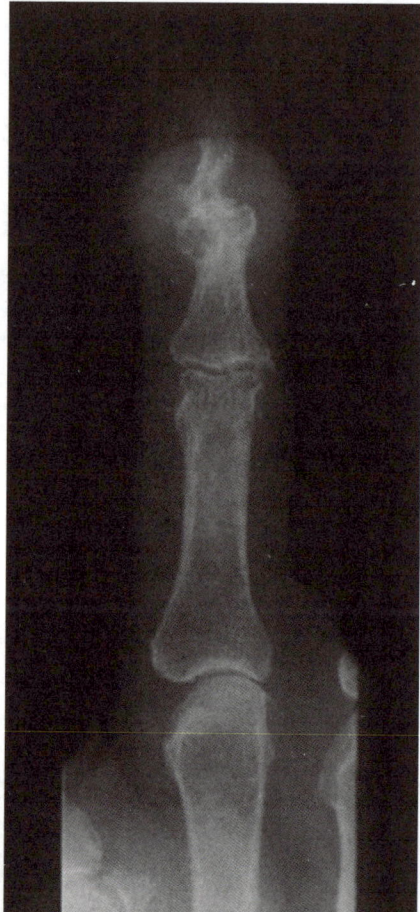

Abb. 6.83: Arthritis urica. Die Röntgenaufnahme des Zeigefingers zeigt eine Weichteilschwellung des Fingerendgliedes mit Verdichtung (Weichteiltophi), eine scharf begrenzte Osteolyse mit überhängenden Knochenrändern am Fingerendglied und knöcherne Ausziehungen am Köpfchen von Metakarpale II und am Fingergrundglied II (Gichtstachel). 2. Staatsexamen, 8/92.

An der Wirbelsäule zeigen sich dann im späteren Verlauf:
- Destruktionen der vorderen Wirbelkörperkante **(Tonnenwirbel),** Bandscheibenverkalkungen, Osteoporose
- Hyperkyphose
- **Syndesmophyten:** pathologische Knochenneubildungen, die auf das vordere Längsband übergreifen und zur **„Bambusstabwirbelsäule"** im Endstadium führen. Sie verlaufen weitgehend in Längsrichtung im Gegensatz zu den degenerativen Spondylophyten, die überwiegend horizontal verlaufen.
- Verkalkung und Verknöcherung des hinteren Längsbandes
- Befall der Kostotransversal- und Kostovertebralgelenke

Morbus Reiter
Das Reiter-Syndrom setzt sich aus der Trias **bakterielle Urethritis, Konkunktivitis und Arthritis** zusammen. Die unteren Extremitäten sind asymmetrisch betroffen, wobei das Fußgelenk am häufigsten beteiligt ist. Aber auch die Wirbelsäule oder die Iliosakralfugen können befallen sein.

Röntgenologisch typische Veränderungen am **Fuß** sind:
- starke Weichteilschwellung und Periostlamellen
- Destruktionen, Mutilationen
- Gelenkfehlstellungen

> **Merke!**
> An den ISG zeigt sich ein sog. „buntes Bild" mit Lysen, Sklerosen und Ankylosen nebeneinander bei einem asymmetrischen Befall (DD Morbus Bechterew).

Arthritis psoriatica
In 10% der Fälle einer Psoriasis kommt es zu einem Mitbefall der Gelenke. Röntgenologisch finden sich osteodestruktive und osteoproliferative Gelenkveränderungen nebeneinander. Charakteristischerweise sind die Gelenke an Hand und Fuß betroffen. Auch hier unterscheidet man einen **Transversaltyp** mit Befall der DIP und einen **Axialtyp** mit einem MCP-PIP-DIP-Befall.

Röntgenologisch typische Befunde an der **Hand** sind:
- Weichteilschwellung **(Wurstfinger)**
- Osteolysen der Nagelkranzfortsätze
- Lamelläre **Periostreaktionen** an den Meta- und Diaphysen
- Erosionen, Mutilationen
- Ankylosen

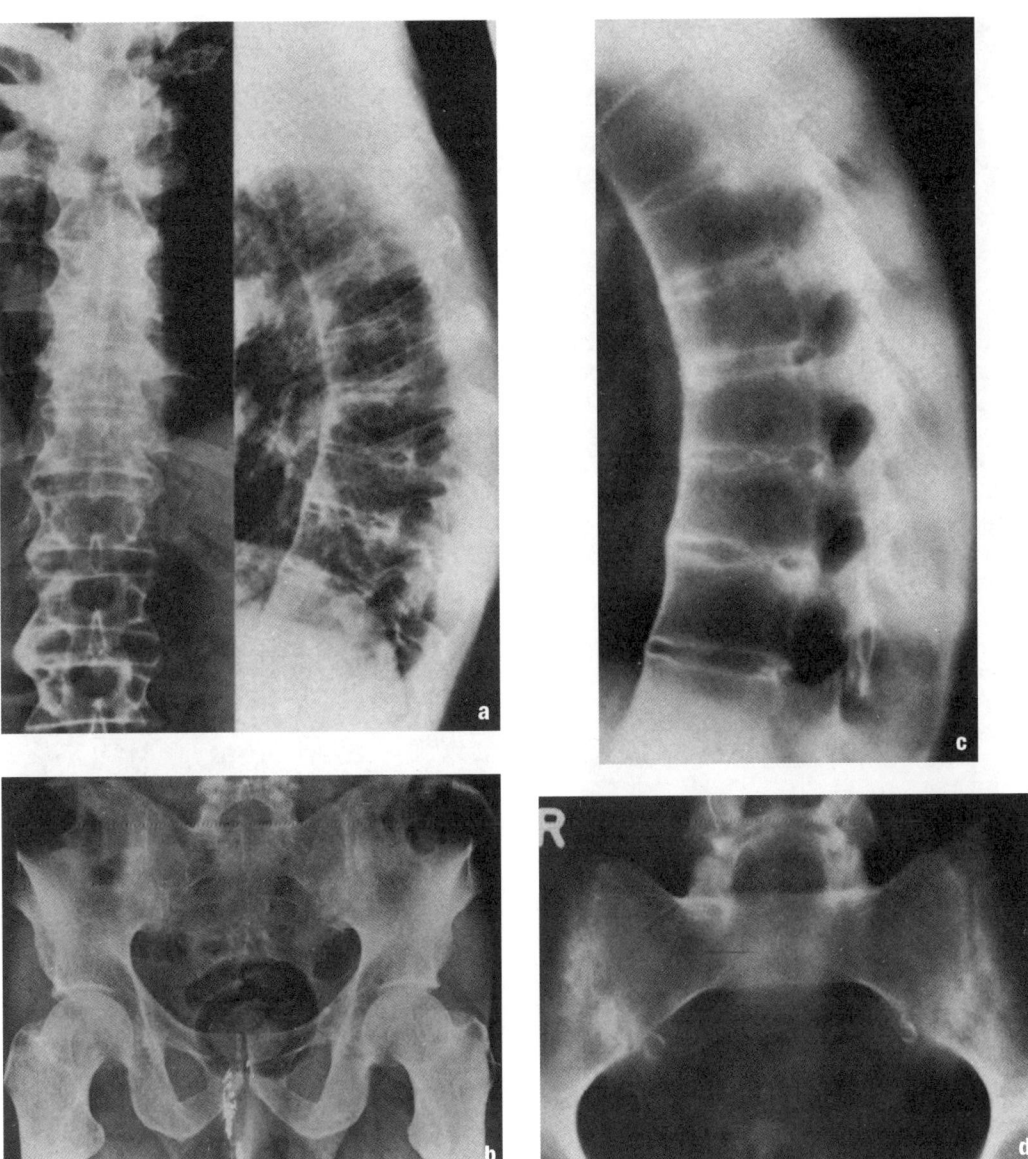

Abb. 6.84: BWS in zwei Ebenen (a). Morbus Bechterew mit charakteristischen Syndesmophyten (knöcherne Überbrückungen zwischen den Wirbelkörpern), die besonders gut im seitlichen Tomogramm erkennbar sind. Beckenübersicht (b) und Tomographie (c) der Iliosakralgelenke: unscharfe und unregelmäßige Begrenzung der ISG beidseits mit Aufhellungen (Lysen), Sklerosen und knöcherner Überbauung (Ankylose), was einem „bunten Bild" entspricht. 2. Staatsexamen, 8/88.

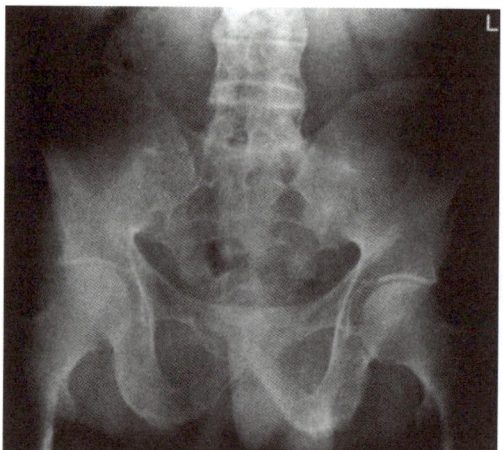

Abb. 6.85: Beckenübersicht bei bekanntem Morbus Bechterew mit Syndesmophyten der LWS, sog. buntem Bild der ISG bds. (Lysen, Sklerosen und Ankylosen nebeneinander) und nicht mehr abgrenzbarem Symphysengelenkspalt. 2. Staatsexamen, 3/90.

> **Merke!**
> In ca. 50% der Fälle sind die Iliosakralfugen betroffen. Hier zeigt sich ein sog. „buntes Bild" bei einem bilateralen symmetrischen Befall.

Sklerodermie

Neben Hautveränderungen und einer Organmanifestation kann die Sklerodermie auch knöcherne Veränderungen an der Hand hervorrufen (Abb. 6.86).

Röntgenologisch erkennt man:
- **Akroosteolysen** (Rattenbißdefekte)
- diffuse Osteoporose
- **Weichteilverkalkungen** (stippchenförmige Verkalkungen an den Fingerspitzen)
- rheumatoide Destruktionen

Neurogene Arthropathie

Ursache für die Ausbildung eines neuropathischen Gelenks (Charcot-Gelenk) ist eine Polyneuropathie z. B. bei einem Diabetes mellitus. Insbesondere ist der Mittelfußbereich betroffen (Abb. 6.87).

Röntgenologisch findet man:
- initial arthrotische Veränderungen
- später Knochenfragmentationen der gelenknahen Anteile mit Zerstörung des Gelenks
- Gelenkinstabilität, Fehlstellungen

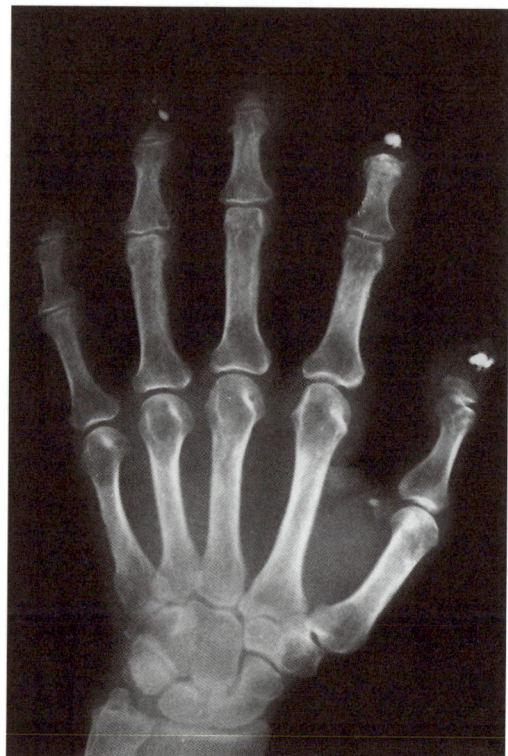

Abb. 6.86: Sklerodermie mit typischen röntgenologischen Veränderungen der Hände wie Akroosteolysen und Weichteilverkalkungen an den Fingerspitzen. 2. Staatsexamen, 3/98.

Knochenanomalien

Wirbelkörperfehlbildungen
- **Blockwirbel:** komplette oder inkomplette Verschmelzung von zwei oder mehreren Wirbelkörpern (Abb. 6.88, 6.89), am häufigsten bei HWK 2/3.
- **Spondylolyse:** laterale Bogenspalte angeboren oder (häufiger) traumatisch mit Defekt der Pars interarticularis (Spaltbildung zwischen oberem und unterem Gelenkfortsatz), am häufigsten L4 und L5 (Abb. 6.90).
- **Röntgenologisch** findet sich eine Aufhellungslinie in den Schrägaufnahmen (Hundefigur mit Halsband).
- **Spondylolisthesis:** bei beidseitiger Spondylolyse Ventralgleiten des oberen Wirbelkörpers auf dem darunterliegenden Nachbarwirbel.

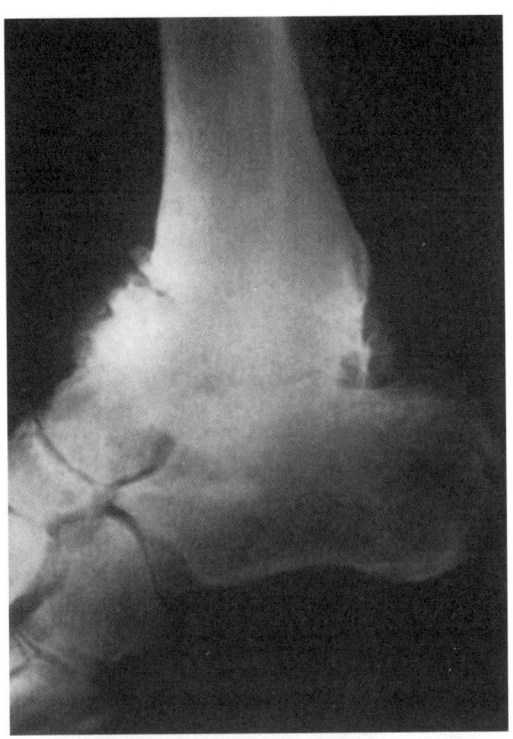

Abb. 6.87: Neurogene Arthropathie mit deutlicher Arthrose im OSG und Deformierung des Talus. 2. Staatsexamen, 8/87.

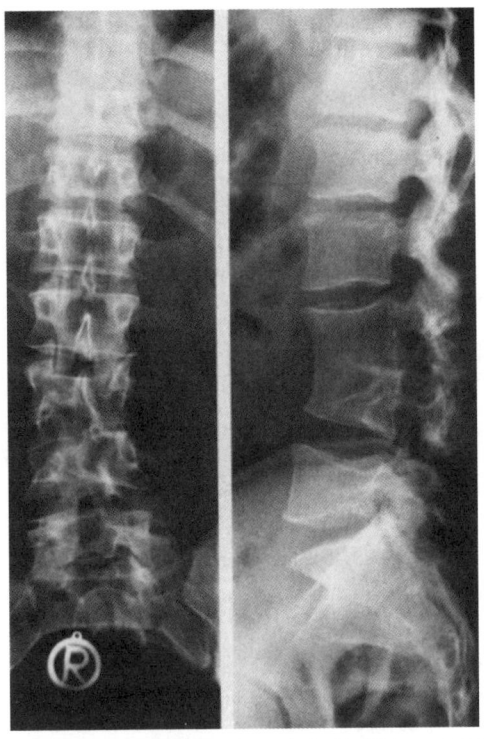

Abb. 6.88: Dysontogenetische Blockwirbelbildung L3/L4. 2. Staatsexamen, 8/91.

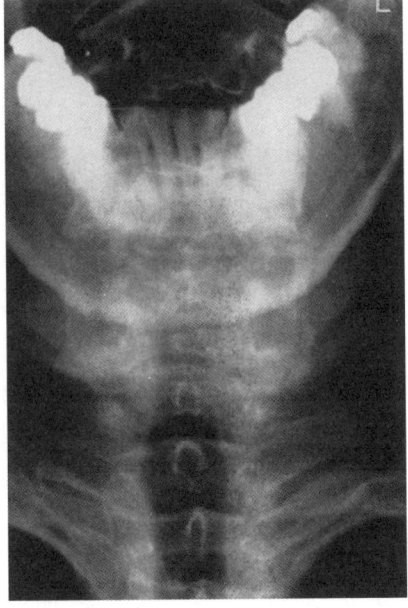

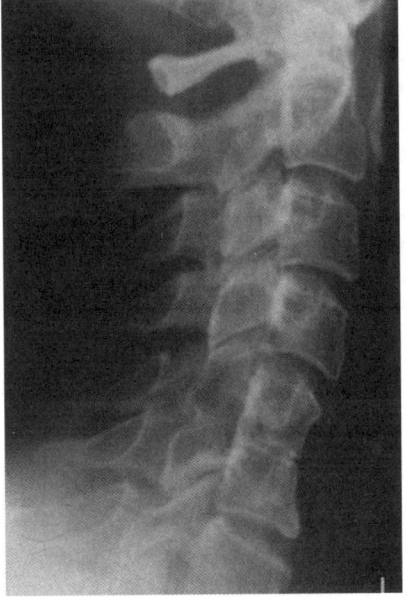

Abb. 6.89: Angeborene Blockwirbelbildung C5/6. 1. Staatsexamen, 8/90.

Fußdeformierungen

Der **Spreizfuß** ist die häufigste Fußdeformierung. Sie besteht aus einer Absenkung des Fußquergewölbes mit Verbreiterung des Vorfußes. Sekundär kommt es zu Zehendeformitäten wie Hallux valgus, Krallen- oder Hammerzehen.

Röntgenologisch zeigt sich eine Auffächerung der Metatarsalia sowie ein Winkel zwischen Os metatarsalia I und II von > als 10°.

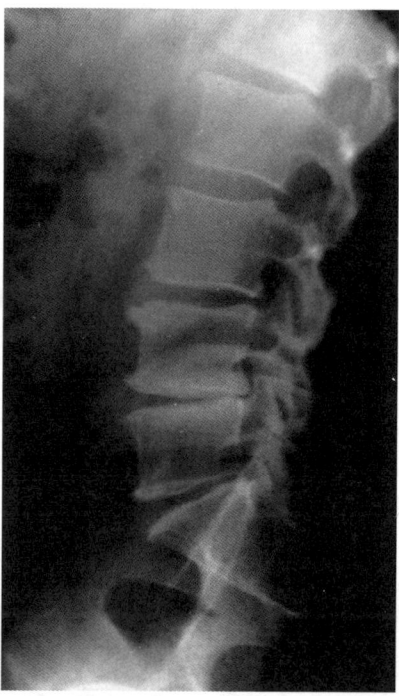

Abb. 6.90: Spondylose der LWS (Seitaufnahme) sowie degenerative osteochondrotische Veränderungen im Bereich L4/5 und L5/S1. 2. Staatsexamen, 3/98.

- **Pseudospondylolisthesis:** degenerativ bedingte Segmentlockerung ohne Spaltbildung mit Ventralgleiten.

Skoliose

Hierunter versteht man eine Wirbelsäulenverkrümmung in der Frontalebene. Man unterscheidet funktionelle Skoliosen, die z.B. durch einen Beckenschiefstand oder durch Schmerzen bedingt sind und keine Deformierung der Wirbelkörper aufweisen, und strukturelle Skoliosen, die zu 80% idiopathisch, aber auch neuromuskulär auftreten und zu einer Deformierung der Wirbelkörper führen (Abb. 6.91).

Strukturelle Skoliosen zeigen **röntgenologisch:**
- eine **Rotation** der Wirbelkörper nach der Konvexseite mit Verdrehung der Dornfortsätze zur Konkavseite
- **Formveränderungen** der Wirbelkörper mit partiellen Keilwirbeln, Halbwirbeln und Blockwirbeln und konkavseitiger Höhenminderung

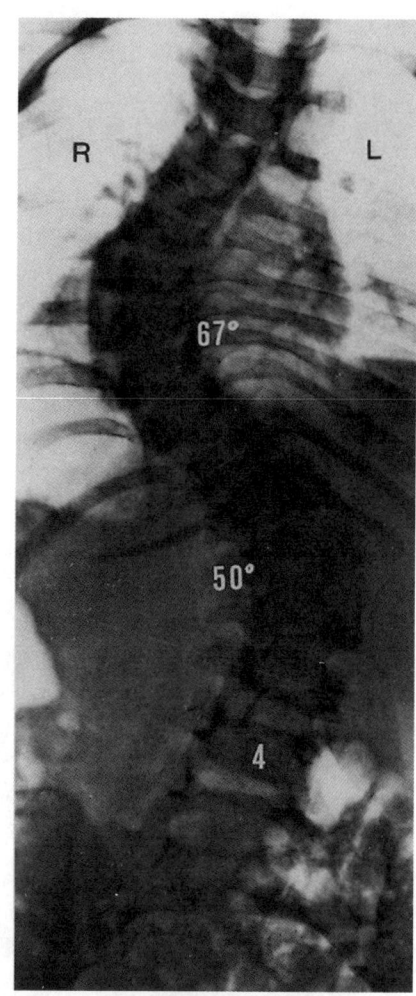

Abb. 6.91: Doppelbogige Skoliose mit rechtskonvexer Thorakalskoliose und linkskonvexer Lumbalskoliose. Die angegebenen Gradzahlen geben die Einteilung der skoliotischen Krümmung nach Cobb an (< 40° leichte Skoliose, 40–60° mittlere Skoliose, > 60° schwere Skoliose). 2. Staatsexamen, 3/98.

Der **Klumpfuß** ist eine angeborene Fußdeformität, die passiv nicht ausgleichbar ist und sich aus folgenden Komponenten zusammensetzt:
- Spitzfuß
- Varusstellung der Ferse
- Adduktion und Varusdeformierung des Vorfußes
- Talonavikularsubluxation

Röntgenologisch ist der Winkel zwischen Talus und Kalkaneus < 20°, normalerweise ist der Winkel ca. 30°.

Der **Hohlfuß** tritt meist idiopathisch oder bei neurologischen Störungen auf. Im Röntgenbild zeigt sich eine Überhöhung des Fußlängsgewölbes, beim Hacken-Hohlfuß noch zusätzlich eine Steilstellung des Kalkaneus.

Metabolische, zirkulatorische und generalisierte Knochenerkrankungen

Osteoporose

Hierbei handelt es sich um einen pathologischen Verlust von Knochenmasse, wobei die Dichte und Anzahl der Knochenbälkchen sowie deren Vernetzung reduziert ist. Die Osteoporose kann generalisiert (senil, idiopathisch, alimentär, endokrin, neoplastisch, medikamentös, renal usw.) oder lokalisiert (Immobilisation, Sudeck-Syndrom usw.) auftreten.

> **Merke!**
> Röntgenologisch kann die Osteoporose erst erkannt werden, wenn die Kalksalzminderung des Knochens mindestens 30 % beträgt. Die Spongiosa ist aufgrund ihres höheren Stoffwechsels stärker betroffen als die Kompakta.

Die Beurteilung der Osteoporose im Übersichtsbild ist schwierig und häufig subjektiv. Zur Verlaufsbeurteilung kann die
- **quantitative Computertomographie** (QCT) mit Beurteilung der Spongiosadichte definierter Lendenwirbelkörper herangezogen werden oder die
- **duale Röntgenabsorptiometrie** (DXA = DRA), bei der die Absorption in der LWS oder im proximalen Femur gemessen wird, die Empfindlichkeit jedoch geringer als bei der QCT ist.

Im **Übersichtsbild** findet man röntgenologisch:
- Transparenzerhöhung des Knochens
- Vertikalisierung der Spongiosastruktur: Die quer verlaufenden Spongiosatrabekel sind früher reduziert bei gleichzeitiger Verdichtung der längs verlaufenden Trabekel, was ein **strähniges Bild** ergibt.
- Verschmälerung der Kortikalis
- verzögerte Frakturheilung mit geringer Kallusbildung
- **Wirbelsäule:** betonte Rahmenstruktur **(Rahmenwirbel),** Hervortreten der Deck- und Bodenplatten, Wirbelkörpereinbrüche mit Ausbildung von **Fischwirbeln** an der Lendenwirbelsäule und **Keilwirbeln** an der Brustwirbelsäule bzw. Plattenwirbeln (Abb. 6.92).

Osteomalazie und Rachitis

Ursache hierfür ist eine ausbleibende Mineralisation (Verkalkung) der Knochenmatrix bei Vitamin-D- und Kalziummangel. Die Rachitis betrifft Säuglinge und Kleinkinder, die Osteomalazie Erwachsene nach Abschluß des Knochenwachstums (Abb. 6.93).

Röntgenologisch findet man:
- **Rachitis:** unregelmäßige Strukturierung der Epiphysenkerne, Verbreiterung der Epiphysenfugen, Becherform der Metaphysen, verwaschene Knochenstrukturzeichnung, Biegungsdeformierung der langen Röhrenknochen.

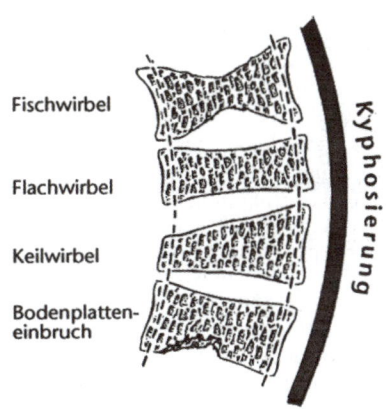

Abb. 6.92: Typische Wirbelveränderungen bei Osteoporose.

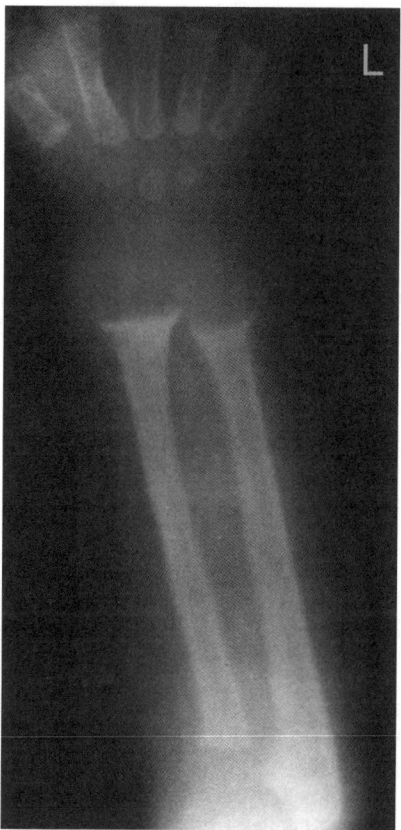

Bei V. a. einen Hyperparathyreoidismus sollten konventionelle Aufnahmen der Hände, der Füße und des Achsenskeletts durchgeführt werden, um den Grad der Skettveränderungen beurteilen zu können (Abb. 6.94 bis 6.96).

Röntgenologisch findet man:
- **Frühzeichen** (insbesondere am Handgelenk): subperiostale Resorptionen, Verdünnung oder Unterbrechung der Grenzlamellen, insbesondere an der Radialseite von Zeige- und Mittelfinger, gelenknahe kleine Erosionen.

Abb. 6.93: Rachitis mit typischer becherförmiger Deformierung der Metaphysen von Radius und Ulna. 2. Staatsexamen, 8/89.

- **Osteomalazie:** Transparenzerhöhung und verwaschene Darstellung (Mattglasphänomen), unscharfe Abgrenzung der Kompakta, Knochendeformierung (z. B. Keilwirbelbildung).
- Charakteristisch sind die **Looser-Umbauzonen,** die kortikale Ermüdungsfrakturen mit unvollständiger Ausheilung darstellen. Im Röntgenbild sind sie als senkrecht zur Knochenachse verlaufende Aufhellungslinien mit nur geringer Kallusbildung erkennbar.

Hyperparathyreoidismus

Die gesteigerte Parathormonaktivität führt zu einer Vermehrung der Osteoklasten mit negativer Knochenbilanz. Man unterscheidet einen primären, sekundären und tertiären Hyperparathyreoidismus (HPT).

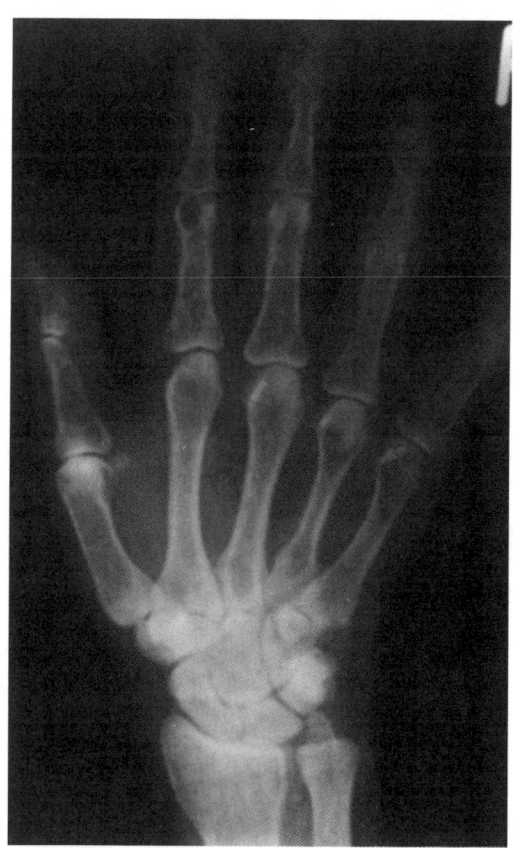

Abb. 6.94: Sekundärer HPT. Die Aufnahme zeigt eine verwaschene Knochenstruktur, subperiostale Resorptionszonen der Grenzlamellen (radiale Seite der Mittelphalanx IV), in der distalen Grundphalanx ein zystenartiges Aufhellungsareal (brauner Tumor) sowie Akroosteolysen der Endglieder. 1. Staatsexamen, 3/94.

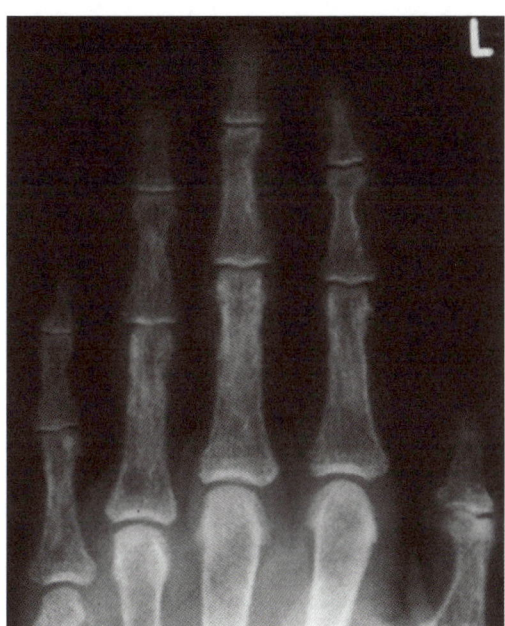

Abb. 6.95: HPT mit subperiostalen Resorptionen, besonders radialseitig an den Mittelphalangen, Osteolysen der Akren am Nagelfortsatz I, II, IV und V sowie einer kleinen Erosion am Köpfchen von Metakarpale V. 2. Staatsexamen, 8/94.

- **Spätzeichen:** generalisierte diffuse Transparenzerhöhung (Mattglasphänomen), Verschmälerung und Aufblätterung der Kortikalis, Osteolysen der Akren, Gelenkspalterweiterungen (Akromioklavikulargelenk, ISG), Weichteilverkalkungen.
- **Schädel:** Abnahme der Knochendichte mit granulärer Zeichnung (Pfeffer- und Salz-Schädel).
- **Wirbelsäule:** strähnige Entkalkung, sog. Sandwich-Wirbelkörper (renale Osteopathie).
- **Looser-Umbauzonen:** kleine Ermüdungsfrakturen senkrecht zur Knochenachse, Spontanfrakturen.
- **Braune Tumoren:** zystenartige Aufhellungsareale unterschiedlicher Größe, insbesondere meta-/diaphysär an den langen Röhrenknochen.

Morbus Paget (Osteodystrophia deformans)

Hierbei handelt es sich um eine chronische mono- oder polyostotisch auftretende Knochenerkrankung mit übermäßigem Knochenumbau, wodurch mechanisch minderwertiger Knochen entsteht (Abb. 6.97).

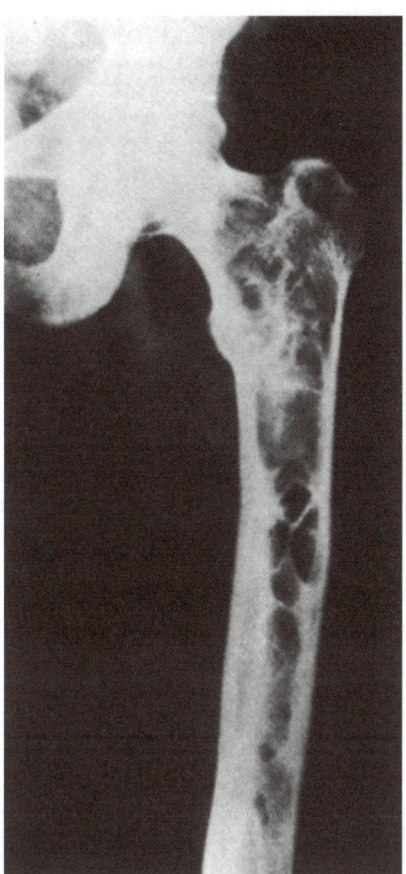

Abb. 6.96: Ostitis fibrosa cystica Recklinghausen als Folge eines primären HPT. Der linke Femur zeigt deutliche Knochenresorptionen durch die gestörte Knochenbilanz. Die hier erkennbare Zystenbildung (braune Tumoren) in den Meta-/Diaphysen der langen Röhrenknochen ist typisch. 2. Staatsexamen, 3/86.

> **Merke!**
> Eine maligne Entartung zum sekundären osteogenen Sarkom ist möglich.

Röntgenologisch finden sich drei Stadien des Morbus Paget:
- Stadium I: aktives osteolytisches Stadium mit Osteolysen und Destruktionen.
- Stadium II: Intermediärstadium mit Überwiegen der Osteoblastentätigkeit. Kompaktaverbreiterung und typische Dickenzunahme der Knochen mit welliger Kontur.

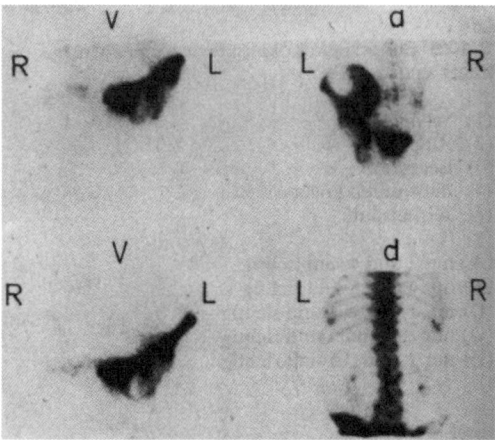

Abb. 6.97: Morbus Paget. Im Szintigramm ist eine großflächige Aktivitätsanreicherung der linken Beckenschaufel erkennbar, wie sie für einen monoostotischen Morbus Bechterew typisch ist. 2. Staatsexamen, 8/84.

- Stadium III: Sklerose mit Volumenvermehrung des Knochens und Deformierung sowie strähniger Struktur.

Der Morbus Paget beginnt meist an einem Gelenkende der langen Röhrenknochen und schreitet zum anderen Ende fort, wobei alle drei Stadien nebeneinander vorkommen können. Am stärksten sind in der Regel das Becken, der Femur, der Schädel, die Tibia, und die Wirbelkörper betroffen. Die Kortikalis ist verbreitert, wodurch der befallene Knochen vergrößert ist (Hut wird zu klein). Charakteristischste Veränderung ist die grobsträhnige Spongiosa.

- **Schädel:** Verdickung des Schädeldaches, Verbreiterung der Spongiosa, unregelmäßige Sklerosebezirke (**"Watteschädel"**, Abb. 6.98). Im lytischen Stadium rundliche Aufhellungen (Osteoporosis circumscripta), Verdickung der Schädelbasis und der Nasennebenhöhlen.
- **Wirbelsäule:** Vergrößerung von Wirbelkörper und Wirbelbögen, verdickte Kortikalis, grobe Trabekelzeichnung (Rahmenwirbel), Kastenform der Wirbelkörper, Frakturen.
- **Becken:** Kortikalisverdickung, besonders am Beckeneingang, Vergrößerung von Scham- und Sitzbein, grobe Trabekelzeichnung (Abb. 6.99). Komplikation: Protrusio acetabuli.
- **Röhrenknochen:** Deformierung der langen Röhrenknochen, insbesondere des Femurs (**Hirtenstab**, Abb. 6.100) und der Tibia (**Säbelscheidentibia**) mit Volumenzunahme und wel-

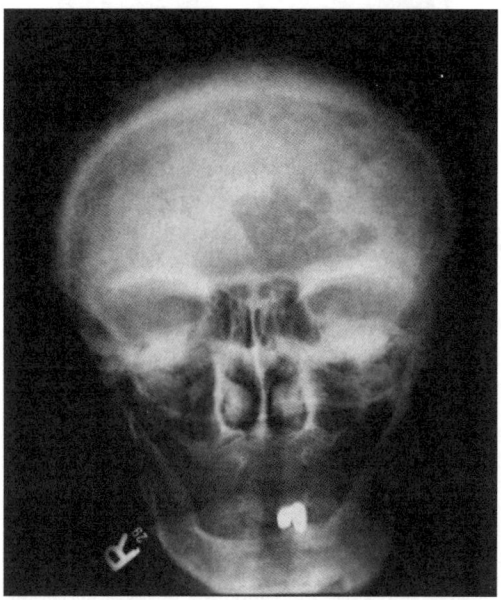
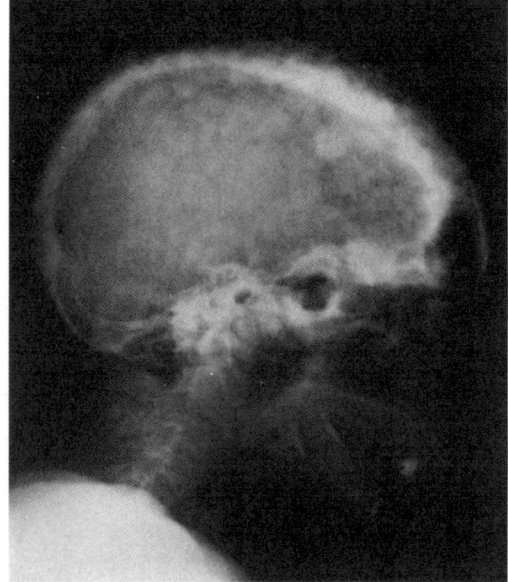

Abb. 6.98: Morbus Paget (Osteodystrophia deformans). Der Schädel in zwei Ebenen zeigt eine deutliche Verbreiterung der Schädelkalotte sowie unregelmäßige Sklerosebezirke (Watteschädel). 2. Staatsexamen, 8/92.

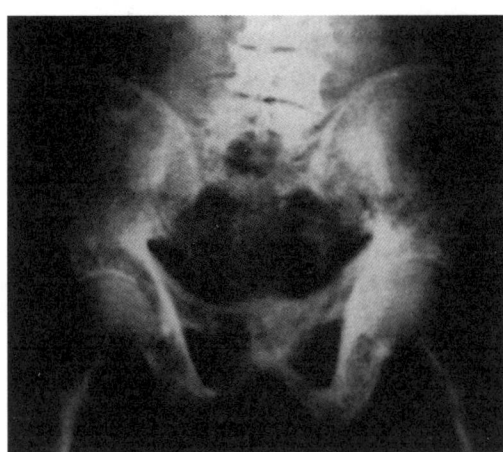

Abb. 6.99: Morbus Paget des Beckens. Unregelmäßige Sklerosebezirke insbesondere in der linken Beckenschaufel und im linken Sitz- und Schambein, letztere erscheinen zudem aufgetrieben. Der linke Hüftgelenkspalt ist deutlich verschmälert. 2. Staatsexamen, 8/85.

Spätzeichen:
- Entkalkung der Spongiosa
- Periostverkalkungen
- Sequester (verdichteter nekrotischer Knochenanteil in destruierten Arealen)
- osteolytische Defekte
- buntes Bild mit Sklerosierungen und Destruktionen

Die **Skelettszintigraphie** kann osteomyelitische Herde erfassen, ca. eine Woche bevor das Röntgenbild Veränderungen zeigt.

Auch mit der **MRT** lassen sich Frühdiagnosen stellen sowie die Ausdehnung in die angrenzenden Weichteile beurteilen. Die MRT ist hierbei der CT überlegen.

Mit der **Leukozytenszintigraphie** können osteomyelische Herde von Frakturen oder Tumoren abgegrenzt werden. Hierbei lagern sich radioaktiv

liger Begrenzung. Häufig sind lytische und sklerotische Veränderungen nebeneinander. Pathologische Frakturen, Pseudofrakturen.

Infektiöse Knochen- und Gelenkerkrankungen

Osteomyelitis

Infektionen des Knochens entstehen bei Kindern meist durch hämatogene Streuung mit bevorzugtem Befall der Metaphyse, bei Erwachsenen in der Regel nach offenen Verletzungen, wobei hier der Schaft der langen Röhrenknochen bevorzugt betroffen ist (Abb. 6.101). Initial ist das Röntgenbild häufig normal, Frühveränderungen zeigen sich nach 3–10 Tagen, Knochendestruktionen nach 7–14 Tagen.

Man unterscheidet eine **akute Osteomyelitis** von einer **chronischen Osteomyelitis** (ca. 6 Wochen nach Krankheitsbeginn).

Die Abgrenzung gegenüber malignen Knochentumoren kann schwierig sein. Die wichtigste Differentialdiagnose im Kindesalter ist das Ewing-Sarkom.

Röntgenologische Frühzeichen:
- Weichteilverdickung
- unscharfe Abgrenzung der Knochen

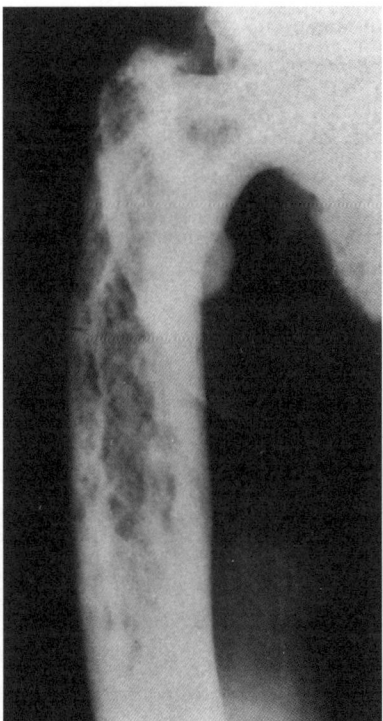

Abb. 6.100: Morbus Paget des rechten Femurs. Grobsträhnige unregelmäßige Sklerose mit Verdichtung des Knochens und welliger Kontur. Der Femur ist nach lateral konvex deformiert (Hirtenstab). Das Schambein ist ebenfalls verdichtet. 2. Staatsexamen, 8/88.

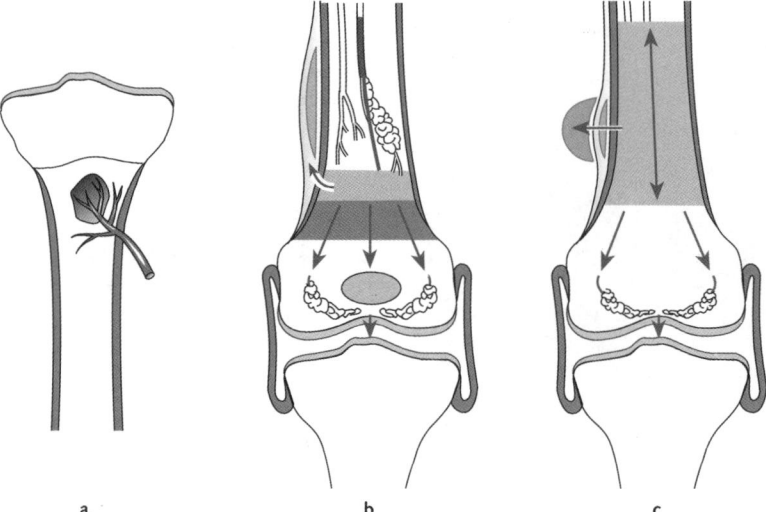

Abb. 6.101: Entwicklung und Ausbreitung der hämatogenen Osteomyelitis in verschiedenen Lebensaltern [7].
a) Entwicklung b) Schemazeichnung des Ausbreitungsweges (nach Lennert) c) Darstellung des Ausbreitungsweges (nach Lennert)

markierte Leukozyten oder Antigranulozytenantikörper in den Entzündungsherd ein und können so mit der Gammakamera nachgewiesen werden.

Brodie-Abszeß
Bei dieser Sonderform handelt es sich um eine subakute umschriebene Osteomyelitis, die meist bei Kindern auftritt und gehäuft in der Metaphyse von Tibia und Femur lokalisiert ist.

Im **Röntgenbild** sind rundliche, meist glatt begrenzte Aufhellungen mit einem zarten Sklerosesaum erkennbar.

Spondylitis und Spondylodiszitis
Ursache für eine **bakterielle Spondylitis** oder **Spondylodiszitis** ist meist eine Infektion mit Staphylokokken oder E. coli. Es kommt zu einer Destruktion des Wirbelkörpers und des Zwischenwirbelraums mit der Bandscheibe. Der Verlauf ist schnell mit einer bevorzugten Lokalisation an der LWS (L1/L2), meist ist nur ein Segment befallen.

Eine **tuberkulöse Spondylitis** wird durch eine hämatogene Streuung aus einem Primärherd verursacht. Der Verlauf ist langsamer, mit bevorzugter Lokalisation in der BWS. Meist sind mehrere Segmente betroffen. Es kommt zu ausgeprägten Weichteilabszessen (kalte Abszesse) und Kavernenbildung.

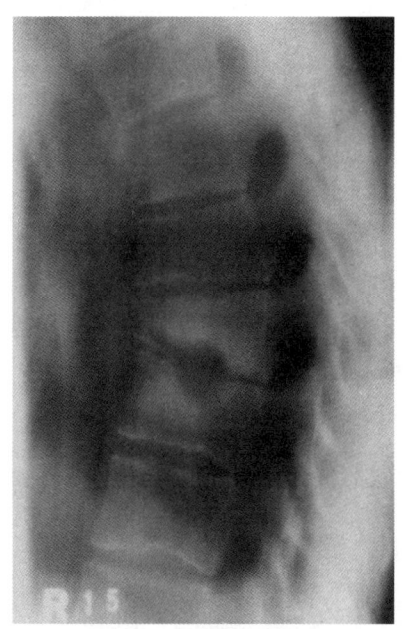

Abb. 6.102: Spondylitis mit deutlicher Verschmälerung des Bandscheibenraumes und Destruktion der angrenzenden Wirbelkörpergrund- und Deckplatten (Tomographie der mittleren BWS). 2. Staatsexamen, 8/90.

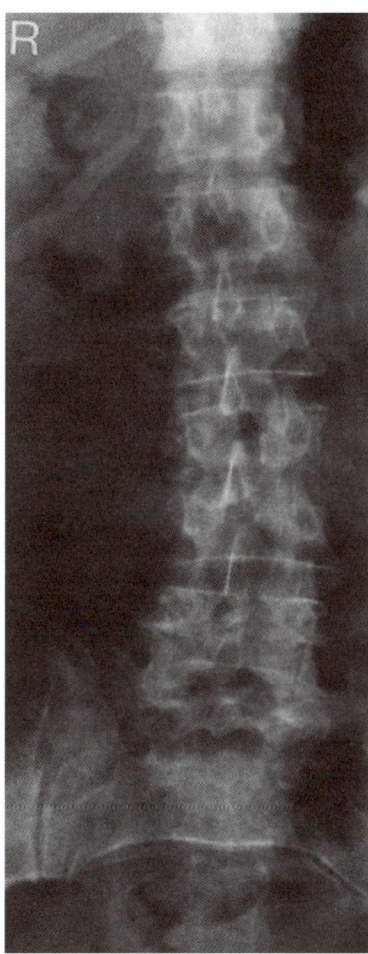

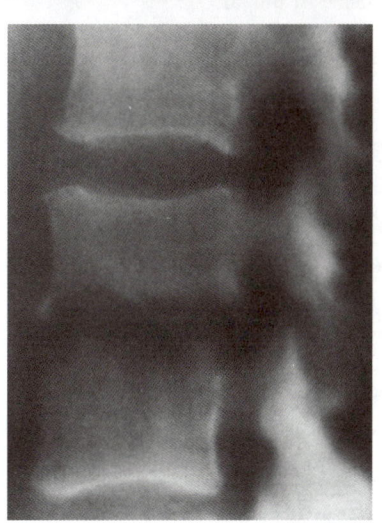

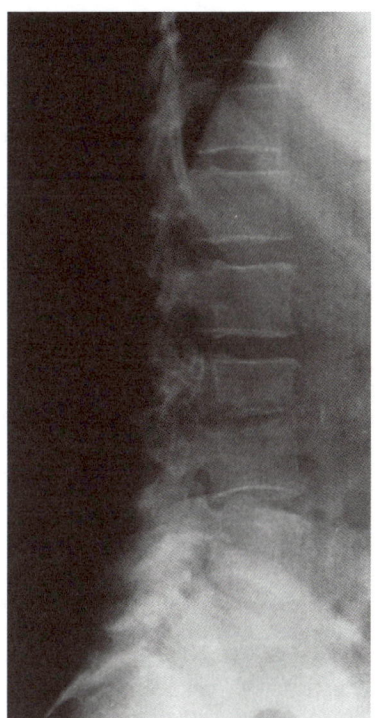

Abb. 6.103: Spondylodiszitis LWK 2/3 mit Verschmälerung des Zwischenwirbelraumes und Destruktion der angrenzenden Grund- und Deckplatten, was besonders gut in der Tomographie (b) zu sehen ist. 2. Staatsexamen, 8/92.

Charakteristische Röntgenzeichen der bakteriellen und tuberkulösen Spondylitis sind vor allem in der **Tomographie** gut zu erkennen (Abb. 6.102, 6.103):
- **Frühzeichen:** unscharfe Begrenzung der Grund- und Deckplatten, Verschmälerung des Bandscheibenraumes (nach 1–3 Wochen).
- **Spätzeichen:** Retrolisthesis (nach dorsal verschobener kranialer Wirbel), Destruktion der Grund- und Deckplatten, Bandscheibenzerstörung, reaktive Sklerose als Reparaturvorgang (nach 10–12 Wochen), Reparaturosteophyten, Keilwirbel, Blockwirbel und Gibbusbildung.

> **Merke!**
>
> Jede Zwischenwirbelraumverschmälerung ohne degenerative Veränderungen (Osteophyten, Abschlußkantensklerose) ist verdächtig auf eine Spondylitis und sollte durch eine Tomographie und eine Szintigraphie abgeklärt werden.

Knocheninfarkt

Eine zirkulationsbedingte Ischämie führt zur Ausbildung einer klinisch in der Regel stummen Osteonekrose bzw. eines Knocheninfarktes. Ursachen hierfür können z. B. Traumen oder eine Steroidbehandlung sein.

Der betroffene Knochen ist **röntgenologisch dichter** als gesunder Knochen, ggf. auch mit Sklerosen und lytischen Aufhellungen. Typisch sind trauben- oder kettenförmige Verdichtungen durch Knochenneubildung.

Aseptische Knochennekrosen

Spontan auftretende Osteonekrosen bzw. Osteochondrosen in umschriebenen Bereichen des wachsenden Skeletts werden als aseptische Knochennekrosen zusammengefaßt. Ursachen sind lokale Durchblutungsstörungen und konstitutionelle Faktoren.

Röntgenologisch zeigen sich bei allen aseptischen Knochennekrosen Destruktionsherde, Demineralisationen und Sklerosen nebeneinander. In der Folge kommt es zu Gelenkdeformierungen und sekundär degenerativen Veränderungen.

Häufig sind die Veränderungen mit der **MRT** frühzeitiger erkennbar. Außerdem wird die MRT gerne zur Verlaufsbeurteilung der aseptischen Nekrosen bei Kindern eingesetzt.

Morbus Perthes

Beim Morbus Perthes handelt es sich um eine ischämische Nekrose des Hüftkopfes mit einem Altersgipfel um das 5.–6. Lebensjahr, wobei Jungen 5mal häufiger betroffen sind.

Im **Röntgenbild** erkennt man:
- **Frühzeichen:** Gelenkspaltverbreiterung, Inaktivitätsosteoporose, entrundeter, abgeflachter, unscharf konturierter Femurkopf mit subchondraler marginaler Fraktur (Lauenstein-Aufnahme).
- **Spätzeichen:** diffuse Femurkopfverdichtung, Walzen-/Pilzform des Femurkopfes, schollige Fragmentation der Hüftkopfepiphyse, Femurhalsverkürzung und -verbreiterung, Coxa vara mit Trochanterhochstand (Abb. 6.104 bis 6.106).

Morbus Kienböck (Lunatummalazie)

Aseptische Knochennekrose des Mondbeins meist bei chronischen Traumen oder Gefäßanomalien.

Im **Röntgenbild** erkennt man:
- **Frühzeichen:** Verdichtung des Mondbeins, fleckige Aufhellungen.
- **Spätzeichen:** Fragmentation, Nekrose, arthrotische Veränderungen (Abb. 6.107).

Morbus Köhler I

Bei der aseptischen Knochennekrose des Os naviculare pedis erkennt man im **Röntgenbild:**
- **Frühzeichen:** Inaktivitätsosteoporose und umschriebene Verdichtungen.
- **Spätzeichen:** Größenabnahme mit scheibenförmiger Verschmälerung, Sklerosierung, Fragmentation.

Morbus Köhler II

Die aseptische Knochennekrose der Metatarsaleköpfchen II (III, IV) zeigt im **Röntgenbild:**
- **Frühzeichen:** Aufhellungen und Verdichtungen nebeneinander, aber häufig keine Veränderungen im Röntgenbild.
- **Spätzeichen:** kelchförmige Deformierung des Metartasaleköpfchens, Arthrose (Abb. 6.108).

Morbus Osgood-Schlatter

Es findet sich ein Abriß der Tuberositas tibiae und eine Fragmentation der Tibiaapophyse.

In der Röntgen-Seitaufnahme erkennt man eine unregelmäßige Kontur der Apophyse.

Morbus Scheuermann

Diese Wachstumsstörung wird auch **Adoleszentenkyphose** genannt und findet sich bei Jugendlichen an den Grund- und Deckplatten der BWS und LWS. Die Ursache ist unklar.

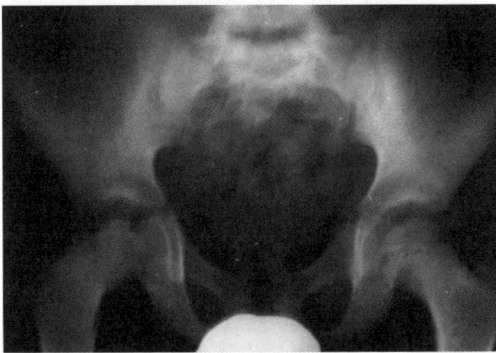

Abb. 6.104: Morbus Perthes bei 12jährigem Jungen. Man erkennt eine charakteristische schollige Verkleinerung und Fragmentation der Epiphyse des Hüftkopfs (Femurkopfepiphysennekrose). 2. Staatsexamen, 3/98.

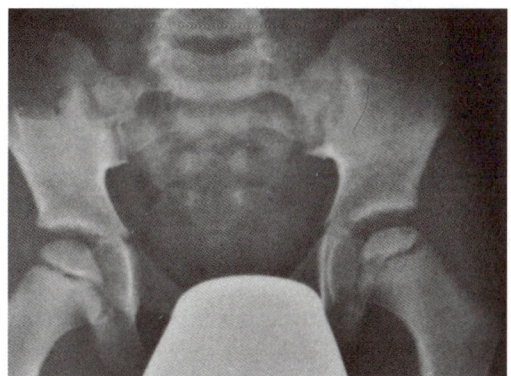

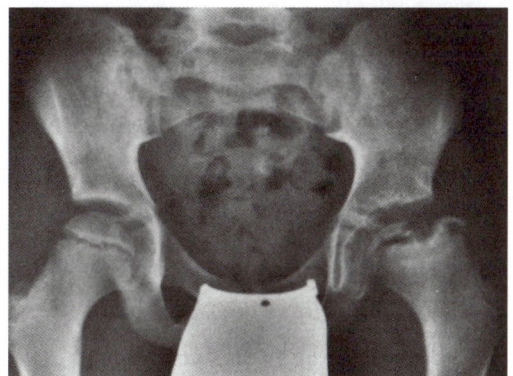

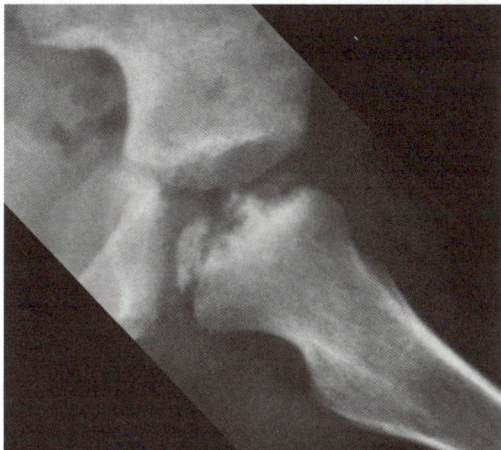

Abb. 6.105: Morbus Perthes links, Beckenübersicht mit 22monatiger Differenz und aktueller axialer Hüftgelenksaufnahme nach Lauenstein. In der ersten Aufnahme erkennt man eine Verbreiterung des Gelenkspaltes links gegenüber rechts. Im Verlauf zeigt sich eine Verdichtung des Femurkopfes mit krümeligem Zerfall (Nekrose) der Epiphyse. 2. Staatsexamen, 3/90.

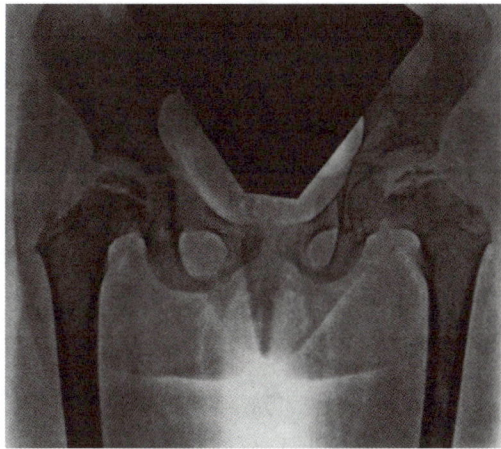

Abb. 6.106: Morbus Perthes bds. (li > re) mit scholliger Fragmentation und Verkleinerung der Hüftkopfepiphyse und Femurkopfverdichtung. 2. Staatsexamen, 3/93, 3/02.

Röntgenologisch findet man:
- geringe keilförmige Deformierung von mindestens drei Wirbelkörpern
- unregelmäßige, aber scharf konturierte Abschlußkanten (Abb 6.109)
- **Schmorl-Knorpelknötchen:** intraspongiöse Hernien durch Nekrose der Grund- und Deckplatten mit Bandscheibeneinbrüchen in die Wirbelkörper.
- **Spätzeichen:** Keilwirbel (mindesten 3–4 Wirbelkörper), irregulär verdichtete Abschlußplatten und degenerative osteochondrotische Veränderungen.
- DD Schmorl-Knötchen: Chordareste.

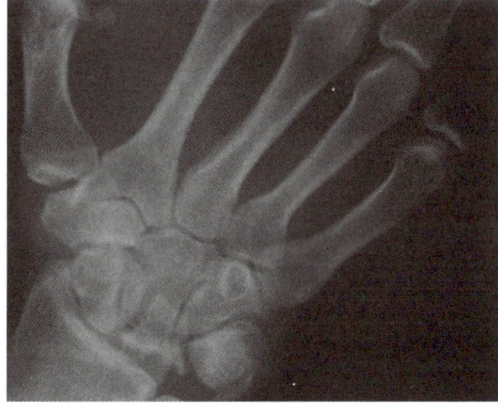

Abb. 6.107: Lunatummalazie (Morbus Kienböck) mit Verdichtung und Fragmentation des Os lunatum. 2. Staatsexamen, 3/91.

Osteochondrosis dissecans

Diese segmental ischämische Knochennekrose ist eine Sonderform der aseptischen Knorpelknochennekrosen im Gelenkbereich. Sie betrifft vornehmlich männliche Jugendliche und junge Erwachsene.

Häufige Lokalisationen sind:
- **Kniegelenk:** Condylus tibialis femoris, am häufigsten an der Außenfläche des medialen Femurkondylus (Abb. 6.110 bis 6.112)
- **oberes Sprunggelenk:** medialer hinterer Rand der Talusrolle
- **Hüftgelenk:** Scheitel des Femurkopfes
- **Ellenbogengelenk:** Capitulum humeri

Das **Röntgenbild** ist bei frühen Veränderungen bis auf einen Gelenkerguß meist negativ, später zeigen sich:

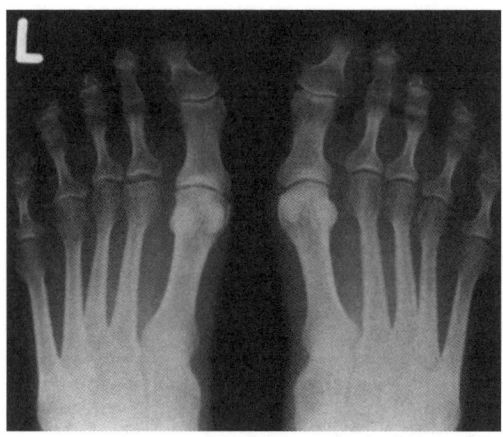

Abb. 6.108: Z. n. Morbus Köhler II mit kelchförmiger Deformierung des Köpfchens von Metatarsale II links. 2. Staatsexamen, 3/91.

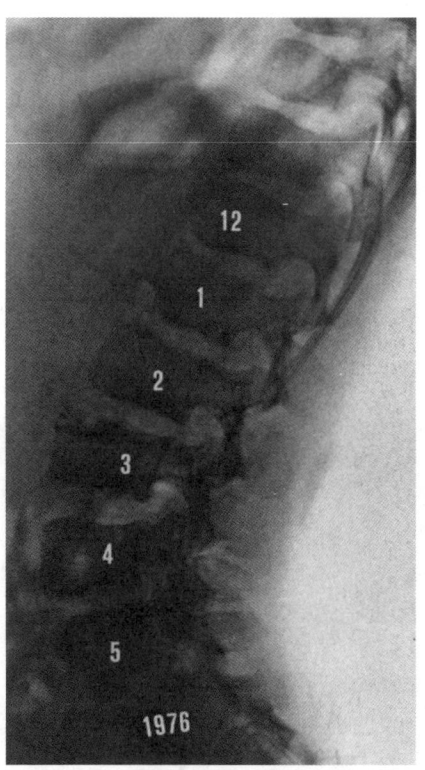

Abb. 6.109: Morbus Scheuermann bei 12jährigem Jungen thorakolumbal mit unregelmäßigen Abschlußkanten und Schmorl-Knötchen und einer Randleistenablösung (LWK 3). 2. Staatsexamen, 3/90.

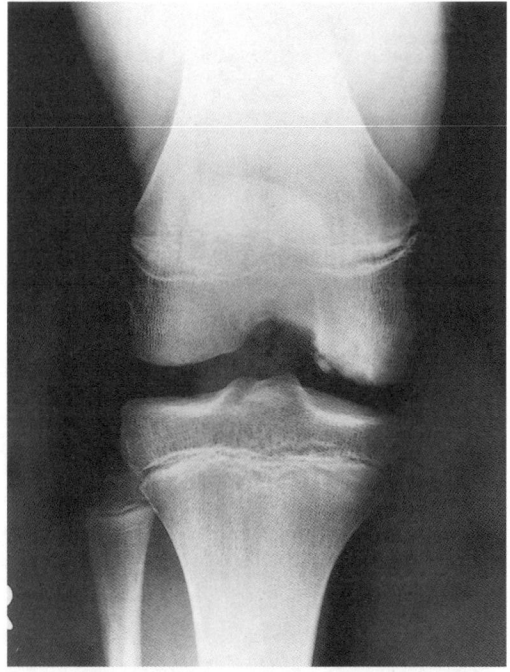

Abb. 6.110: Osteochondrosis dissecans des Kniegelenks bei 12jährigem Jungen. Am medialen Femurkondylus ist die Knochenkontur unscharf begrenzt mit einem kleinen sklerotischen Knochenfragment an der Gelenkoberfläche (Maus, freier Gelenkkörper). In unmittelbarer Nähe zeigt sich ein kleiner Aufhellungssaum an der medialen Femurkondyle (Mausbett). 2. Staatsexamen, 3/97.

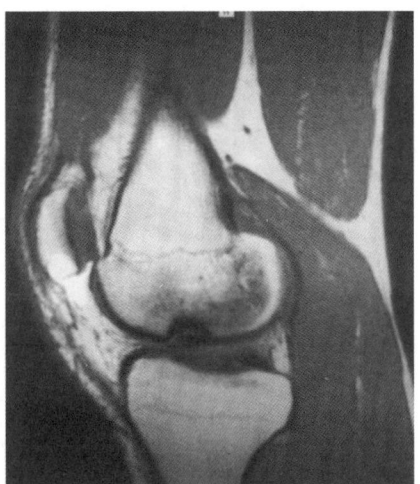
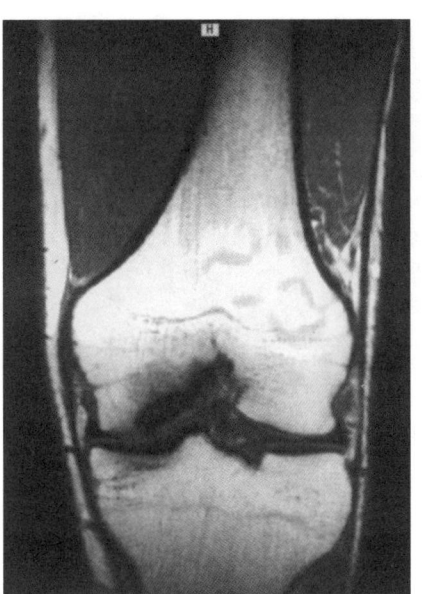

Abb. 6.111: Osteochondrosis dissecans des Kniegelenks in der MRT mit rundlicher Signalminderung am Femurkondylus (Maus). 2. Staatsexamen, 8/94.

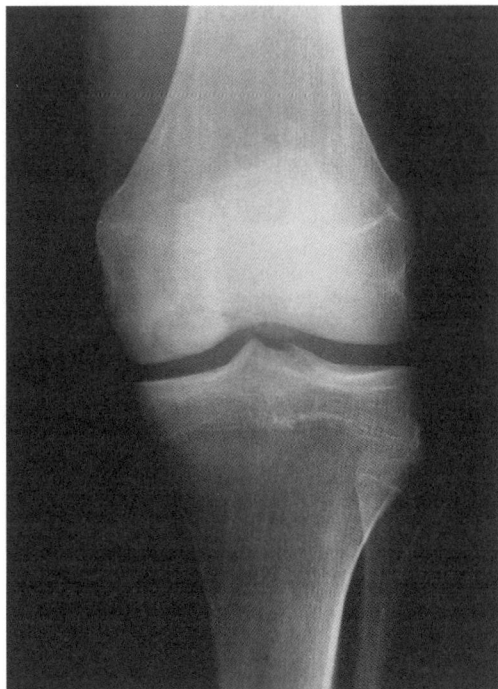
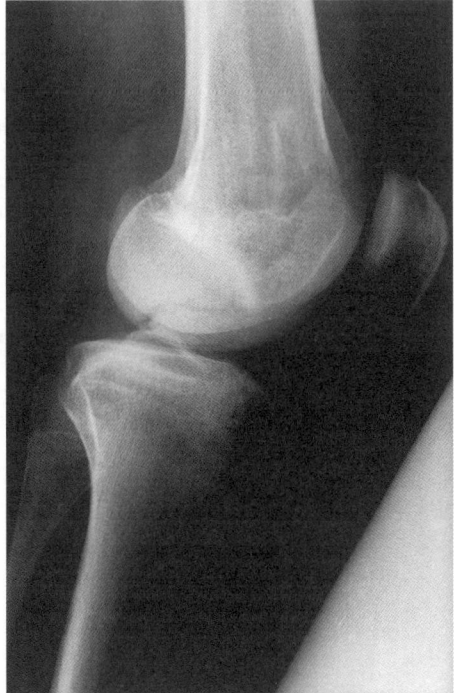

Abb. 6.112: Osteochondrosis dissecans des Kniegelenks (Kniegelenk in zwei Ebenen). Am medialen Femurkondylus zeigt sich ein rundliches Knochenfragment (Maus), das von einem Aufhellungssaum umgeben ist (Mausbett). 2. Staatsexamen, 3/96.

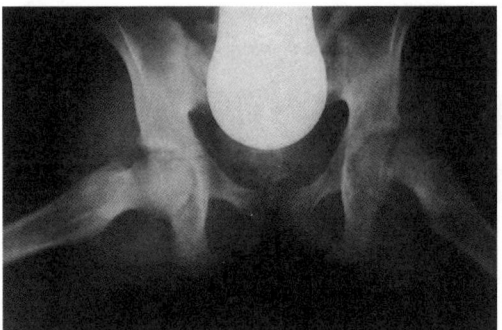

Abb. 6.113: Juvenile Epiphysenlösung des Hüftkopfes. Die linke Hüftkopfepiphyse ist im Vergleich zur rechten Seite deutlich nach medial unten abgekippt. 2. Staatsexamen, 3/93.

- rundliche, sklerosierte Knochenfragmente an der Gelenkoberfläche (Maus), umgeben von einem Aufhellungssaum (Mausbett)
- später Herauslösung des Dissekats (Maus) aus dem Mausbett mit Ausbildung eines freien Gelenkkörpes

Die **MRT** wird auch hier zur Frühdiagnose und Verlaufskontrolle eingesetzt.

Epiphysiolysis capitis femoris

Bei dieser Erkrankung rutscht der Femurkopf allmählich nach hinten unten medial gegenüber dem Schenkelhals ab (Abb. 6.113). Meist sind männliche Jugendliche und junge Erwachsene betroffen, in 50% der Fälle beidseits. Als Komplikation kann eine Hüftkopfnekrose entstehen.

Im Röntgenbild in der Beckenübersichtsaufnahme sowie der axialen Aufnahme nach Lauenstein finden sich eine unscharfe und verbreiterte Wachstumsfuge. Das Abrutschen der Epiphyse ist in der Lauenstein-Aufnahme am besten zu sehen.

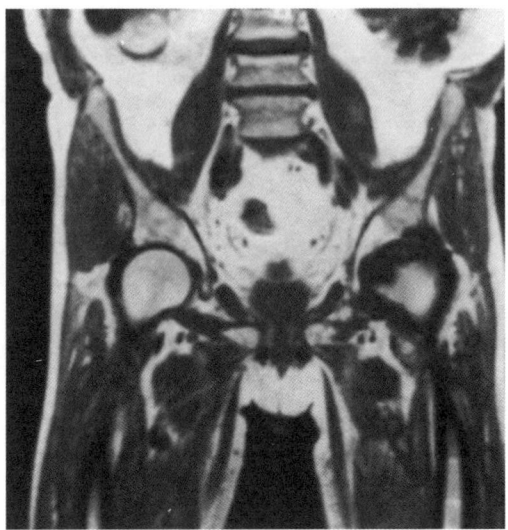

Abb. 6.114: Hüftkopfnekrose im koronaren T1-gewichteten MRT-Bild (Frühdiagnose). Der linke Hüftkopf zeigt kranial ein Areal, das durch ein Ödem des Femurkopfs deutlich signalvermindert ist. 2. Staatsexamen, 8/94.

Idiopathische Hüftkopfnekrose

Diese aseptische, zirkulationsbedingte Hüftkopfnekrose betrifft hauptsächlich Männer zwischen dem 30. und 60. Lebensjahr (Abb. 6.114). Die Ursachen sind unklar.

- **Frühzeichen im Röntgenbild** sind eine Sklerose am Kopf-Hals-Übergang und Periostverdickungen am Femurhals sowie ein Ermüdungsbruch (Lauenstein-Aufnahme).
- **Spätzeichen** sind eine bandförmige Sklerose in der Femurkopfmitte, subchondrale Verkalkungen, Femurkopfeinbrüche, Frakturen und zystische Aufhellungen sowie Sequester.

Die Frühdiagnose erfolgt mit der **MRT** oder der **Szintigraphie**.

7 Radiologische Diagnostik von Herz, Blut und Gefäßen

7.1 Herz

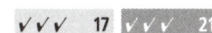

7.1.1 Untersuchungsmethoden

Derzeit werden in der Herzdiagnostik verschiedene bildgebende Verfahren eingesetzt, die in nichtinvasive Basisuntersuchungen, spezielle nichtinvasive Untersuchungen und invasive Untersuchungsmethoden eingeteilt und in dieser Reihenfolge auch eingesetzt werden. Insbesondere auf dem Gebiet der Schnittbildverfahren sind derzeit viele neue Untersuchungsmethoden wie Elektronenstrahlcomputertomographie (EBCT) oder die verschiedenen Kernspintomographieverfahren in Entwicklung bzw. am Beginn der klinischen Anwendung.

Konventionelle Thoraxaufnahme in zwei Ebenen

> **Merke!**
> Die Röntgenuntersuchung des Thorax ist mit ca. 35% aller Untersuchungen neben der Skelettdiagnostik die am häufigsten durchgeführte Röntgenuntersuchung.

Untersuchungstechnik
- Übersichtsaufnahme im dorso-ventralen (p.-a.) Strahlengang: Der Patient steht mit leicht angehobenem Kinn mit der Brust am Rasterwandstativ. Beide Arme sind innenrotiert, um die Schulterblätter aus dem Lungenfeld herauszudrehen. Die Aufnahme erfolgt in Atemstillstand bei maximaler Inspiration (Abb. 7.1).
- Aufnahme im seitlichen Strahlengang (Seitaufnahme): Der Brustkorb des Patienten liegt links dem Rasterwandstativ an, damit das Herz möglichst filmnah ist und nicht vergrößert abgebildet wird. Beide Arme des Patienten werden über den Kopf angehoben. Die Aufnahme erfolgt in Atemstillstand und bei maximaler Inspiration.
- Die Aufnahmen werden in Hartstrahltechnik mit 110–150 kV durchgeführt.

Indikationen
Symptomatische Herz-Lungen-Erkrankungen, Screening-Diagnostik, präoperativ, Lagekontrolle von Drainagen, Kathetern und implantierten Aggregaten.

Zusatzaufnahmen zur konventionellen Thoraxaufnahme
- **Schrägaufnahmen:** Der Patient steht um 45° zur Filmebene gedreht und berührt mit seiner rechten Schulter (*Fechterstellung*, erster vorderer Schrägdurchmesser) bzw. mit seiner linken Schulter (*Boxerstellung*, zweiter vorderer Schrägdurchmesser) den Film. Die Aufnahme erfolgt im p.-a. Strahlengang bei maximaler

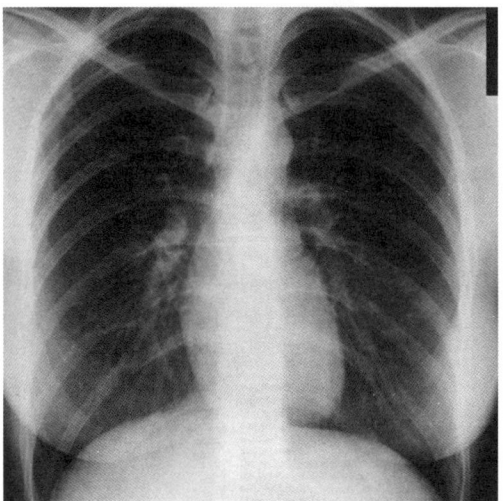
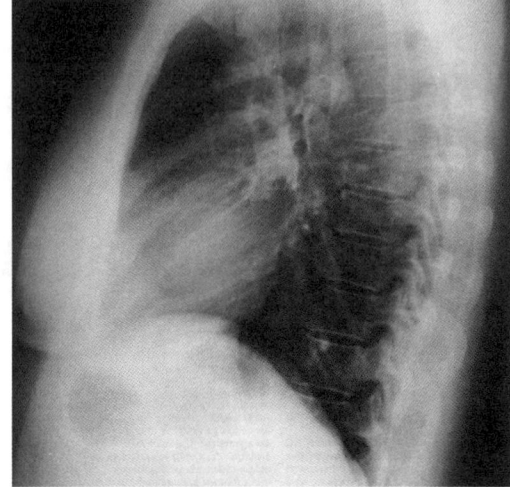

Abb. 7.1: Thorax a.-p. und seitlich [8].

Einatmung. Im ersten vorderen Schrägdurchmesser kann der linke Vorhof, im zweiten vorderen Schrägdurchmesser können die beiden Ventrikel besonders gut beurteilt werden. Man erhält eine bessere Abbildung vor allem der posterobasalen Lungen- und Pleuraabschnitte.

- **Ösophagus-Breischluck:** In der seitlichen Aufnahme wird zusätzlich der Ösophagus durch eine orale Kontrastmittelgabe dargestellt. Der Ösophagus liegt der hinteren Herzkontur, also dem linken Vorhof und dem linken Ventrikel an, und wird bei einer entsprechenden Herzvergrößerung nach dorsal verlagert. Indikationen: V. a. Mitral- oder Aortenklappenfehler, mediastinale Raumforderungen.

Bettlunge
Bei bettlägerigen Patienten ist die Thoraxaufnahme nur mit Einschränkungen zu bewerten, da es durch einen geringeren Film-Fokus-Abstand und der Lagerung des Patienten im a.-p. Strahlengang zu einer scheinbaren Verbreiterung des oberen Mediastinums und der Herzsilhouette sowie zu einer verstärkten Lungengefäßzeichnung und zum Zwerchfellhochstand kommt.

Untersuchungstechnik
Aufnahme am liegenden Patienten in maximaler Inspiration, a.-p. Strahlengang.

Indikationen
Lagekontrolle von eingebrachten diagnostischen und therapeutischen Materialien (ZVK, Pulmonaliskatheter, Herzschrittmacher, Tubus), Darstellung von Ventilationsstörung und hämodynamischen Veränderungen.

Thoraxdurchleuchtung mit Zielaufnahmen

Untersuchungstechnik
Zunächst erfolgt ein orientierender Gesamtüberblick mit maximal geöffneter Blende im a.-p. oder p.-a. Strahlengang mit systematischer Betrachtung von Zwerchfell (Atembeweglichkeit, Symmetrie), Herz und großen Gefäßen (Pulsationen, Raumforderungen, Verkalkungen von z.B. Herzklappen, Koronarien, Perikard), Hili („tanzende Hili" bei Links-rechts-Shunt), Mediastinum (Raumforderungen, Mediastinalflattern), Lungenparenchym (Raumforderungen). Einblenden des Untersuchungsfeldes und Zielaufnahmen von pathologischen Prozessen zur Dokumentation.

Indikationen
Differenzierung von unklaren thorakalen Strukturen und deren Lokalisation (intra-/extrapulmonal bzw. intra-/extrathorakal gelegene Raumforderungen), Beurteilung dynamischer Herzkreislaufvorgänge und der Zwerchfellbeweglichkeit, Kontrolle

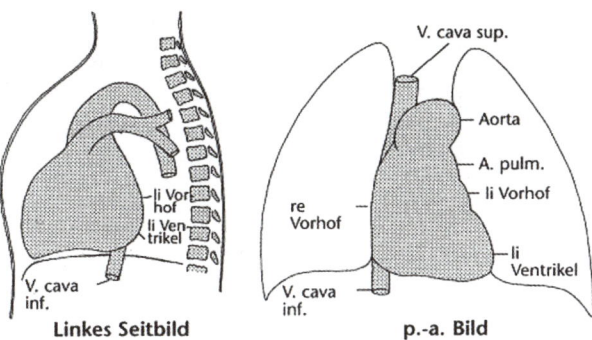

Abb. 7.2: Herzkonturen in der Thoraxübersichtsaufnahme.

nach bzw. bei diagnostischen und therapeutischen Eingriffen.

Normale und pathologische Röntgenanatomie von Herz und Gefäßen

In Tabelle 7.1 sind die randbildenden Strukturen von Herz und Gefäßen in den konventionellen (Abb. 7.2) und schrägen Aufnahmen zusammengestellt.

- **Größenbestimmung des Herzens:** Der Querdurchmesser des Herzens darf höchstens halb so groß wie der Thoraxdurchmesser sein (Herz-Thorax-Quotient). Eine exakte Herzvolumenmessung erfolgt mit der Echokardiographie. Die Herzgröße im Röntgenthorax kann nur zur ungefähren Verlaufsbeurteilung dienen.
- Die **Aorta** ist im Alter häufig verkalkt und elongiert und wird dann rechtsrandbildend.
- Die **V. azygos** liegt medial des rechten Oberlappenbronchus im Tracheobronchialwinkel und ist häufig erst bei Verschlüssen der V. cava sichtbar, wobei sie als Kollaterale dient.
- Der **Retrosternalraum** liegt in der Seitaufnahme zwischen vorderer Herzwand und Sternum und ist bei Vergrößerung des rechten Ventrikels ausgefüllt.
- Der **Retrokardialraum** liegt zwischen hinterem Herzrand und Wirbelsäule. In ihm verlaufen der Ösophagus und die Aorta descendens. Er ist bei Vergrößerung des linken Vorhofs und des linken Ventrikels ausgefüllt.

Echokardiographie

Die Echokardiographie zählt zu den Standarduntersuchungsverfahren in der Diagnostik von Herzerkrankungen.

Tabelle 7.1: Randbildende Strukturen des Herzschattens		
	rechts	**links**
p.-a. Aufnahme	V. cava superior, Aorta ascendens, rechter Vorhof, V. cava inferior	Aortenbogen und Aorta descendens, A. pulmonalis, linker Vorhof, linker Ventrikel
	ventral	**dorsal**
Seitaufnahme	Aorta ascendens, Truncus pulmonalis, rechter Ventrikel	Aa. pulmonales, Aorta descendens, linker Vorhof, linker Ventrikel, V. cava inferior
rechter vorderer Schrägdurchmesser	Aorta ascendens, Truncus pulmonalis, linker Ventrikel	V. cava superior, distaler Aortenbogen, Aorta descendens, rechte A. pulmonalis, linker Vorhof, rechter Vorhof, V. cava inferior
linker vorderer Schrägdurchmesser	Aorta ascendens, rechter Vorhof, rechter Ventrikel	Aorta descendens, Pulmonalgefäße, linker Vorhof, linker Ventrikel (V. cava inferior)

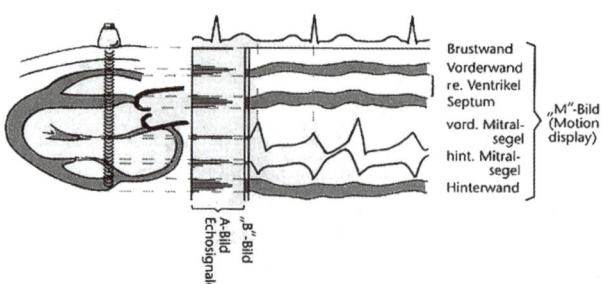

Abb. 7.3: Echokardiographie.

> **Merke!**
>
> Mit der Echokardiographie lassen sich Anatomie und Funktion des Herzens sonographisch beurteilen. Die Koronargefäße sind jedoch nicht darstellbar.

Man unterscheidet folgende Echokardiographieverfahren:
- **Eindimensionales „Time-motion"-Verfahren:** Hiermit lassen sich die Bewegungen der Herzstrukturen während des Herzzyklus aufzeichnen (Abb. 7.3). Folgende Informationen kann das eindimensionale Verfahren liefern:
  - Größe der Herzhöhlen und der basalen Aortenwurzeln
  - Bewegung und Struktur der Herzklappen
  - Dicke der Myokardwände und ihre Beweglichkeit
  - Perikarderguß
- **Zweidimensionale Sektorechokardiographie:** „Normales" Ultraschallbild in standardisierten Schnittebenen.
- **Doppler-Echokardiographie:** Neben der morphologischen Beurteilung von Herz und Klappen kann die (Farb-)Dopplertechnik weitere Informationen liefern:
  - Messung von Druckgradienten bei Stenosen
  - Beurteilung von Refluxströmen bei Klappeninsuffizienzen
  - Messung von Shuntvolumen
- **Transösophageale Echokardiographie:** Hierbei wird der Schallkopf dorsal des linken Vorhofs im Ösophagus plaziert, wodurch sich insbesondere die Vorhöfe, die Mitral- und Aortenklappe sowie die thorakale Aorta gut beurteilen lassen.

Angiokardiographie (Ventrikulographie)

Die Kontrastmitteldarstellung der Herzhöhlen wird hauptsächlich in der präoperativen Diagnostik eingesetzt.

Man unterscheidet:
- **Lävokardiographie:** Darstellung des linken Herzens, wobei nach arterieller Punktion transfemoral der Katheter mittels Seldinger-Technik retrograd zum linken Herzen vorgeschoben wird.
  Indikation: Mitralklappen-, Aortenklappenfehler, Vorhofseptum-, Ventrikelseptumdefekte, Herzwandaneurysmen, Beurteilung der linksventrikulären Funktion.
- **Dextrokardiographie:** Darstellung des rechten Herzens, wobei die Punktion venös über die Kubital- oder Femoralvene erfolgt. Dieses Verfahren wird insgesamt nur selten angewendet.
  Indikation: Pulmonalstenose, Fallot-Tetralogie usw.

Die **Komplikationsrate beider Verfahren** liegt insgesamt bei ca. 1%, das Mortalitätsrisiko bei ca. 0,1% (Rhythmusstörungen, Anaphylaxie, zerebrale Embolie, Infarkt).

Koronarangiographie

Bei der Kontrastmitteldarstellung der Herzkranzgefäße werden nach Punktion der A. femoralis in Seldinger-Technik mittels speziell geformter Katheter beide Koronararterien direkt am Abgang im Bulbus aortae sondiert und kontrastiert (Abb. 7.4). Die Aufzeichnung erfolgt mittels Kinematographie auf 35-mm-Film.

> **Merke!**
>
> Die Koronararterien können bis zur 2. und 3. Ordnung dargestellt und der Versorgungstyp bestimmt werden.

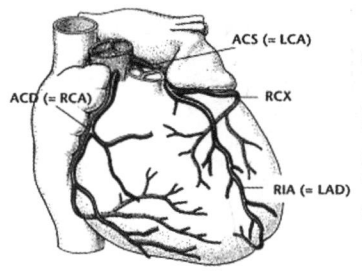

Abb. 7.4: Koronarangiogramm.

Indikationen
- Beurteilung der Koronarsklerose
- vor Bypass-Operationen
- vor Herzklappenoperationen (Patienten > 40 Jahre)
- Ballon-Dilatation (PTCA = perkutane transluminale koronare Angioplastie)
- lokale Lyse bei akutem Myokardinfarkt

Computertomographie

Nach ausreichender Kontrastmittelgabe können in der Computertomographie die einzelnen, schräg zur horizontalen CT-Schichtebene liegenden Herzkammern dargestellt werden. Durch die Eigenbeweglichkeit des Herzens und die Abtastzeiten in der CT von 1 bis 2 Sekunden ist eine Beurteilung der einzelnen Strukturen des Herzens teilweise schwierig.

Indikationen
Zur Zeit wird die CT in der Kardiologie zur Diagnostik folgender Parameter eingesetzt:
- Nachweise kardialer Tumoren
- Diagnostik perikardialer Erkrankungen (z.B. Perdicarditis constrictiva)
- Größe und Form der Herzkammern sowie deren relative Lage zueinander sowie zu den abgehenden großen Gefäßen
- Durchgängigkeit aortokoronarer Bypässe

Elektronenstrahlcomputertomographie

Die Elektronenstrahlcomputertomographie (Electron-beam-Computertomographie, EBCT) ist ein ultraschnelles Tomographieverfahren, bei dem die Röntgenstrahlen durch das Auftreffen eines beschleunigten und gebündelten Elektronenstrahls entstehen. Somit ist eine Bildfrequenz mit bis zu 34 Bildern pro Sekunde bei einer Expositionszeit zwischen 100 und 50 Millisekunden pro Scan möglich. Die kurzen Expositionszeiten und die gleichzeitig schnelle Bildfolge ermöglichen neben der Darstellung der Anatomie auch die Darstellung der Funktionsabläufe des Herzens.

Folgende Fragen können mit der EBCT geklärt werden:
- koronare, myokardiale, periepikardiale Veränderungen
- Herzklappen- und interkardiale Verkalkungen
- myokardiale Perfusion
- Morphologie der Koronargefäße
- linksventrikuläres Volumen

Magnetresonanztomographie

Wie bei der Computertomographie werden mit der MRT Schnittbilder des Herzens erzeugt. Durch die in letzter Zeit entwickelten schnellen und ultraschnellen MR-Bildgebungstechniken können Herzdarstellungen auch in Apnoe oder Echtzeit durchgeführt werden, wobei eine EKG-Triggerung notwendig wird. So können insbesondere kleinere Strukturen am Herzen gut dargestellt werden.

Indikationen
- Beurteilung von Größe und Form der Herzkammern sowie deren Lagebeziehung zueinander und der dazugehörigen Blutgefäße
- Nachweis intra- oder perikardialer Raumforderungen
- Funktionsdiagnostik des Herzens mit Nachweis der Blutflußrichtungen in den Herzkammern und an den Herzklappen
- Darstellung der Herzkranzgefäße mit der MR-Angiographie

> **Merke!**
> Da die MRT die kontrastgebenden Eigenschaften des fließenden Blutes ausnutzt, kann in der Regel – im Gegensatz zur CT – auf die Verwendung von Kontrastmitteln zur Darstellung von durchströmten Blutgefäßen verzichtet werden.

Ein weiterer Vorteil gegenüber der CT sind die frei wählbaren Schnittebenen sowie die höhere Weichteilkontrastauflösung.

Nuklearmedizinische Methoden

Myokardperfusionsszintigraphie mit ^{201}Thallium

Die Myokardszintigraphie mit Thallium ist die häufigste nuklearmedizinische Untersuchungsmethode in der Herzdiagnostik. Neuerdings wird zur Myokardszintigraphie auch das ^{99m}Technetium-Isonitril-Derivat (MIPI) eingesetzt. Vorteile des Technetiums sind eine verminderte Strahlenbelastung sowie eine verringerte physikalische Halbwertszeit und bessere Abbildungseigenschaften durch das günstigere Energiespektrum des Technetiums.

Untersuchungstechnik

Thallium ist ein Kalium-Analogum, das aufgrund eines aktiven Anreicherungsmechanismus über das Natrium-Kalium-ATPase-System aufgenommen wird. Nach i.v. Injektion werden allerdings nur 5–6% der applizierten Aktivität im Myokard angereichert. Der Rest wird in der Muskulatur, in den Nieren, in der Leber und im Magen-Darm-Trakt gespeichert. Im Herzen werden durch Thallium die regelrecht perfundierten Myokardareale markiert, wohingegen Nekroseareale nicht zur Darstellung kommen. So können gesunde, funktionstüchtige Herzmuskelzellen von ischämischen Bezirken bzw. Narbengewebe im Herzmuskel unterschieden werden.

Die mit ^{201}Thallium markierte Substanz wird nach einer ergometrischen Belastung injiziert und die Aktivität über dem linken Ventrikel mit einer Gamma-Kamera aufgenommen. Nach 3 bis 4 Stunden wird eine weitere Aufnahme als sogenanntes „Ruhezintigramm" angefertigt (Abb. 7.5). Die Aufnahmen erfolgen heute meist in der SPECT-Technik.

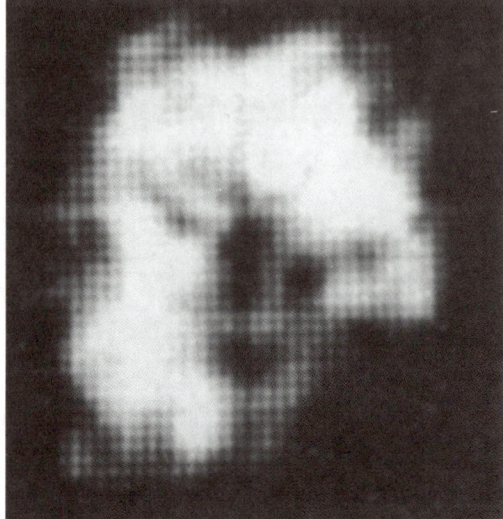

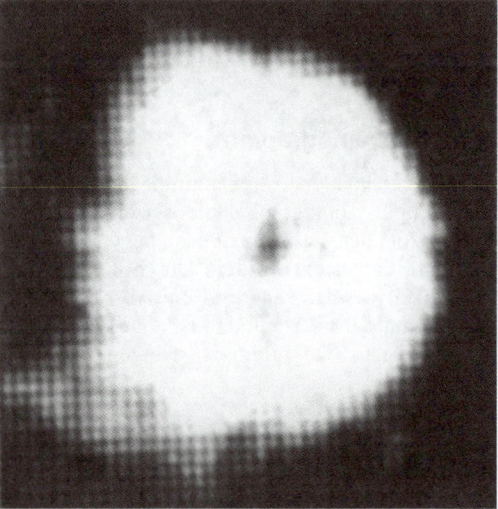

Abb. 7.5: Myokardszintigramm bei Koronarinsuffizienz. Unter Belastung zeigt sich ein Speicherdefekt, welcher bei dem 4 h später aufgenommenen Ruheszintigramm nicht mehr nachweisbar ist.

> **Merke!**
> Findet sich sowohl in der Belastungs- als auch in der Ruheaufnahme ein Speicherdefekt, entspricht dies einer Narbe. Zeigt sich ein ursprünglich dargestellter Defekt in der 2. Aufnahme nicht mehr, deutet dies auf eine Ischämie bei Koronarinsuffizienz hin.

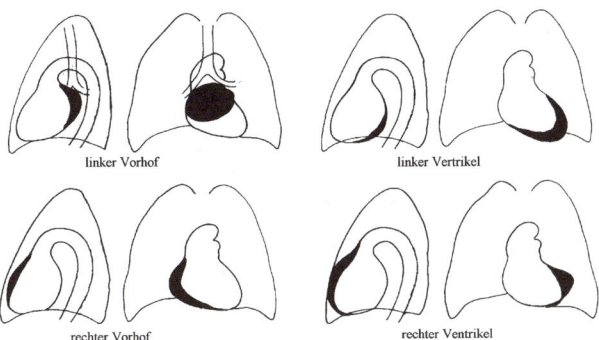

Abb. 7.6: Vergrößerung einzelner Herzkammern [9].

Hauptindikation
Die koronare Herzerkrankung ist die Hauptindikation zur Myokardszintigraphie, wobei die Myokardszintigraphie als nichtinvasive Methode vor der Koronarangiographie eingesetzt wird.

Herzbinnenraumszintigraphie (Radionuklidventrikulographie)
Nach i. v. Injektion von radioaktiv markierten Erythrozyten, Albumin, Pertechnetat oder DTPA mit ^{99m}Tc können die Herzkammern in ihrer Bewegung durch die radioaktiv-markierten Herzbinnenräume dargestellt werden. Mit dieser nichtinvasiven Methode können Herz-Kreislauf-Zeiten, Herzminutenvolumina, Auswurffraktionen des rechten und des linken Ventrikels, Shuntvolumina und Wandbewegungen des Ventrikels erfaßt werden. Der linke Ventrikel läßt sich besser sichtbar machen als der rechte. Die diagnostische Aussage ist ähnlich der Echokardiographie.

Infarktszintigraphie
Bei der Infarktszintigraphie reichern sich ^{99m}Technetium-markierte Pyrophosphate 1–3 Tage nach einem Infarkt im nekrotischen Gewebe an. Die Anreicherung im Infarktgebiet beruht wahrscheinlich auf einer Einlagerung über den Kalziumeinstrom in denaturiertem Muskelgewebe und ist frühestens 8–12 h nach dem Infarkt nachweisbar mit einem Maximum nach 1–3 Tagen. Das Szintigramm wird nach 14 Tagen wieder negativ.

Die pathologischen Veränderungen werden mit der Gamma-Kamera als positiver Kontrast (im Gegensatz zur Myokardszintigraphie) dargestellt. Der Einsatz der Infarktszintigraphie ist aufgrund der geringen Verfügbarkeit von Gamma-Kameras auf Intensivstationen limitiert.

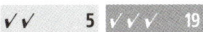

7.1.2 Radiologische Befunde

Vergrößerung der Herzkammern und Gefäße

In Tabelle 7.2 werden isolierte Vergrößerungen einzelner Herzhöhlen (Abb. 7.6) dargestellt. Dabei ist zu beachten, daß in der Realität (z. B. bei Herzfehlern) oft mehrere Herzhöhlen gleichzeitig vergrößert sind.

Verschiedene Herzfehler

Einen Überblick über die verschiedenen Herzfehler geben Tabelle 7.3 sowie die Abbildungen 7.7 bis 7.14.

> **Merke!**
> Bei den meisten Herzklappenfehlern sind Stenose und Insuffizienz kombiniert. Röntgenologisch zeigen sich dann Mischbilder der beschriebenen Röntgenbefunde.

Tabelle 7.2: Vergrößerung der Herzkammern und Gefäße

	Röntgen	Vorkommen
linker Ventrikel (LV)	• Ausladen der Herzspitze nach links kaudal und dorsal • Ösophagusbreischluck: Verlagerung des Ösophagus nach dorsal • Seitbild: Einengung des zwerchfellnahen Herzhinterraumes	Linksherzinsuffizienz, Myokardischämie, Dressler-Syndrom (Postinfarktsyndrom mit Perikarderguß), Sportlerherz, Aortenklappenfehler, Mitralklappenfehler, Aortenisthmusstenose, Transposition der großen Gefäße
linker Vorhof (LA)	Vergrößerung des Herzens nach: • links lateral mit prominentem linken Herzohr • rechts lateral mit Doppelkontur am rechten Herzrand • kranial mit Spreizung der Bifurkation > 90° • dorsal mit Verlagerung des Ösophagus in Vorhofhöhe nach dorsal im Seitbild (Breischluck)	Mitralstenose, Mitralinsuffizienz, offener D. arteriosus Botalli, Ventrikelseptumdefekt, Fallot-Trilogie, Trikuspidalatresie
rechter Ventrikel (RV)	Vergrößerung des Herzens nach: • links mit Anhebung der Herzspitze • ventral mit Einengung des Retrosternalraums (Kontakt des Herzens mit der Sternumhinterwand > 5 cm) • evtl. Verlagerung des LA nach dorsal bzw. des RV nach rechts	Fallot-Tetralogie, Trikuspidalatresie, Cor pulmonale, chronische Linksherzinsuffizienz, Pulmonalstenose, Links-rechts-Shunt
rechter Vorhof (RA)	• schwer beurteilbar, selten als alleinige Veränderung • rechter Herzrand ragt mehr als ⅓ über rechte Thoraxhälfte hinaus • evtl. Ausfüllung des Retrosternalraums • sekundäre Dilatation der V. cava superior/V. azygos	Trikuspidalstenose/-insuffizienz, Vorhofseptumdefekt mit Links-rechts-Shunt bei Vergrößerung des RA, sekundär Vergrößerung des RV (Pulmonalstenose, Rechtsherzinsuffizienz, Fallot-Tetralogie)
Globalvergrößerung des Herzens	allseitige Vergrößerung des Herzschattens	Kardiomyopathie, Perikarderguß (vorgetäuschte Vergrößerung)
Aortendilatation	Verbreiterung (Elongation) des Aortenbogens bzw. nur einzelner Abschnitte des Aortenbogens, teilweise mit Verkalkungen	Arteriosklerose, Hypertonie, Aneurysma der Aorta/der Sinus aortae, Aneurysma dissecans, Aortenklappenstenose, Aorteninsuffizienz, Aortenisthmusstenose
Pulmonalisdilatation	Pulmonalarterie > 17 mm	Cor pulmonale, Lungenembolie, VSD, ASD, offener D. arteriosus Botalli, Pulmonalstenose, Mitralklappenfehler, Trikuspidalatresie, komplette/partielle Fehlmündung der Lungenvenen

Tabelle 7.3: Verschiedene Herzfehler

Vitium	Pathophysiologie	Röntgen
Aortenstenose	durch Einengung der Öffnungsfläche der Aortenklappe Druckbelastung des LV mit konzentrischer Hypertrophie, Koronarinsuffizienz	• geringe/keine Herzvergrößerung • Linksherzvergrößerung erst spät • poststenotische Dilatation der Aorta ascendens • Aortenknopf normal
Aorteninsuffizienz	Volumenbelastung des LV durch erhöhtes Schlagvolumen, Myokardhypertrophie	abhängig vom Schweregrad der Insuffizienz: • Vergrößerung des LV (Holzschuhherz) • Dilatation der Aorta ascendens • Verkalkung des Aortenrings und der -klappe • in fortgeschrittenen Fällen Rückstauung in den Lungenkreislauf mit Lungenstauung/-ödem

Tabelle 7.3: Verschiedene Herzfehler (Fortsetzung)

Vitium	Pathophysiologie	Röntgen
Mitralstenose	Druckbelastung des LA mit Lungenstauung und pulmonaler Hypertonie mit Druckbelastung des RV sowie Rechtsherzhypertrophie, Trikuspidalinsuffizienz, Rückstauung in den großen Kreislauf	• Vergrößerung des LA • Lungenstauung und prominentes Pulmonalissegment • Vergrößerung des RV • pulmonale arterielle Hypertonie mit Dilatation der zentralen Pulmonalarterien und Kalibersprung • Lungenveränderungen durch Hämosiderose, Fibrose • normale Größe des LV und der Aorta (bzw. kleiner Aortenknopf)
Mitralinsuffizienz	Rückfluß des Blutes in den LA durch Schlußunfähigkeit der Mitralklappe, Volumenbelastung und Dilatation des LA und LV, später Insuffizienz des LV durch Pendelvolumen, Druckanstieg im LA, pulmonale Hypertonie, Druckbelastung des RV, Rechtsherzinsuffizienz	• Vergrößerung des LA und des LV • Lungenstauung und prominentes Pulmonalissegment • kleiner/normaler Aortenknopf
Aortenisthmusstenose (Koarktation)	1. *präduktale = infantile Aortenstenose* (25% d.F.) mit offenem Ductus arteriosus Botalli: Rechts-links-Shunt mit Zyanose der unteren Körperhälfte, Rechtsherzinsuffizienz 2. *postduktale = Erwachsenen-Aortenisthmusstenose* (75% d.F.): Ductus arteriosus Botalli meist geschlossen, häufig mit Aortenklappenstenose/-insuffizienz kombiniert, Hypertonie der oberen Körperhälfte, Hypotonie der unteren Körperhälfte	symptomatische Aortenisthmusstenose: • generalisierte Kardiomyopathie • verstärkte Lungendurchblutung (Links-rechts-Shunt durch offenen Ductus Botalli) • Lungenstau bei Herzinsuffizienz asymptomatische Aortenisthmusstenose: • sog. 3-Zeichen: Einkerbung der Aorta in Höhe der Stenose, umgekehrtes 3-Zeichen im Ösophagusbreischluck • angehobene linke Herzspitze, Dilatation der brachiozephalen Gefäße und der Aorta proximal der Stenose • Usuren der Rippen 3–8 (75% d.F., nach dem 6. Lj.), Dilatation der A. mammaria interna (linienförmige Verschattung hinter dem Sternum)
Vorhofseptumdefekt (ASD)	Volumenbelastung des RA (vermehrter Bluteinstrom durch Septumdefekt), des RV, des Lungenkreislaufs und des LA	• Prominentes Pulmonalissegment und Pulmonalarterienäste • Vergrößerung des RV und RA • Aortenknopf klein • LV und LA normal
Ventrikelseptumdefekt (VSD)	Volumenbelastung des LV, großer VSD mit zusätzlich pulmonaler Hypertonie und Vergrößerung des RV drei Schweregrade: • VSD I: Volumenbelastung des linken Herzens • VSD II/III: bds. Herzbelastung	• Abhängig von der Größe des VSD (kleiner VSD unauffälliges Röntgenbild) • prominentes Pulmonalissegment • verstärkte Lungengefäßzeichnung (Links-rechts-Shunt) • Vergrößerung von LA und LV • kleiner Aortenknopf (Shuntumkehr mit Rechts-links-Shunt) • unter Durchleuchtung „tanzende Hili"
Fallot-Tetralogie	kombinierter Herzfehler: Pulmonalstenose, Ventrikelseptumdefekt (VSD), reitende Aorta (über dem VSD, Dextroposition der Aorta), rechtsventrikuläre Hypertrophie (durch Pulmonalstenose)	• Herz normal groß oder Vergrößerung des RV mit Anhebung der Herzspitze • RV wird links randbildend • Pulmonalissegment konkav oder klein/fehlend, hierdurch konkave Herzbucht • Minderdurchblutung der Lungengefäße (helle Lungen) • Aorta normal groß/vergrößert • in 25% rechtsseitiger Aortenbogen

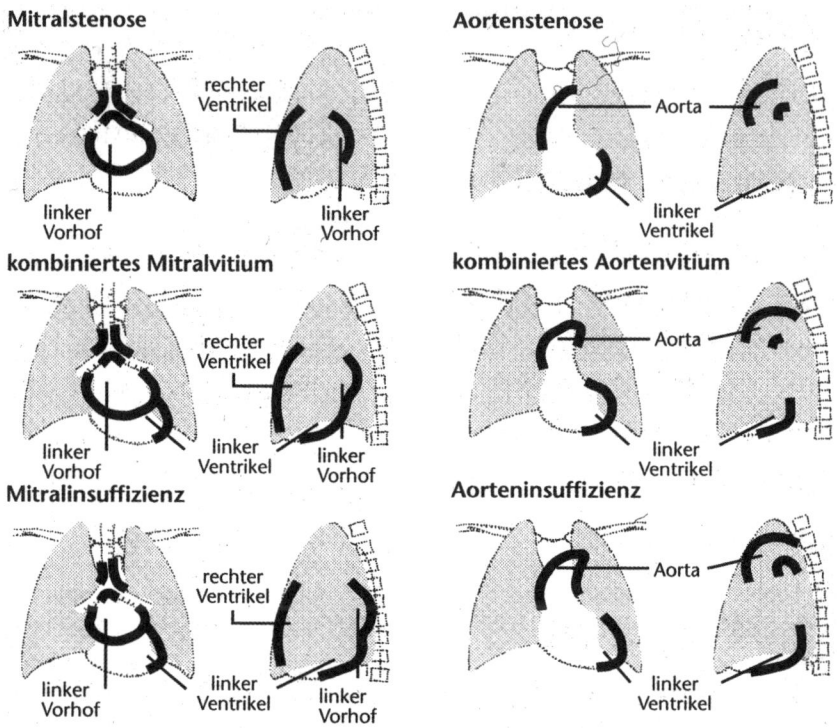

Abb. 7.7: Herzklappenerkrankungen im Röntgenbild (Mitral- und Aortenfehler).

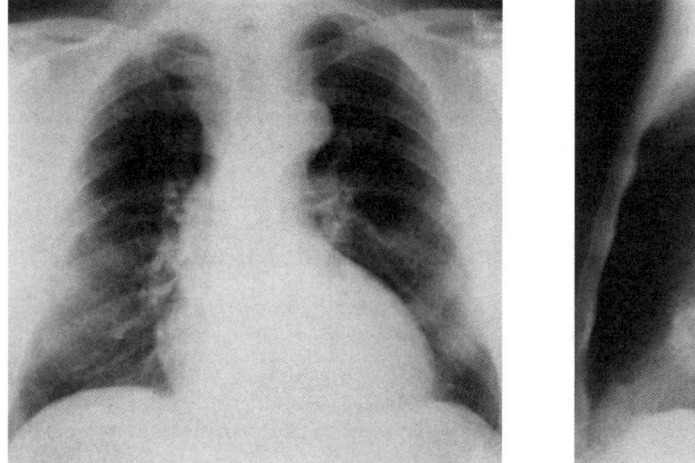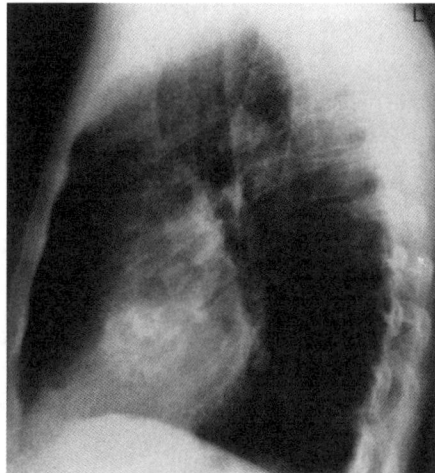

Abb. 7.8: Aortalkonfiguriertes Herz mit Ausbuchtung und Dilatation des linken Ventrikels sowie Abrundung der Herzspitze. Die Herztaille ist erhalten. Der Retrokardialraum ist eingeengt. In der seitlichen Projektion sind ausgedehnte Verkalkungen in Projektion auf die Aortenklappe erkennbar. Die Aorta ist elongiert und vermehrt sklerosiert. 1. Staatsexamen, 3/91.

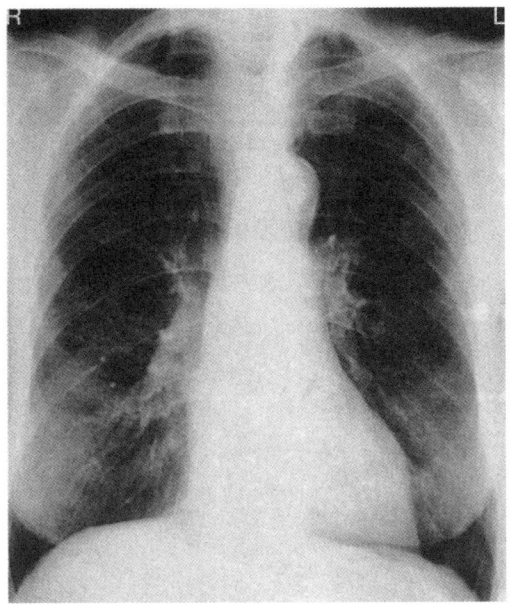
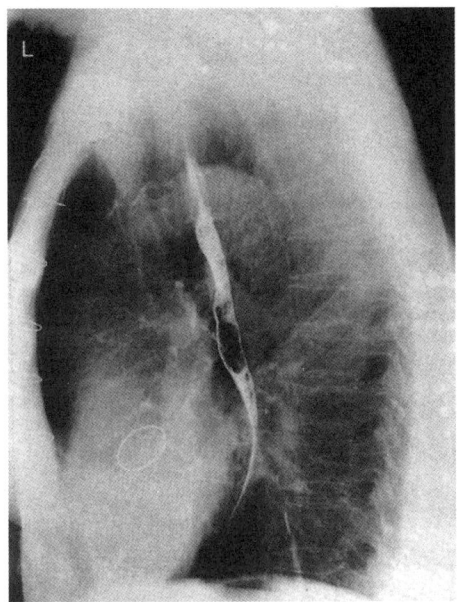

Abb. 7.9: Z. n. Aortenklappenersatz: In der Thoraxaufnahme in zwei Ebenen zeigt sich in Projektion auf die Aortenklappe ein Ring, der die Basis der Kunstklappe markiert. Das Herz ist schlank konfiguriert ohne linksventrikuläre Erweiterung oder Einengung des Retrokardialraums. Deutliche Elongation und Sklerose der Aorta. 1. Staatsexamen, 8/88.

Herzinsuffizienz

Hauptursachen für die akute oder chronische Herzinsuffizienz (Abb. 7.15) sind KHK (90% der Fälle), Hypertonie und Klappenfehler.

Linksherzinsuffizienz
Im **Röntgenthorax** lassen sich folgende Veränderungen erkennen:
- Vergrößerung des linken Ventrikels (Holzschuhform oder aortale Konfiguration im p.-a. Bild), wobei der Querdurchmesser des Herzens mehr als die Hälfte des Thoraxdurchmessers beträgt
- Vergrößerung des linken Ventrikels nach dorsal mit Überschreitung der V. cava inferior im Seitbild
- Vergrößerung des linken Vorhofs mit Einengung des Retrokardialraums im Seitbild
- Bei Rückwärtsversagen mit Rückstau des Blutes vor dem linken Ventrikel entsteht eine Lungenstauung:
  - vergrößerte Hili, unscharfe Gefäße
  - Erweiterung der Lungenvenen, v. a. apikal
  - Kerley-A- und -B-Linien
  - Bronchialwandverdickung (peribronchiale Manschetten)
  - Pleuraergüsse

Rechtsherzinsuffizienz
Im **Röntgenthorax** lassen sich folgende Veränderungen erkennen:
- Vergrößerung des rechten Ventrikels und des rechten Vorhofs
- Verbreiterung der V. cava superior und der V. azygos
- basale Pleuraergüsse

Koronare Herzerkrankung (KHK)

Die Koronararterien sind auf der **Thoraxübersichtsaufnahme** nur zur erkennen, wenn sie verkalkt sind, wobei sie dann als Hinweis für eine koronare Herzkrankheit dienen können.

Das **Myokardszintigramm** mit ^{201}Thallium oder ^{99m}Technetium kann zum Nachweis myokardialer Ischämien bzw. zum Nachweis von Infarktgeschehen eingesetzt werden.

7 Radiologische Diagnostik von Herz, Blut und Gefäßen

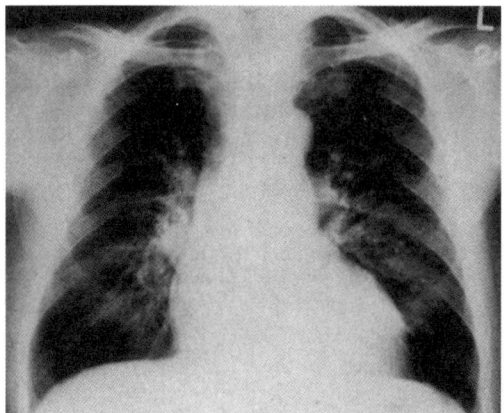
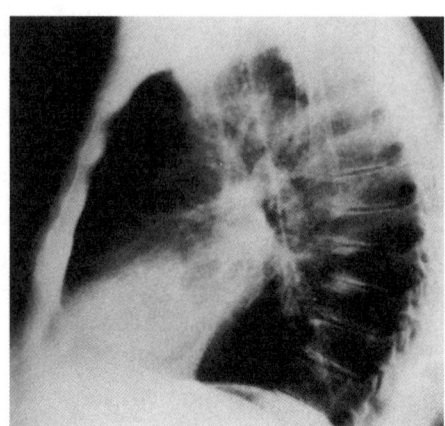
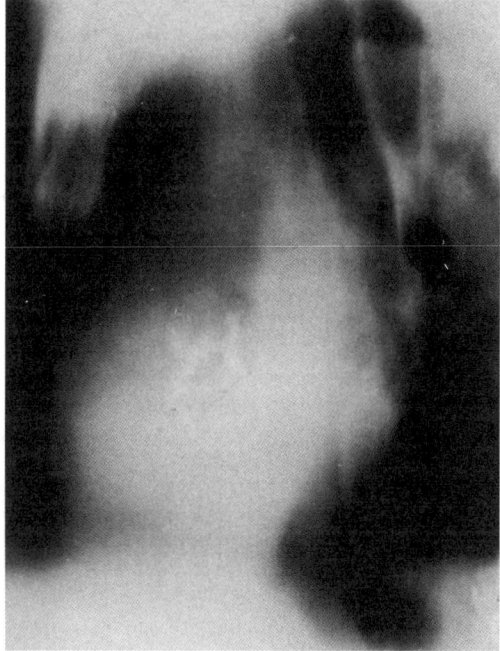

Abb. 7.10: Röntgenthorax in zwei Ebenen sowie seitliche Tomographie. Insbesondere auf der seitlichen Tomographie zeigen sich unregelmäßige schollige Verkalkungen in Projektion auf die Aortenklappe. Diese teilweise ringförmigen Verkalkungen sind typisch für Klappenverkalkungen. Es kann hierbei aber nicht sicher von einem Aortenklappenfehler ausgegangen werden. 1. Staatsexamen, 3/88.

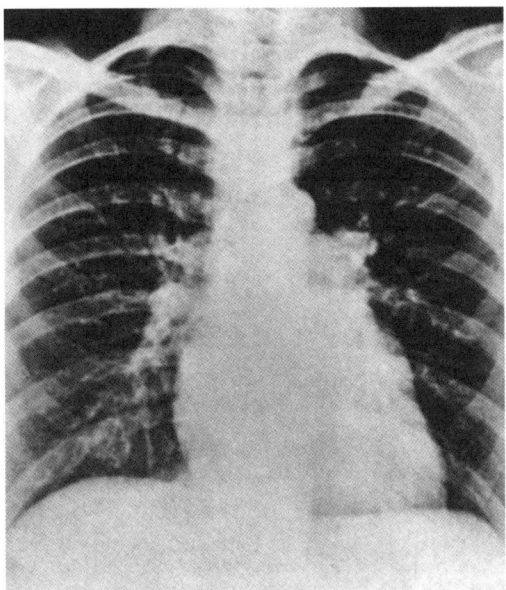
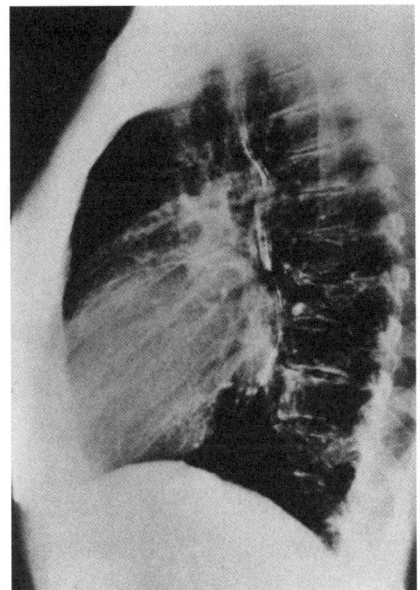

Abb. 7.11: Mitralklappenstenose. In der p.-a. Aufnahme des Thorax befindet sich ein prominenter linker Vorhof, die Herztaille ist verstrichen. In der Seitaufnahme ist der kontrastmittelgefüllte Ösophagus deutlich nach dorsal verlagert mit Einengung des Retrokardialraums in Höhe des linken Vorhofs. Diese Dilatation des linken Vorhofs ist typisch für einen Mitralklappenfehler. 1. Staatsexamen, 3/89.

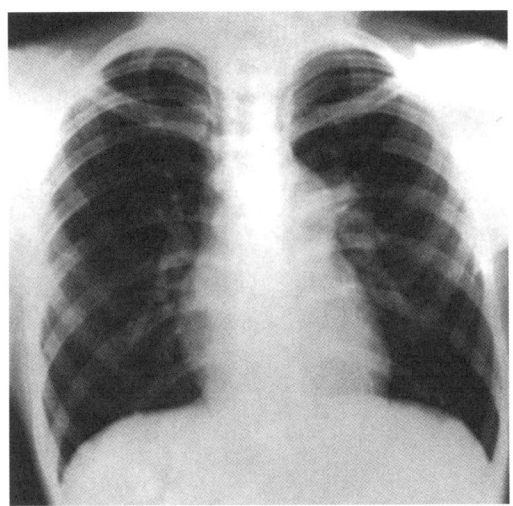
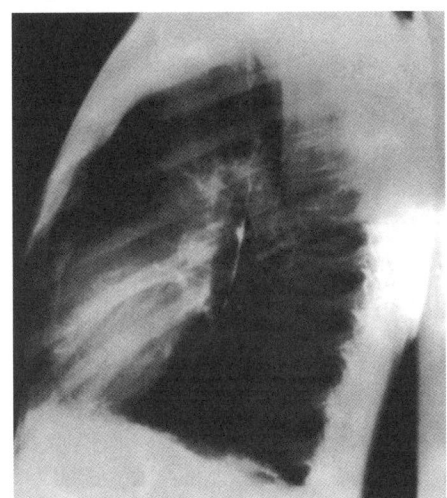

Abb. 7.12: Pulmonalklappenstenose bei einem 12jährigen Jungen mit Vergrößerung des rechten Ventrikels bei vermehrter retrosternaler Anlagefläche. Der Truncus pulmonalis ist in der a.-p. Aufnahme linksseitig betont. 2. Staatsexamen, 3/94.

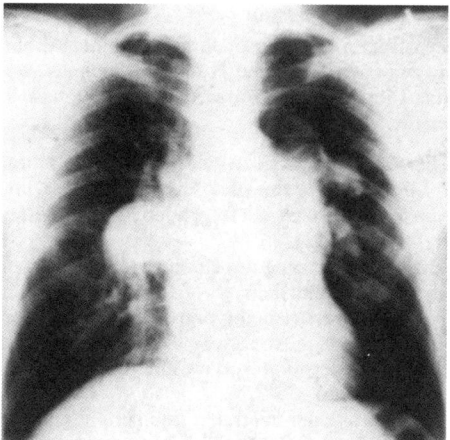 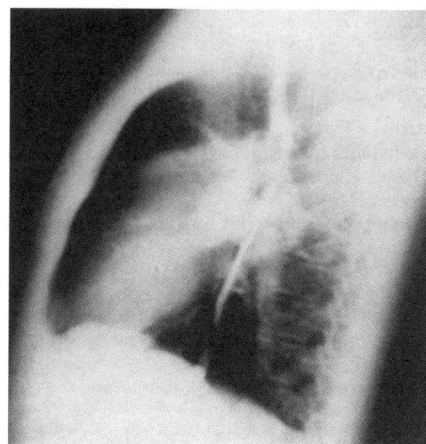

Abb. 7.13: Vorhofseptumdefekt. Extreme Dilatation der zentralen Pulmonalarterie mit Prominenz des linken Pulmonalissegments. Differentialdiagnostisch kommt eine Pulmonalstenose in Frage.

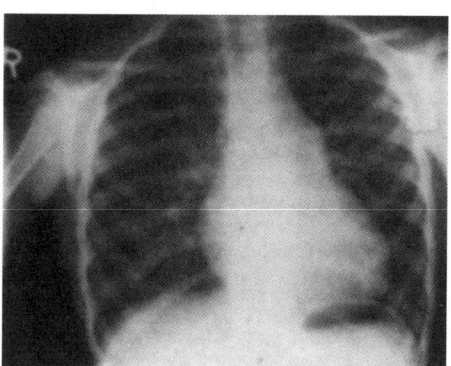 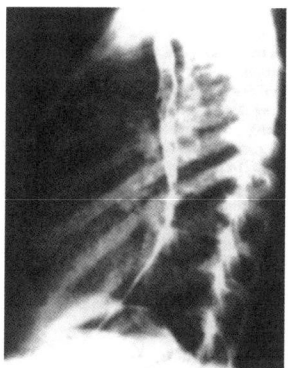

Abb. 7.14: Offener Ductus arteriosus apertus (Botalli). Prominentes Pulmonalissegment, Linksverbreiterung des Herzens, eingeengter Retrokardialraum.

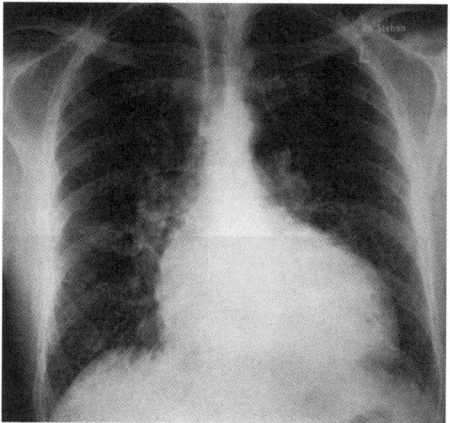 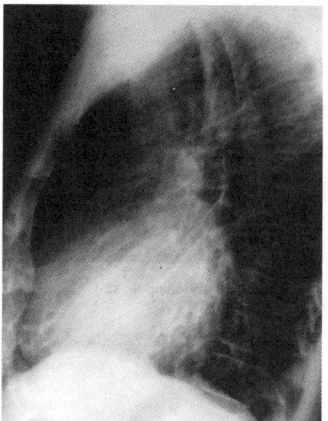

Abb. 7.15: Herzinsuffizienz im Röntgenthorax in zwei Ebenen mit deutlicher linksbetonter Herzvergrößerung und Zeichen einer Lungenstauung (unscharfe Hili, Kerley-B-Linien). 2. Staatsexamen, 8/98.

> **Merke!**
>
> Die ischämischen Areale stellen sich unter körperlicher Belastung als Speicherdefekte (belastungsindizierte Thalliumfixationsminderung) dar, die in dem folgenden Spätszintigramm wieder eine normale myokardiale Thalliumverteilung im Herzmuskel zeigen (Redistribution). Myokardnarben und frische Myokardinfarkte zeigen hingegen eine irreversible Fixationsminderung bzw. einen Aktivitätsausfall ohne Redistribution im Spätszintigramm.

Methode der Wahl zum Nachweis von Stenosen der Koronararterien ist die **Koronarangiographie.** Vor jeder Bypass-OP bzw. jeder Ballondilatation muß eine Koronarangiographie durchgeführt werden.

Erkrankungen des Perikards

Perikarderguß

Röntgenologisch ist ein Perikarderguß erst ab einer Menge von 200 bis 300 ml in der Thoraxübersicht erkennbar. Der vergrößerte Herzschatten täuscht eine allgemeine Herzvergrößerung vor. Der Herzschatten hat eine sogenannte Bocksbeutelform (Abb. 7.16). Auch zeigt sich eine epimyokardiale Fettlinie.

Sonographisch kann der Nachweis eines Perikardergusses schon ab 15 bis 20 ml erfolgen.

Auch **computertomographisch** oder **kernspintomographisch** sind größere Ergüsse nachweisbar, die aufgrund von Dichte- bzw. Signalmessungen in hämorrhagische oder seröse Perikardergüsse differenziert werden können.

Pericarditis constrictiva (Pericarditis calcarea)

Eine chronische Pericarditis constrictiva führt zu einer narbigen Einengung (Panzerherz) mit Gewebeschrumpfung. Dies führt zur Beeinträchtigung der Ventrikelfunktion. Es zeigen sich meist schalige Kalkeinlagerungen im Herzbeutelgewebe.

Im **Röntgenthorax** ist das Herz meist normal groß, die Verkalkungen lassen sich als kugelige, kalkdichte Perikardschwielen erkennen (Abb. 7.17). Die Minderung der Ventrikelfunktion führt zu einer Vergrößerung der Vorhöfe und Erweiterung der V. cava superior, der V. azygos und der Pulmonalvenen.

7.2 Blut und Gefäße

7.2.1 Radiologische Methoden

Sonographie

Am Anfang der apparativen Diagnostik von Gefäßerkrankungen steht heute die (meist farbkodierte) Duplex-Sonographie, mit der man die Gefäßwandmorphologie und auch die Strömungsverhältnisse beurteilen kann (☞ Kap. 3.4.3).

Arteriographie

Die Kontrastmitteldarstellung der Arterien (Abb. 7.18) erfolgt entweder als Blattfilmangiographie oder in DSA-Technik, wobei mit der arteriellen DSA aussagekräftigere Bilder als mit der venösen DSA erzielt werden können. In der Regel wird vor einem geplanten chirurgischen Gefäßeingriff und immer vor interventionellen radiologischen Maßnahmen eine Arteriographie durchgeführt (☞ Kap. 3.3).

Übersichtsangiographie der Aorta abdominalis

Untersuchungstechnik
Nach transfemoraler oder transaxialer arterieller Punktion wird ein Katheter in Höhe Th 10–12 eingebracht und mit einer Druckspritze jodhaltiges nicht-ionisches Kontrastmittel injiziert, wobei Aufnahmen im a.-p. und seitlichen Strahlengang auf-

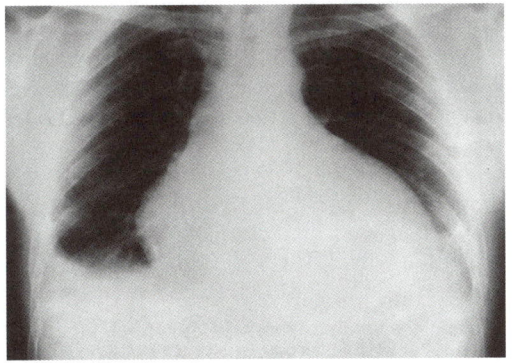

Abb. 7.16: Perikarderguß mit bocksbeutelartiger Form des Herzschattens sowie beidseitigen Pleuraergüssen rechts mehr als links. 2. Staatsexamen, 8/96.

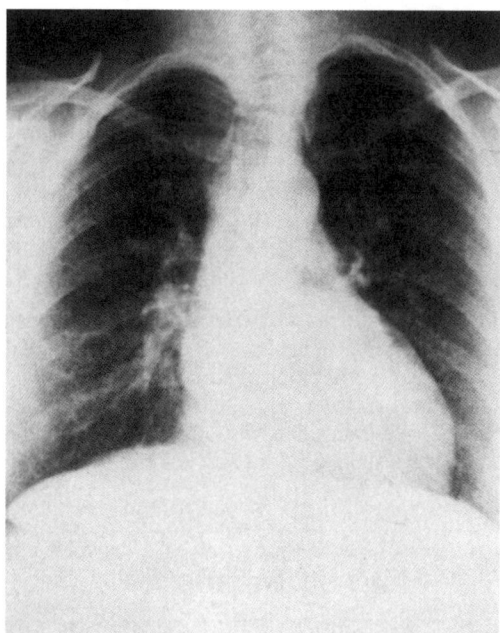
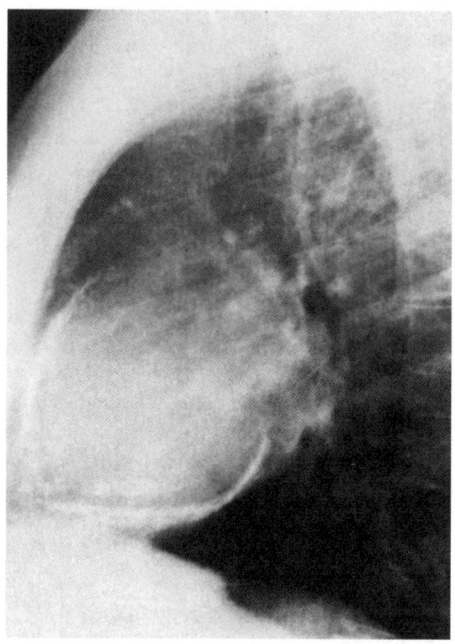

Abb. 7.17: Pericarditis constrictiva calcarea. Insbesondere in der Seitaufnahme zeigt das Thoraxübersichtsbild die typischen spangen- oder plattenförmigen Verkalkungen. Das Herz selbst ist größenmäßig im oberen Normbereich mit Betonung des linken Vorhofes und vermehrter retrosternaler Anlagefläche. 1. Staatsexamen, 8/87.

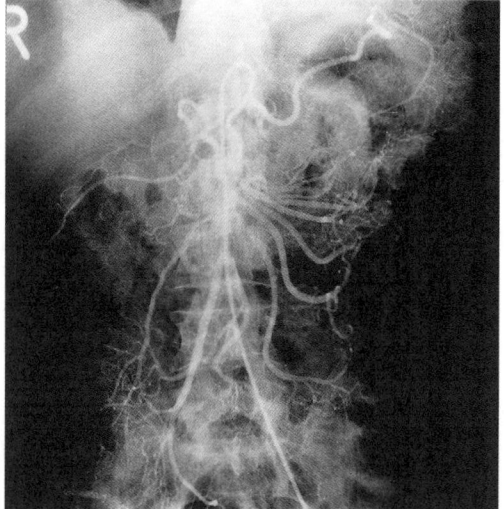

Abb. 7.18: Angiographie der A. mesenterica superior, Normalbefund. 1. Staatsexamen, 3/97.

genommen werden. So stellen sich die lateralen, dorsalen und ventralen Äste der Aorta abdominalis dar (Abb. 7.19).

Indikationen
Mit der Übersichtsangiographie der Aorta abdominalis können Aneurysmen, Stenosen, Thrombosen, a.-v. Fisteln, Dissektionen, Komplikationen nach Prothesenimplantation und anderes mehr nachgewiesen werden, sofern die speziellen Fragestellungen nicht mit der Sonographie, der CT oder der MRT abgeklärt werden können.

Angiographie der Nieren

Untersuchungstechnik
Zunächst wird eine Übersichtsangiographie durchgeführt, wobei der Katheter etwas kranial von L 2 eingebracht wird. Nach Kontrastmittelgabe werden beide Nieren in der arteriellen, parenchymatösen und venösen Phase dargestellt. Im Anschluß

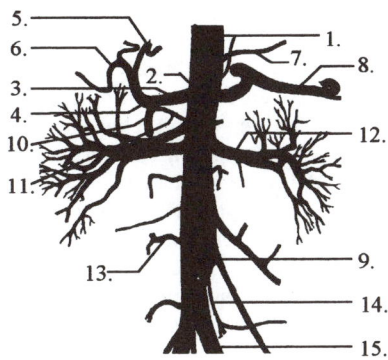 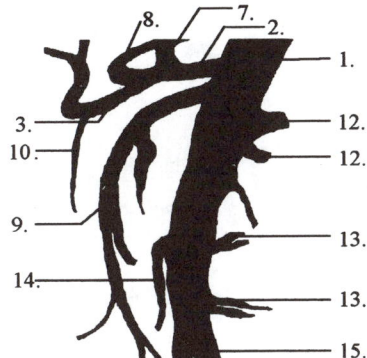

Abb. 7.19: Aorta abdominalis und ihre Äste a.-p. und Aorta abdominalis seitlich [9].

1. Aorta abdominalis
2. Truncus coeliacus
3. A. hepatica communis
4. A. hepatica propria
5. A. hepatica sinistra
6. A. hepatica dextra
7. A. gastrica sinistra
8. A. lienalis
9. A. mesenterica superior
10. A. gastroduodenalis
11. A. gastroepiploica dextra
12. A. renalis
13. A. lumbalis
14. A. mesenterica inferior
15. A. iliaca communis

hieran wird eine selektive Darstellung mit Sondierung der einzelnen Nierenarterien vorgenommen. Der Katheter liegt hierbei immer im proximalen Teil der entsprechenden Nierenarterie. Bei der selektiven Darstellung wird die Niere a.-p. sowie in Links- bzw. Rechtsseitenlage aufgenommen.

Indikationen
Abklärung unklarer Raumforderungen bei V. a. Tumoren, Abklärung des renovaskulären Hypertonus, Nachweis von Gefäßverletzungen. Auch werden interventionelle Maßnahmen (PTA) bei Nierenarterienstenosen durchgeführt.

Angiographie der distalen Aorta, des Beckens und der Beine

> **Merke!**
>
> Normalerweise wird eine konventionelle Becken- und Beinangiographie als Blattfilmangiographie in Verschiebetechnik durchgeführt. Sie ist der intraarteriellen oder intravenösen DSA aufgrund ihrer besseren Kontrastauflösung und der geringeren benötigten Kontrastmittelmenge überlegen.

Untersuchungstechnik
Die Punktion erfolgt transfemoral, in der Regel auf der Seite mit den geringeren Beschwerden und den besser tastbaren Pulsen. Dann wird ein Katheter ca. 2 cm proximal der Aortenbifurkation (ca. in Höhe LWK 4) vorgeschoben. Nach einer Leeraufnahme zum Ausschluß von Artefakten erfolgt dann die Kontrastmittelinjektion, wobei der Patient auf dem Röntgentisch entgegen der Blutflußrichtung „verschoben" wird (Abb. 7.20). Sollten sich einige Gefäßetagen nicht darstellen, kann im Anschluß hieran in DSA-Technik die entsprechende Etage nachuntersucht werden.

Indikationen
Beurteilung der Beckenstrombahn und der arteriellen Ausstrombahn der Beine bei Arteriosklerose, bei Aneurysmen der Aorta abdominalis, Embolien, Thrombembolien, plötzlichem Gefäßverschluß sowie Beurteilung nach Gefäßprothesen bzw. bei Z. n. PTA (perkutane transluminale Angioplastie).

Phlebographie

> **Merke!**
>
> Die Phlebographie der unteren Extremitäten, insbesondere bei V. a. eine tiefe Beinvenenthrombose ist die am häufigsten durchgeführte Venendarstellung.

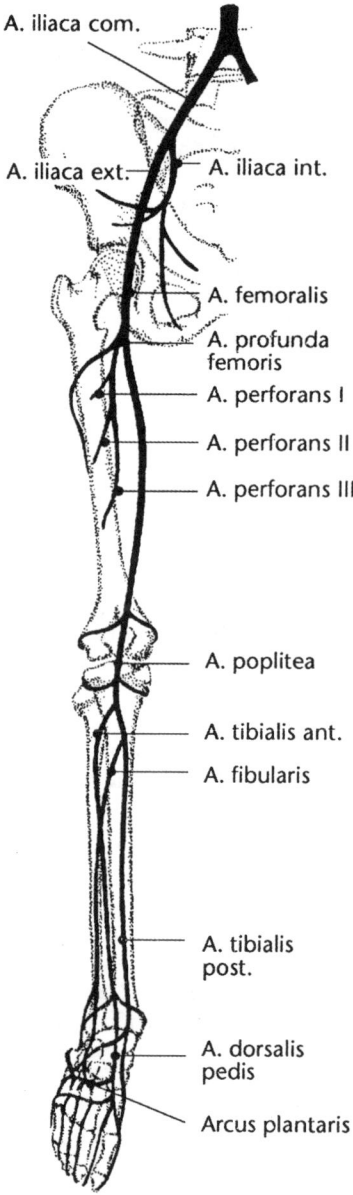

Abb. 7.20: Becken-Bein-Angiographie.

Phlebographie der unteren Extremitäten

Untersuchungstechnik
Eine Vene am Fußrücken wird (möglichst weit distal und am besten am Großzehengrundgelenk) punktiert und bei angelegtem Stauschlauch oberhalb des Knöchels Kontrastmittel injiziert. So kann ein Abfließen des Kontrastmittels in oberflächliche Venen verhindert und eine Darstellung des tiefen Beinvenensystems erreicht werden. Der Patient liegt während der Untersuchung auf dem ca. 45° geneigten Röntgenkipptisch. Gegen Ende der Untersuchung erfolgt die Darstellung der Beckengefäße und der V. cava inferior, wobei der Patient auf dem Röntgenkipptisch in eine horizontale Lage gebracht wird. Im Anschluß an die Kontrastmittelinjektion wird das Venensystem über die noch liegende Kanüle mit physiologischer Kochsalzlösung gespült, um das Risiko einer kontrastmittelbedingten Venenreizung zu verringern.

Indikationen
Nachweis einer tiefen Beinvenenthrombose, eines insuffizienten Klappenapparates, bei Varikosis (insbesondere präoperativ), vor Venenentnahme bei Bypass-Chirurgie, zur diagnostischen Abklärung unklarer Beinschwellungen.

Komplikationen
Bei Kontrastmittelparavasaten kann eine lokale Entzündung bis hin zur Nekrose entstehen. Das Risiko für eine Thrombophlebitis liegt bei ca. 0,7%.

Phlebographie der oberen Extremitäten

Untersuchungstechnik
Es wird eine Vene am Handrücken oder eine Unterarmvene punktiert und Kontrastmittel am liegenden Patienten injiziert.

Indikationen
Nachweis einer Armvenenthrombose, eines Paget-von-Schroetter-Syndroms (akute Thrombose der V. axillaris oder V. subclavia), Abklärung unklarer Schwellungszustände des Armes sowie präoperative Abklärung des Schulter-Arm-Bereichs.

Darstellung der Beckenvenen und der Vena cava inferior (untere Kavographie)

Untersuchungstechnik
Ein Katheter wird in Rückenlage des Patienten in die V. iliaca communis bzw. in die V. cava inferior in Seldinger-Technik eingebracht. Im Anschluß werden Aufnahmen im Atemstillstand oder mit Valsalva-Preß-Manöver durchgeführt. Die Kontrastmittelinjektion kann auch über venöse Injektion an beiden Fußrücken erfolgen.

Indikationen
Hierzu zählen mit der CT oder der Sonographie nicht abklärbare Thrombosen, Kompression der V. cava inferior sowie präoperative Abklärung von Retroperitonealtumoren mit V. a. Invasion (Tumorthrombus) in die Nierenvenen oder der V. cava inferior.

Darstellung der Vena cava superior (obere Kavographie)

Untersuchungstechnik
Um die V. cava superior darzustellen, muß eine Kontrastmittelinjektion simultan über die Kubital- oder Handvenen beider Arme am liegenden Patienten am besten in DSA-Technik erfolgen.

Indikationen
Hierzu zählen anderweitig nicht abklärbare Thrombosen oder unklare Raumforderungen, die das Venensystem verlagern oder komprimieren.

Portographie
Die röntgenologische Darstellung der Pfortader kann durch Kontrastmittelinjektionen nach Direktpunktion der Milz von lateral in Höhe des 10. oder 11. Interkostalraums (direkte Splenoportographie) oder indirekt über einen in die A. lienalis bzw. A. mesenterica superior vorgeschobenen Katheter (indirekte Splenoportographie) erfolgen. So lassen sich die Milzvene, die V. portae und die Leber darstellen.

Indikationen
Hierzu zählen Abklärung pathologischer Gefäßprozesse insbesondere bei unklaren Leberbefunden sowie eine Beurteilung von portokavalen Kollateralkreisläufen bei portaler Hypertension (z.B. Shunt-Fähigkeit).

Typische pathologische Befunde in der Phlebographie
☞ Kap. 3.3.

Nuklearmedizinische Verfahren

Große Gefäße können sowohl sequenzszintigraphisch als auch funktionsszintigraphisch dargestellt werden. Des weiteren kann die Mikrozirkulation z.B. an den Extremitäten qualitativ oder semiquantitativ gemessen werden. Die sogenannte **Radionuklidangiographie** kann sowohl zur Darstellung des arteriellen als auch des venösen Gefäßsystems eingesetzt werden.

Ein wichtiges nuklearmedizinisches Untersuchungsverfahren ist die **Darstellung okkulter abdomineller Blutungsquellen.** Hierzu erhält der Patient mit ^{99m}Technetium markierte Eigenerythrozyten intravenös. Mit der Gamma-Kamera werden dann Aufnahmen des Abdomens in kurzen Abständen bis zu 24 Stunden durchgeführt.

> **Merke!**
> Die Nachweiswahrscheinlichkeit abdomineller Blutungen liegt bei über 90% und somit deutlich höher als bei der selektiven Röntgenkontrastmittelarteriographie.

Computertomographie

Die Computertomographie wird zur Gefäßdarstellung großer Gefäße, insbesondere zur Diagnostik der Aorta und der V. cava eingesetzt. Es sind jedoch auch Gefäßdarstellungen der Nierenarterien mit entsprechenden Rekonstruktionsverfahren möglich. Nach Kontrastmittelbolusgabe werden die entsprechenden Gefäßregionen mit möglichst kurzen Scanzeiten z.B. in Spiral-CT-Technik in Atemstillstand dargestellt.

Indikationen
Aneurysmen der Aorta, Dissektionen der Aorta, Thrombosen der V. cava, Nierenarterienstenosen und anderes mehr.

Magnetresonanzangiographie (MRA)

Mit der Magnetresonanzangiographie sind ohne Kontrastmittel anatomische und funktionelle Informationen über das Gefäßsystem zu erhalten. Dieser Darstellung liegt das unterschiedliche Signalverhalten fließenden Blutes gegenüber den übrigen Organsystemen zugrunde. In jüngster Zeit werden auch kontrastmittelunterstützte Magnetresonanzangiographien eingesetzt, die den Vorteil einer schnelleren Messung und einer Reduktion der Artefakte mit sich bringen.

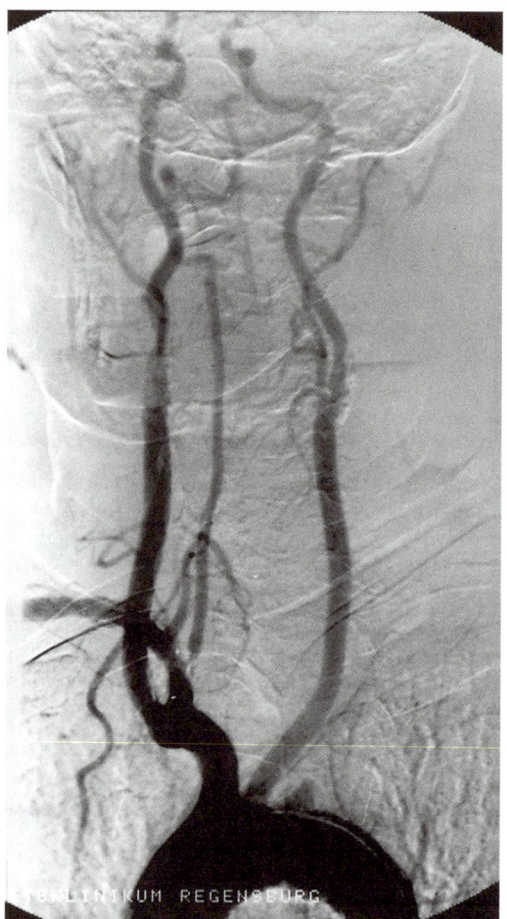 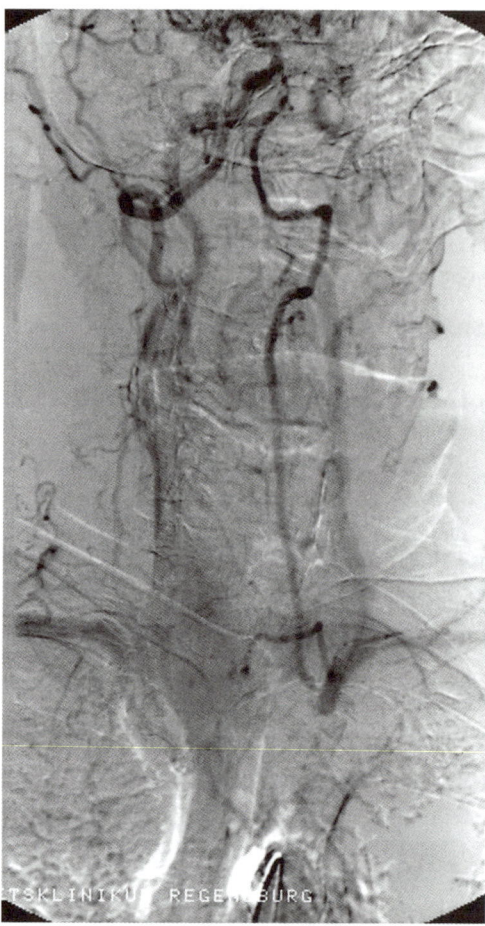

Abb 7.21: Subclavian-Steal-Syndrom mit proximalem Verschluß der A. subclavia links und Strömungsumkehr in der ipsilateralen A. vertebralis (zeitlich spätere, rechts abgebildete Phase der Angiographie). Rechtseitig erkennt man eine hochgradige Abgangsstenose der A. vertebralis. 2. Staatsexamen, 8/96.

7.2.2 Radiologische Befunde

Arterielle Verschlußkrankheit (AVK)

Die **Hauptmanifestation** der arteriellen Verschlußkrankheit findet sich an den Arterien der unteren Extremitäten sowie der extrakraniellen hirnversorgenden Arterien (Abb. 7.21, ☞ Kap. 4).

Die bildgebende Diagnostik wird zunächst mit der **farbkodierten Duplex-Sonographie** durchgeführt. Unklare Befunde bzw. exakte Lokalisationen vor geplanten therapeutischen Eingriffen (Operationen, PTA, Lysetherapien) werden **angiographisch** abgeklärt.

In der Angiographie finden sich Verkalkungen, Wandunregelmäßigkeiten, Wandplaques, Lumeneinengungen und Stenosen. Ältere Gefäßverschlüsse zeigen eine Kollateralisierung, wodurch sie von akuten Arterienverschlüssen abgegrenzt werden können.

> **Merke!**
>
> Die AVK der Becken-Bein-Arterien wird in einen Aorten-, Becken-, Oberschenkel- und Unterschenkel-Typ eingeteilt.
> Die klinische Einteilung erfolgt nach Fontaine.
> Stadium I: keine Klinik, fehlende Pulse
> Stadium II a: Gehstrecke > 200 m
> Stadium II b: Gehstrecke < 200 m
> Stadium III: Ruheschmerz
> Stadium IV: Nekrosen und Gangrän

Leriche-Syndrom

Ein infrarenaler Aortenverschluß mit Ausbildung von Kollateralkreisläufen über die Lumbalarterien, über die Aa. mesentericae superior und inferior oder über die A. thoracica interna wird Leriche-Syndrom genannt.

Aneurysmen

Aneurysmen können in fast allen Gefäßabschnitten vorkommen. Die größte Bedeutung haben Aneurysmen der thorakalen und abdominellen Aorta sowie der intrakraniellen Gefäße (☞ Kap. 4). Die häufigste Ursache ist die Arteriosklerose, des weiteren können Traumen, Entzündungen oder angeborene Veränderungen ursächlich sein. Die wichtigste Komplikation ist die Ruptur.

Aneurysmen werden morphologisch in drei Formen unterteilt:
- **Aneurysma verum:** Erweiterung aller drei Wandschichten mit sack- oder spindelförmiger Aufweitung (Abb. 7.22).
- **Aneurysma spurium (oder falsum):** Durch ein Leck in der Arterienwand, meist nach Punktionen oder OP, entsteht ein paravasales Hämatom (Abb. 7.23).
- **Aneurysma dissecans:** Durch einen Einriß hebt sich die Intima ab, Blut kann zwischen Intima und Media vordringen und ein sogenanntes falsches Lumen bilden. Durch einen weiteren distal gelegenen Intimaeinriß (Reentry) kann die Wühlblutung mit dem echten Arterienvolumen in Verbindung stehen (Abb. 7.24).

Einteilung der Aortendissektion der Aorta thoracica **(nach DeBakey):**
- Typ I: Einriß in die Aorta ascendens, Ausdehnung bis in die Femoralisgabel möglich.
- Typ II: Einriß in die Aorta ascendens ohne weitere Ausbreitung.
- Typ III: Einriß in die Aorta descendens, Ausdehnung bis in die Femoralisgabel möglich.

Einteilung nach der **Stanford-Klassifikation:**
- Typ A: Dissektion der Aorta ascendens, der Aortenbogen kann mitbetroffen sein.
- Typ B: Dissektion ist auf die Aorta descendens beschränkt.

Aneurysmen der Aorta abdominalis

Die Bauchaortenaneurysmen entstehen zu 80% durch arteriosklerotische Veränderungen, seltener durch Traumen oder entzündlich. 60 bis 80% aller Aortenaneurysmen sind abdominal lokalisiert, 95% hiervon infrarenal. Eine Indikation zur Operation besteht ab einer Lumenweite von 4 bis 6 cm.

Röntgenologisch finden sich in der Abdomenübersicht Wandverkalkungen.

Im **Ultraschall** bzw. in der **farbkodierten Duplex-Sonographie** zeigt sich eine Aufweitung des Aortenquerdurchmessers über 3,5 cm. Es finden sich wandständige, echoarme, homogene Thromben sowie randständige Verkalkungen (Abb. 7.25). Mit der farbkodierten Duplex-Sonographie kann das durchströmte Restlumen bestimmt werden.

Präoperativ werden die Bauchaortenaneurysmen **computertomographisch** abgeklärt. Die thrombotischen Wandauflagerungen sind als ringförmige oder wandständige Hypodensitäten erkennbar. Nach Kontrastmittelgabe kann eine Differenzierung zwischen dem durchströmten Lumen und dem Außendurchmesser vorgenommen werden (Abb. 7.26, 7.27). Somit ist eine exakte Bestimmung der Längenausdehnung und des Querdurchmessers möglich. Eine eventuelle Mitbeteiligung der Nierenarterien kann erfaßt werden, was für ein operatives Vorgehen wichtig ist.

Eine Sonderform ist das **inflammatorische Aortenaneurysma,** das mit einer Entzündungszone um den aneurysmatischen Teil der Aorta einhergeht. **Sonographisch** bzw. **computertomographisch** zeigt sich eine meist glatt berandete, periaortale Weichteilzone, die nach Kontrastmittelgabe ein Enhancement aufweist.

Bei **Ruptur eines Aortenaneurysmas** sind die Außenkonturen der Aneurysmawand unscharf. Das Hämatom breitet sich in den vorderen oder hinteren Pararenal- oder in den Perirenalraum aus. In der **CT** sind Blutungen hyperdens. Nach Kontrastmittelgabe kann das Leck identifiziert werden.

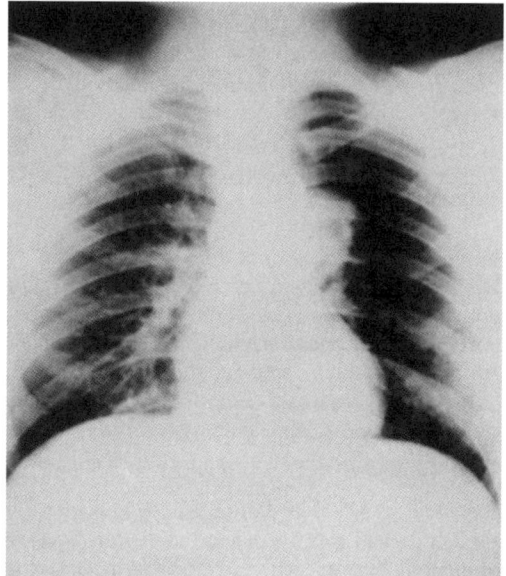
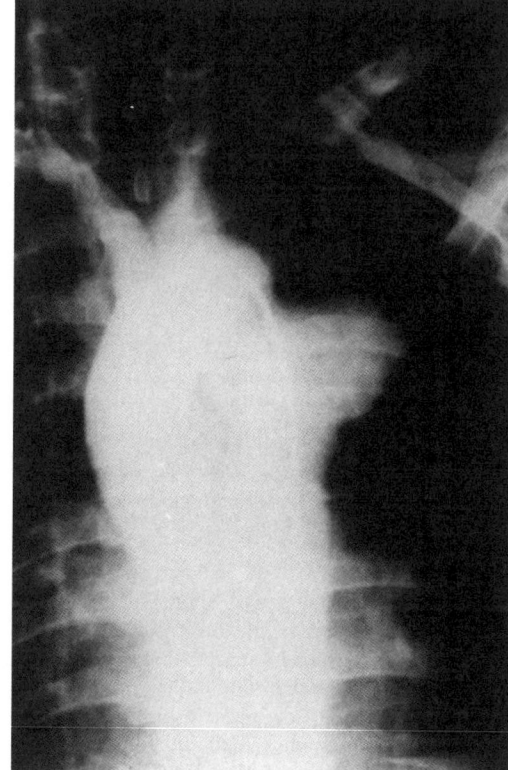
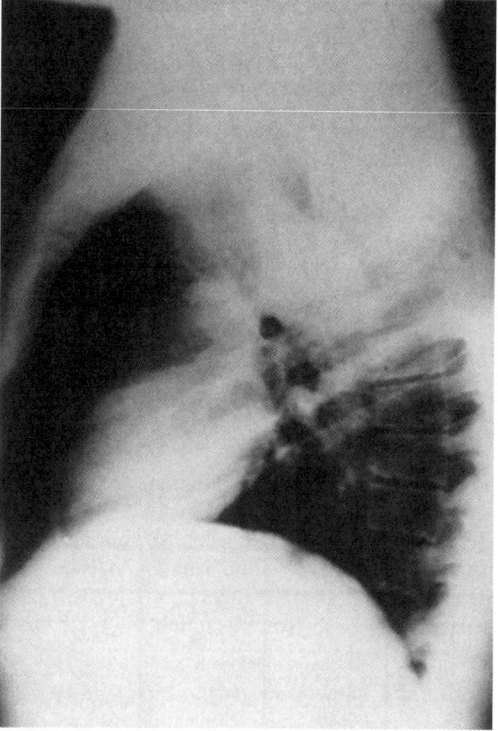

Abb. 7.22: Aortenaneurysma im Thorax in zwei Ebenen und einer ergänzend durchgeführten Angiographie. Im Röntgenthorax erkennt man in der p.-a. Aufnahme direkt distal des Aortenbogens im Bereich der Aorta descendens eine Verschattung mit Vorwölbung des Gefäßschattens. In der Seitaufnahme findet sich eine deutliche Verbreiterung des Aortenbogens im Bereich der Aorta descendens. Die daraufhin durchgeführte Angiographie zeigt eine umschriebene Aussackung der Aorta descendens direkt distal des Abgangs der linken A. subclavia. 1. Staatsexamen, 8/91.

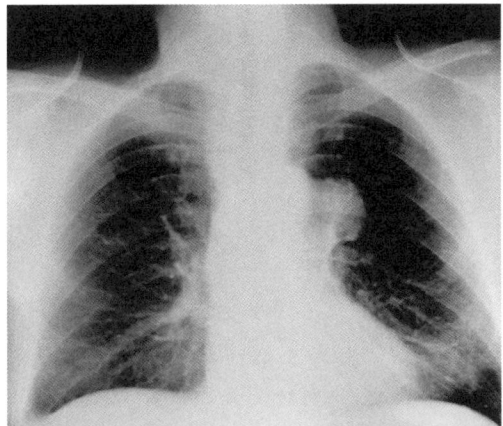

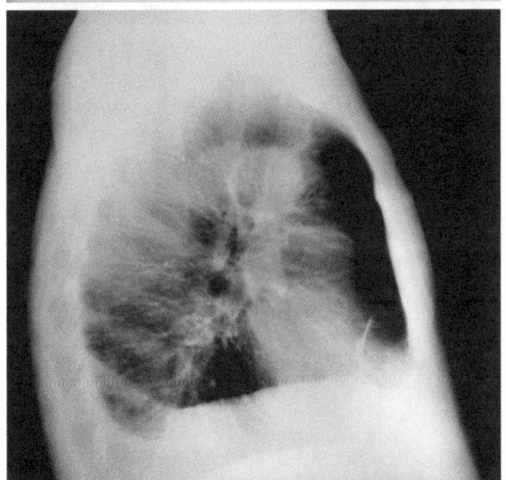

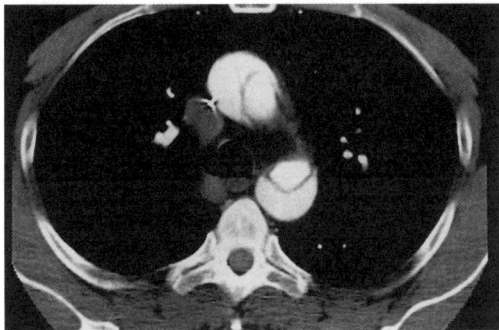

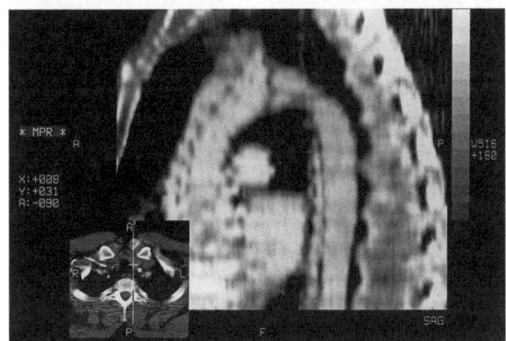

Abb. 7.24: Aneurysma dissecans Typ A nach der Stanford-Klassifikation in der CT nach Kontrastmittelbolusinjektion im Axialbild sowie in einer Rekonstruktion. Man erkennt das gedoppelte Lumen sowohl in der Aorta ascendens als auch im Aortenbogen bis in die Aorta descendens und abdominalis hineinreichend. 2. Staatsexamen, 3/98.

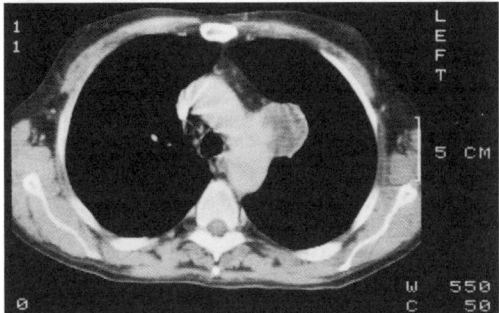

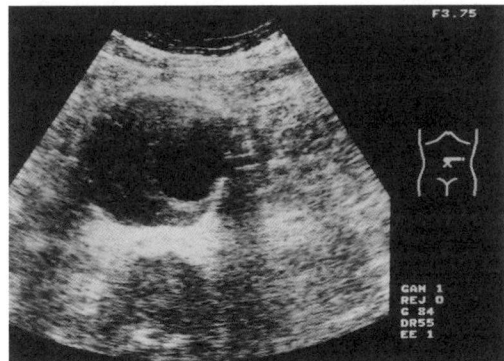

Abb. 7.23: Aneurysma spurium im Röntgenthorax und in der Computertomographie. Im Röntgenthorax in zwei Ebenen zeigt sich im Bereich des Aortenbogens eine bogige, scharf begrenzte Verschattung mit Kalkeinlagerungen. In der anschließend durchgeführten CT nach Kontrastmittelgabe erkennt man an der Spitze des Aortenbogens eine aneurysmatische Erweiterung, die nicht zuthrombosiert ist und einen äußeren Kalkring besitzt. 2. Staatsexamen, 8/97.

Abb. 7.25: Aortenaneurysma mit breitem thrombotischen Randsaum im transversalen Schnitt im Ultraschall. 2. Staatsexamen, 8/96.

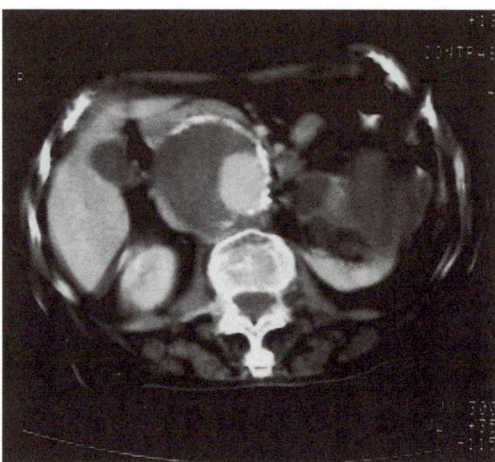

Abb. 7.26: Aortenaneurysma im Oberbauch-CT nach Kontrastmittelgabe. Das durchflossene Lumen ist hell kontrastiert, der nicht durchflossene thrombotische Teil des Aneurysmas stellt sich kontrastmittelarm (dunkel) dar, wandständig befinden sich ringförmige Verkalkungen. 1. Staatsexamen, 3/98.

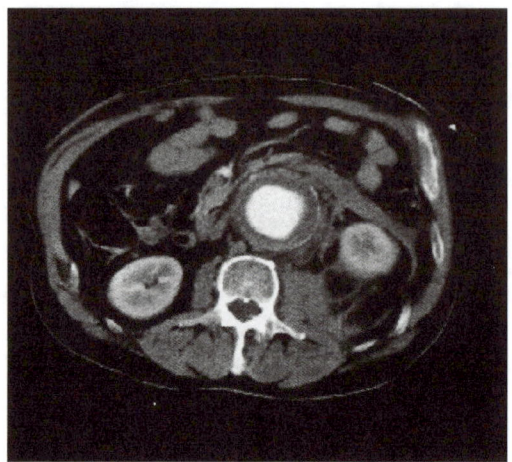

Abb. 7.27: Rupturiertes Aortenaneurysma im Oberbauch-CT nach Kontrastmittelgabe. Um die deutlich erweiterte Aorta abdominalis erkennt man streifige Schlieren, die ausgetretenem Blut entsprechen. Das durchflossene Lumen ist ganz hell kontrastiert. 2. Staatsexamen, 8/00.

Thrombose der Vena cava

> **Merke!**
> Ursachen für eine Thrombose der V. cava inferior sind in der Regel Beckenvenenthrombosen, seltener auch Kompressionen von außen oder Einwachsen von Tumorthromben (Nierenzellkarzinom).

Bei Verschluß der V. cava inferior können sich Umgehungskreisläufe mit Abfluß über den Plexus paravertebralis und die V. azygos (Verschluß in Höhe des Lebersegments) oder über die Rektalvenen, die Vv. mesenterica inferior und superior, die V. lumbalis ascendens und die V. hemiazygos (Verschluß der mittleren/unteren V. cava inferior) ausbilden.

> **Merke!**
> Thrombosen der V. cava superior werden zu 90% durch Tumoren (Bronchialkarzinom, Lymphome) oder durch zentrale Venenkatheter und Herzschrittmacher verursacht.

In der **Kavographie** stellt sich der Thrombus als Kontrastmittelaussparung dar, bei komplettem Verschluß finden sich Kollateralen. Bei einer Kompression von außen zeigt sich eine Einengung und Verlagerung der V. cava (Abb. 7.28).

In der **CT** können nach Kontrastmittelgabe die Lokalisation, das Ausmaß und die Ursache der Thrombose sowie die Umgehungskreisläufe dargestellt werden (Abb. 7.29).

Paget-von-Schroetter-Syndrom

Hierunter versteht man eine akute Thrombose der V. axillaris oder der V. subclavia. Als Ursachen kommen u. a. eine Kompression der Vene von außen, Armvenenkatheter und Überanstrengungen in Frage (Abb. 7.30).

Tiefe Beinvenenthrombose

Thrombosen der tiefen Beinvenen sind zu 60% nur in der unteren Extremität, zu 30% innerhalb der Beckenvenen lokalisiert.

> **Merke!**
> Bei Beckenvenenthrombosen ist die Gefahr einer Lungenembolie doppelt so groß wie bei Femoralvenenthrombosen.

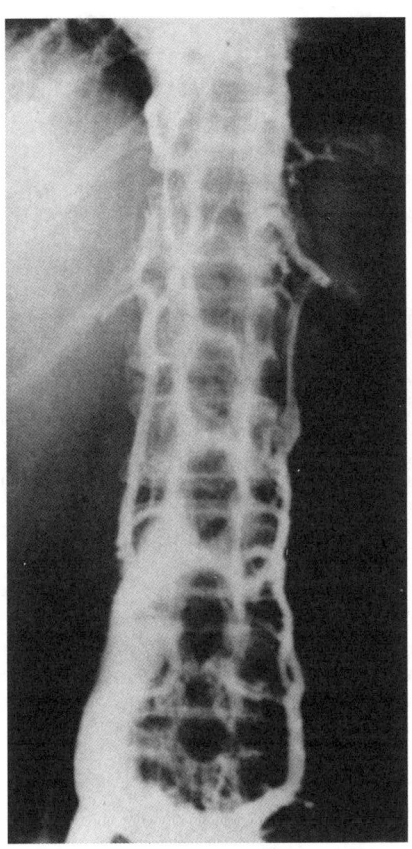

Abb. 7.28: Verschluß der V. cava inferior in der Kavographie. Man sieht im unteren Bereich der Abbildung die gut kontrastierten Vv. iliacae communes, die sich zur V. cava inferior vereinigen, welche wenig später in der Kontrastmitteldarstellung abbricht. Dafür zeigen sich beidseits paravertebral kontrastierte Umgehungsvenen (kavokavale Längsanastomosen). 1. Staatsexamen, 8/86.

Die Komplikationen einer tiefen Beinvenenthrombose sind neben der Lungenembolie die Ausbildung eines postthrombotischen Syndroms.

In der **Phlebographie** zeigt eine akute Thrombose scharfe Konturen der Aussparungen und allenfalls spärliche Kollateralkreisläufe (Abb. 7.31). Bei postthrombotischen Veränderungen sind die Kollateralkreisläufe kräftig ausgeprägt mit variköz geschlängeltem Verlauf. Die Wandkonturen der Venen sind irregulär mit unregelmäßigen Füllungsdefekten. Ansonsten finden sich die typischen pathologischen Befunde in der Phlebographie (☞ Kap. 3.3.2).

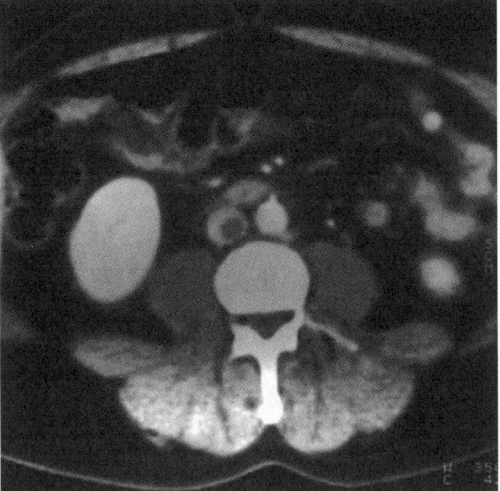

Abb. 7.29: Thrombose der V. cava inferior in der Kontrastmittel-CT des Oberbauchs. Man erkennt den deutlich hypodensen Thrombus in dem ansonsten kontrastmittelgefüllten Lumen der V. cava inferior. 2. Staatsexamen, 3/94.

Varizen

Variköse Veränderungen entstehen primär durch Klappeninsuffizienz der tiefen Venen oder sekundär bei einem postthrombotischen Syndrom. Hierdurch sind die oberflächlich gelegenen Beinvenen, die V. saphena magna und die V. saphena parva, deutlich dilatiert und geschlängelt.

Die Diagnosestellung erfolgt mit der **Phlebographie** und zusätzlich durchgeführtem Valsalva-Preßversuch.

Stadieneinteilung der V.-saphena-magna-Mündungsinsuffizienz:
- Stadium I: variköse Veränderungen im proximalen Oberschenkeldrittel, Mündungsklappeninsuffizienz
- Stadium II: variköse Veränderungen der proximalen zwei Drittel des Oberschenkels
- Stadium III: variköse Veränderungen bis proximales Unterschenkeldrittel
- Stadium IV: variköse Veränderungen bis zu den Fußvenen mit Insuffizienz der ganzen Vene

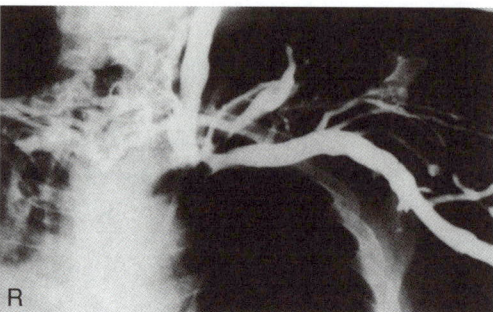

Abb. 7.30: Paget-von-Schroetter-Syndrom mit thrombotischem Verschluß an der Vereinigungsstelle der V. subclavia mit der V. jugularis interna zur V. brachiocephalica bei Z. n. mehrwöchiger parenteraler Ernährung. 1. Staatsexamen, 3/90.

7.3 Lymphsystem

7.3.1 Methoden und radiologische Befunde

Sonographie und Computertomographie

In der Diagnostik von Lymphknotenveränderungen stehen die Sonographie als Basisdiagnostik und die Computertomographie als weiterführende Diagnostik heute im Vordergrund (Tab. 7.4).

Lymphographie

Diese heute nur noch sehr selten durchgeführte Untersuchung dient der Darstellung der Lymphbahnen und Lymphknoten.

> **Merke!**
>
> Mit der Lymphographie können nur die retroperitonealen Lymphbahnen, nicht die mesenterialen oder mediastinalen Lymphknoten erfaßt werden. Die Computertomographie kann die vergrößerten Lymphknoten sämtlicher Lymphstationen erfassen und hat daher die sehr aufwendige Methode der Lymphographie fast vollständig verdrängt.

Ein Vorteil der Lymphographie gegenüber der Computertomographie ist allerdings die Möglichkeit der morphologischen Beurteilung insbesondere von nicht wesentlich vergrößerten Lymphknoten.

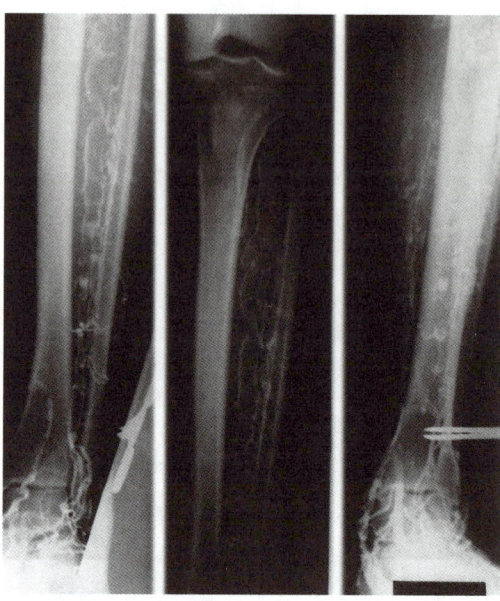

Abb. 7.31: Frische Unterschenkelvenenthrombose in der Phlebographie. Man erkennt in allen drei großen Unterschenkelvenen (V. tibialis anterioris, V. tibialis posterioris, V. fibularis) zentrale zylindrische Füllungsdefekte, die von einem feinen Kontrastmittelsaum umgeben sind (Konturzeichen). 2. Staatsexamen, 8/98.

Untersuchungstechnik

Zunächst wird ein nichtkapillargängiger Farbstoff subkutan injiziert, wodurch sich nach ca. 20 Minuten die oberflächlichen farbstoffabtransportierenden Lymphbahnen darstellen. Die Haut des Patienten kann hierdurch über mehrere Tage blaugrün verfärbt sein, ebenfalls der Urin. In Lokalanästhesie wird meist am Fußrücken ein Lymphgefäß freipräpariert und ca. 6–8 ml eines öligen Kontrastmittels langsam über 2 h am liegenden Patienten injiziert. Eine zu rasche Injektion birgt die Gefahr einer Ölembolie der Lunge in sich. Danach werden in verschiedenen Ebenen die dargestellten Lymphgefäßgebiete (Lymphangiogramm) und etwa nach 24 h die kontrastierten Lymphknoten (Lymphadenogramm) mit Röntgenaufnahmen dargestellt.

Indikationen

Lymphabflußstörungen bei chylösen Pleuraergüssen oder bei Lymphozelen, seltener bei Morbus Hodgkin oder bei Hodentumoren.

7.3 Lymphsystem

Tabelle 7.4: Morphologie der Lymphknoten in Sonographie und CT

	Sonographie	CT
entzündliche Lymphknoten	echoarm bis echofrei mit echogenem Zentrum, glatt begrenzt, länglich, oval, selten > 2 cm postentzündliche Lymphknoten: echoarmer Saum, zentral echoreich, schlecht abgrenzbar	meist hypodens, glatt begrenzt, längliche bis ovale Form, selten > 2 cm
Lymphknotenmetastasen	echoarm bis echoreich, inhomogen, schlecht abgrenzbar, prallovale oder runde Form invasives Wachstum, teils mit Gefäßkompressionen	noduläre Form, seltener Konglomerate Dichte ca. 40–60 HE (wie Muskel), nach Therapie häufig hypodense Areale, nach Kontrastmittelgabe geringes Enhancement
maligne Lymphome	echoarm, teils echofrei, homogen, prallovale bis dreieckige Form zum Teil deutliche Verdrängung des benachbarten Organs, jedoch ohne invasives Wachstum	Dichte ca. 40–60 HE (wie Muskel), nach Kontrastmittelgabe nur geringes, teils inhomogenes Enhancement um ca. 40 HE scharf begrenzt oder große Konglomerate mit zum Teil deutlicher Verdrängung der Nachbarorgane, jedoch ohne Invasion

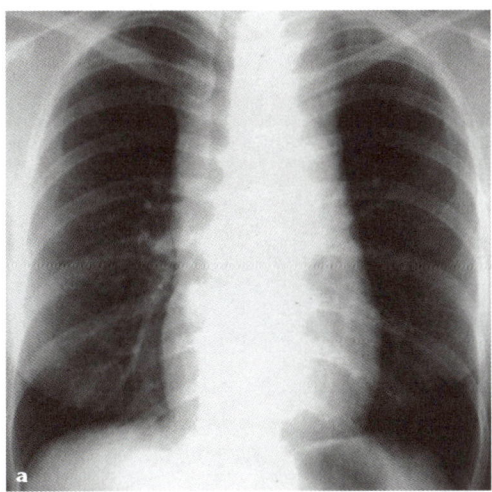

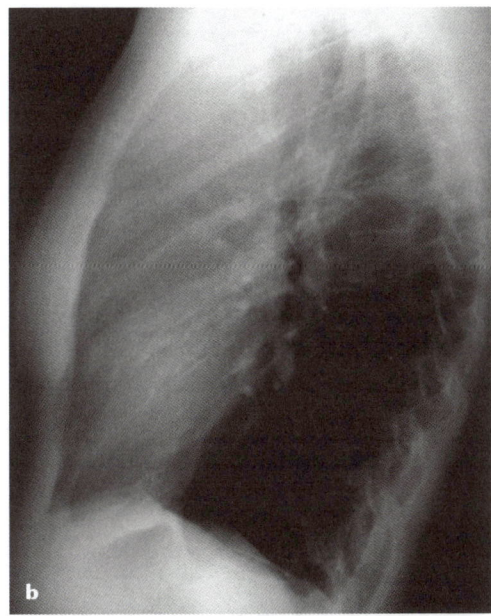

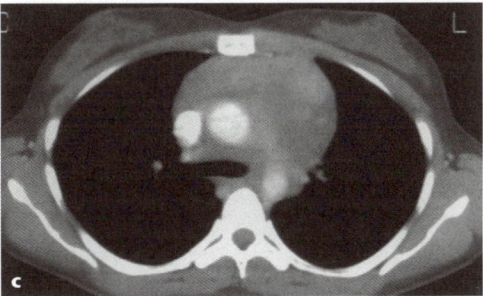

Abb. 7.32: M. Hodgkin im Röntgen-Thorax und im Thorax-CT nach Kontrastmittelgabe. Das Mediastinum ist deutlich verbreitert durch die Tumormassen, die Mediastinalorgane sind nach rechts verlagert. 2. Staatsexamen, 3/02.

8 Atmungsorgane

8.1 Radiologische Methoden

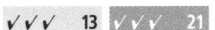

8.1.1 Thoraxübersichtsaufnahme

Konventionelle Thoraxaufnahme
☞ Kap. 7.1.1

Zusatzaufnahmen zur konventionellen Thoraxaufnahme
- **Ösophagus-Breischluck:** ☞ Kap. 7.1.1
- **Aufnahme in Exspiration:** Aufnahme wie bei konventioneller Thoraxaufnahme, nur bei maximaler Exspiration. Indikation bei Verdacht auf Pneumothorax, wobei die Pleurablätter in dem kleineren Thoraxvolumen bei Exspiration weiter distanziert werden.
- **Lungenspitzenaufnahme a.-p. = Lordoseaufnahme:** Hierbei steht der Patient ca. 4 cm vor dem Stativ und beugt seinen Oberkörper soweit nach hinten, daß die Schultern das Stativ berühren. Die Lungenspitzen werden ohne Überlagerung durch die Schlüsselbeine dargestellt.
- **Knöcherner Thorax:** Bei reduzierter Röhrenspannung von 70 kV (Weichstrahltechnik) können knöcherne Veränderungen und Verkalkungen besser beurteilt werden.

Bettlunge
☞ Kap. 7.1.1

Röntgenanatomie
☞ Kap. 7.1.1

Gefäße
- **Arterien und Bronchien** verlaufen in der Thoraxaufnahme gemeinsam, die Venen verlaufen im Oberlappen steiler als die Arterien, im Unterlappen verlaufen sie fast horizontal.
- Die **Lungenzeichnung** ist überwiegend durch Gefäße bedingt, die in der normalen Röntgenthoraxaufnahme (Abb. 8.1) bis in die Peripherie verlaufende feine Streifenschatten ergeben. Der Gefäßdurchmesser nimmt mit dem hydrostatischen Druck im Stehen von kranial nach kaudal zu, wodurch eine stärkere Gefäßzeichnung in den Unterfeldern entsteht.
- **Durchmesser der Lungengefäße:** Die rechte Pulmonalarterie ist am Abgang des Intermediärbronchus 7–16 mm weit.
- **Orthograd getroffene Gefäße:** Werden die Arterien zusammen mit einem Bronchus abgebildet, zeigt sich eine runde homogene Verschattung neben einem Ringschatten.

Bronchialsystem
- **Trachealbifurkationswinkel:** normal 50–70°, > 90° pathologisch bei Vergrößerung des linken Vorhofs und Lymphknotenvergrößerungen im Bifurkationswinkel

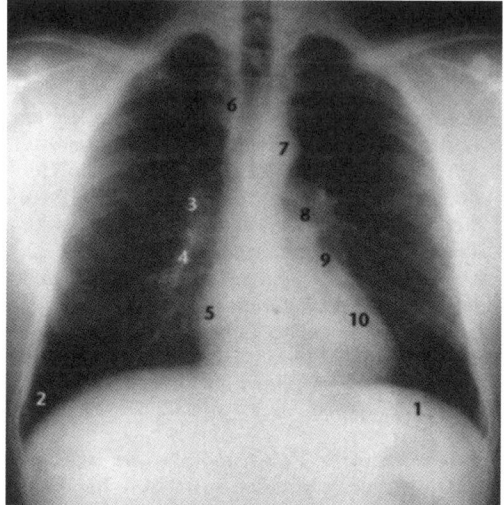

Abb. 8.1: Thorax a.-p. (Normalbefund).
1 Zwerchfellkuppe
2 phrenikokostaler Randwinkel
3 Hilus
4 absteigender Pulmonalarterien-Hauptast
5 rechter Vorhof
6 V. cava sup.
7 Aortenbogen
8 Pulmonalis-Stamm
9 linker Vorhof
10 linker Ventrikel
11 Trachea

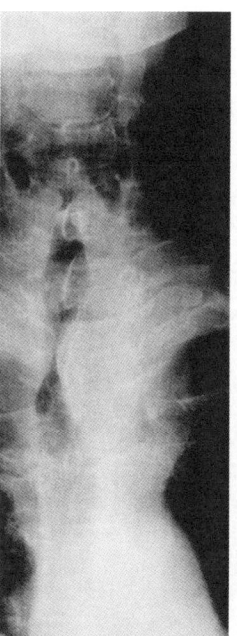
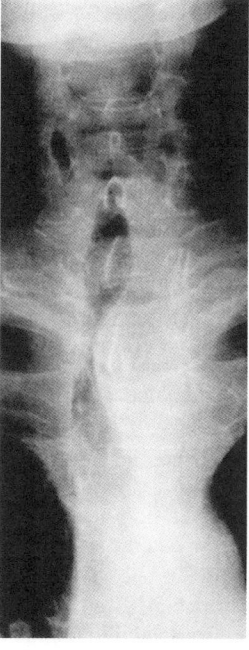

Abb. 8.2: Trachea-Zielaufnahme mit Einengung der Trachea im mittleren/unteren Drittel sowie Verlagerung der Trachea nach rechts. 2. Staatsexamen, 3/97.

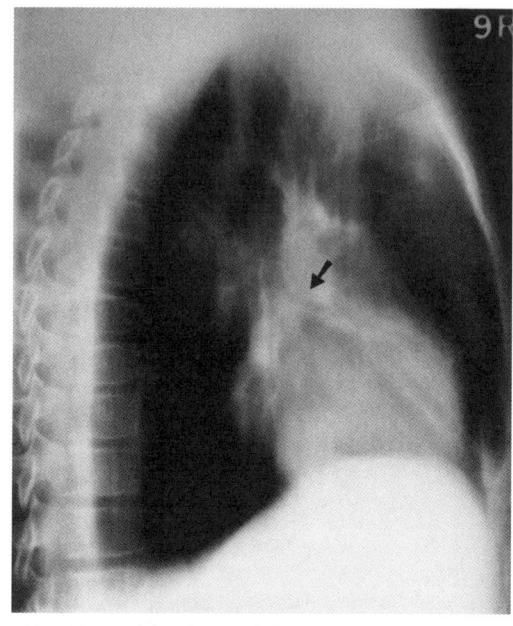

Abb. 8.3: Seitliche Thoraxaufnahme: Der Pfeil markiert den rechten Mittellappenbronchus. 1. Staatsexamen, 8/97.

- **Trachea:** Aufhellungsband in der Mitte des oberen Mediastinums, ca. 1,5 cm breit (Abb. 8.2)
- **Hauptbronchien:** rechts steilerer Abgang des Hauptbronchus als links, deshalb sind Aspirationen häufiger rechts (Abb. 8.3)

Lungenhilus
Der Lungenhilus besteht aus Pulmonalarterien, -venen, Bronchien, perivaskulärem Interstitium und Lymphsystem. Meist steht der linke Hilus höher als der rechte.

Zwerchfell
Die **Zwerchfellkuppeln** reichen bis in Höhe der 10.–11. dorsalen Rippe und stehen links bis zu 4 cm tiefer als rechts. Atemverschieblichkeit 3–7 cm.

Interlobärsepten (Interlobien)
Pleuraduplikatur zwischen den Lungenlappen, deren Abbildung inkonstant ist. Sie sind nur sichtbar, wenn die Röntgenstrahlen parallel zum Septum verlaufen und es tangential treffen. Die Dicke der Interlobien ist < 1 mm.

Lungenparenchym
Die Einteilung der Lungenlappen und -segmente ist in Abbildung 8.4 dargestellt.

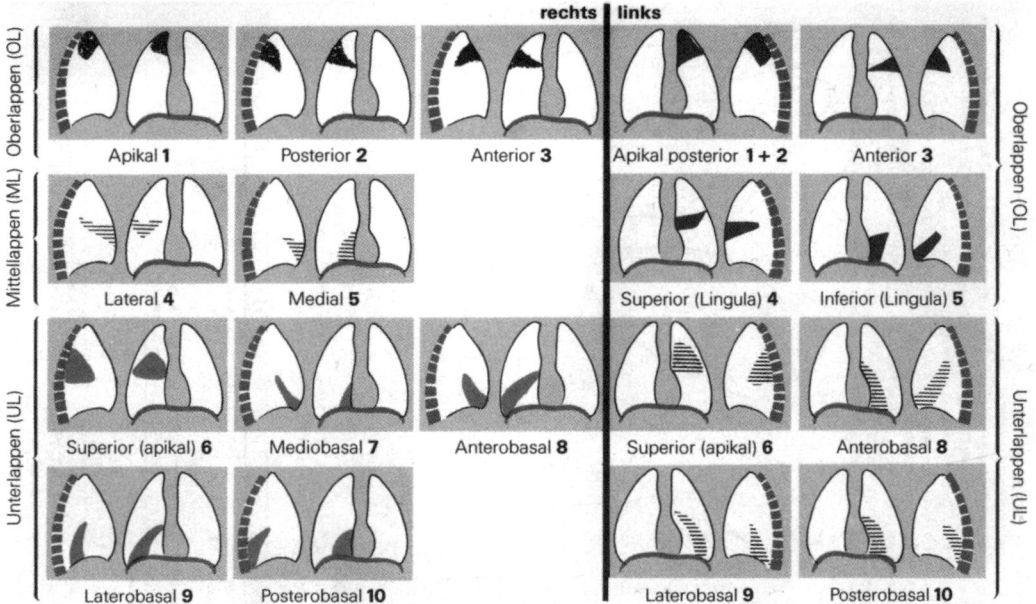

Abb. 8.4: Einteilung der Lungenlappen und -segmente mit Verschattung einzelner bronchopulmonaler Segmente [9].

Verschattungsmuster: Es wird vereinfachend zwischen **interstitiellen** (punkt- bis streifenförmigen und netzartigen) Verschattungen und **alveolären** (großflächigen, unscharf berandeten und konfluierenden) Verschattungen unterschieden:
- **interstitiell:** bei Lungenstau (Kerley-Linien), Sarkoidose, interstitiellen Pneumonieformen (insbesondere bei immungeschwächten Patienten mit Pneumocystis carinii), Miliartuberkulose, Lymphangiosis carcinomatosa, Kollagenosen
- **alveolär:** bei Einlagerung von Flüssigkeit in den Alveolen, z. B. bei Pneumonie, Atelektasen

Kerley-Linien sind Interlobärsepten, die durch Filtration oder Fibrose verdickt und normalerweise nicht sichtbar sind. Klinisch wichtig sind nur Kerley-B-Linien.
- Kerley-A-Linien: vom Hilus ausgehende bis 5 cm lange schmale Linien in den Ober-/Mittelfeldern
- Kerley-B-Linien: strichförmige Verdichtung der Interlobularsepten von 1 bis 2 cm Länge und bis 1 mm Dicke, horizontal verlaufende Linien insbesondere in den basalen und peripheren Lungenabschnitten
- Kerley-C-Linie: Übereinanderprojektion vieler Kerley-B-Linien

Silhouettenphänomen: Liegen zwei anatomische Strukturen gleicher Dichte nebeneinander, sind im Röntgenbild keine Grenzen sichtbar. Eine Kontur oder Silhouette entsteht, wenn Gewebe unterschiedlicher Dichte aneinandergrenzen. Normale anatomische Konturen (z. B. Herzrand, Aorta, Zwerchfell) werden maskiert, wenn pneumonische Infiltrate oder Raumforderungen, die die gleiche Dichte haben wie die anatomische Kontur, auf derselben Ebene liegen. Die Konturen bleiben scharf, wenn die Infiltration bzw. die Raumforderung nicht auf der gleichen Ebene liegt. Fehlinterpretationen des Silhouettenphänomens können bei einer Trichterbrust (Abb. 8.5), einer Skoliose und einem Herzfettbürzel entstehen.

Positives Pneumobronchogramm: Die intrapulmonalen Bronchien sind in der konventionellen Thoraxaufnahme normalerweise nicht erkennbar, da sie Luft enthalten, nur sehr dünne Wände haben und von lufthaltigen Alveolen umgeben sind. Die lufthaltigen Bronchien können aber sichtbar werden, wenn sie innerhalb einer intrapulmonalen In-

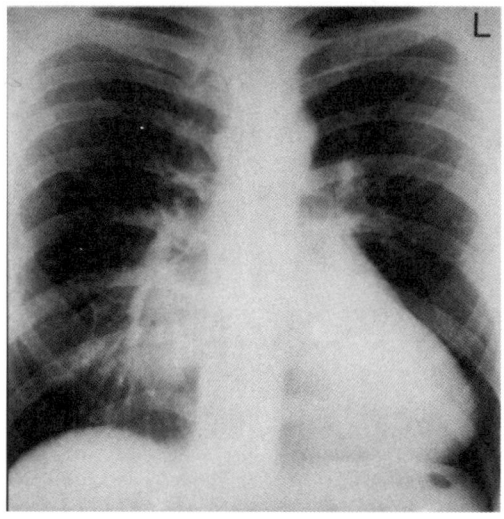

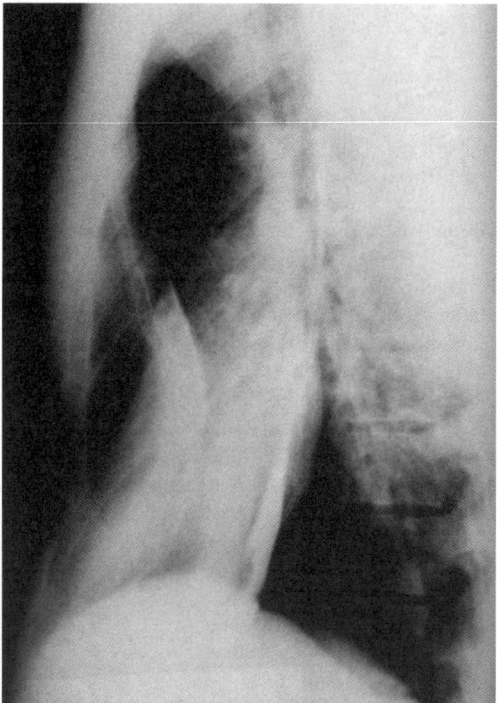

Abb. 8.5: Pectus excavatum mit verringertem Thoraxtiefendurchmesser in der Seitaufnahme und Einziehung des Sternums nach dorsal, verstrichener linker Herzkontur sowie rechts parakardialer Verschattung mit Auslöschung der rechten Herzkontur. 2. Staatsexamen, 3/92.

filtration liegen, die wasseräquivalente Dichte hat. Vorkommen: Pneumonie, Tbc, Bronchiektasen, Lungenödem, Lungeninfarkte, Kontraktionsatelektase.

Mediastinum

Das Mediastinum ist der Extrapleuralraum zwischen beiden Lungen. Im Mediastinum liegen das Herz, das Perikard, die Schilddrüse und die Nebenschilddrüse, die großen Gefäße, der Thymus, die Trachea, der Ösophagus sowie Lymphknoten. In der Thoraxübersicht können die Trachea, die großen Bronchien und die Bifurkation von den peribronchialen Weichteilen abgegrenzt werden.

Als **aortopulmonales Fenster** bezeichnet man eine Nische des Mediastinums zwischen Aortenbogen und Truncus pulmonalis.

Häufige pathologische Befunde und wichtige Differentialdiagnosen*

Rundschatten (Tab. 8.1)
- entzündlich: Tuberkulom, Herdpneumonie, Abszeß, Aspergillom, Echinokokkuszysten
- neoplastisch: benigne Tumoren (Hamartom, Adenom, Lipom), maligne Tumoren (peripheres Bronchialkarzinom, Metastasen, Lymphom)
- vaskulär: Lungeninfarkt, Hämatom, a.-v. Fistel
- kongenital: Lungenzysten, Sequestration
- vorgetäuscht/extrapulmonal: Mamille, Hauttumor (Fibrom, Lipom), Fremdkörper, Artefakt (z.B. EKG-Elektrode), Rippenknorpelkalk, Interlobärerguß, Mammatumoren, orthograd getroffener Gefäßschatten

Grobfleckige noduläre Fleckschatten (3–10 mm)
- entzündlich: Herdpneumonie, Tbc, Abszeß, Sarkoidose
- neoplastisch: Metastasen, Lymphome, bronchoalveoläres Karzinom
- vaskulär: Lungenödem, ARDS, disseminierte Lungenblutungen

Interstitielle Verschattung
- nodulär (disseminiert, < 10 mm)
- entzündlich: Pneumonie, Tbc, Sarkoidose, Pneumokoniosen

---

* Nach Lasserre, A., Memorix Radiodiagnostik. Chapman & Hall, 1997.

8.1 Radiologische Methoden

Tabelle 8.1: Differentialdiagnose zwischen benignen und malignen Rundschatten

	benigne	maligne
Alter	Patient < 40 Jahre	Patient > 40 Jahre
Größe	< 3 cm	> 3 cm
Form	regelmäßig, glatt begrenzt	unregelmäßig begrenzt
Verkalkungen	häufig; zwiebelschalenartig, grobschollig, popcornartig	selten; feinfleckig
Wachstumstendenz	langsam	schnell
Höhlenbildung	Höhlenwand dünn, glatt	Höhlenwand dick, irregulär (DD: Abszeß)
zusätzliche Hiluslymphome	< 2 cm	> 2 cm

- neoplastisch: Alveolarzellkarzinom, Metastasen (Schilddrüse, Lunge, Mamma)
- vaskulär: interstitielles (kardiogenes) Lungenödem, Hämosiderose (bei Mitralstenose, Linksherzinsuffizienz)
- retikuläre/retikulonoduläre Verschattung
- entzündlich: Pneumonien (Mykoplasmen, Varizellen, Zytomegalie, Pneumocystis carinii), atypische Mykobakterien, akute Bronchiolitis, chronische Bronchitis, allergische Alveolitis, Pneumokoniosen (Silikose, Asbestose, Anthrakose usw.), Sarkoidose
- neoplastisch: Lymphom (Hodgkin-Lymphom, Non-Hodgkin-Lymphom), Lymphangiosis carcinomatosa
- sonstiges: Fibrose als Folge einer Lungenerkrankung oder eines interstitiellen Ödems, zystische Fibrose

Streifenschatten
- pulmonal: Plattenatelektasen, Segmentatelektasen, Narben, Bronchiektasen, Kerley-A-Linie, Kerley-B-Linie (verdickte Interlobularlinie bei Lungenödem, Fibrose oder Lymphangitis carcinomatosa)
- vaskulär: normale/vermehrte Gefäßzeichnung, Lungenödem, basale Gefäßstauchung (Exspirationslage, Zwerchfellhochstand)
- pleural: Pneumothorax, Interlobien, pleurale Umschlagsfalten, pleurale Narbe
- Brustwand: Hautfalten, subpleurale Fettlinie, Klavikula-/Rippenbegleitschatten, Margo medialis/lateralis scapulae

Segment-/Lappenverschattung
- entzündlich: bakterielle, tuberkulöse oder mykotische Lobärpneumonie, pneumonisches Karzinom, Lungeninfarkt

- Atelektase: Kompressionsatelektase (Tumor, Erguß), Obstruktionsatelektase (Bronchialverschluß bei Tumor, Fremdkörperaspiration, posttraumatisch, Tbc, Sarkoidose), Kontraktionsatelektase (narbige Schrumpfung)
- scheinbare segmentale Verschattung: Interlobärerguß, abgekapselter Pleuraerguß, Lungentumor, Thoraxwandprozeß

Nichtsegmentale Flächenschatten
- entzündlich: Bronchopneumonie, Tbc, Pilzpneumonien, Aspirationspneumonie, Lungenabszeß
- neoplastisch: Karzinom, Metastase, Hodgkin-Lymphom/Non-Hodgkin-Lymphom
- vaskulär: lokalisiertes Ödem, Lungeninfarkt, Kontusionsblutungen
- sonstiges: Silikose, Strahlenpneumonitis

Komplette Verschattung eines Hemithorax
- Atelektase, Aplasie, Pneumektomie (ipsilaterale Mediastinalverlagerung, Zwerchfellhochstand, Interkostalräume verengt)
- Erguß und andere pleurale Erkrankungen (kontralaterale Mediastinalverlagerung, Randwinkel stark verschattet, Interkostalräume breit)
- entzündliche/tumoröse Infiltrate (Mediastinum nicht verlagert, Sinus meist nicht verschattet, Interkostalräume regelrecht)

Ringschatten
- entzündlich: bakterieller Abszeß, Tbc, mykotischer Abszeß, Echinokokkose, Sarkoidose
- neoplastisch: Bronchialkarzinom, Metastase, Lymphom
- andere: Emphysemblase, zystische Bronchiektasen, zystische Fibrose, orthograd getroffenes Bronchiallumen, Superprojektion von Gefäßen,

Zwerchfellhernien, Rippenanomalien, abgekapselter Pneumothorax

Transparenzerhöhung
- bilateral diffus: chronisch obstruktives Lungenemphysem, Asthma bronchiale, akute Bronchiolitis, Trachealkompression, zystische Fibrose
- unilateral, örtlich begrenzt: bullöses Emphysem, Pneumothorax, Postlobektomie, Lungenembolie, Fremdkörperaspiration, Pneumatozele, Tbc, Lungentumoren (Exspirationsaufnahme), Sarkoidose
- sonstiges: Überbelichtung, dezentrierte Röntgenröhre, Thoraxasymmetrie wie bei Z. n. Mastektomie (Abb. 8.6), Skoliose, Pektoralisasymmetrie

Hilusverbreiterung
- Lymphadenopathie: malignes Lymphom, hiläre Metastasen, Sarkoidose, bakterielle, virale, mykotische Pneumonie, Tbc, Silikose
- neoplastisch: zentrales Bronchialkarzinom, Mediastinaltumoren
- vaskulär: Linksherzinsuffizienz, pulmonale Hypertonie, kongenitales Herzvitium, Pulmonalisaneurysma/-stenose, Pulmonalarterienembolie
- sonstiges: Exspirationsaufnahme, Aortenaneurysma, Thorax-/WS-Deformierung (Skoliose)

Thorakale Verkalkung
- entzündlich: Tuberkulom (0,5–5 cm, häufig), Sarkoidose
- neoplastisch: Hamartom, Chondrom, Bronchialkarzinom, Metastasen
- vaskulär/kardial: Aortenwandverkalkung, Koronararterienverkalkung, Aorten- und Mitralklappen, Perikard (nach Pericarditis constrictiva), Pulmonalsklerose
- pleural: Pleuraschwiele/-plaques (nach Pleuritis, Tbc, Hämatothorax, Pyothorax), Asbestose
- Hilus-/Mediastinalverkalkung: Struma, Schilddrüsentumoren, Mediastinaltumoren (besonders Dermoidzyste), verkalkte Lymphknoten bei Tbc, Silikose, Z.n. Strahlentherapie, verkalkte Trachealknorpel im Alter
- Brustwand: Mammatumoren, Rippenknorpelkalk, Rippenfrakturen mit Kallusbildung, Rippenmetastasen

Mediastinalverbreiterung
- Raumforderungen des Mediastinums, ☞ Kap. 8.2.2
- Struma (am häufigsten)
- neoplastisch: Morbus Hodgkin, Lymphknotenmetastasen, primäre Tumoren des Mediastinums (Thymom, Teratom, neurogene Tumoren)
- vaskulär/kardial: Aortenaneurysma, Aortenruptur, Ruptur kleinerer Gefäße des Mediastinums, Perikarddivertikel

8.1.2 Thoraxdurchleuchtung

☞ Kap. 7.1.1

8.1.3 Konventionelle Tomographie

☞ a. Kap. 3.1.3

Untersuchungstechnik
Die Untersuchung wird im Sitzen, in Rücken- oder in Seitenlage an speziellen Schichtgeräten, möglichst in zwei Ebenen mit linearer Verwischung durchgeführt.

Indikationen
Unklare Raumforderungen des Thorax. Die Computertomographie des Thorax ist der konventionellen Tomographie überlegen und hat diese weitgehend abgelöst. Einen gewissen Stellenwert besitzt die Tomographie noch in der Abklärung von Bronchiektasen, Abszessen und Kavernen.

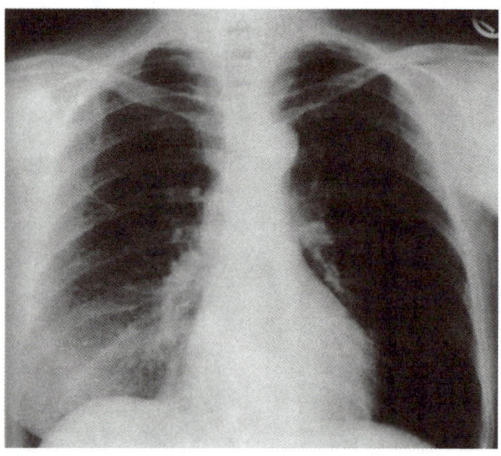

Abb. 8.6: Verstärkte Transparenz im linken Mittel- und Unterfeld bei Z. n. Ablatio mammae links. 2. Staatsexamen, 8/82.

8.1.4 Computertomographie

Die Computertomographie gehört mittlerweile zur Routinediagnostik fast aller Lungenerkrankungen und Veränderungen des Mediastinums. Im Vergleich zur konventionellen Thoraxaufnahme hat sie eine 100mal höhere Kontrastauflösung und ist mit ihrer überlagerungsfreien Darstellung der konventionellen Röntgentechnik in fast allen Bereichen überlegen (Abb. 8.7). Zur besseren Abgrenzung der mediastinalen, vaskulären und kardialen Strukturen wird intravenös Kontrastmittel appliziert. Neben der Standarduntersuchung können noch spezielle Techniken wie die HR-CT (high resolution CT) der Lunge mit einem hochauflösenden Algorithmus zur Beurteilung von Lungengerüsterkrankungen oder das Spiral-CT des Mediastinums zur Beurteilung pathologischer Gefäßprozesse wie a.-v. Fisteln, Lungenembolien oder Aortenaneurysmen eingesetzt werden.

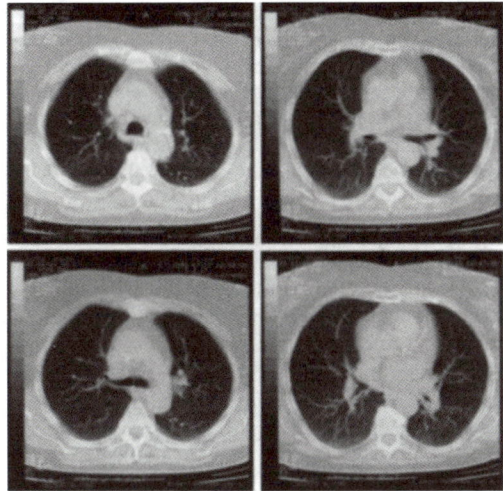

Abb. 8.7: Computertomographie des Thorax (Normalbefund).

Untersuchungstechnik
Der Patient liegt in Rückenlage auf dem CT-Tisch, wobei CT-Schnitte von kranial der Lungenspitzen bis zum tiefsten Punkt des Zwerchfellansatzes in 10 mm dicken Schichten kontinuierlich aufgenommen werden. Die Bilder werden in einem speziellen Lungenfenster und danach noch in einem Weichteilfenster zur Beurteilung der mediastinalen und hilären Strukturen abfotografiert. Zur alleinigen Diagnostik pathologischer Lungenparenchymveränderungen reicht eine native Darstellung, ansonsten wird anschließend noch ein Kontrastmittelbolus i. v. appliziert.

Indikationen
Abklärung aller unklaren Befunde in der Thoraxübersichtsaufnahme, Diagnostik, Therapiekontrollen und Kontrollen nach OP nahezu aller Lungenkrankheiten sowie Abklärung und Diagnostik der mediastinalen Strukturen.

8.1.5 Magnetresonanztomographie

Ihren Haupteinsatz findet die Kernspintomographie in der Abklärung unklarer Befunde im Mediastinum sowie in der Beurteilung der großen thorakalen Gefäße. Im Bereich des Bronchialsystems und der Lunge ist die Computertomographie aufgrund ihrer höheren Auflösung der MRT überlegen. Bei der Beurteilung einer extrabronchialen Tumorausbreitung sind beide Methoden gleichwertig.

8.1.6 Bronchographie

Mit der Bronchographie können exakte Übersichten des Bronchialsystems und periphere Veränderungen gut dargestellt werden. Hierzu wird wasserlösliches, jodhaltiges Kontrastmittel über einen speziellen Katheter in den zu untersuchenden Bereich des Bronchialbaums nach Gabe eines Lokalanästhetikums eingebracht. Häufig kann in der gleichen Sitzung eine bronchoalveoläre Lavage bzw. eine transbronchiale Biopsie durchgeführt werden. Insgesamt ist der Einsatz der Bronchographie durch die Entwicklung der Bronchoskopie stark zurückgedrängt worden. Die Bronchographie wird heute weitgehend nur noch zur präoperativen Lokalisationsdiagnostik von Bronchiektasen eingesetzt (Abb. 8.11).

8.1.7 Sonographie

Die Thoraxsonographie wird routinemäßig zur Diagnostik und gezielten Punktion von Pleuraergüssen angewendet, kann aber auch nach vorausgegangener Röntgenthoraxaufnahme als ergänzende Untersuchung zur Beurteilung von luftleeren thoraxwandnahen oder zwerchfellnahen Prozessen des Lungenparenchyms, der Pleura, des Mediastinums oder des Diaphragmas herangezogen werden. Eine Unterscheidung zwischen flüssigen und soliden Prozessen ist möglich und die Zwerchfellbeweglichkeit kann überprüft werden.

Untersuchungstechnik
Die luftgefüllten Strukturen der Lungen lassen keine Schalleitung und Schallbeurteilung zu, so daß eine Beurteilung nur dort erfolgen kann, wo der Luftgehalt der Lunge aufgehoben ist. Dies gelingt aber nur, wenn die soliden oder flüssigkeitsgefüllten Strukturen einen direkten Kontakt zur Thoraxwand haben. Untersucht wird in B-Mode-Technik am sitzenden bzw. liegenden Patienten mit 3,5- bis 10-MHz-Schallköpfen.

> **Merke!**
> Pleuraergüsse können bereits ab 30 ml Volumen mit dem Ultraschall nachgewiesen werden. Im Gegensatz hierzu liegt die Nachweisgrenze im Röntgenthorax bei ca. 200 ml.

8.1.8 Angiographie

Pulmonalisangiographie

Untersuchungstechnik
Die Pulmonalisangiographie wird fast ausschließlich in DSA-Technik durchgeführt. Über die V. femoralis oder die V. mediana cubiti wird ein Katheter in die V. cava inferior/superior kurz vor den rechten Vorhof vorgeschoben. Anschließend wird nicht ionisches, jodhaltiges Kontrastmittel gegeben und in Atemstillstand des Patienten bei maximaler Inspiration der Truncus pulmonalis sowie jeweils die linke und rechte Arteria pulmonalis einschließlich der venösen Phase dargestellt. Weiterhin kann eine selektive Darstellung des Truncus pulmonalis erfolgen.

Indikationen
Hauptindikation ist die akute Lungenembolie. Weiterhin können eine pulmonale Hypertonie, Aneurysmen und a.-v. Fisteln, Gefäßanomalien und Tumorinfiltrationen abgeklärt werden.

Bronchialarterioangiographie

Die Bronchialarterioangiographie findet ihren Einsatz bei der Abklärung von Hämoptysen, seltener wird sie auch zur Darstellung der Gefäßversorgung von malignen Tumoren oder bei einer Lungensequestration eingesetzt. Die selektive Sondierung der Bronchialarterien erfolgt über die Aorta thoracica.

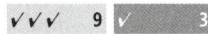

8.1.9 Lungenszintigraphie

Die Lungenszintigraphie dient zur Beurteilung von Ventilation, Diffusion und Perfusion. Diese physiologischen Vorgänge sind über den Euler-Liljestrand-Reflex verbunden und bilden die Grundlage der Lungenszintigraphie: Bei Minderbelüftung einzelner Lungenareale kommt es durch ein Absinken des Sauerstoffpartialdrucks zur Engstellung der kleinen arteriellen Lungengefäße des minderbelüfteten Bereichs und durch Blutumleitung in belüftete Bereiche zum pulmonalen Hochdruck.

Perfusionsszintigraphie

Sie beruht auf dem Prinzip der Kapillarblockade. Hierzu werden mit ^{99m}Tc-markierte Albuminmakropartikel mit einem Durchmesser von 15–40 µm i.v. injiziert. Diese bleiben in den Lungenkapillaren hängen, wobei etwa jede 10 000ste Kapillare embolisiert wird. Mit einer Halbwertszeit von etwa 5 h werden die Emboli wieder abgebaut, so daß auch respiratorisch insuffiziente oder herzkranke Patienten die Untersuchung gut tolerieren. Mit bewegten Detektoren oder einer Gammakamera werden die Anreicherungen erfaßt. Aufnahmen werden in a.-p., p.-a., seitlicher und schräger Projektion angefertigt. Ist eine Lungenarterie verschlossen oder eingeengt, erreichen nur wenige bzw. keine Technetium-markierten Partikel das nachfolgende Stromgebiet.

Im normalen Perfusionsszintigramm sind die Lungenspitzen im Oberfeld aufgrund des hydrostatischen Drucks weniger gut perfundiert als die Lungenunterfelder (Abb. 8.8). Bei einer pulmonalen Hypertonie (z.B. bei Linksherzinsuffizienz) kommt es zu einer Umverteilung des Blutes nach kranial und somit zu einer vermehrten Nuklidbelegung der Spitzen der Oberfelder.

Indikationen
V. a. Lungenembolie, Funktionsbeurteilung der Restlunge bei Bronchialkarzinom.

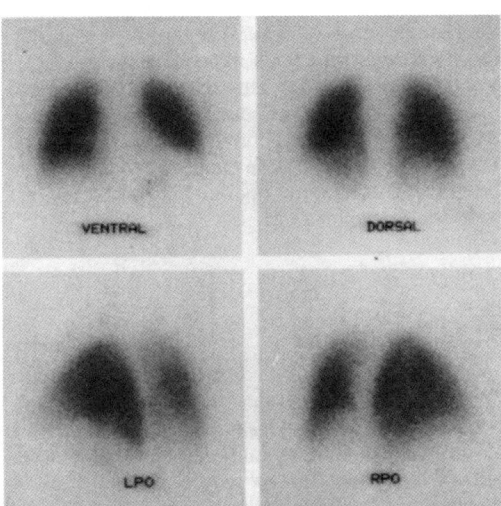

Abb. 8.8: Lungen-Perfusionsszintigraphie (Normalbefund).

Perfusionsdefekte im Lungenszintigramm
- Lungenembolie
- Bronchialkarzinom mit Minderbelüftung durch eine Bronchusstenose
- entzündliches Infiltrat
- Atelektase
- Gefäßrarefizierung bei Lungenemphysem
- Pleuraerguß

Ventilationsszintigraphie

Über die Atemluft wird ein radioaktiv markiertes Edelgas-Luft-Gemisch (^{133}Xe, ^{81m}Kr) geatmet, bis ein Äquilibrium erreicht ist. Danach wird dem Patienten Raumluft zugeleitet. Mit einer Gammakamera wird die Verteilung des markierten Edelgases in den Lufträumen der Lunge und in der Auswaschphase aufgezeichnet (Abb. 8.9).

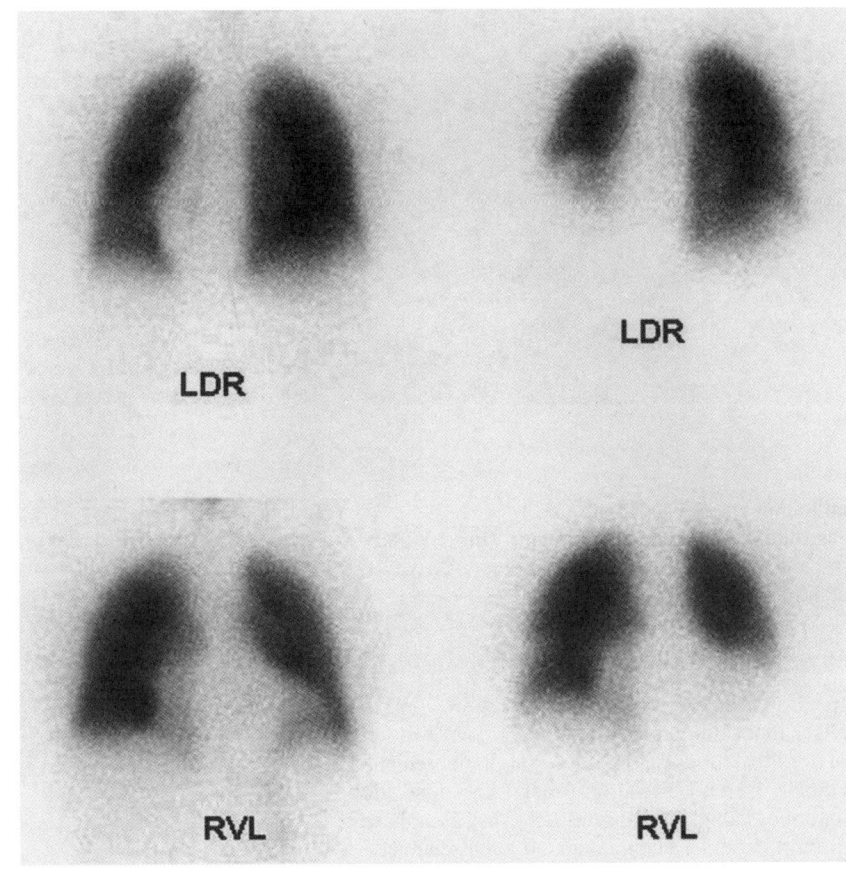

Abb. 8.9: Akute Lungenembolie im Ventilationsszintigramm (links) und im Perfussionsszintigramm (rechts) jeweils in dorsaler und ventraler Aufsicht. 2. Staatsexamen, 8/01.

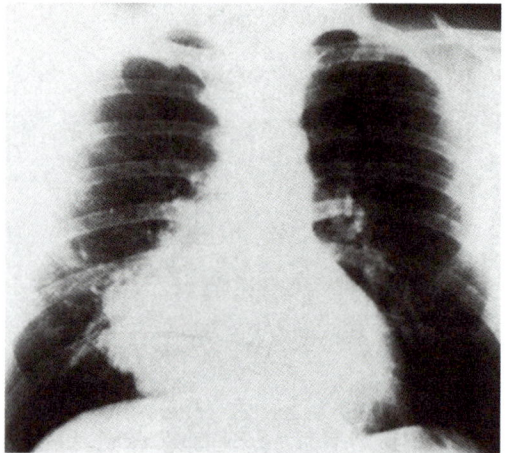
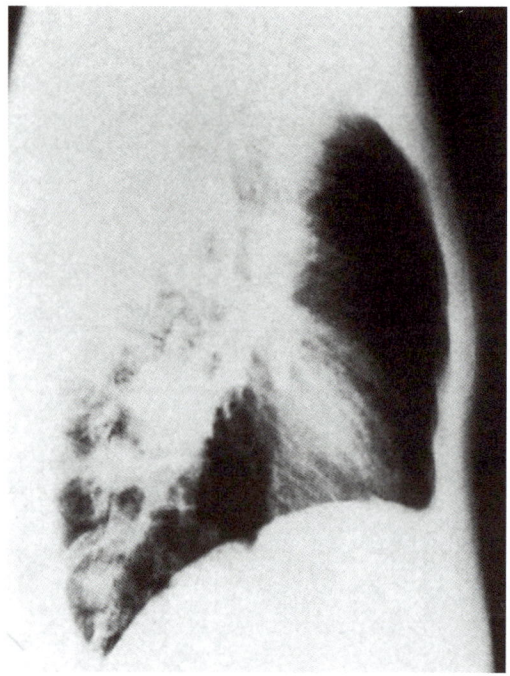
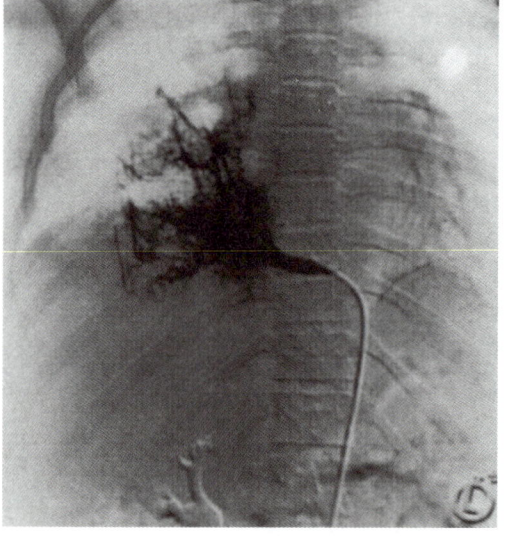

Abb. 8.10: Lungensequestration. Im Röntgenthorax erkennt man rechts parakardial eine dichte Verschattung, die sich in der seitlichen Aufnahme über die Wirbelsäule projiziert. In der angiographischen Darstellung zeigt sich die arterielle Versorgung aus der Aorta thoracica descendens. 2. Staatsexamen, 8/95.

Indikation
Obstruktive Lungenerkrankungen (in der Auswaschphase kommt es hierbei zu einer Aktivitätsretention).

Inhalationsszintigraphie

Druckluftvernebelte ^{99m}Tc-markierte Aerosolpartikel (Humanalbumin-Millimikrosphären) werden bei der Inhalationsszintigraphie vom Patienten eingeatmet. Deren Verteilung in der Lunge und die Abatmungsfähigkeit während der Auswaschphase wird mit Hilfe der Gammakamera aufgezeichnet.

Indikation
Obstruktive Lungenerkrankungen.

> **Merke!**
>
> Die Kombination aus Lungenperfusions- und Lungenventilationsszintigraphie bietet den direkten Vergleich zwischen Perfusion und Ventilation und ist damit das Verfahren der Wahl zur Akutdiagnostik einer Lungenembolie.

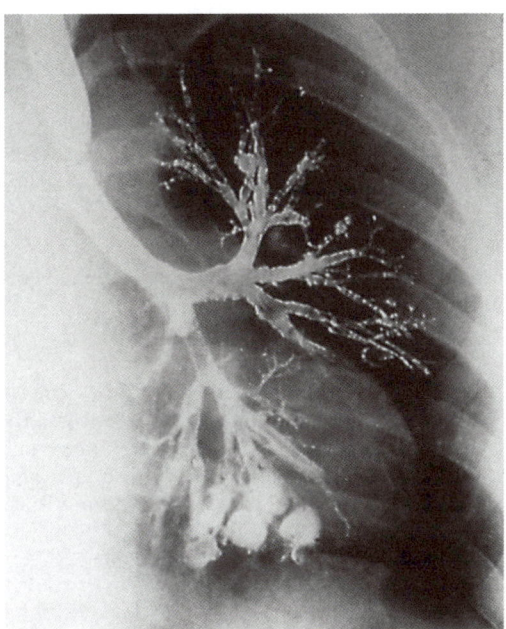

Abb. 8.11: Bronchiektasen in der Bronchographie. 2. Staatsexamen, 3/00.

8.2 Radiologische Befunde

8.2.1 Missbildungen

Lungensequestration

Eine Lungensequestration ist eine angeborene Fehlbildung eines nicht oder nur rudimentär an das Bronchialsystem angeschlossenen Lungenabschnitts. Am häufigsten kommen Lungensequestrationen im posterioren Unterlappensegment links sowie im posterioren Unterlappensegment rechts vor. Klinisch kann es zu einer Perforation, zu Pneumonien, rezidivierenden Infektionen oder Hämoptysen kommen.

Im **Röntgenübersichtsbild** zeigt sich eine rundliche oder dreieckige, homogene, gut abgrenzbare Verschattung (Abb. 8.10). Nach Perforation finden sich uni- oder multilobuläre Zysten teils mit Luft-Flüssigkeits-Spiegel.

Mit der **CT** läßt sich nach Kontrastmittelgabe ggf. die arterielle Versorgung aus der Aorta thoracica nachweisen.

Methode der Wahl zum Nachweis einer Lungensequestration ist die **Angiographie,** womit die arterielle Versorgung des Lungensequesters nachgewiesen werden kann. Zu 70% werden diese aus der Aorta thoracica descendens und zu 20% aus der Aorta abdominalis versorgt.

Bronchiektasen

Bronchiektasen sind irreversible Erweiterungen der kleinen und mittleren Bronchien in meist umschriebenen Lungenarealen. Sie liegen bevorzugt dorsobasal und können **zylindrisch, sackförmig** oder **varikös** sein.

> **Merke!**
> Röntgenologisch erscheinen sie als parallele Streifenzeichnung (Schienengleisphänomen) oder als ringförmige Verschattung.

Teilweise ist eine Abklärung mittels **konventioneller Tomographie** oder **CT** notwendig. Die genaue Zuordnung zu einem Segmentbronchus erfolgt in der präoperativen Abklärung durch die **Bronchographie** (Abb. 8.11).

Lungenzysten (bronchogene Zysten)

Die solitär oder multipel auftretenden Lungenzysten sind die häufigste bronchopulmonale Malformation. Klinisch sind sie meist asymptomatisch, selten superinfiziert. 70% der Fälle liegen intrapulmonal, zentral oder peripher und 30% mediastinal.

Röntgenologisch finden sich überwiegend in den Unterlappen homogene, glatt berandete Verschattungen, die nach Perforation als Ringschatten mit oder ohne Luft-Flüssigkeits-Spiegel imponieren (Abb. 8.12). Teilweise ist eine Abgrenzung gegenüber Emphysemblasen beim bullösem Emphysem im Röntgenbild nicht möglich. Spannungszysten können zur Verlagerung angrenzender Lungengefäße und des Mediastinums führen, mediastinale Zysten können die Trachea und den Ösophagus verlagern bzw. einengen.

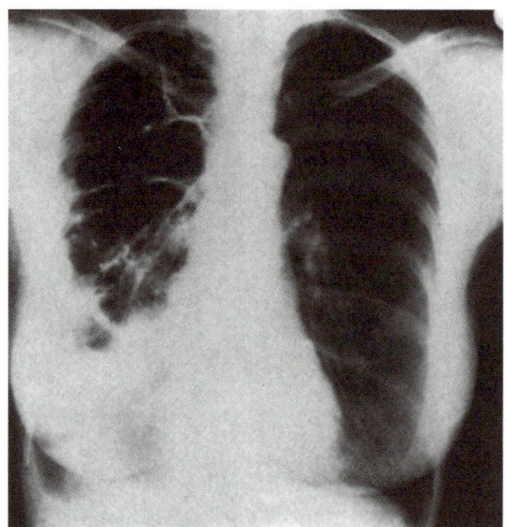

8.2.2 Tumoren

Bronchialkarzinom

Das Bronchialkarzinom ist der häufigste Lungentumor und macht 25% aller Karzinome aus (Abb. 8.13, 8.15). Die 5-Jahres-Überlebensrate liegt bei 5%.

Makroskopisch unterscheidet man folgende Formen:
- **zentrale,** hilusnahe Karzinome (70–85%): meist Kleinzeller oder Plattenepithelkarzinome
- **periphere** Bronchialkarzinome (25%): meist Adenokarzinome, Sonderform: **Pancoast-Tumor** (nach kranial infiltrierender Tumor mit Übergreifen auf Pleurakuppel und Thoraxwand und typischerweise Auftreten der Horner-Trias, Abb. 8.14)
- **diffus wachsende** Bronchialkarzinome (3%): meist Alveolarzellkarzinome

Röntgenologische Veränderungen
- Bronchusstenose (häufigster Befund) mit angrenzender Atelektase
- zentraler Tumorschatten: lateral konvexe Vergrößerung des Hilus und hilifugale Streifenzeichnung durch Infiltration der Lymphangien
- poststenotische Pneumonie mit segmentaler Fleck- oder Streifenzeichnung

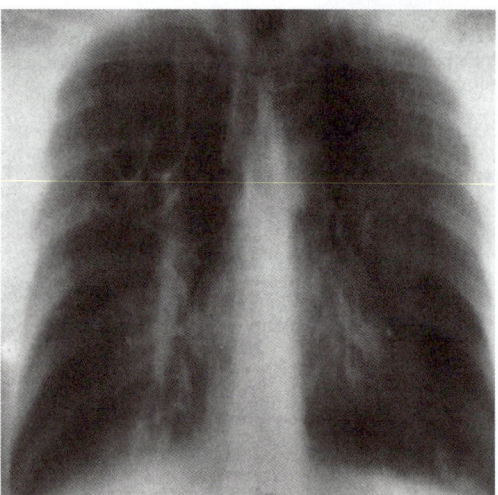

Abb. 8.12: Zystenlunge (bronchogene Zysten) im Bereich des Mittellappens rechts mit teilweise erkennbaren Luft-Flüssigkeits-Spiegeln. Das Mediastinum ist leicht nach rechts verlagert bei kompensatorischer Überblähung der linken Lunge. 2. Staatsexamen, 3/89.

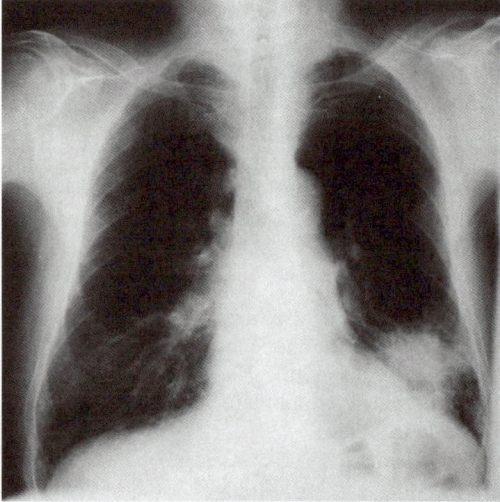

Abb. 8.13: Bronchialkarzinom im linken Unterlappen. 2. Staatsexamen, 8/97.

8.2 Radiologische Befunde

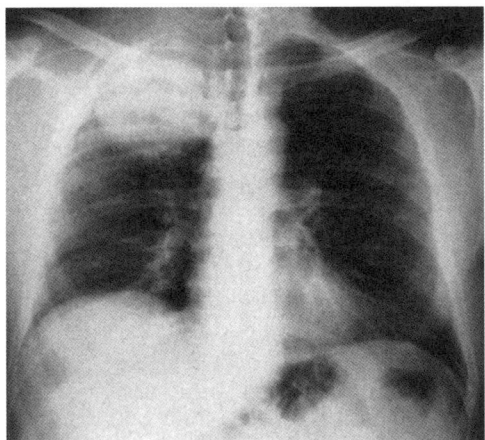

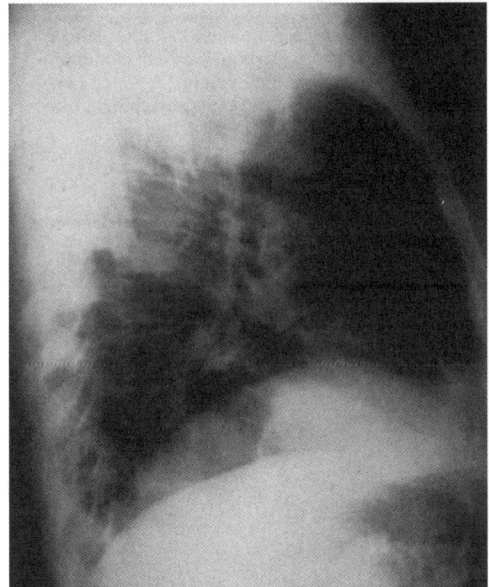

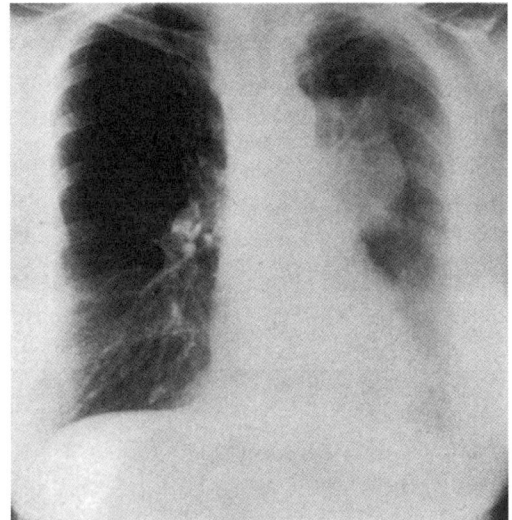

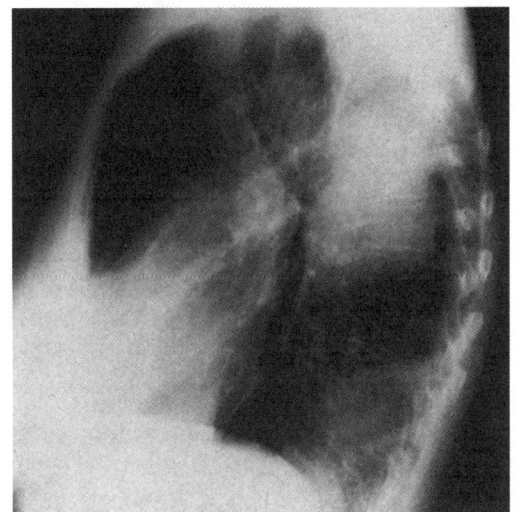

Abb. 8.15: Bronchialkarzinom im linken Oberlappen. 2. Staatsexamen, 3/89.

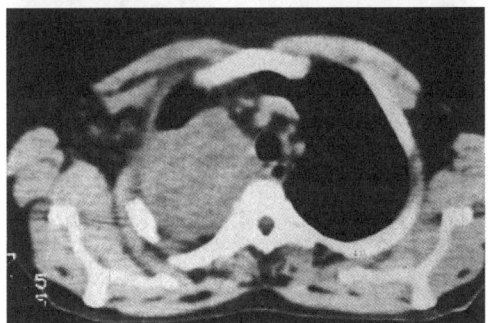

Abb. 8.14: Pancoast-Tumor. Große Verschattung im rechten Oberfeld mit Destruktion einer Rippe und Arosion des Wirbelkörpers (in der CT erkennbar). 2. Staatsexamen, 3/88.

- poststenotische Überblähung durch Ventilmechanismus (selten)
- peripherer Rundschatten mit unscharfer Begrenzung und radiär vom Tumor ausgehenden Streifen (Corona radiata = Krebsfüßchen)
- exzentrische Einschmelzung des Tumors (dickwandige Kaverne mit unregelmäßiger Innenwand)
- Pleuraerguß

- Lymphome (mediastinal, hilär, paratracheal, subcarinal, parabronchial)

Bei Verdacht auf ein Bronchialkarzinom in der Röntgenübersichtsaufnahme wird als nächster Schritt eine **Computertomographie** mit Kontrastmittel zur genauen Diagnostik insbesondere der Tumorausdehnung und der Lymphknotenmetastasierung sowie zur Suche von Fernmetastasen (Nebenniere, Leber, Skelett, Gehirn) durchgeführt.

> **Merke!**
>
> Das zentrale Bronchialkarzinom stellt sich als weichteildichte, unscharf begrenzte Raumforderung mit einer Bronchusalteration dar. Das periphere Bronchialkarzinom kommt als unscharf begrenzter Rundherd mit radiären Ausläufern zur Darstellung.

Lungenmetastasen

Bei 20–30% aller Tumorerkrankungen kommen solitäre oder multiple Lungenmetastasen vor (Abb. 8.16, 8.17).

Es werden **röntgenologisch** folgende Formen unterschieden:
- **Rundherdmetastasen:** homogene Rundherde, die meist glatt und scharf begrenzt sind und von unterschiedlicher Größe sein können (z.B. miliar bei Schilddrüsen-Ca, grobknotig bei Magen-Ca, Golfballmetastasen beim Hypernephrom)
- **Lymphangiosis carcinomatosa:** Tumorausbreitung in den Lymphangien und dem pulmonalen Interstitium bei Mamma-, Pankreas- und Bronchus-Ca
- **pneumonische Metastasen:** Ausbreitung des Tumors intraalveolär und intrabronchial, insbesondere bei Ösophagus- und Mamma-Karzinomen
- **Pleuritis carcinomatosa:** Pleuraerguß, Pleuraschwielen bei Mamma- und Magen-Karzinomen

Raumforderungen des Mediastinums

> **Merke!**
>
> Die häufigste Raumforderung im Bereich des Mediastinums ist die retrosternale Struma. Sie kann zu einer Verlagerung und Einengung der Trachea führen und zeigt häufig Kalkeinlagerungen in den regressiven Veränderungen.

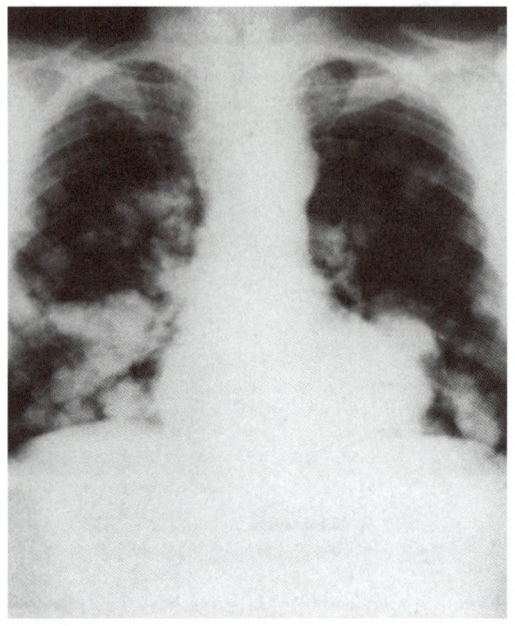
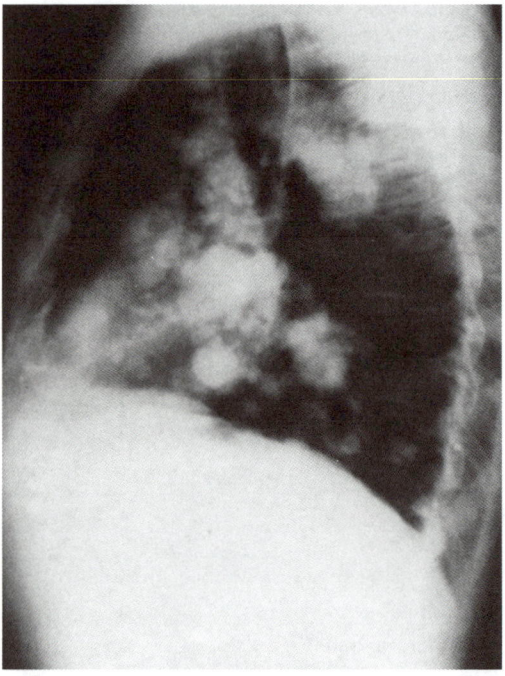

Abb. 8.16: Multiple Lungenmetastasen in beiden Lungen basal betont. 1. Staatsexamen, 3/88.

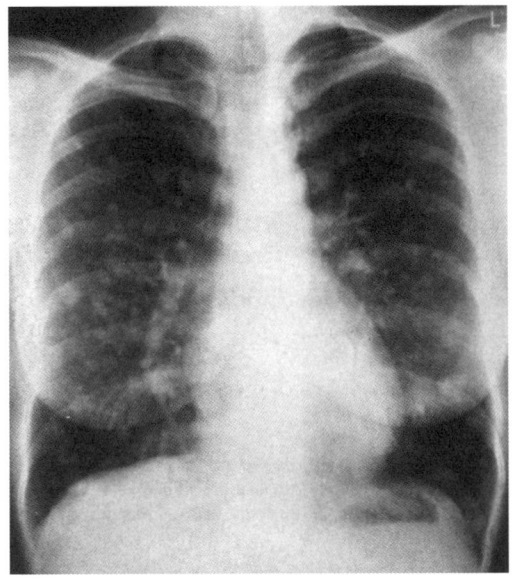
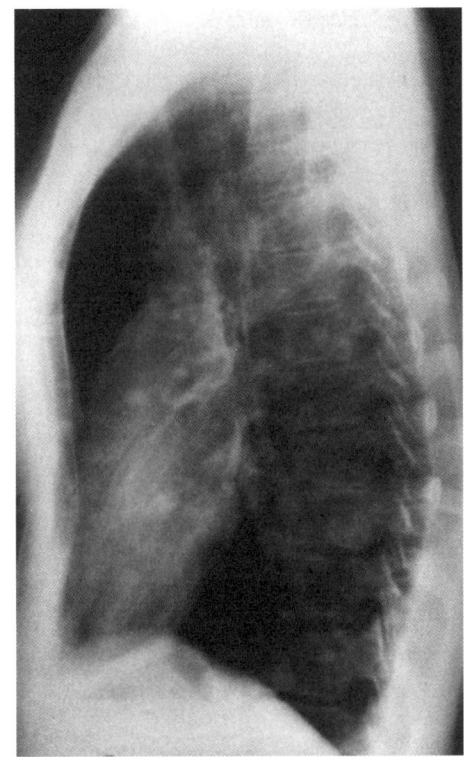

Abb. 8.17: Multiple beidseitige Lungenmetastasen bei bekanntem Zökumkarzinom. 2. Staatsexamen, 8/92.

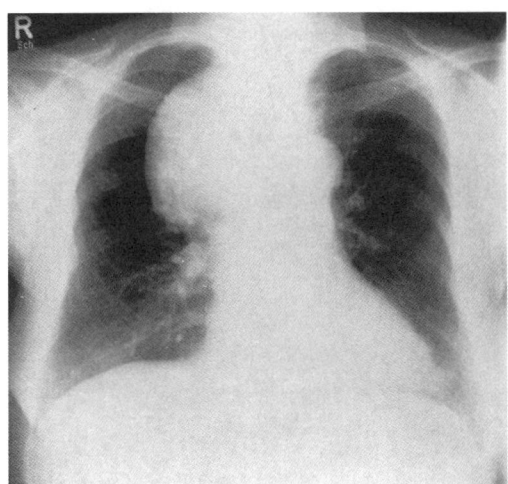
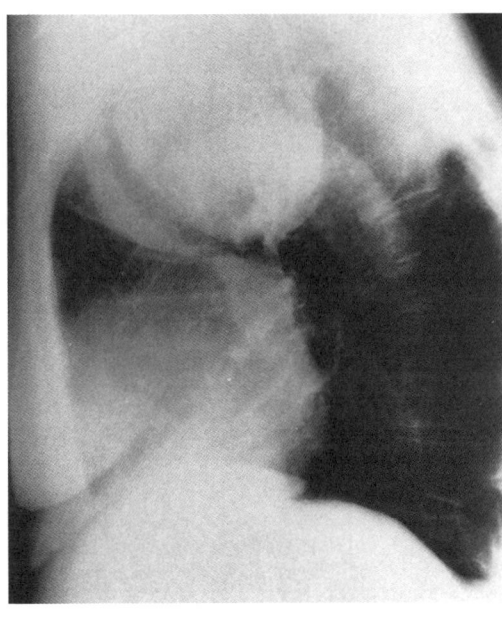

Abb. 8.18: Großer scharf begrenzter Tumor im Röntgenthorax im hinteren oberen Mediastinum mit Verlagerung der Trachea nach vorne, wobei es sich am ehesten um eine Struma 3. Grades handelt. 1. Staatsexamen, 8/95.

Die Verdachtsdiagnose einer Struma im Röntgenthorax (Abb. 8.18) sollte durch eine Sonographie der Schilddrüse bzw. eine Schilddrüsenszintigraphie abgeklärt werden.

Eine Übersicht über die verschiedenen Raumforderungen des Mediastinums gibt Tabelle 8.2.

8.2.3 Entzündliche Lungenerkrankungen

Pneumonien

Infektionen der Lunge mit Bakterien, Mykoplasmen, Viren und anderen Keimen führen zu **röntgenologisch** typischen Veränderungen (Abb. 8.19 bis 8.24).

Tabelle 8.2: Differentialdiagnose mediastinaler Raumforderungen		
vorderes Mediastinum	**mittleres Mediastinum**	**hinteres Mediastinum**
Anomalien/Erweiterungen der V. cava superior	Struma-/Schilddrüsentumoren	Aortenaneurysma
Aneurysma des Sinus Valsalvae (= aortae), der Aorta, des elongierten Truncus brachiocephalicus	Aneurysmen der Aorta, der großen Arterien, des rechten Aortenbogens	Lymphome
Thymuserkrankungen, Thymus bei Kindern	Parathyreoidea-Tumoren	gutartige/bösartige neurogene Tumoren
maligne Lymphome	Vagus-/Phrenikusneurinom	Glomustumor
Hämatom	Trachealtumoren	laterale Meningozele
gut-/bösartige Teratome	LK-Vergrößerungen	Hämatom
Parathyreoidea-Tumoren	Ösophaguserkrankungen (Neoplasma, Divertikel, Achalasie)	Phäochromozytom
Perikardzysten, -tumor, -divertikel	Hämatom	Zyste des D. thoracicus
Herzwandaneurysma	bronchogene/enterogene Zysten	Bochdalek-Hernie
Morgagni-Hernie	Vergrößerung der V. azygos	WS-Erkrankungen
Lebervorfall	Hiatushernie	
	Pankreaspseudozyste	

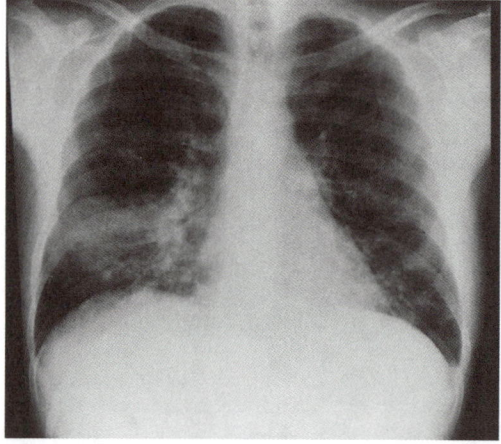
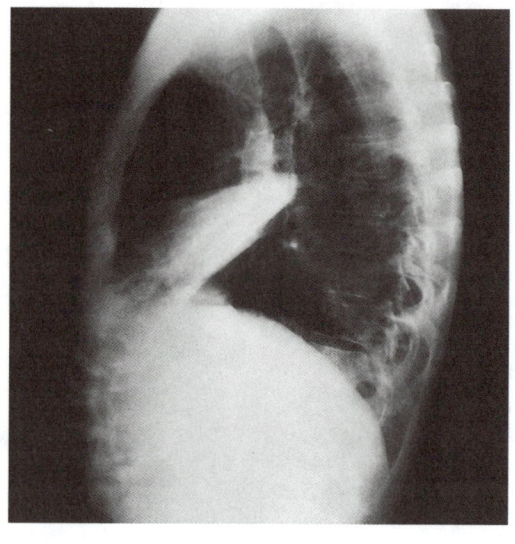

Abb. 8.19: Lobärpneumonie im Mittellappen rechts mit positivem Luftbronchogramm. 2. Staatsexamen, 3/97.

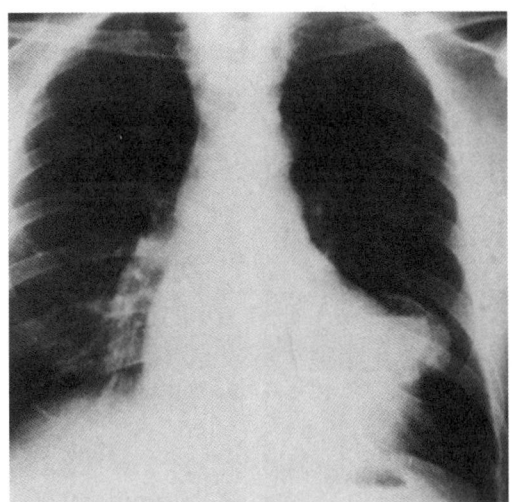

Abb. 8.20: Eingeschmolzener Lungenabszeß. Im linken Lungenunterfeld zeigt sich eine ovaläre Verdichtung mit glatter Kontur und einer Luftsichel im kranialen Anteil, wie sie für einen Lungenabszess typisch ist. 2. Staatsexamen, 3/95.

Man unterscheidet:
- **Lobärpneumonie:** wird meist durch Pneumokokken ausgelöst, insgesamt selten. Röntgenologisch erkennt man:
  – großflächige Verschattung auf ein Segment/Lappen begrenzt
  – positives Pneumo-Bronchogramm
  – Dystelektasen, parapneumonischer Pleuraerguß, Gefäßunschärfe
- **Bronchopneumonie** (Herd- oder lobuläre Pneumonie): multilobulärer Befall typisch. Röntgenologisch erkennt man:
  – konfluierende Fleckschatten besonders basal
- **Interstitielle Pneumonie :** Entzündung des Lungengerüsts oft mit alveolärer Beteiligung bei Infektionen mit Viren, Myokoplasmen, Rickettsien, Pneumocystis carinii, Zytomegalie. Letztere kommen insbesondere bei immungeschwächten Patienten vor. Röntgenologisch erkennt man:
  – streifige, netzartige Zeichnung, meist perihilär, oft symmetrisch
  – Pneumocystis-carinii-Pneumonie: retikulonoduläre Verschattung mit Aussparung der Lungenspitzen und der Lungenbasis, symmetrisch parahilär. Häufigste Pneumonieform bei AIDS.

Lungenabszess

Lungenabszesse entstehen meist postpneumonisch, aber z. B. auch nach Aspirationen, Infarkten und bei Bronchiektasen.

Röntgenologisch erkennt man die Entzündung mit der eitrigen Einschmelzung als flächige, rundliche Verschattung. Ein Luft-Flüssigkeits-Spiegel entsteht bei Drainage des Abszesses über einen Bronchus oder bei gasbildenden Bakterien (Abb. 8.20).

In der **CT** zeigt sich die für Abszesse typische kontrastmittelanreichernde Abszeßmembran um den Herd.

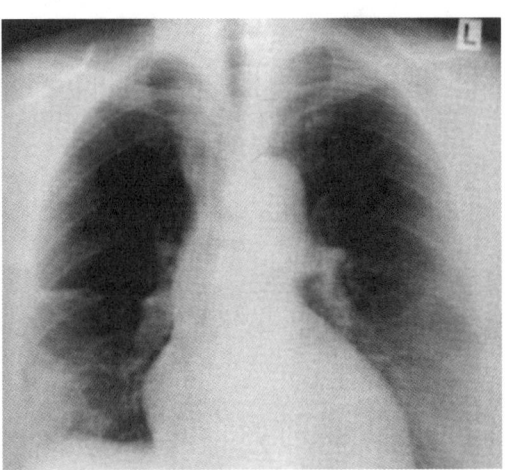
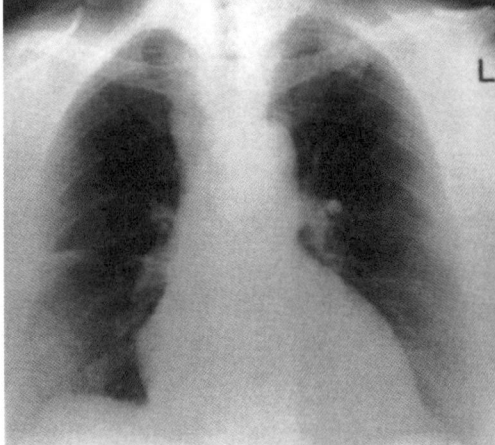

Abb. 8.21: Frisches Infiltrat im linken Oberlappen (Lungenspitze) mit Einschmelzung. In der ersten Aufnahme zeigt sich eine flaue Verschattung, die sich dann zu einer Einschmelzung ausdehnt. 2. Staatsexamen, 8/93.

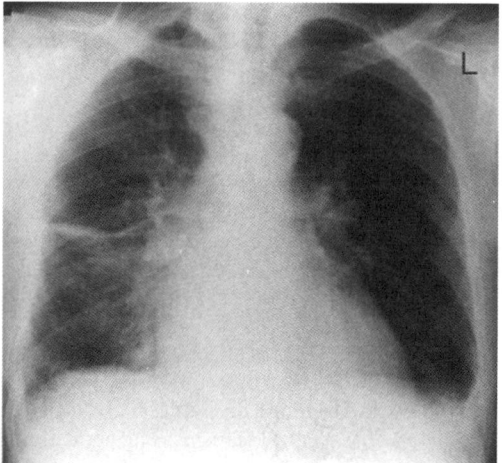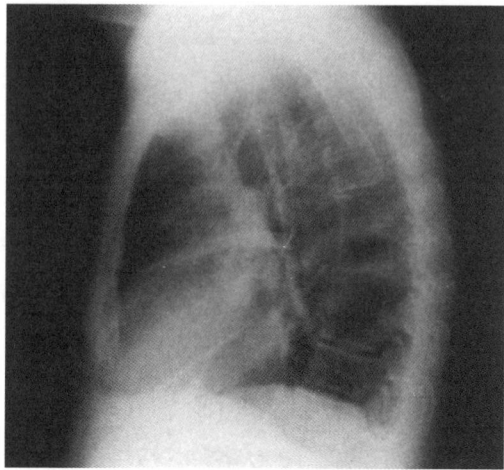

Abb. 8.22: Pneumonisches Infiltrat mit rechtsseitiger perihilärer streifiger Verdichtung. Des weiteren ist eine Herzvergrößerung erkennbar, ein Pleuraerguss links und Lobärerguß rechts (spindelförmige Verbreiterung des kleinen Lappenspaltes rechts auf der p.-a. Aufnahme und in der Seitaufnahme). 2. Staatsexamen, 8/91.

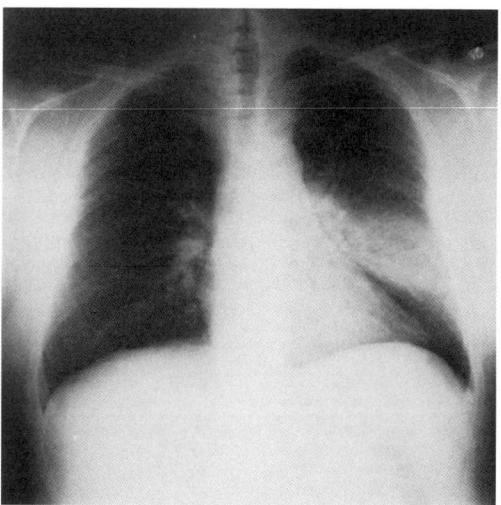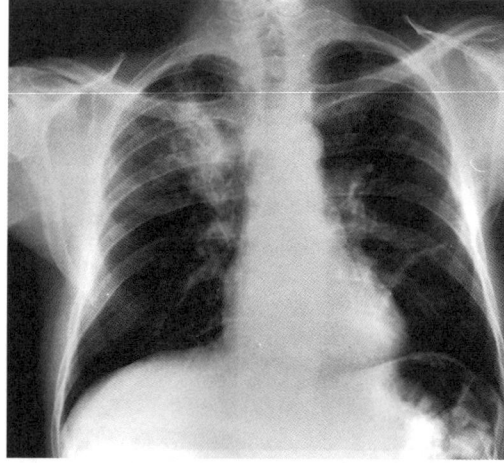

Abb. 8.23: Mykoplasmenpneumonie mit dichter retikulärer, nahezu lobulärer Verschattung linksseitig. 2. Staatsexamen, 8/97.

Abb. 8.24: Pneumocystis-carinii-Pneumonie bei einem Patienten mit myeloischer Leukämie unter Chemotherapie. Man erkennt beidseits in den Oberfeldern, jedoch rechtsbetont, eine feinretikuläre bis streifige Zeichnungsvermehrung, die bis zu den Hili reicht. 2. Staatsexamen, 8/98.

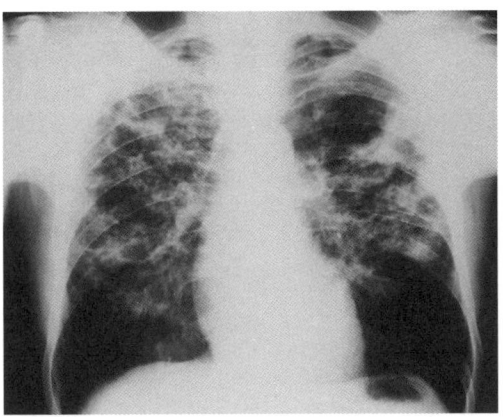

Abb. 8.25: Kavernöse Tbc. 2.Staatsexamen, 8/00.

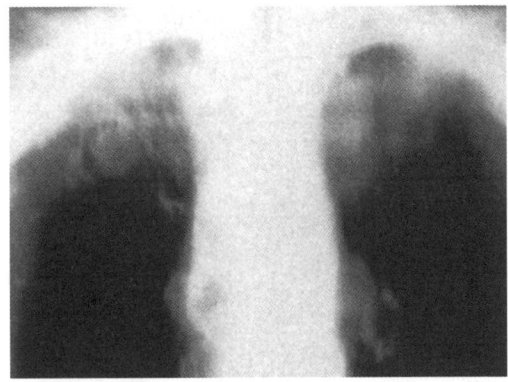

Abb. 8.26: Aspergillom. In der Tomographie erkennt man eine 3 × 5 cm große dünnwandige Kaverne, die bis auf eine randständige Luftsichel komplett ausgefüllt ist. 2. Staatsexamen, 8/95.

Aspergillom

Diese häufigste Form der Aspergillose zählt zu den Pilzpneumonien.

Im **Röntgenbild** erkennt man einen Rundschatten mit einem lageverschieblichen Infiltrat (Patienten umlagern!). Das Aspergillom siedelt sich bevorzugt in präformierten Höhlen wie tuberkulösen Kavernen an. Zwischen dem lageverschieblichen Infiltrat und der Kavernenwand findet sich eine halbmondförmige Luftansammlung (Abb. 8.26).

Tuberkulose (Tbc)

Die meisten Menschen erkranken im Laufe ihres Lebens an Tuberkulose. Im **Röntgenbild** zeigen sich unterschiedliche Erscheinungsformen (Abb. 8.27 bis 8.31).

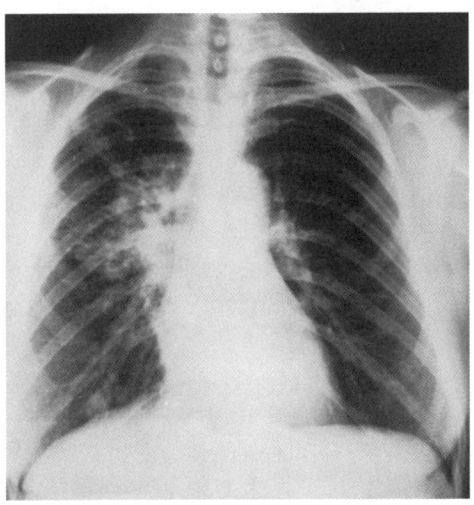

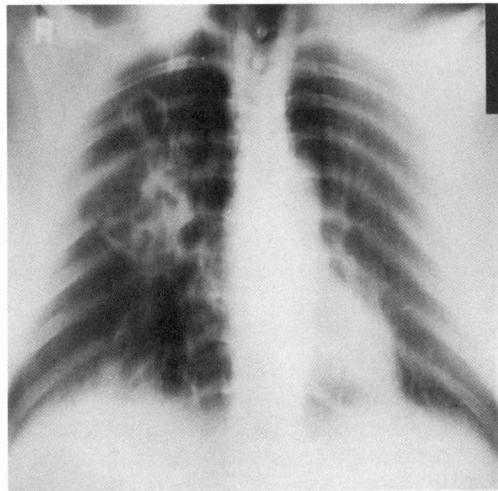

Abb. 8.27: Lungentuberkulose mit bronchogener Streuung. Im Bereich des rechten Mittel- und Oberfeldes erkennt man eine fleckige Verschattung mit mehreren dickwandigen Ringschatten (insbesondere in der Tomographie), die tuberkulöse Kavernen darstellen. 2. Staatsexamen, 8/96.

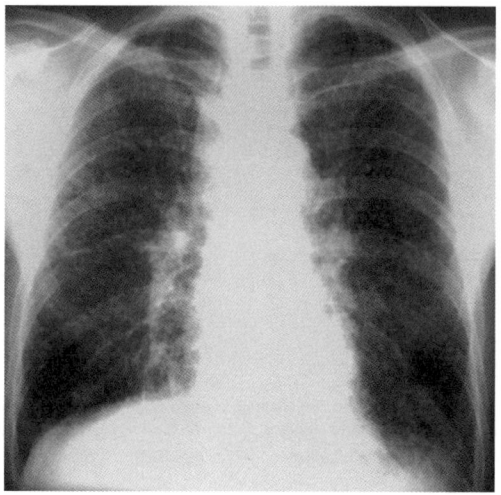

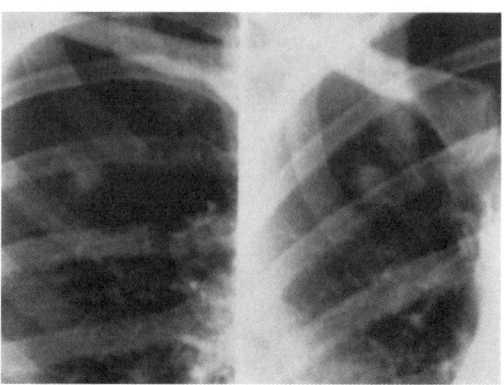

Abb. 8.29: Tuberkulose. In den Zielaufnahmen des rechten Lungenobergeschosses erkennt man eine rundliche, ca. 1 cm durchmessende Verschattung mit strahligen Ausläufern. 2. Staatsexamen, 8/95.

Abb. 8.28: Miliartuberkulose mit der charakteristischen feinnodulären interstitiellen Zeichnungsvermehrung diffus über beiden Lungen (Schneegestöber). 2. Staatsexamen, 8/02.

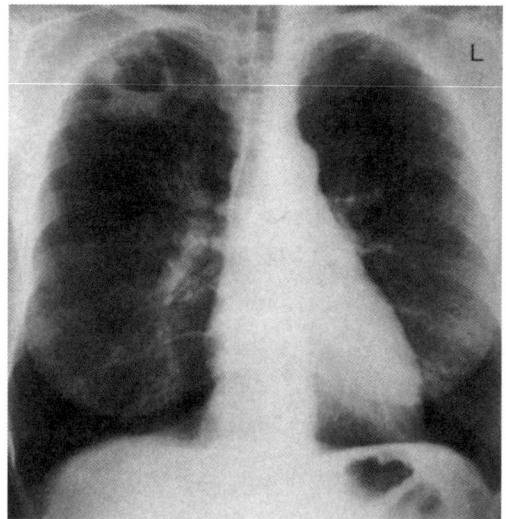

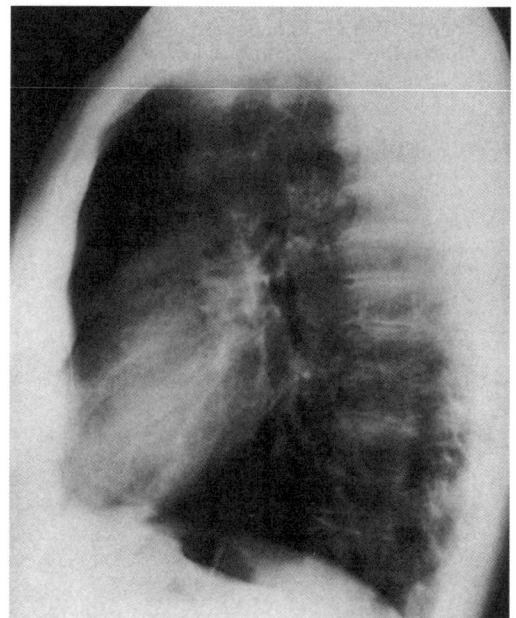

Abb. 8.30: Dickwandige Kaverne im rechten Oberlappen mit Spiegelbildung. V. a. einen vergrößerten Lymphknoten im rechten Hilus. Die übrigen Lungenabschnitte sind unauffällig. Differentialdiagnostisch muß an eine reaktivierte Tuberkulose, ein Bronchialkarzinom oder einen bakteriellen Abszess gedacht werden. 2. Staatsexamen, 8/90.

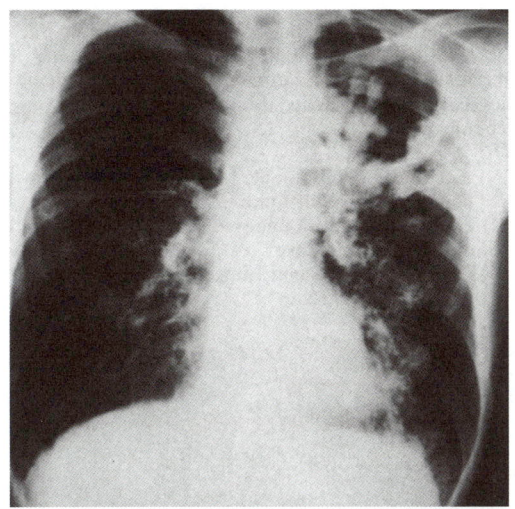

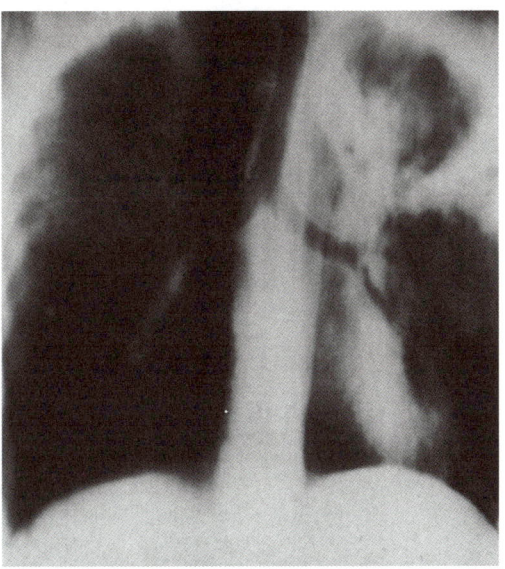

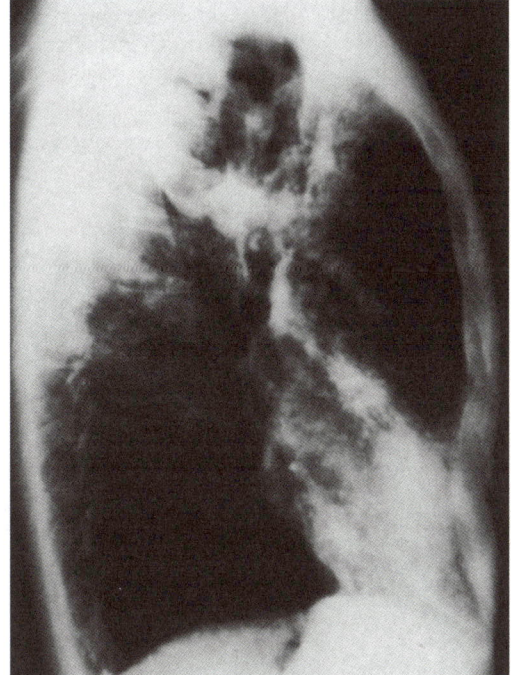

Abb. 8.31: Einschmelzende Lungentuberkulose. Ausgeprägte Verschattung im linken Oberfeld mit großer Einschmelzung im Bereich der linken Lungenspitze, die Anschluss an das Bronchialsystem hat (Tomogramm). Der linke Hilus ist verplumpt und nach kranial verzogen. 2. Staatsexamen, 8/86.

In der **Primärperiode** kommt es zum **tuberkulösen Primärkomplex,** der aus Ghon-Herd mit Lymphknoten (hantelförmiges Infiltrat) besteht.

Röntgenologisch erkennt man:
- umschriebene kleinflächige Infiltrationen im Mittel- oder Oberfeld
- nach Abheilung Verkalkung (häufiger Nebenbefund ohne Krankheitswert)

Geht die Tuberkulose in die **Postprimärperiode** über, unterscheidet man die **Generalisation** bzw. **Frühgeneralisation.**

Röntgenologisch erkennt man:
- **Simon-Spitzenherde:** kleine Reflexschatten in den Lungenspitzen, Vernarbungen, Verkalkungen
- **Miliartuberkulose:** feinfleckige, retikuläre Verschattung, disseminiert in beiden Lungenflügeln (Schneegestöber)
- **Pleuritis exsudativa:** Verschattung des Sinus phrenicocostalis

Im **Organstadium** erkennt man röntgenologisch:
- **exsudative Tbc:** konfluierende Rundschatten wie bei Bronchopneumonie
- **käsige Tbc:** homogene, dichte Verschattung, gebunden an ein Segment
- **produktive Tbc:** scharf begrenzte Herde, teilweise verkalkt

Tabelle 8.3: Stadien der Sarkoidose	
Stadium I	• intrathorakale Lymphadenopathie mit bihilären Lymphomen (symmetrisch, polyzyklisch, 95% der Fälle) • mediastinale Lymphome • selten Verkalkungen • meist Rückbildung, aber auch Persistenz oder Übergang in Stadium II
Stadium II	• Rückbildung der Lymphome • perihilär und in den Mittelfeldern interstitielle, retikulomikronoduläre Verschattungen
Stadium III	• Übergang zur Fibrose: hilifugale Streifenschatten, Narbenstränge, grobretikuläre Zeichnung (Honigwabenmuster) • Narbenemphysem • Bronchiektasen • pulmonale Hypertonie, Cor pulmonale

- **Tuberkulome:** scharf begrenzte, meist verkalkte Rundschatten in den Oberfeldern mit einem Durchmesser von 0,4–4 cm.
- **Kavernen:** scharf begrenzte Ringschatten mit einer dünnen, etwa 3 mm starken Wand. Kavernen haben Anschluß an das Bronchialsystem und können zu einer disseminierten Aussaat führen.
- **fibrozirrhotische Tbc:** Pleurakuppenschwielen, apikale Narbenstränge, Kalkherde, kraniale Verziehung der Hili, vom Hilus nach kranial reichende Streifenzeichnung.
- **Komplikationen:** Emphysem, Bronchiektasen, Bronchusstriktur, Thoraxdeformierung durch ausgeprägte Pleuraschwielenbildung, pulmonale Hypertonie, Cor pulmonale.

8.2.4 Interstitielle Lungenerkrankungen

Sarkoidose

Bei der Sarkoidose (Morbus Boeck, benigne Lymphogranulomatose) handelt es sich um eine ätiologisch ungeklärte epitheloidzellige Granulomatose, die bevorzugt die Lymphknoten und die Lunge befällt.

Röntgenologisch läßt sie sich in drei Stadien einteilen (Tab. 8.3), die fließend ineinander übergehen können (Abb. 8.32 bis 8.34).

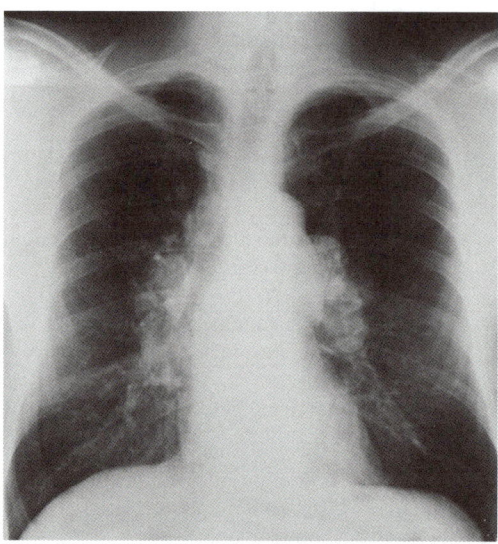

Abb. 8.32: Sarkoidose (Morbus Boeck) Stadium I mit bilateraler, hilärer symmetrischer Lymphadenopathie. 2. Staatsexamen, 8/96.

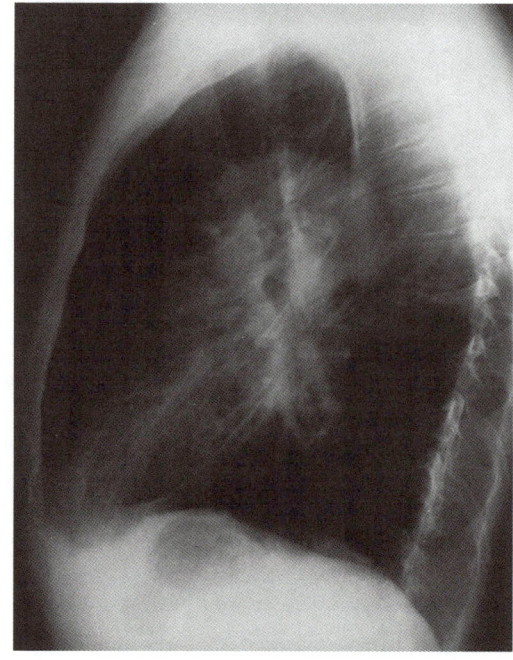

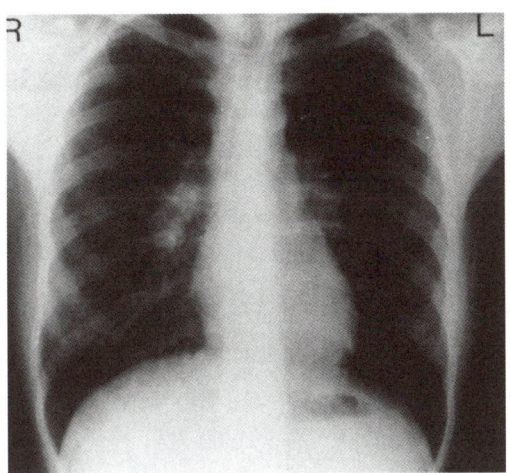

Abb. 8.33: Morbus Boeck Stadium I mit polyzyklischer Verdichtung und Vergrößerung beider Hili. Die Lungenzeichnung erscheint regelrecht. 1. Staatsexamen, 3/91.

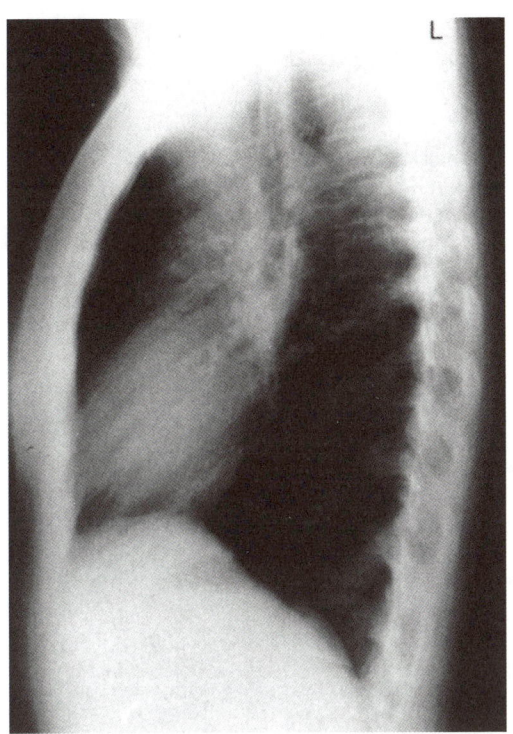

In der **CT** können die hilären und mediastinalen Lymphome nach Kontrastmittelgabe abgegrenzt werden; speziell mit der **HR-CT** lassen sich hauptsächlich subpleural und in den Mittelfeldern feinnoduläre Verdichtungen erkennen.

Pneumokoniosen

Die Pneumokoniosen entstehen durch Ablagerungen von Stäuben in der Lunge, die zu einem fibrotischen Umbau der Lunge führen.

Silikose

Die Silikose ist die am häufigsten auftretende Pneumokoniose, die nach 10–20 Jahren Quarzstaubexposition durch Ablagerung kleinster Partikel entsteht. Zu den klinischen Veränderungen zählen Belastungsdyspnoe, Auswurf, Zyanose und Ausbildung eines Cor pulmonale.

> **Merke!**
> Die Silikose kann eine Tbc reaktivieren.

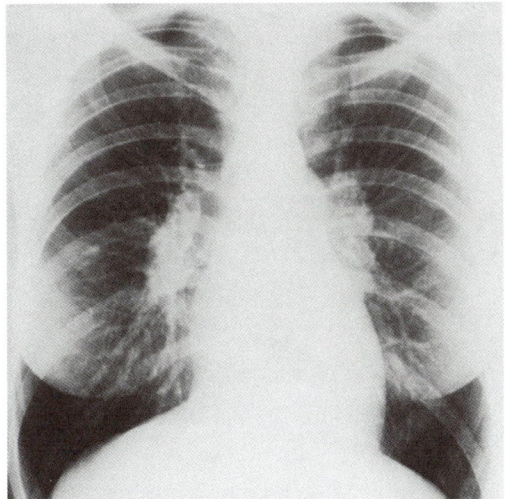

Abb. 8.34: Sarkoidose (Morbus Boeck) Stadium II mit einer bilateralen hilären Lymphadenopathie und feinretikulärer Zeichnungsvermehrung des Lungenparenchyms. 2. Staatsexamen, 8/97.

Im **Röntgenbild** finden sich vor allem in den Mittel- und Oberfeldern multiple, scharf begrenzte, homogene Rundschatten von 1–10 mm Durchmesser.

Es können aber auch diffus retikuläre Veränderungen mit Streifen- und Netzzeichnung auftreten. Im Spätstadium findet sich ein Honigwabenmuster. Als Sonderform tritt die Eierschalensilikose mit schalenartig verkalkten hilären Lymphknoten auf (Abb. 8.35).

Asbestose

Eine Fibrose des Lungenparenchyms und der Pleura kann dosisabhängig 20–40 Jahre nach Inhalation von Asbestosefasern entstehen.

> **Merke!**
>
> Neben den klinischen Veränderungen wie Dyspnoe, Zyanose, Bronchiektasen, rezidivierenden Bronchitiden und der Ausbildung eines Cor pulmonale entstehen durch die Asbestose vermehrt Bronchialkarzinome und Pleuramesotheliome.

Röntgenologisch zeigt sich eine basal betonte, nach kranial abnehmende Lungenfibrose mit Netz- und Streifenzeichnung, die in ein Honigwabenmuster mit einem Narbenemphysem und Bronchiektasen übergeht.

Es entstehen Pleuraplaques, die häufig verkalkt sind und insbesondere die parietale Pleura ventrolateral in der unteren Thoraxhälfte und die Pleura diaphragmatica befallen. Weiterhin finden sich rezidivierende Pleuraergüsse.

Lungenfibrose

Unterschiedliche interstitielle Lungenerkrankungen können durch eine Vermehrung des interstitiellen Bindegewebes zu einer Lungenfibrose führen. Sie ist der Endzustand eines chronisch-entzündlichen Prozesses mit narbigem Umbau des Lungengerüstes.

Ursachen können sein:
- Morbus Boeck
- Z. n. Radiatio (scharf begrenzt im Bestrahlungsfeld)
- Silikose (besonders im Mittel- und Oberlappen nodulär, auch diffus)
- Asbestose (vor allem in den Unterfeldern)
- medikamentös-toxisch
- Kollagenosen, Schocklunge, idiopathisch

> **Merke!**
>
> Am besten lassen sich die Lungenveränderungen mit der hochauflösenden Computertomographie (HRCT) darstellen.

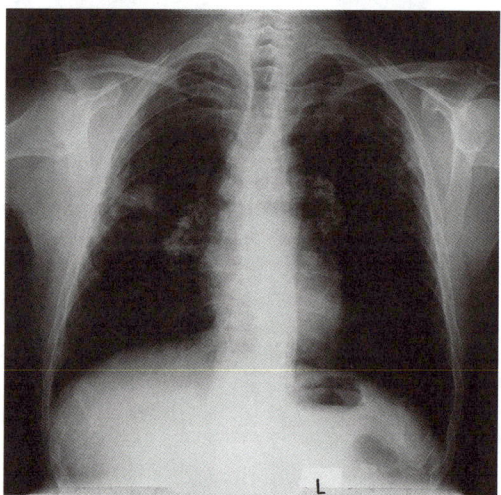
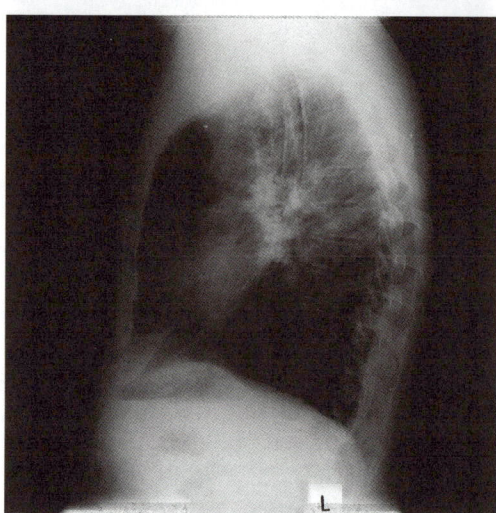

Abb. 8.35: Silikose mit eierschalenartig verkalkten hilären Lymphknoten, diffusen retikulären und flächigen bis rundlichen Verschattungen v. a. in den Mittel- und Oberfeldern.

Im **Röntgen-Thorax** finden sich folgende Veränderungen (Abb. 8.36):

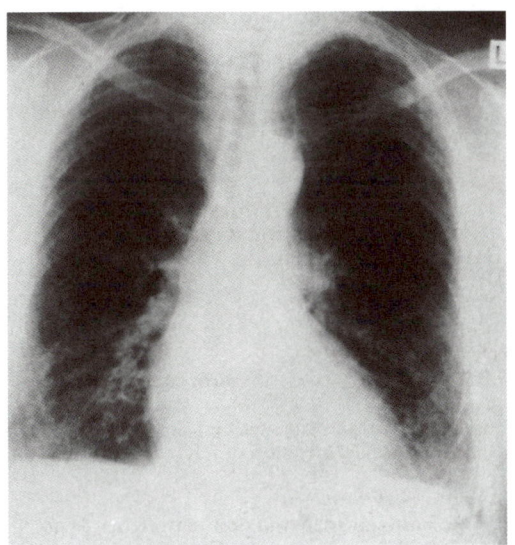

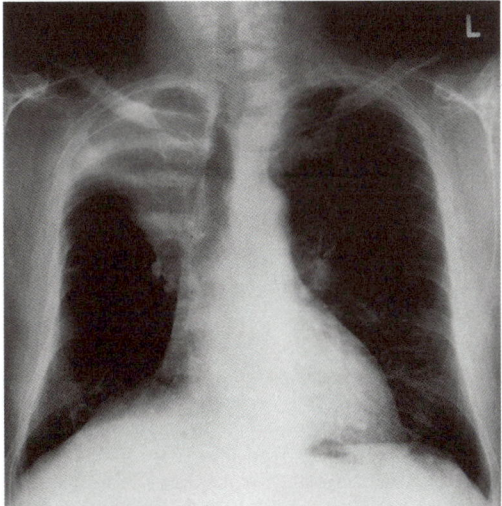

Abb. 8.36: Lungenfibrose mit vermehrter retikulärer Zeichnung in den basalen Lungenabschnitten beidseits. Die Zwerchfelle sind beidseits abgeflacht, das Herz nicht vergrößert. 2. Staatsexamen, 3/84.

- streifig-retikuläre Zeichnungsvermehrung
- retikulo-noduläre Zeichnungsvermehrung
- Honigwabenlunge (Endstadium) mit zystischen, vor allem basal gelegenen Veränderungen (5–10 cm Durchmesser), Schrumpfung der Lungen
- Zwerchfellhochstand durch Volumenminderung der Lunge
- Emphysem, pulmonale Hypertonie, Cor pulmonale

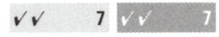

8.2.5 Atelektase

> **Merke!**
> Unter einer Atelektase versteht man die fehlende Belüftung eines Lungenabschnittes (einer Lungenhälfte, eines Lappens oder eines Segments).

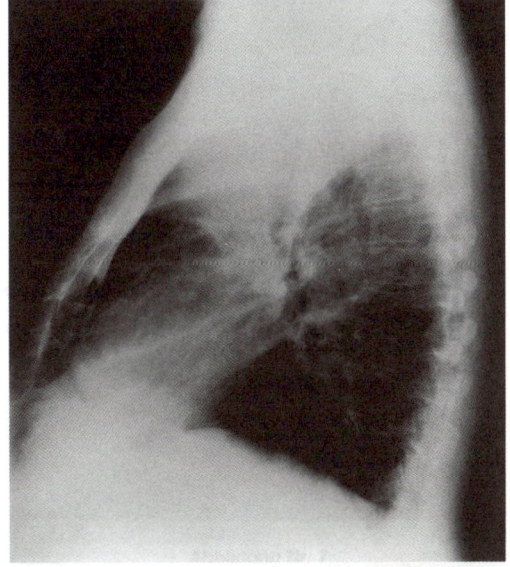

Abb. 8.37: Atelektase rechter Oberlappen. 1. Staatsexamen, 8/96.

Die häufigsten Ursachen sind:
- **Obstruktionen** (Bronchialkarzinom, Entzündung, Tbc, Lymphknoten, Mediastinaltumoren etc.)
- **Kompression** von außen (Pneumothorax, Pleuraerguß, Zwerchfellhochstand)
- **Kontraktionen**, d. h. Volumenminderungen durch narbige Schrumpfung (Tbc, Fibrose)

Röntgenologisch finden sich je nach Ausprägung folgende Veränderungen (Abb. 8.37 bis 8.40):
- homogene Verschattung des kollabierten Lungenareals ohne Bronchogramm
- Volumenminderung des betroffenen Lungenabschnittes durch Luftverlust

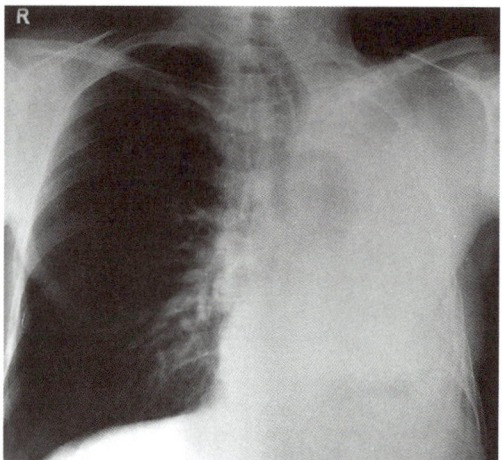

Abb. 8.38: Totalatelektase links mit völliger Verschattung des linken Hemithorax und kompensatorischer Verlagerung der Mediastinalorgane nach links bei Überblähung der rechten Thoraxhälfte. 2. Staatsexamen, 8/96.

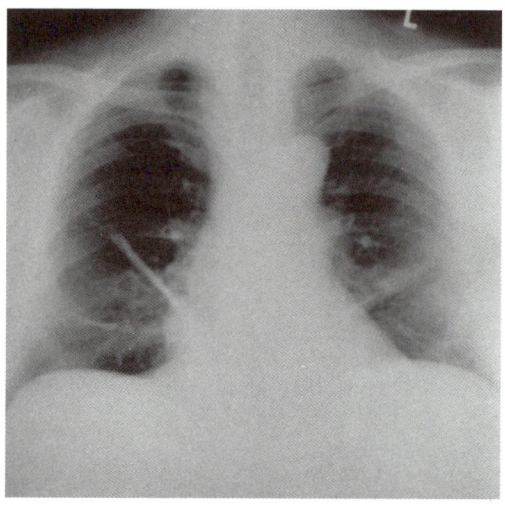

Abb. 8.40: Plattenatelektase. Streifige Verschattung im rechten Lungenflügel bei Z.n. OP. 2. Staatsexamen, 3/00.

- Verlagerung der übrigen Lungenanteile bzw. Mediastinalstrukturen zur Atelektase hin (z. B. Trachealverlagerung, Hilusverlagerung)
- kompensatorische Überblähung benachbarter Lungenanteile
- positives Silhouettenzeichen

Folgende **Sonderformen** finden sich:
Dystelektase: minderbelüfteter Lungenabschnitt als Vorstufe der Atelektase bei eingeschränkter Atemmechanik oder Einengung der zuführenden Luftwege
Plattenatelektase: Strichschatten unterschiedlicher Länge, meist basal
Rundatelektase: nach einem Pleuraerguß persistierende Kompressionsatelektase, die als Rundherd imponiert
Mittellappensyndrom: Atelektase des Mittellappens, in der Jugend meist Tuberkulose, im Alter meist Tumor

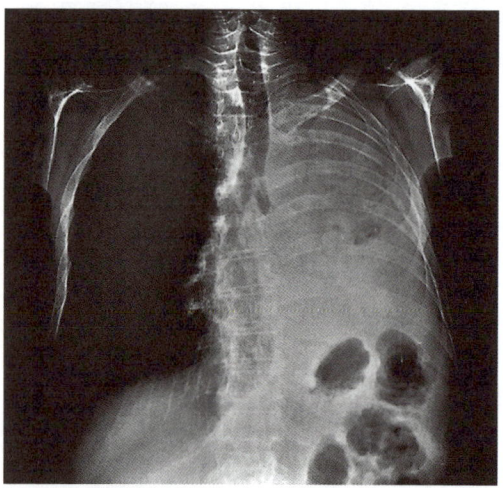

Abb. 8.39: Komplette Atelektase linksseitig. Die gesamte linke Lungenhälfte ist homogen scharf begrenzt verschattet, die Luftröhre ist durch eine kompensatorische Überblähung ebenso wie die übrigen Mediastinalstrukturen zur Atelektase hin verlagert. Zudem zeigt sich ein zur Atelektase passender Zwerchfellhochstand links. 1. Staatsexamen, 3/98.

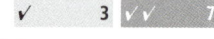

8.2.6 Lungenemphysem

Das Emphysem stellt eine chronische Erweiterung des peripheren Luftraums distal der Bronchioli terminales mit irreversiblem Substanzverlust des Lungengerüstes dar. Hierdurch wird die gasaustauschfähige Fläche verkleinert und der Gefäßwiderstand erhöht, woraus eine pulmonale Hypertonie und eine Hypoxämie resultiert.

Röntgenologische Veränderungen sind:
- **Transparenzerhöhung** der Lunge durch periphere Gefäßrarefizierung

- **Kalibersprünge der Gefäße** mit abruptem Übergang der zentral dilatierten Gefäße in peripher eingeengte Gefäße
- **dilatierte Stamm- und Lappenarterien**, dadurch prominent erscheinende Hili
- **Bullae:** Ringschatten unterschiedlicher Größe, die aus dünnwandig umschlossenen luftgefüllten Hohlräumen bestehen (Abb. 8.41)
- **Faßthorax** mit Vergrößerung des Sagittaldurchmessers, Verbreiterung der Interkostalräume und horizontal verlaufenden Rippen
- **Zwerchfelltiefstand** mit flach ausgespannten Zwerchfellkuppen, abgestumpften Randwinkeln und eingeschränkter Atemexkursion
- **Tropfenherz:** Drehung des Herzens nach vertikal
- **peribronchiale Streifenzeichnung** bei gleichzeitig bestehender chronischer Bronchitis

Sonderformen des Emphysems:
- Narbenemphysem (poststenotische Überblähung insbesondere bei Fibrose)
- bullöses Emphysem (meist in den Lungenspitzen)
- Überdehnungsemphysem (nach Lungenresektion oder bei Thoraxdeformierung)
- α_1-Antitrypsin-Mangel-Emphysem (genetischer Enzymdefekt, Vorkommen symmetrisch in den Unterlappen).

8.2.7 Lungenstauung und Lungenödem

Durch einen erhöhten Füllungsdruck bei Linksherzinsuffizienz entsteht eine Abflußbehinderung aus den Lungenvenen und somit eine Druckerhöhung in allen Gefäßabschnitten. Bei fortschreitender Perfusionsumverteilung kommt es zunächst zu einem interstitiellen und später zu einem alveolären Lungenödem.

Röntgenologisch finden sich folgende Veränderungen (Abb. 8.42):
- **erweiterte Lungengefäße** und vermehrte Gefäßzeichnung
- **Kranialisation** mit Erweiterung der Oberfeldgefäße im Vergleich zu den Unterfeldgefäßen von mehr als 3:1
- **unscharfe Hili** durch peribasales interstitielles Ödem
- **Gefäßunschärfe**
- **peribronchiale Manschette:** durch Schleimhautödem verdickte Wand des Bronchus, besonders deutlich an den Oberlappensegmentbronchien erkennbar, wenn diese orthograd als Ringschatten abgebildet werden
- **Kerley-A- und -B-Linien**
- **verbreiterte Lappenspalten**

Begleitzeichen sind Herzvergrößerung, Pleuraerguß, Zwerchfellhochstand (durch verminderte Dehnbarkeit der Lunge).

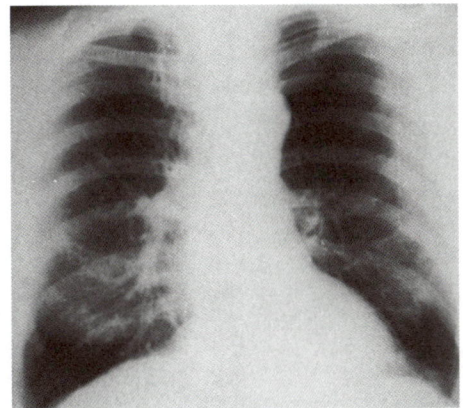
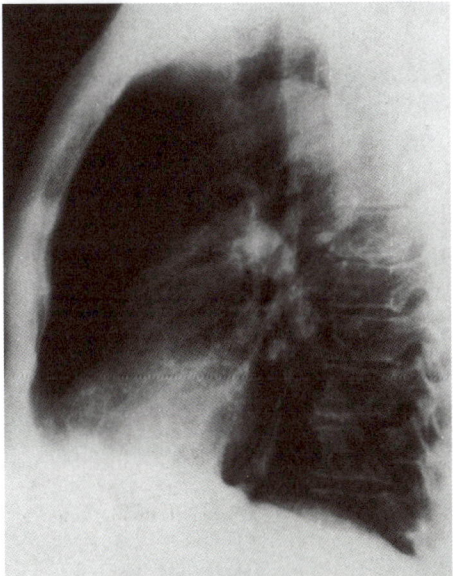

Abb. 8.41: Bullöses Lungenemphysem links. Man erkennt in der p.-a. Aufnahme eine vermehrte Strahlentransparenz im kranialen Anteil der linken Lunge. Die Gefäße sind rarefiziert. Außerdem besteht eine Überblähung dieses Bereichs, die an dem Tieferstehen des linken Hilus erkennbar ist. 2. Staatsexamen, 3/88.

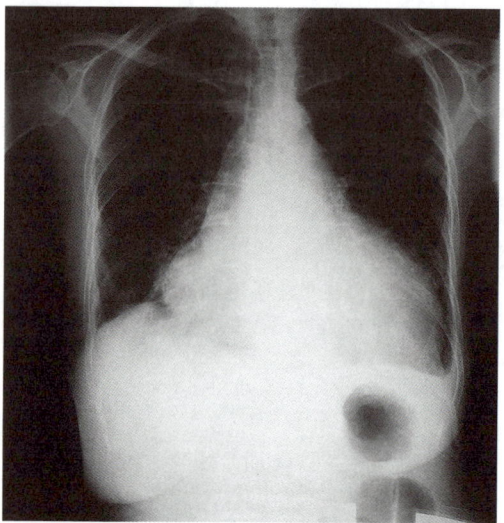
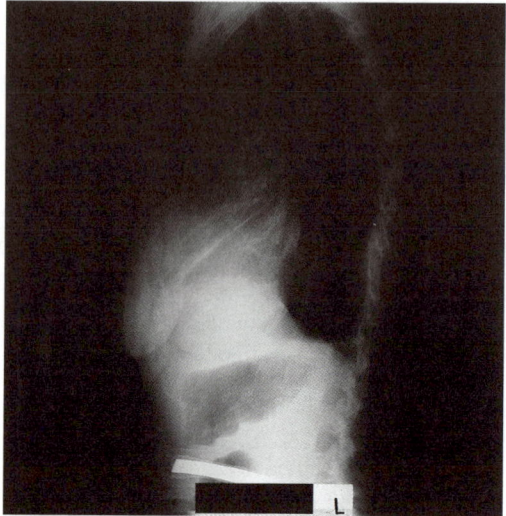

Abb. 8.42: Lungenstauung bei Niereninsuffizienz mit kardialer Dekompensation. Es zeigen sich eine vermehrte Gefäßzeichnung mit Kranialisation, unscharfe Hili, peribronchiale Manschetten und Kerley-B-Linien. Das Herz ist global vergrößert. Beidseits, links mehr als rechts, finden sich kleine Pleuraergüsse.

8.2.8 Lungenembolie

Die Lungenarterienembolie wird durch einen Verschluß der Lungenarterie durch eine Embolie oder eine akute lokale Thrombose verursacht. Meist kommen die Thromben aus dem Einzugsbereich der V. cava inferior.

Die **Thoraxübersichtsaufnahme** zeigt meist nur diskrete bzw. keine Veränderungen, der Nachweis erfolgt szintigraphisch, computertomographisch oder mit der Pulmonalisangiographie.

Zeichen im **Röntgenthorax** sind:
- **Westermark-Zeichen:** Verminderung der Gefäßzeichnung mit Aufhellung im Vergleich zu den Voraufnahmen
- **keilförmige Verschattung** bei Embolie mit Infarkt (Abb. 8.43)
- **Kalibersprung** der Hilusarterie mit Erweiterung vor und Kaliberreduktion der Arterie distal des Verschlusses
- **einseitiger Zwerchfellhochstand, Dystelektase, kleiner Pleuraerguß**

Meist wird die **Lungenperfusionsszintigraphie** in Kombination mit der **Lungenventilationsszintigraphie** zum Nachweis einer Lungenembolie eingesetzt (Abb. 8.45).

> **Merke!**
> Zeigt sich im Perfusionsszintigramm ein Perfusionsdefekt bei gleichzeitig unauffälligem Ventilationsszintigramm, so gilt die Diagnose einer Lungenembolie als sicher.
> Ein unauffälliges Perfusionsszintigramm schließt eine Lungenembolie mit großer Wahrscheinlichkeit aus.

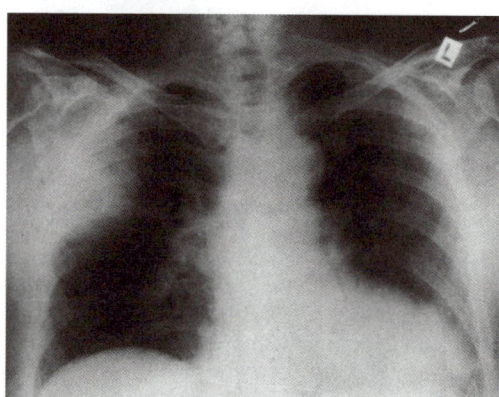

Abb. 8.43: Lungeninfarkt bei einem 74jährigen Patienten mit rezidivierenden Unter- und Oberschenkelthrombosen. Man erkennt eine flächige keilförmige Verschattung im rechten Oberfeld, wie sie bei einem Lungeninfarkt im Rahmen einer Lungenembolie auftritt. 2. Staatsexamen, 3/84.

8.2 Radiologische Befunde

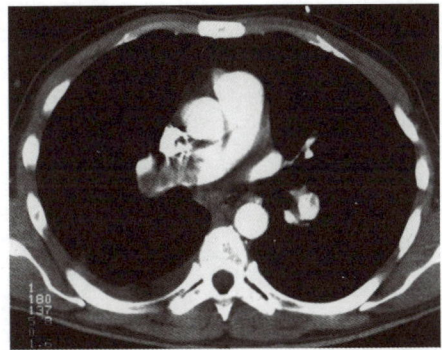

> **Merke!**
> Die Pulmonalisangiographie gilt als die sicherste Nachweismethode, hat aber eine höhere Komplikationsrate als die Perfusionsszintigraphie und wird häufig präoperativ oder bei geplanter Lyse eingesetzt.

Im **Angiogramm** erkennt man Füllungsdefekte oder komplette Abbrüche der Kontrastmittelsäule bzw. als indirekte Zeichen eine Gefäßerweiterung vor dem Abbruch und eine umschriebene Transparenzsteigerung (Abb. 8.46).

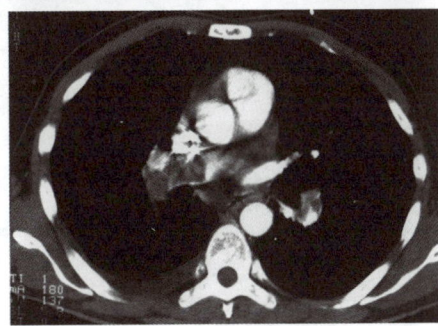

Abb. 8.44: Lungenembolie im Thorax-CT nach Kontrastmittelgabe. Im Bereich der rechten Lungenarterie ist ein deutlicher Füllungsdefekt erkennbar. 2. Staatsexamen, 3/01.

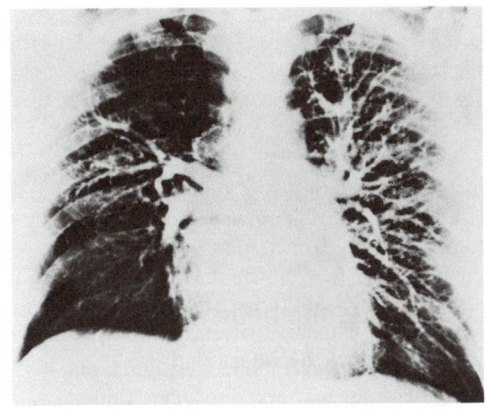

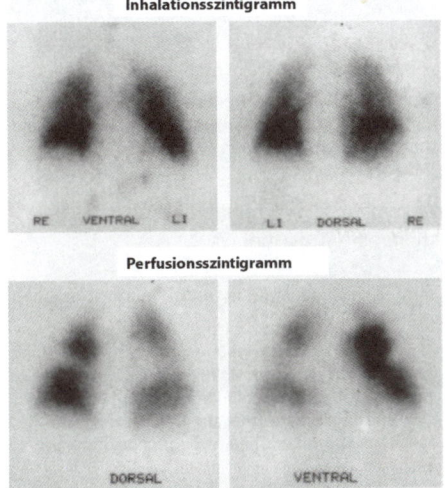

Abb. 8.45: Multiple Lungenembolien (Inhalations- und Perfusionsszintigraphie). Im Inhalationsszintigramm regelrechte Belüftung aller Lungenabschnitte. Im Perfusionsszintigramm multiple Perfusionsausfälle, welche Verschlüssen größerer Lungenarterien entsprechen.

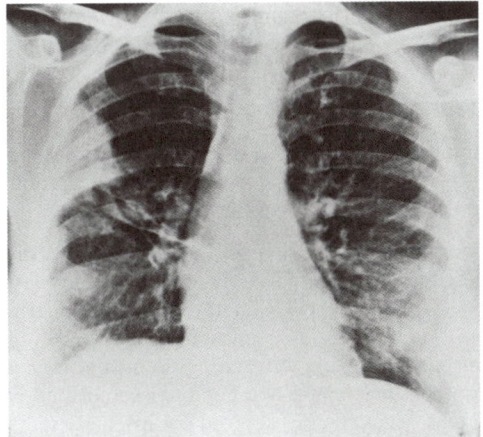

Abb. 8.46: Lungenembolie in der Pulmonalisangiographie mit fast vollständig fehlender rechter Unter- und Oberlappenarterie. Im Röntgenthoraxbild erkennt man eine peripher gelegene dreieckförmige Verschattung im rechten Mittelgeschoß sowie eine Verschattung im rechten Unterlappen, wobei es sich um Lungeninfarkte im Rahmen einer Lungenembolie handelt. 2. Staatsexamen, 8/97.

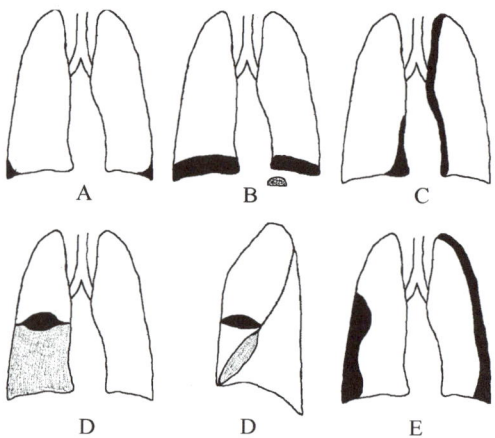

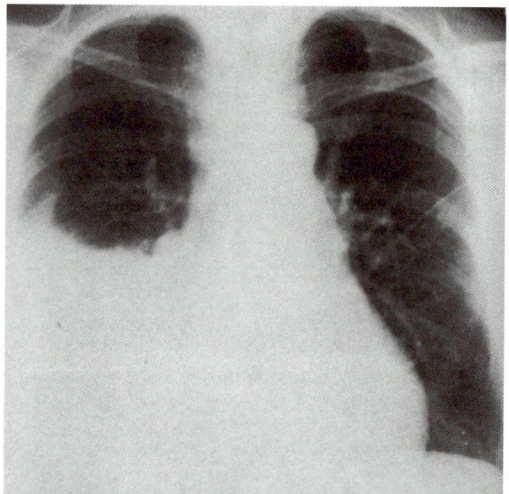

Abb. 8.47: Unterschiedliche Ergußformen im Röntgen-Thorax. A: phrenikokostal, B: subpulmonal, C: mediastinal, D: interlobär, E: parietal [9].

Auch mit der (Spiral-)**CT** kann nach Kontrastmittelgabe eine Lungenembolie in der zentralen Pulmonalarterie als Füllungsdefekt nachgewiesen werden (Abb. 8.44). Lungeninfarkte stellen sich als weichteildichte keilförmige Strukturen dar, die mit der Basis der Pleura aufsitzen und nach Kontrastmittelgabe zentral hypodens sind.

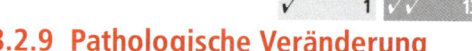

8.2.9 Pathologische Veränderung der Pleura

Pleuraerguss

Hierunter versteht man eine Flüssigkeitsansammlung in der Pleurahöhle zwischen Pleura visceralis und Pleura parietalis (Abb. 8.47).

Ursächlich finden sich vaskuläre (Herzinsuffizienz), entzündliche (Tbc, Pneumonie), neoplastische, traumatische (Hämatothorax) Veränderungen, Pankreatitis, Niereninsuffizienz usw. Häufig entstehen nach operativen Eingriffen aufgrund von Verwachsungen zwischen Pleura visceralis und parietalis gekammerte bzw. abgekapselte Ergüsse (Abb. 8.49).

Nachweis im **Röntgenthorax:**
- In der p.-a Aufnahme ist ab ca. 150 ml Ergussmenge eine Verschattung im kostodiaphragmalen bzw. im mediastinodiaphragmalen Winkel erkennbar, die nach kranial ansteigend und schmäler wird (Abb. 8.48).

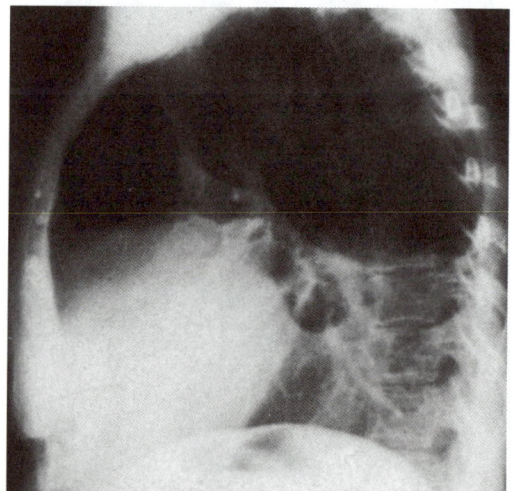

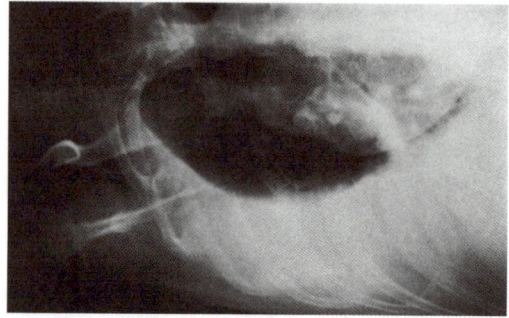

Abb. 8.48: Großer Pleuraerguss rechts. Man erkennt eine homogene, nach lateral und dorsal kranial ansteigende Verschattung, die in Rechtsseitenlage zur lateralen Thoraxseite hin ausfließt. 2. Staatsexamen, 3/86.

- In der Seitaufnahme findet sich eine homogene Verschattung im dorsalen Sinus, die nach oben konkav begrenzt ist.
- Bei der Aufnahme im Liegen läßt sich ein Erguss erst ab ca. 500 ml mit unscharfem Zwerchfell und verminderter Strahlentransparenz des gesamten Hemithorax erkennen.
- Bei der Aufnahme in Seitenlage mit horizontalem Strahlengang ist ein Erguss ab ca. 50 ml nachweisbar.

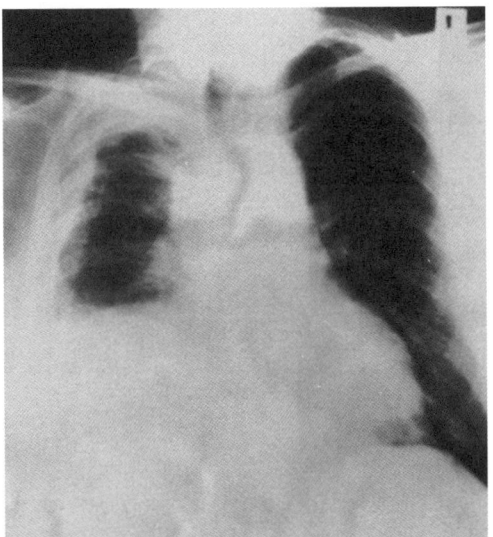

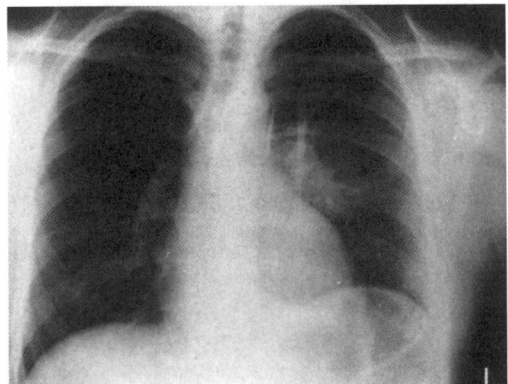

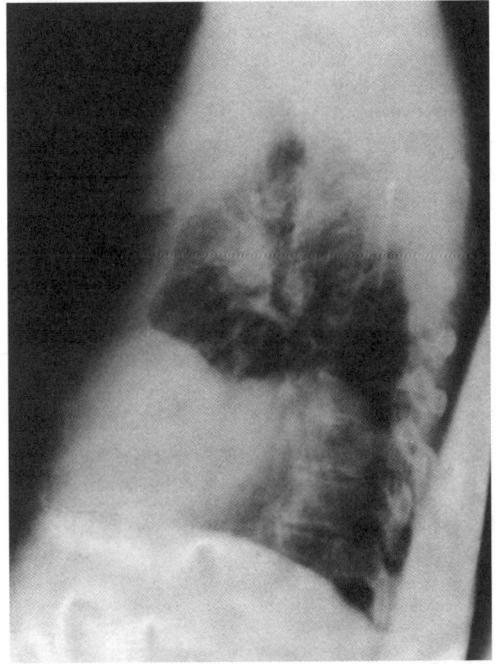

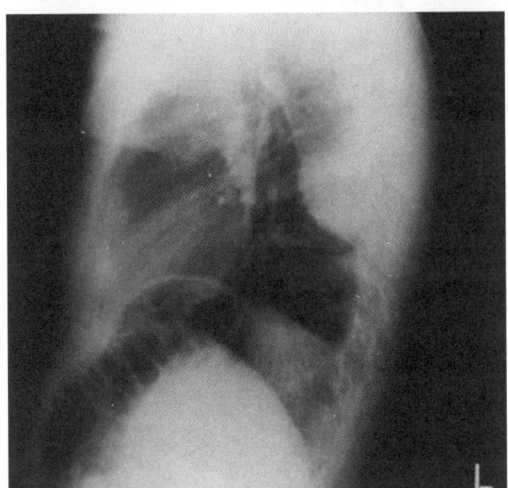

Abb. 8.49: Gekammerte Ergussbildung. In der p.-a. Aufnahme zeigt sich in Projektion auf das apikale Unterlappensegment links eine flaue, in der Seitaufnahme scharf begrenzte halbkugelförmige Verschattung, die der Thoraxwand anliegt. Bei dem Patienten wurde kürzlich ein thoraxchirurgischer Eingriff vorgenommen, man erkennt noch Naht und Verbandsmaterial in Projektion auf den linken Hilus. 1. Staatsexamen, 3/91.

Abb. 8.50: Ausgeprägte Pleuraschwiele rechts im Röntgenthorax in zwei Ebenen sowie in rechter Seitenlage. Man erkennt eine dicke, glatt begrenzte Verschattung entlang der rechten Thoraxwand, die sich von der rechten Pleurakuppe bis zum hochstehenden rechten Zwerchfell erstreckt. Die rechte Mediastinalwand erscheint ebenfalls verbreitert. Insgesamt ist der Prozess narbig geschrumpft mit Verziehung der Trachea nach rechts und Verlagerung des Zwerchfells kranial. 2. Staatsexamen, 8/94.

Pleuraschwielen

Durch narbige Veränderungen, z. B. nach einer Pleuritis, einer Tbc, einem Pyothorax, einer Embolie oder bei einer Asbestose können sich Pleuraschwielen bzw. -schwarten ausbilden.

Im **Röntgenthorax** zeigt sich eine Verschattung meist basal im phrenikokostalen Randwinkel, aber auch apikal im Bereich der Pleuralkuppen (Abb. 8.50). Weiterhin finden sich eine eingeschränkte Zwerchfellbeweglichkeit und manchmal Kalkeinlagerungen. Ein Pleuraerguss läßt sich differentialdiagnostisch durch Umlagern abgrenzen, da er in Seitenlage nach lateral ausläuft.

Pneumothorax

Tritt Luft in den Pleuraspalt ein, so zieht sich die Lunge zusammen. Dies kann traumatisch oder iatrogen (nach Pleurapunktion, Überdruckbeatmung) bedingt sein oder spontan eintreten (Emphysemblasen, Lungenfibrose).
Röntgenologisch finden sich insbesondere in der **Exspirationsaufnahme** der Lunge folgende Veränderungen (Abb. 8.51, 8.52):
- Der Pleuraspalt ist an der entsprechenden Stelle tief schwarz ohne die sonst typische Lungengefäßzeichnung.

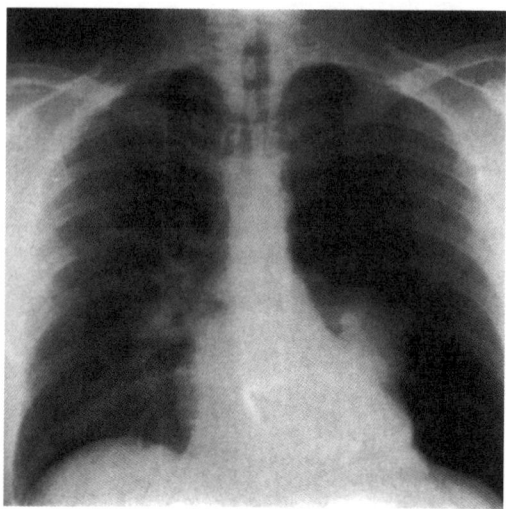

Abb. 8.52: Pneumothorax links. 2. Staatsexamen, 3/94.

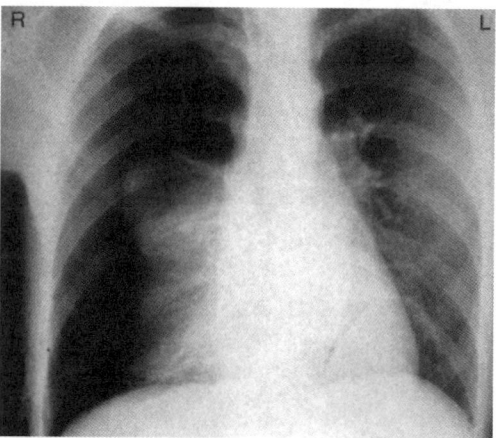

Abb. 8.51: Pneumothorax rechts. Man erkennt die kollabierte rechte Lunge an der zarten Verdichtungslinie, die der Pleura visceralis entspricht. Die kollabierte atelektatische rechte Lunge liegt verdichtet um den rechten Hilus herum und zeigt keine Lungengefäßzeichnung in der Peripherie. In Projektion auf das rechte Unterfeld erkennt man die Saugdrainage. Die Mediastinalstrukturen sind nicht verschoben. 1. Staatsexamen, 8/89.

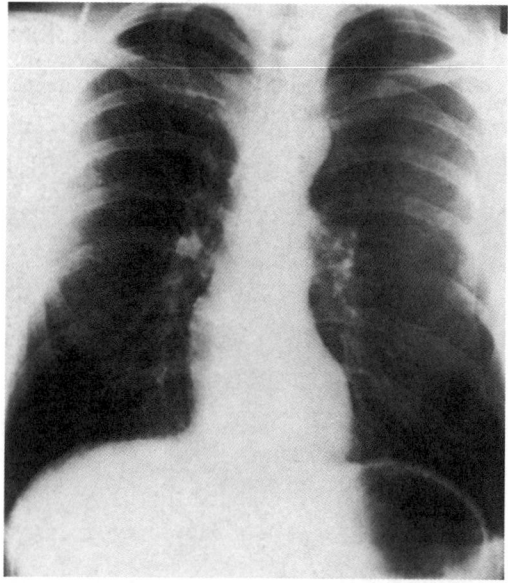

Abb. 8.53: Spannungspneumothorax links. In der linken lateralen Lunge läßt sich eine dünne Verschattungslinie erkennen. Lateral hiervon reicht die Lunge nicht mehr an die laterale Thoraxwand, die Gewebe reichen ebenfalls nicht mehr bis an die laterale Thoraxwand. Das Volumen der linken Thoraxhälfte ist vergrößert mit Verlagerung des Mediastinums von links nach rechts und Verlagerung des linken Zwerchfells nach kaudal. 2. Staatsexamen, 3/93.

- Die Pleura visceralis zeigt sich als **haarfeine Linie**.
- **Mediastinalverlagerung** zur betroffenen Seite, **Zwerchfellhochstand** auf der betroffenen Seite.
- **Spannungspneumothorax:** Durch einen Ventilmechanismus, bei dem die Luft im Pleuraspalt gefangen wird, kommt es zur **Mediastinalverlagerung zur gesunden Seite** und zu einem **ipsilateralen Zwerchfelltiefstand** (Abb. 8.53). Eine sofortige Entlastung ist notwendig.

8.2.10 Pathologische Veränderungen des Zwerchfells

Ursachen eines beidseitigen Zwerchfellhochstands
- Exspiration
- abdominelle Raumforderung (Aszites, Adipositas, Tumor, Schwangerschaft)
- restriktive Ventilationsstörungen (Lungenfibrose, Lungenödem)

Ursachen eines einseitigen Zwerchfellhochstands
- Zwerchfellparese durch Phrenikusparese: z.B. bei Infiltration von Ösophagus-/Bronchialkarzinomen, subphrenischem Abszeß oder basaler Pneumonie zeigt sich neben dem Zwerchfellhochstand eine **paradoxe Atmung** unter Durchleuchtung (bei Inspiration bewegt sich das kranke Zwerchfell nach kranial).
- Abdominelle Raumforderung, **links** verursacht durch Milzvergrößerung, Überblähung von Magen/linker Kolonflexur; **rechts** durch Lebervergrößerung, Chilaiditi-Syndrom mit Interposition des Colon transversum zwischen Leber und rechtem Zwerchfell, Pankreatitis, subphrenischen Abszeß.
- Verkleinerung der Lunge (Pneumothorax, Fibrose, Atelektase, pleurale Schwielenbildung)
- subpulmonaler Erguß, Zwerchfellruptur (Abb. 8.54 bis 8.56)

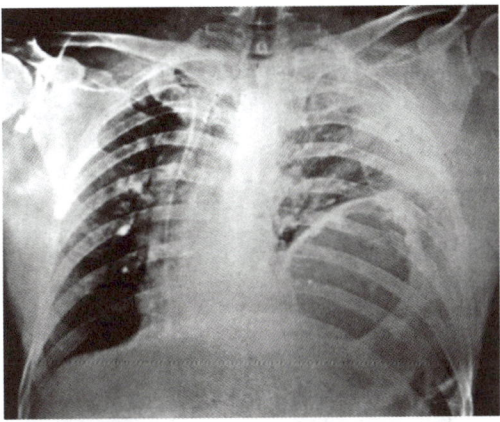

Abb. 8.55: Zwerchfellruptur bei Patienten nach einem Pkw-Unfall. Man erkennt luftgefüllte Anteile des Magens in der linken unteren Thoraxhälfte mit Kompression der linken Lungenanteile und Verlagerung des Mediastinums zur rechten Seite. 2. Staatsexamen, 3/94.

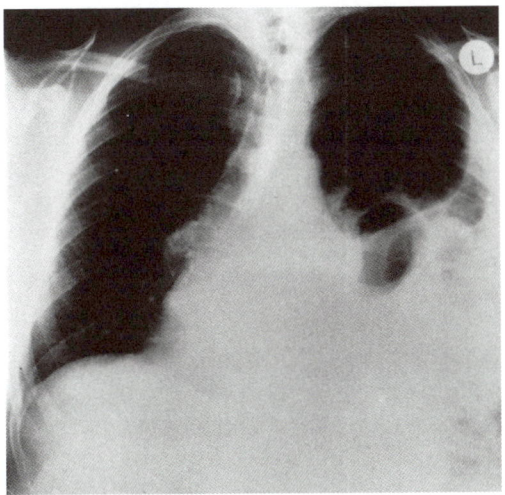

Abb. 8.54: Zwerchfellruptur links mit fehlender Darstellung des linken Zwerchfells und rundlichen Aufhellungsarealen, die nach intrathorakal verlagerten Darmschlingen entsprechen. 2. Staatsexamen, 8/97.

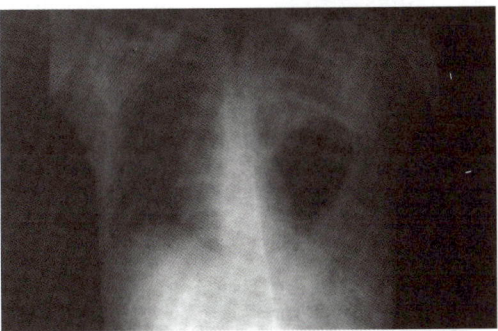

Abb. 8.56: Zwerchfellruptur links bei polytraumatisiertem 20jährigen Patienten. 2. Staatsexamen, 8/94.

9 Verdauungsorgane

9.1 Abdomen – Untersuchungsmethoden und Befunde

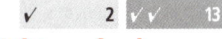

9.1.1 Abdomenübersichtsaufnahme

Untersuchungstechnik
Die Darstellung des Abdomens soll vom Zwerchfell bis zum Beckenboden reichen und wird im Stehen oder in Rückenlage im a.-p. Strahlengang durchgeführt. Für spezielle Fragestellungen kann auch eine Aufnahme in Linksseitenlage mit horizontalem Strahlengang notwendig werden (Nachweis freier Luft). Neben den beiden Zwerchfellen und der Symphyse sollen auf der Abdomenleeraufnahme die Nierenschatten, Leber, Milz, eine gefüllte Harnblase, die Magenblase im oberen linken Quadranten sowie der M. psoas als scharfe seitliche Randkontur möglichst gut abgrenzbar sein.

Indikationen
Akutes Abdomen (Ileusdiagnostik, Nachweis freier Luft), pathologische Verkalkungen, Raumforderungen, Fremdkörper. Die Abdomenübersicht geht jedem Ausscheidungsurogramm, jeder Cholezystographie und teilweise den Untersuchungen des Verdauungstraktes voraus.

Radiologische Befunde

Verkalkungen
- Am häufigsten finden sich **Gefäßverkalkungen** bei Arteriosklerose (Aortenkalk, Verkalkungen von Aneurysmen) sowie **Phlebolithen** (kleine verkalkte Venenthromben meist im Bereich der Beckenvenen ohne pathologische Bedeutung).
- In Projektion auf die **Leber** kommen Gallenblasensteine, Gallengangskonkremente, Porzellangallenblase, Verkalkungen bei Echinokokkus cysticus, alten Abszessen, Hämatomen und Leberzellkarzinomen vor.
- In Projektion auf die **Milz** finden sich Verkalkungen nach Milzinfarkten, Milzhämatomen, bei Tbc und Milzzysten.
- In den **Nieren** können sich Nierenparenchymverkalkungen, Nierenbeckenausgußsteine und sonstige Nierenkonkremente sowie zystische Verkalkungen bei Nierenzysten, alten Abszessen usw. finden.
- Im **Mittelbauch** kommen Verkalkungen bei chronischer Pankreatitis oder bei Pankreaspseudozysten vor (Abb. 9.1).
- Im **Unterbauch** findet man verkalkte Blasensteine, Uterusmyome und Prostatasteine. Außerdem finden sich verkalkte Lymphknoten sowie Verkalkungen der Rippenansatzknorpel bei älteren Menschen.

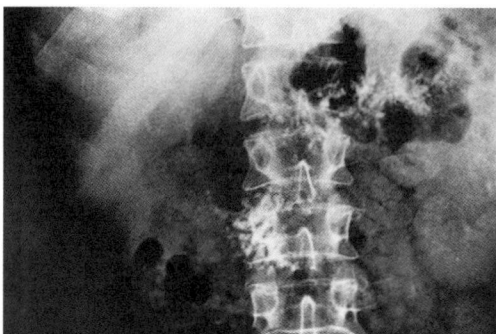

Abb. 9.1: Chronische Pankreatitis. In der Abdomenübersichtsaufnahme befinden sich gruppierte schollige Verkalkungen paravertebral in Projektion auf das Pankreas. 1. Staatsexamen, 8/97.

Spiegelbildungen

- Dünn- und Dickdarmerweiterungen mit und ohne Spiegelbildung zeigen sich beim Dünn- und Dickdarmileus, aber auch bei der Pankreatitis, Cholezystitis, Salpingitis, Appendizitis, Peritonitis und anderen akuten Prozessen des Abdomens (Abb. 9.2).
- Beim **Chilaiditi-Syndrom** (Interposition des Kolons zwischen Zwerchfell und Leber) findet sich Luft oberhalb der Leber und unterhalb des rechten Zwerchfells.

Ileus

Mechanischer Ileus

Ursachen für einen mechanischen Ileus können eine Obstruktion (Tumor, Stenose, Briden, Adhäsionen, Koprostase) oder eine Strangulation mit Störung der Blutzirkulation (Inkarzeration, Invagination, Volvulus) sein.

In der **Abdomenübersicht** zeigen sich geblähte Darmspiegel mit Luft-Flüssigkeits-Spiegeln (stehende Darmschlingen) proximal der Stenose sowie poststenotische gasfreie Darmabschnitte.

Das Verteilungsmuster der geblähten Darmschlingen erlaubt Rückschlüsse auf die Lokalisation der Stenose (Abb. 9.3, 9.4):

- **Dünndarmileus:** Viele, meist im mittleren Abdomen liegende Spiegel (Abb. 9.9), der „Kolonrahmen" ist frei (fehlende Luft im Kolon und im Rektum).
- **Dickdarmileus:** Entsprechend dem Verlauf des Dickdarms lokalisierte Spiegel („gefüllter Kolonrahmen"). Häufig ist das Zökum dilatiert (Abb. 9.6).

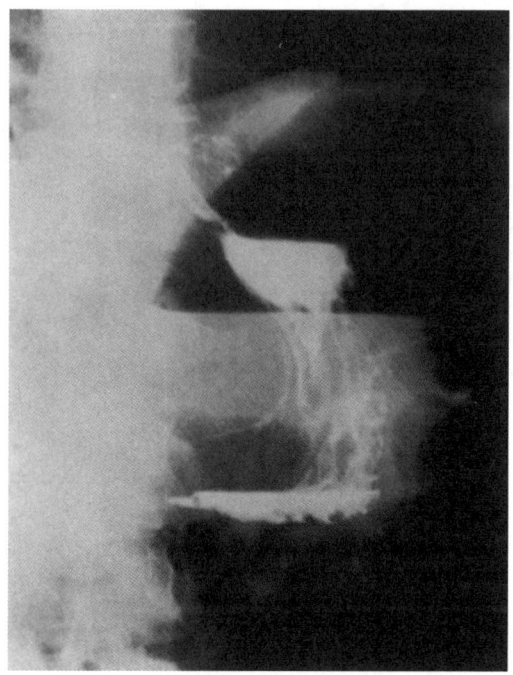

Abb. 9.2: Subphrenischer Abszeß mit großer Spiegelbildung bei Z. n. Milzexstirpation. Zur besseren anatomischen Orientierung sind Ösophagus und Magen durch einen Breischluck kontrastiert, ein Kontrastmittelaustritt ist nicht zu erkennen. 2. Staatsexamen, 3/85.

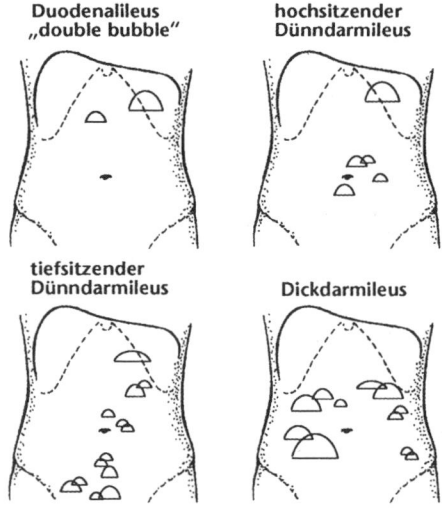

Abb. 9.3: Schematische Darstellung der Spiegelverteilung bei Dünndarm- und Dickdarmileus.

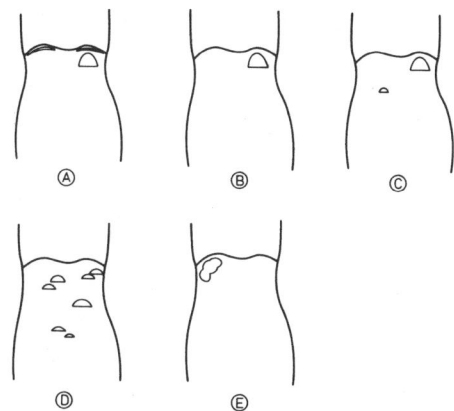

Abb. 9.4: Schematische Darstellung der Luftverteilung im Abdomenübersichtsbild. A: freie Luft unter den Zwerchfellkuppeln. B: Normalbefund mit physiologischer Luftansammlung in der Magenblase. C: Normalbefund mit zusätzlicher physiologischer kleiner Spiegelbildung im Bulbusbereich. D: Dünndarmspiegelbildung. E: Chilaiditi-Syndrom mit Interposition des Kolons zwischen Zwerchfell und Leber. 1. Staatsexamen, 8/82.

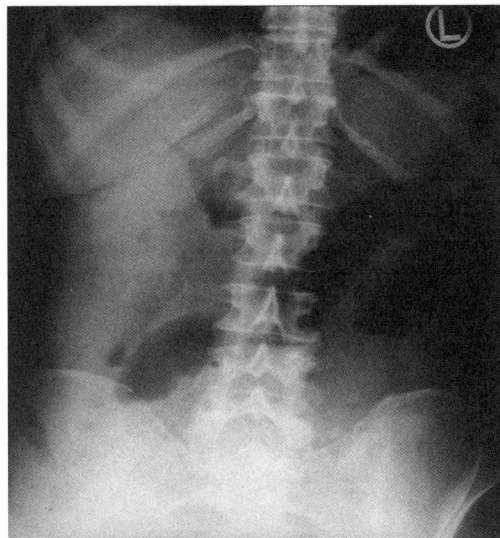

Abb. 9.5: Aerobilie in der Abdomenübersicht bei Gallenblasenperforation in den Gastrointestinaltrakt. 2. Staatsexamen, 3/98.

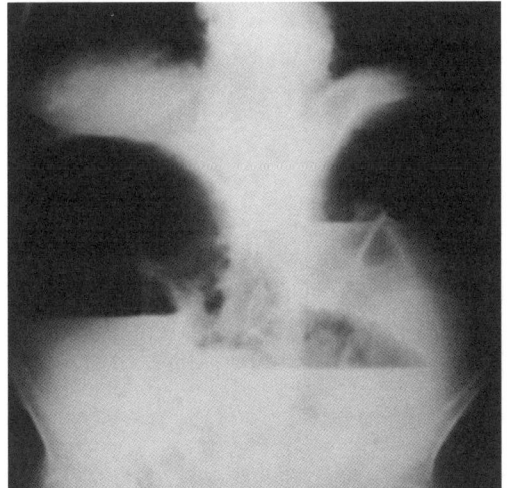

Abb. 9.6: Mechanischer Dickdarmileus bei einer 78jährigen Patientin mit einem Kolonkarzinom. Man erkennt massiv geblähte Darmschlingen mit Spiegelbildung proximal der Obstruktion.

Paralytischer Ileus

Ein paralytische Ileus kann reflektorisch (postoperativ, Pankreatitis, Trauma, Streß, Kolik), metabolisch oder toxisch (Peritonitis, Ischämie, Urämie) bedingt sein. Im Röntgenbild zeigen sich stehende Darmschlingen sowie dilatierte Dick- und Dünndarmschlingen mit Luft-Flüssigkeits-Spiegeln.

Extraluminale Gasansammlungen

- **Gas in der Darmwand:** bei Darmnekrosen, Abszessen, Pneumatosis intestinalis, nach Traumen usw.
- **Gas im Gallengangssystem:** bei Steinperforation, Tumor, postoperativ oder bei Cholezystitis (Abb. 9.5)
- **Gasblasen im kleinen Becken:** bei Douglas-Abszeß oder Becken-Kolon-Fistel
- **Freie Luft** in der Bauchhöhle (**Pneumoperitoneum**) findet sich bei einer Perforation (Ulkus, perforierte Appendizitis, Divertikulitis, toxisches Megakolon usw.), einer Peritonitis, einem rupturierten Abszeß und bis zu 10 Tagen nach einer Laparotomie oder Laparoskopie sowie nach Pertubation (Prüfung der Durchgängigkeit der Tuben durch CO_2-Insufflation). **Röntgenologisch** zeigt sich die freie Luft immer am höchsten Punkt (Abb. 9.7 und 9.8):
  - im Stehen als Luftsichel unter dem Zwerchfell in der Thorax- oder Abdomenübersicht
  - in Linksseitenlage als Luftansammlung zwischen Leber, Zwerchfell und seitlicher Bauchwand
  - freie retroperitoneale Luft als streifige Aufhellung entlang des lateralen Psoasrands

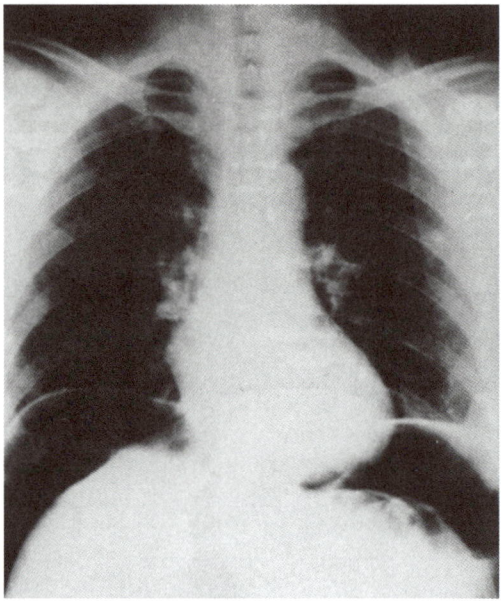

Abb. 9.7: Freie intraabdominelle Luft unter beiden Zwerchfellen bei Z. n. Ulkusperforation. 1. Staatsexamen, 8/88.

> **Merke!**
> Cave: In ca. 30% ist trotz einer Perforation keine freie Luft nachweisbar!

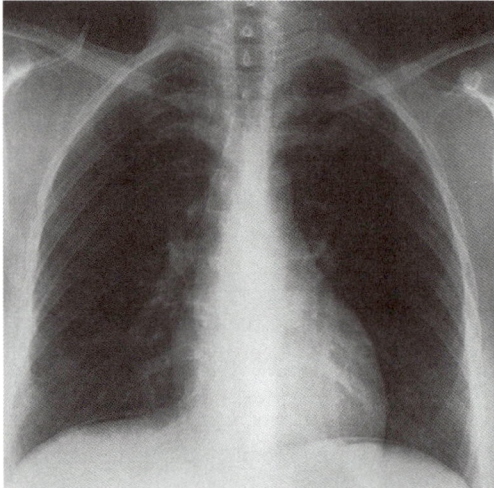

Abb. 9.8: Freie intraabdominelle Luft. Im Thoraxübersichtsbild sind beidseits feine Luftsicheln unter den Zwerchfellen erkennbar. 2. Staatsexamen, 3/96.

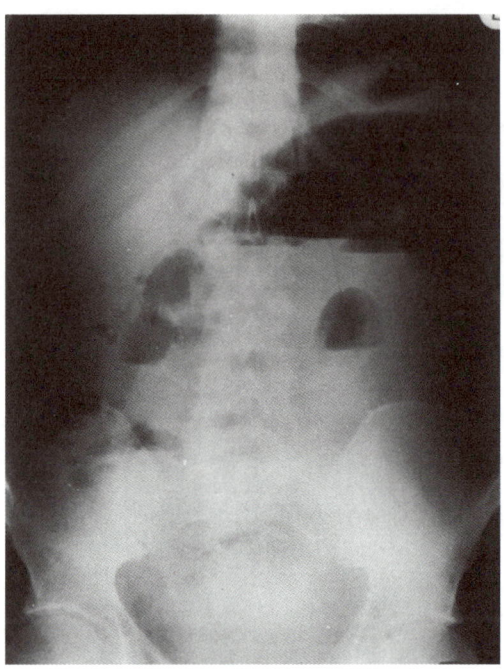

Abb. 9.9: Dünndarmileus. Spiegelbildung im Dünndarmbereich, das Kolon und Rektum sind frei von Luft. 2. Staatsexamen, 8/00.

Kontur- und Lageveränderungen
- Hauptsächlich soll die **Randkontur des M. psoas** beurteilt werden. Unschärfe oder eine Auslöschung der Kontur spricht für extraperitoneale Flüssigkeit, retroperitoneale Hämatome oder perirenale Abszesse.
- **Konturunschärfen der Darmschlingen** weisen auf Aszites hin.
- Die Lage der Organe (Leber, Milz, Nieren und Magen) muß beurteilt werden. Sie kann durch Raumforderungen im Organ selbst oder außerhalb verändert sein.

9.1.2 Sonographie

Die Sonographie gehört zur Basisdiagnostik abdomineller Erkrankungen. In Tabelle 9.1 sind die sonographischen Merkmale der abdominellen Organe aufgelistet, zu Einsatzgebieten der Sonographie ☞ Kap. 3.4.3.

Freie Flüssigkeit (Aszites, Blutung) kann in Knie-Ellenbogen-Lage ab 100 ml, in Rücken- oder Seitenlage ab 200 ml nachgewiesen werden.

Tabelle 9.1: Sonographie des Abdomens				
Organ	Größe	Form	Reflexmuster	sonstiges
Leber	Länge: 12 ± 2 cm kraniokaudal in der MCL	Kontur glatt, konvex kaudaler Leberrand spitz, keilförmig	fein, locker, homogen, wie Nierenparenchym	intrahepatische Pfortaderäste mit reflexreichem Saum (Uferbebauung) Lebervenen ohne Randsaum
Gallenblase	Länge < 10 cm Dicke < 5 cm Wanddicke < 3 mm Volumen < 200 ml	große Form- und Lagevarianz	Lumen echofrei Gallenblasenwand zart, reflexreich	Gallengang: intrahepatisch nur bei biliärer Obstruktion sichtbar Weite: Hepatikusgabel < 4 mm
Pankreas	Kopf 2,0 ± 0,7 (Sagittaldurchmesser) Korpus 2,2 ± 0,7 Schwanz 2,4 ± 0,4 D. pancreaticus-Weite < 2 mm	gleichmäßig geschwungen große Formvarianz	homogen, wie Leber, im Alter kräftiger	Leitstruktur: V. lienalis am Unterrand dorsal des Pankreas
Milz	Länge 11 cm Dicke 4 cm Breite 7 cm (4711-Regel)	glatt, konvex-konkav Form- und Größenvarianz	homogen, fein, wie Leber	Splenomegalie: zwei der drei Meßwerte müssen vergrößert sein Nebenmilz: meist im Milzhilus, kugelig, auch multipel
Nieren	Länge 10–12 cm Breite 5–6 cm Dicke 3,5 cm	bohnenförmig, glatt	Parenchym fein, 1,3–2,0 cm breit 6–8 Pyramiden pro Niere: Ø 6–10 mm Pyelon reflexreich, ca. 2 cm breit	Parenchymdicke im Alter abnehmend Nierenbuckel: meist links am lateralen Parenchymsaum Weite des NBKS: 5–12 mm nüchtern Atembeweglichkeit 3–5 cm
Nebennieren	Länge 3 5 cm Breite 2–3 cm Dicke 0,5–1 cm	kappenartig, anteromedial geneigt dem oberen Nierenpol aufsitzend	homogen, fein	normale Nebennieren sonographisch schwer darstellbar
Lymphknoten	2–30 mm	glatt, nierenförmig, mit fester Kapsel umgeben	homogen, fein	„normale" Lymphknoten in der Abdomensonographie nicht darstellbar
Harnblase	Volumenberechnung: Länge × Breite × Höhe × 0,5 Volumen 250–750 ml Harnblasenwand 3–6 mm	oval, im Längsschnitt dreieckig	Wand echogen, reflexreich Lumen echofrei	Restharn nach Spontanmiktion 10–30 ml

Nach Lasserre, A., Memorix Radiodiagnostik, Chapman & Hall, 1997.

9.1.3 Computertomographie

Die CT ist die Standardmethode in der weiterführenden Diagnostik von abdominellen Erkrankungen. Haupteinsatzgebiete sind die Tumordiagnostik und die Beurteilung von Erkrankungen der parenchymatösen Bauchorgane (Leber, Milz, Pankreas).

Untersuchungstechnik

In der Standarduntersuchung trinkt der Patient vor der Untersuchung eine bariumhaltige Kontrastmittellösung zur besseren Abgrenzung der Darmschlingen gegenüber Lymphknoten und Tumoren. Nach einer nativen Serie wird i.v. Kontrastmittel appliziert, um das Kontrastmittelverhalten der Organe beurteilen und die Gefäße besser abgrenzen zu können (Abb. 9.11).

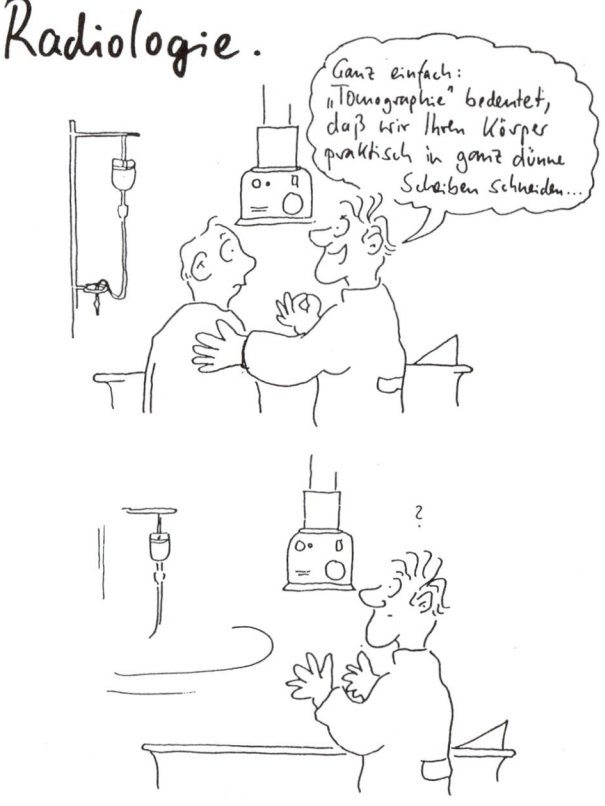

Abb. 9.10: Radiologie...[5]

9.1.4 Kontrastmitteluntersuchungen des Magen-Darm-Trakts

Für die Kontrastmitteluntersuchung des Magen-Darm-Trakts wird in der Regel Bariumsulfat als wasserunlösliches Kontrastmittel verwendet. Da das Bariumsulfat sehr dicht und homogen ist, erzielt es einen guten Kontrast.

In der Bauchhöhle kann die Bariumsuspension nicht resorbiert werden und führt zu einer schweren, häufig tödlichen Peritonitis. Weiterhin sollte kein Barium verwendet werden, wenn die Gefahr einer Aspiration in die Lunge besteht, denn Barium kann dort zu granulomatösen Entzündungen mit schwerem Verlauf führen.

> **Merke!**
> Barium darf nicht eingesetzt werden bei V. a. Perforation und einer damit verbundenen Gefahr des Übertritts von bariumhaltigem Kontrastmittel in die Bauchhöhle.

> **Merke!**
> Bei V. a. eine Aspiration oder bei V. a. eine Perforation sowie bei postoperativen Kontrollen soll immer jodhaltiges, wasserlösliches (resorbierbares) Kontrastmittel (z. B. Gastrografin®) eingesetzt werden.

9.1 Abdomen – Untersuchungsmethoden und Befunde

sollte aus diesem Grund nicht bei Säuglingen und alten, dehydrierten Patienten eingesetzt werden.

Reihenfolge bildgebender Verfahren

Sollen mehrere Untersuchungen mit Kontrastmittel durchgeführt werden, ist eine bestimmte Reihenfolge der einzelnen Untersuchungen einzuhalten. Als erster Schritt steht immer die Nativdiagnostik ohne Kontrastmittel, da das Kontrastmittel knöcherne Strukturen überdecken kann und die Beurteilung erschwert. Das mit dem Kontrastmittel verabreichte Jod kann die Schilddrüse blockieren, so daß sich eine evtl. indizierte Schilddrüsenszintigraphie nicht mehr durchführen läßt. Das Bariumkontrastmittel hat eine lange Verweildauer im Gastrointestinaltrakt und stört aufgrund seiner hohen Röntgendichte andere Untersuchungen wie die Urographie oder die Computertomographie.

> **Merke!**
>
> Folgende Reihenfolge ist sinnvoll:
> - Abdomenleeraufnahme
> - Schilddrüsenszintigraphie
> - i.v. Urographie
> - Ausscheidungscholegraphie
> - Computertomographie
> - Kolonkontrasteinlauf
> - Magen-Darm-Passage
> - Ösophagus-Breischluck

9.1.5 Angiographie der Viszeralarterien

Die Angiographie der abdominellen Gefäße (Truncus coeliacus, A. mesenterica superior, A. mesenterica inferior, A. lienalis und A. hepatica communis) wird als selektive oder superselektive Sondierung mit speziellen, der Gefäßanatomie angepaßten Kathetern in konventioneller oder DSA-Technik durchgeführt.

Nachdem der Katheter mittels Seldinger-Technik, in der Regel nach transfemoraler Punktion, in der darzustellenden Arterie plaziert ist, wird meist über eine Druckspritze jodhaltiges Kontrastmittel appliziert, und es werden Serienangiogramme angefertigt.

Man unterscheidet drei angiographische Phasen:
- arterielle Phase: Darstellung der Arterien (Abb. 9.12)

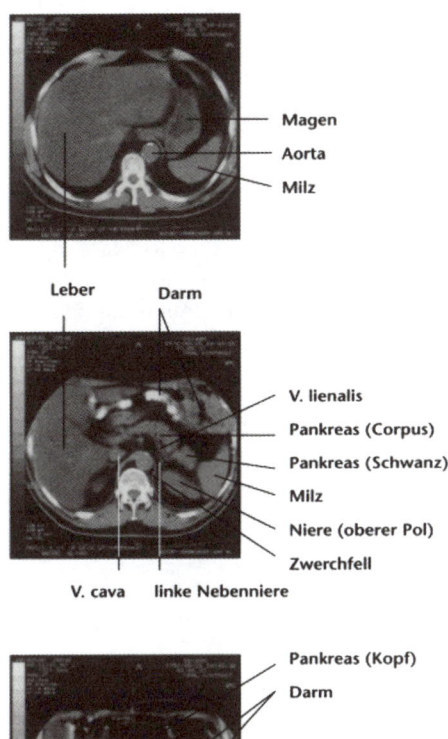

Abb. 9.11: Computertomographie des Abdomens (Normalbefund).

Jodhaltiges, wasserlösliches Kontrastmittel liefert allerdings einen schlechteren Kontrast und kann als hyperosmolare Lösung bei der Passage durch den Darm Flüssigkeit in das Lumen ziehen und so zu großen Flüssigkeitsverschiebungen führen. Es

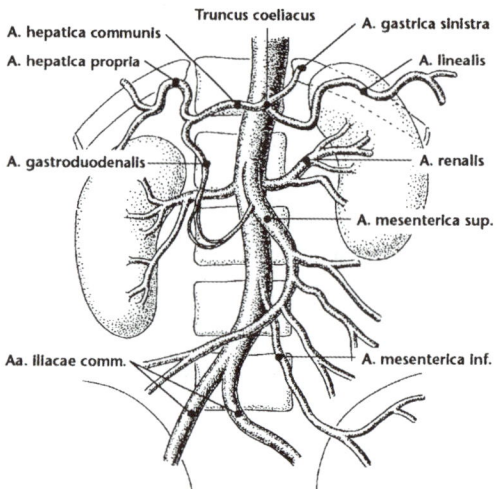

Abb. 9.12: Viszerale Arteriographie, arterielle Phase.

- parenchymatöse Phase: Darstellung der kapillären Organdurchblutung
- venöse Phase: Darstellung des venösen Abflusses

9.2 Ösophagus

9.2.1 Untersuchungsmethoden

Kontrastmitteldarstellung

Beim Standardverfahren des Ösophagusbreischlucks schluckt der Patient unter Durchleuchtung einen großen Schluck Bariumsulfat. Während der Untersuchung werden Prallfüllungs- und Schleimhautbilder im Stehen a.-p. und seitlich sowie in Linksseitenlage im Liegen angefertigt.

Das Schleimhautrelief wird am deutlichsten in Doppelkontrasttechnik mit Luft als negativem Kontrast dargestellt, während die Motilität des Ösophagus (z. B. bei V. a. Achalasie) am besten im Einfachkontrast beurteilt werden kann. Morphologische Veränderungen der Ösophagusmuskulatur können auch nach Gabe eines Spasmolytikums in Hypotonie beurteilt werden.

Die kontrastmittelgefüllten Schleimhautfalten des Ösophagus stellen sich im Normalbefund als paralleles Längsstreifenrelief dar.

Indikationen
Morphologische und funktionelle Störungen, die der Endoskopie nicht zugänglich sind.

Endosonographie

Mit der Endosonographie werden die Ösophaguswand und die angrenzenden Weichteile insbesondere im Rahmen des Tumorstagings beurteilt. Hierzu wird ein Endoskop, an dessen Spitze ein Ultraschallkopf mit hoher Auflösung angebracht ist, im Ösophagus plaziert.

9.2.2 Radiologische Befunde

> **Merke!**
> Physiologische Engen des Ösophagus sind der Ösophagusmund bei C5, der Aortenbogen, der linke Hauptbronchus und das Zwerchfell.

Achalasie (Kardiospasmus)

Durch eine kongenitale Aplasie oder Dysfunktion des Plexus myentericus (Auerbach) im distalen Ösophagus fehlt die schluckreflektorische Erschlaffung im unteren Ösophagussphinkter.

Röntgenologisch stellt sich die Achalasie mit einer trichterförmigen Verengung am Hiatus des Zwerchfells und einer mäßigen bis ausgedehnten Dilatation im thorakalen Ösophagus oberhalb der Enge dar (Abb. 9.13). Hierdurch kommt es zu deutlichen Entleerungsstörungen, die zu einer Aufweitung des Lumens bis auf 10 cm mit einer s-förmigen Elongation sowie Retention von Speisen führen kann.

Divertikel des Ösophagus

Umschriebene Ausstülpungen im Verdauungstrakt können entweder die gesamte Wand (echte Divertikel, Abb. 9.17) oder nur Mukosaausstülpungen durch Muskellücken (Pseudodivertikel) betreffen.

Man unterscheidet folgende Divertikel:
- **Traktionsdivertikel (Bifurkationsdivertikel):** echtes Divertikel durch Narbenzug im mittleren Ösophagusdrittel mit spitzzipfliger Ausziehung
- **epiphrenisches Divertikel:** Pseudodivertikel (Pulsionsdivertikel) im ösophagogastralen

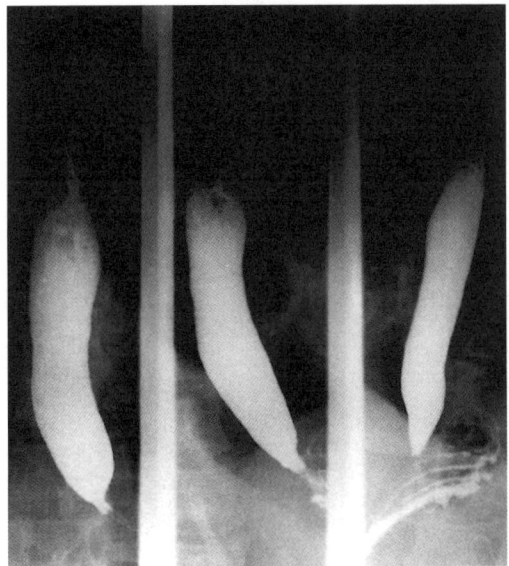

Abb. 9.13: Achalasie mit typischer sektglasähnlicher Deformierung des Ösophagus. 2. Staatsexamen, 3/98.

Übergang mit großer Aussackung eines Divertikelsacks
- **Zenker-Divertikel:** Pseudodivertikel (Pulsionsdivertikel) mit sakkulärer Ausbuchtung dorsal, teilweise Einengung und Verlagerung des Ösophagus (Abb. 9.14 bis 9.16)

Ösophagogastrale Hernien

Durch eine mangelhafte Fixation der Kardia im Hiatus des Zwerchfells kann es zum Durchtritt von Magenanteilen in den Thoraxraum kommen.

Man unterscheidet (Abb. 9.18):
- **Axiale Hiatushernien (Gleithernien):** häufigste Form mit Verlagerung des ösophagogastralen Übergangs von abdominal nach intrathorakal. Röntgenologisch ist der Bulbus oesophagi erweitert, und es findet sich Magenschleimhaut intrathorakal (Abb. 9.19 bis 9.22).
- **Paraösophageale Hernien:** Der Magenfundus kommt intrathorakal neben dem Ösophagus zu liegen. Die ausgeprägteste Form ist der **Upside-down-Magen** (Abb. 9.23).
- **Weitere Hernien:**
  - **Bochdalek-Hernie:** angeborener Zwerchfelldefekt, paravertebral gelegen, meist linksseitig

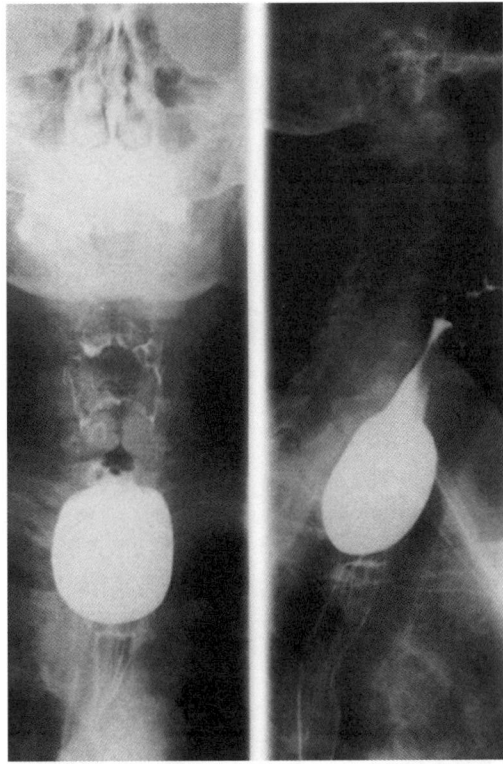

Abb. 9.14: Zenker-Divertikel (Pulsionsdivertikel) im Ösophagus-Breischluck a.-p. und seitlich. Man erkennt eine sackförmige Ausstülpung an der Hinterwand des oberen Ösophagus, die durch eine Schwäche der Muskulatur entsteht. 1. Staatsexamen, 8/94.

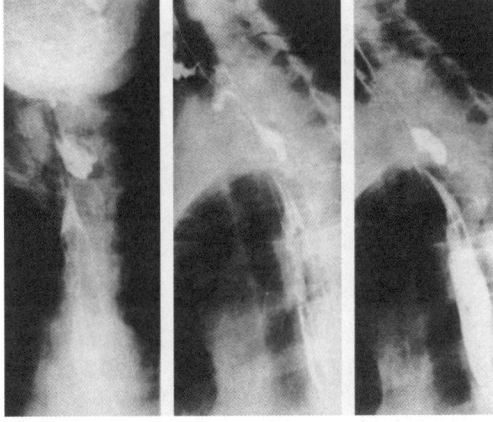

Abb. 9.15: Zenker-Divertikel (Pulsionsdivertikel) bei 72jähriger Patientin mit Dysphagie. Im Ösophagus-Breischluck zeigt sich eine typische kontrastmittelgefüllte sakkuläre Ausbuchtung dorsal linksseitig. 1. Staatsexamen, 3/90.

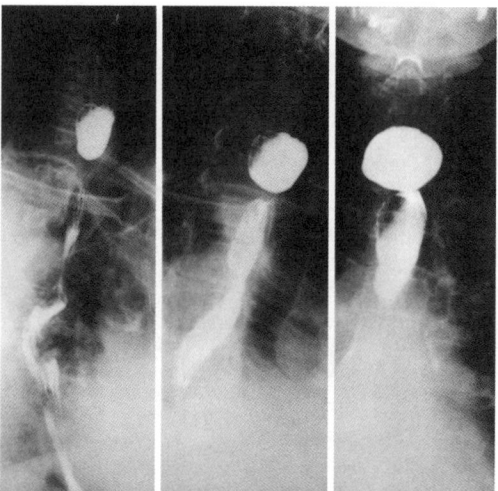

Abb. 9.16: Zenker-Divertikel (Pulsionsdivertikel) im proximalen Ösophagus im Ösophagus-Breischluck. 2. Staatsexamen, 3/96.

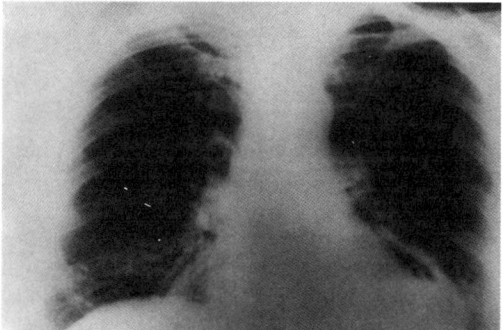

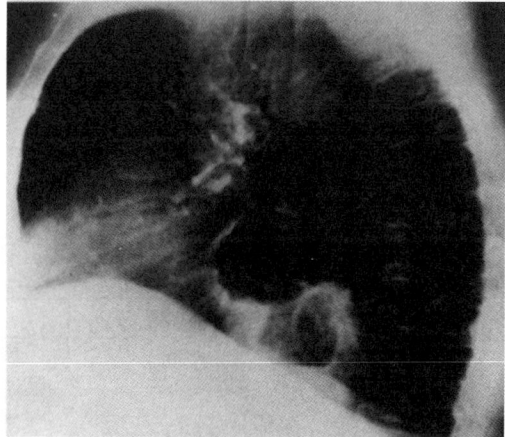

Abb. 9.19: Axiale Hiatushernie. Insbesondere in der Seitaufnahme erkennt man retrokardial eine große halbkugelförmige Verschattung, die im oberen Anteil Luft enthält und dem intrathorakal gelegenen Magenfundus entspricht. 2. Staatsexamen, 3/83.

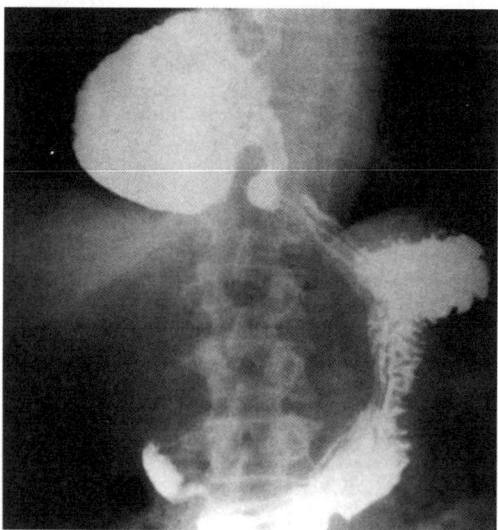

Abb. 9.17: Ösophagusdivertikel in der Kontrastdarstellung des Magen-Darm-Trakts. Es zeigt sich großes, sackförmig ausladendes Divertikel im distalen Ösophagusdrittel. 2. Staatsexamen, 3/90.

- **Morgagni-Hernie:** retrosternal gelegen, in der Thoraxübersicht als Verschattung am rechten vorderen Herz-Zwerchfell-Winkel erkennbar (Abb. 9.24).

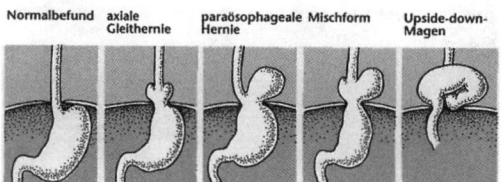

Abb. 9.18: Hiatushernien.

Ösophagitis

Bei Entzündungen des Ösophagus zeigt sich röntgenologisch ein irreguläres Schleimhautrelief mit unscharfer Kontur und verbreiterten Längsfalten, teilweise mit Kopfsteinpflasterrelief und Ulzerationen, im fortgeschrittenen Stadium mit zunehmender Stenosierung.

9.2 Ösophagus

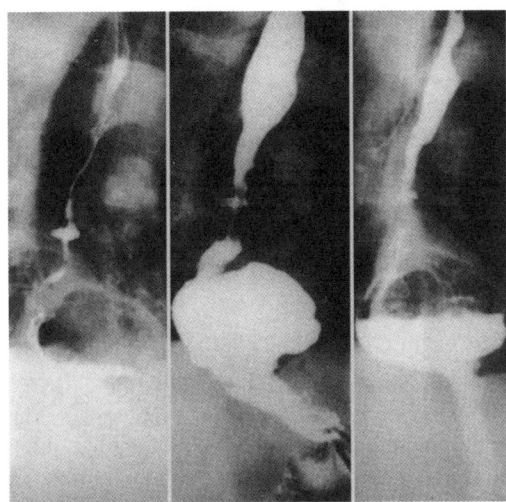

Abb. 9.20: Axiale Hiatushernie. Man erkennt, daß ein Teil des Magenfundus oberhalb der Zwerchfellebene gelegen ist. Durch die Luftansammlung im Magenfundus kommt es zur Spiegelbildung (3. Abbildung). 2. Staatsexamen, 8/93.

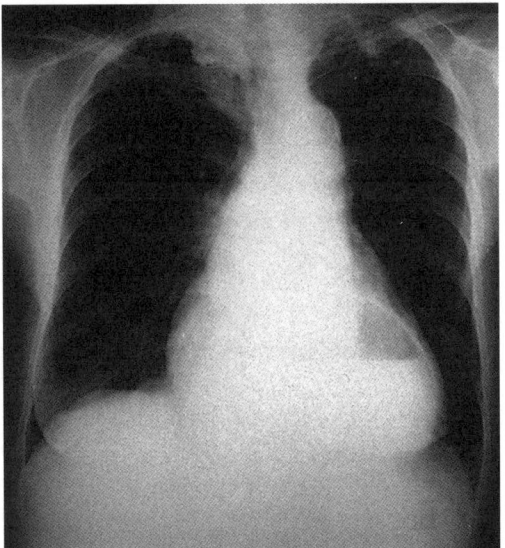

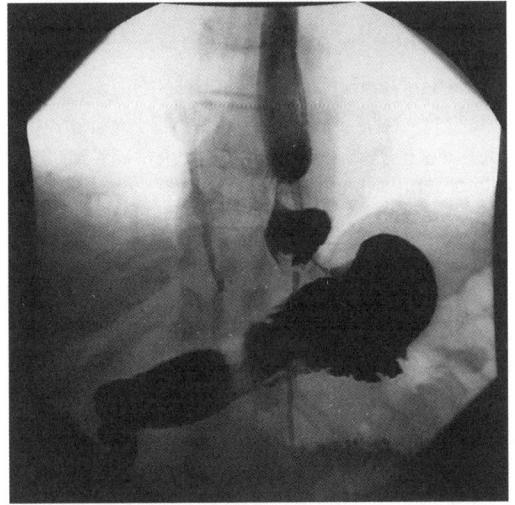

Abb. 9.21: Axiale Hiatushernie. Die Cardia, die axial durch den Hiatus oesophagei durchgetreten ist, kommt medial der linken Zwerchfellkuppe gelegen zur Darstellung. Die übrigen im Abdomen gelegenen Magenanteile sind unauffällig. 1. Staatsexamen, 8/96.

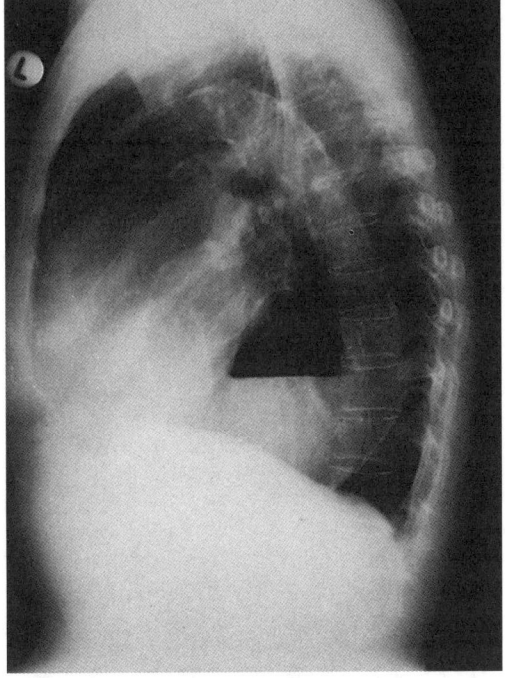

Abb. 9.22: Thoraxmagen in zwei Ebenen mit dem typischen waagerechten Flüssigkeitsspiegel links dorsal. 2. Staatsexamen, 3/98.

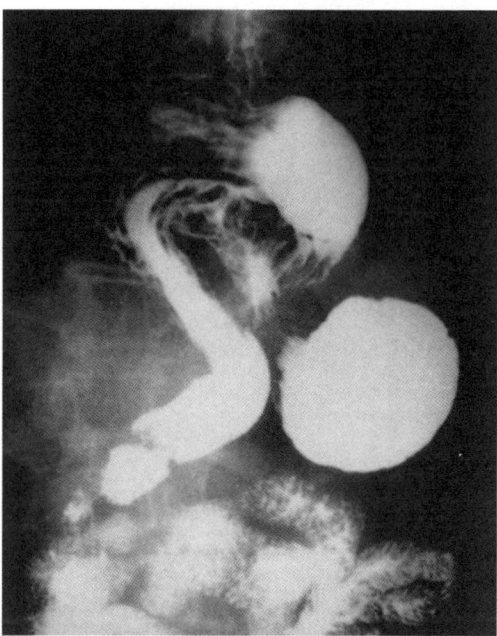

Abb. 9.23: Upside-down-Magen. Man erkennt in der Kontrastmitteldarstellung, dass der Magen auf dem Kopf steht und zu einem Großteil in den Thoraxraum verlagert ist. Nur der Magenfundus und das Magenantrum liegen unterhalb der Zwerchfellgrenze. 2. Staatsexamen, 8/91.

Man unterscheidet:
- Refluxösophagitis: häufigste Form bei Insuffizienz des distalen Ösophagussphinkters
- infektionsbedingte Ösophagitis: meist Candidainfektionen
- korrosive Ösophagitis. Verätzung durch Laugen oder Säuren
- Barrett-Ösophagitis: Ersatz des Plattenepithels des Ösophagus durch einzelne Inseln von Zylinderepithel des Magens, gilt als Präkanzerose

Ösophagusvarizen

Bei portaler Hypertonie infolge von Leberzirrhose, Herzinsuffizienz oder nicht zirrhotischen diffusen Lebererkrankungen kann der venöse Abfluß über periösophageale Venen in das V.-azygos-System erfolgen. Eine Sonderform sind die **Downhill-Varizen** bei Obstruktion der V. cava superior.

Röntgenologisch finden sich runde bis ovale Füllungsdefekte, hauptsächlich im distalen Ösophagus. Diese stellen sich insbesondere in Kopftieflage, im Valsalva-Press-Manöver sowie bei Ösophagusdilatation dar (Abb. 9.25).

Tumoren

Gutartige Tumoren sind extrem selten, wobei hier das Leiomyom am häufigsten vorkommt.

Bei den **bösartigen Tumoren** finden sich zu 95% Plattenepithelkarzinome, die meist im mittleren oder unteren Ösophagusdrittel lokalisiert sind.

Röntgenologisch finden sich (Abb. 9.26 bis 9.28):
- Destruktion der Schleimhaut mit Ulzerationen
- zirkuläre Stenosierung mit Wandstarre
- Fisteln zu Bronchus oder Trachea

Die aussagekräftigste Untersuchung ist die **Endosonographie.**

Die weitere Abklärung, insbesondere hinsichtlich der Metastasierung, erfolgt **computertomographisch.**

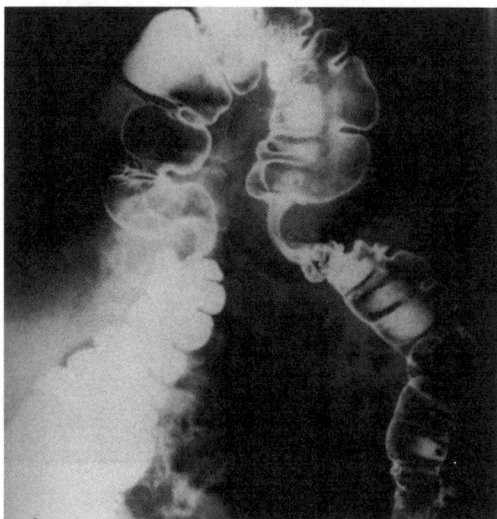

Abb. 9.24: Zwerchfellhernie vom Typ Morgagni mit Verlagerung von Teilen des Colon transversums nach intrathorakal. An der Durchtrittsstelle durch das Zwerchfell ist das Kolon deutlich lumenverengt. 2. Staatsexamen, 3/90.

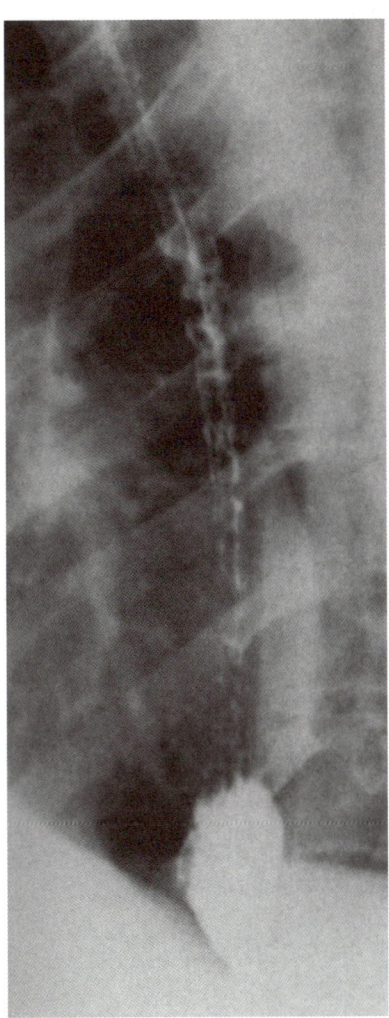

Abb. 9.25: Ösophagusvarizen. Im Ösophagus-Breischluck zeigen sich im mittleren bis distalen Bereich runde bis ovale Füllungsdefekte, die pathognomonisch für Ösophagusvarizen sind. 2. Staatsexamen, 8/88.

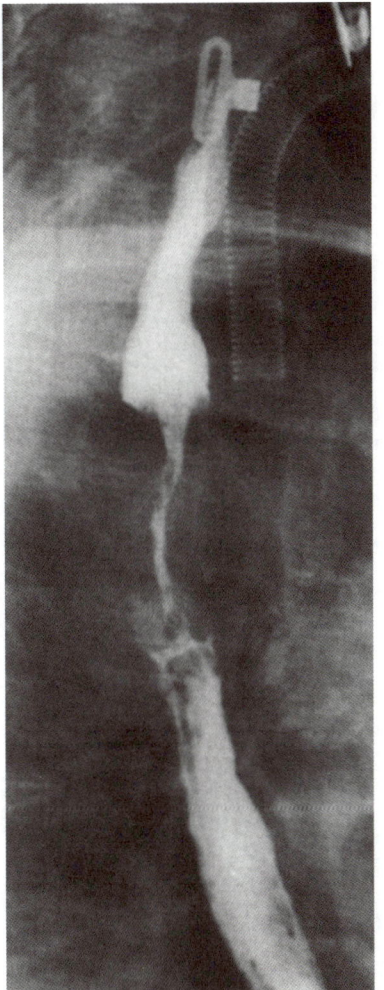

Abb. 9.26: Ösophaguskarzinom im Ösophagus-Breischluck. Man erkennt im mittleren Drittel des Ösophagus eine langstreckige unregelmäßig konturierte Stenose, wie sie typisch für ein Ösophaguskarzinom ist. Zusätzlich zeigt sich ein Befund bei Z. n. Laryngektomie. 1. Staatsexamen, 8/93.

9.3 Magen und Duodenum

9.3.1 Untersuchungsmethoden

Kontrastmitteldarstellung des Magens

Die Frequenz der Kontrastmitteldarstellung des Magens hat mit Einführung der Endoskopie deutlich abgenommen, wobei die Endoskopie die Röntgenuntersuchung nicht vollständig ersetzen kann. Beide Methoden sollten vielmehr ergänzend eingesetzt werden.

Untersuchungstechnik
Die Untersuchung erfolgt in Doppelkontrasttechnik, wobei der Patient zunächst einen Becher Bariumsulfat trinkt und anschließend ein Brausepulver

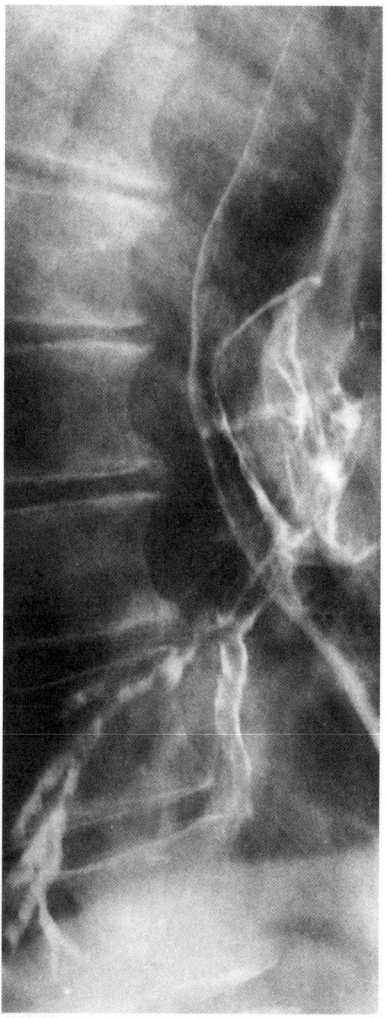

Abb. 9.27: Ösophaguskarzinom mit Fistel zum Bronchialsystem im Ösophagus-Breischluck. Man erkennt eine Raumforderung mit Stenosierung des Lumens im distalen Ösophagus sowie eine von diesem Defekt ausgehende Fistelung mit Kontrastierung des Bronchialsystems. 2. Staatsexamen, 8/97, 8/00.

mit Natriumbikarbonat erhält, das im Magen CO_2 freisetzt. Durch Umlagern des Patienten wird ein Kontrastmittelbeschlag aller Wandabschnitte erreicht, wobei die Form, die Morphologie und die Funktion des Ösophagus, des Magens und des Bulbus duodeni unter Durchleuchtung sowie zur Dokumentation mit speziellen Zielaufnahmen beurteilt wird. Um die Peristaltik des Magens zu verringern und eine bessere Darstellung der Morphologie zu erhalten, wird meist zu Beginn der Untersuchung ein Spasmolytikum (Buscopan®) i. v. injiziert. Die Untersuchung soll morgens, bei nüchternem Patienten durchgeführt werden, um Sekretansammlungen im Magen zu vermeiden.

Indikationen
Funktionelle Störungen, morphologische Veränderungen (Entzündungen, Anomalien, Tumoren, Raumforderungen der Umgebung mit Kompression der Magenwand von außen, Abb. 9.29), postoperative Veränderungen.

Kontraindikationen
Akutes Abdomen, Ileus, freie Luft. Bei V. a. Perforation darf nur wasserlösliches Kontrastmittel zur Magenpassage eingesetzt werden.

Kontrastmitteldarstellung des Duodenums

Der Bulbus duodeni und das proximale Duodenum werden im Rahmen der Doppelkontrastuntersuchung des Magens dargestellt.

Bei speziellen Fragestellungen bzw. bei Überlagerung oder geringer Entfaltbarkeit des Bulbus kann die **hypotone Duodenographie** eingesetzt werden. Die Darstellung erfolgt mit Bariumsulfat und CO_2-Granulat im Doppelkontrast unter Durchleuchtung mit speziellen Zielaufnahmen. Die Gabe von Spasmolytika erfolgt erst nach der Kontrastmittelgabe.

Nuklearmedizinische Untersuchungsverfahren

Vitamin-B_{12}-Resorptionstest (Schilling-Test)
Der Schilling-Test dient zur Bestimmung der Vitamin-B_{12}-Resorption insbesondere bei V. a. perniziöse Anämie. Pathophysiologisch tritt hierbei eine verminderte Synthese von Intrinsic factor in der Magenschleimhaut bei atrophischer Gastritis oder nach Magenresektion auf.

Untersuchungstechnik
Dem Patienten wird nach Harnblasenentleerung radioaktiv markiertes Vitamin B_{12} (mit ^{58}Co markiert, da natürliches Vitamin B_{12} Kobalt enthält) oral verabreicht. Nach ca. 2 h werden dem Patienten etwa 1000 µg nichtmarkiertes Vitamin B_{12} in-

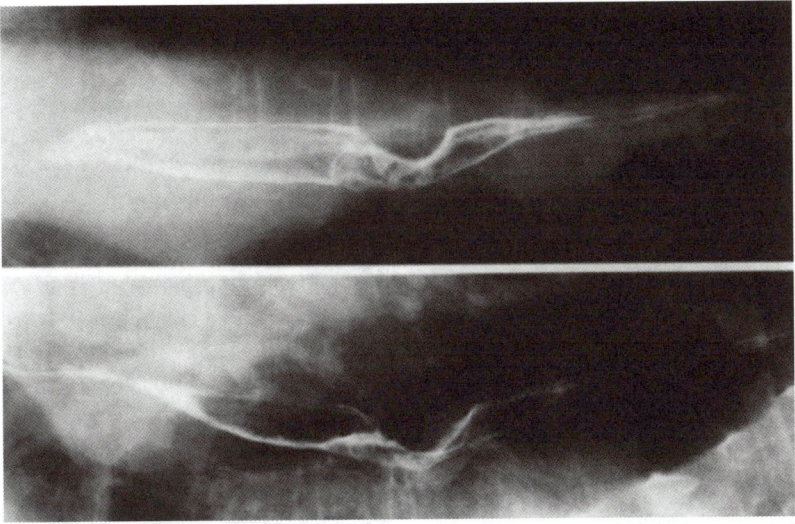

Abb. 9.28: Ösophaguskarzinom im Ösophagus-Breischluck mit Einengung des Ösophagus im mittleren Drittel unterhalb des Aortenbogens von rechts lateral und unregelmäßiger Wandkontur. 2. Staatsexamen, 3/95.

tramuskulär appliziert. Die Bestimmung erfolgt im 24-h-Sammelurin. Das radioaktiv markierte B_{12} wird nach seiner Resorption durch die hohe nichtradioaktive Dosis aus der Serum-Protein-Bindung verdrängt und renal ausgeschieden. Somit wird also ein Teil der resorbierten und anschließend renal ausgeschiedenen Radioaktivität im 24-h-Sammelurin gemessen. Die Radioaktivität beträgt normalerweise 10% der verabreichten Dosis. Sicher pathologisch sind Aktivitätswerte unter 5%. Bei einer verminderten Resorption kann der Schilling-Test nach Gabe von Intrinsic factor wiederholt werden. Der Test kann durch mangelnde renale Ausscheidung z. B. bei einer Niereninsuffizienz verfälscht werden.

9.3.2 Radiologische Befunde

Röntgenanatomie des Magens

- **Feinrelief des Magens:** 4–5 mm breite Falten ziehen vom oberen Magenpol bis zum Pylorus, sind aber nicht konstant vorhanden (Abb. 9.30).
- **Areae gastricae:** Magenfeinrelief mit regelmäßiger polygonaler Struktur von ca. 1–3 mm Durchmesser, die ebenso wie die Falten nicht konstant vorhanden, sondern präformiert und nur bei

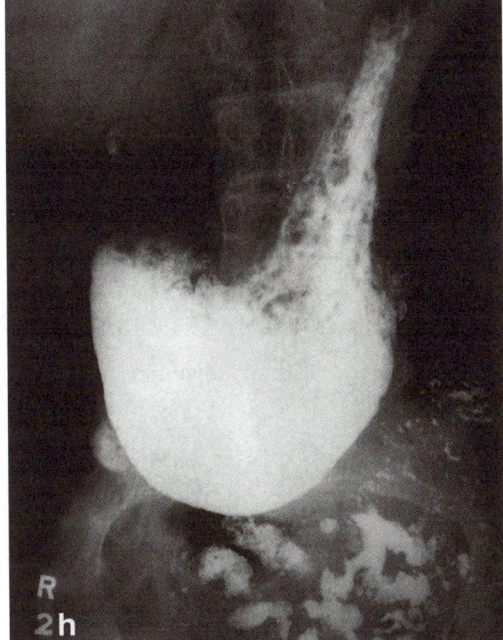

Abb. 9.29: Magenausgangsstenose. 2 Stunden nach Kontrastmittelaufnahme von Bariumsulfat ist der Magen noch kontrastmittelgefüllt, insgesamt ist er dilatiert. Ulzera- oder tumorbedingte Kontrastmittelaussparungen finden sich nicht. 1. Staatsexamen, 8/98.

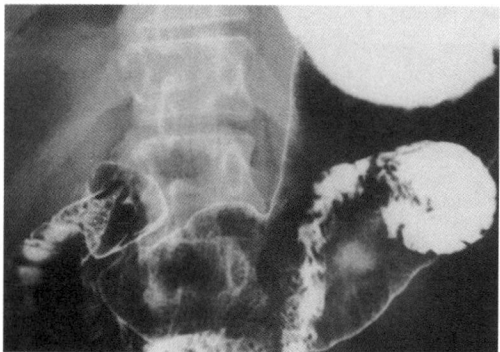

Abb. 9.30: Doppelkontrastdarstellung des Magens mit Barium. Normalbefund. 1. Staatsexamen, 3/93.

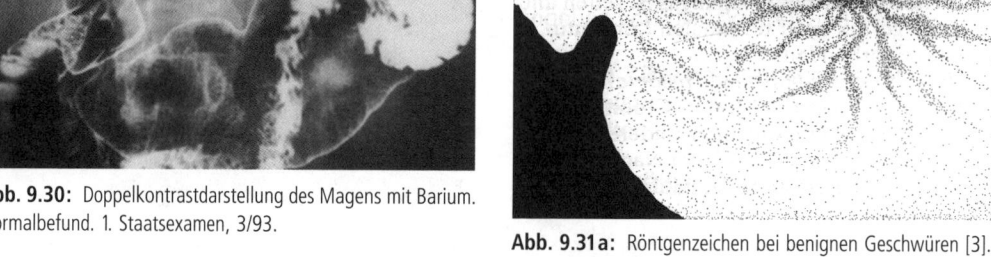

Abb. 9.31a: Röntgenzeichen bei benignen Geschwüren [3].

voller Entfaltung und gutem Schleimhautbeschlag sichtbar sind.
- **Schleimhautrelief des Duodenums:** Die Kerckring-Falten (ringförmig) distal des Bulbus sind ca. 2 mm breit und immer nachweisbar.
- **Papilla duodeni major (Vateri):** Sie ist an der posteromedialen Wand der Pars descendens nachweisbar und ca. 1 cm groß und oval.

Allgemeine Röntgenzeichen bei Kontrastmitteluntersuchungen des Gastrointestinaltraktes

Differenzierung von benignem und malignem Ulkus im Röntgenbild

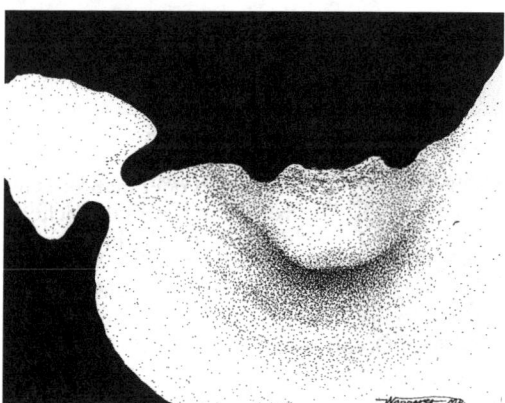

Abb. 9.31b: Röntgenzeichen bei malignen Geschwüren [3].

Die typischen Eigenschaften des benignen und malignen Ulkus sind in Tabelle 9.2 und Abbildung 9.31 dargestellt.

Differenzierung zwischen Polyp und Divertikel
In der Aufsicht hat der Polyp einen scharfen Innenrand und einen verschwommenen Außenrand, ein Divertikel einen scharfen Außenrand und einen unscharfen Innenrand (Abb. 9.32).

Ulcus ventriculi

Die meisten Ulzera sind an der kleinen Kurvatur oder im Antrum lokalisiert.

Röntgenzeichen in der Aufsicht:
- Kontrastmitteldepot im Bereich des **Ulkusgrundes (Ulkusnische).** Dieses Kontrastmitteldepot ist von einem weniger kontrastierten entzündlichen **Ulkusrandwall** umgeben.
- Die Ulkusnische ist scharf begrenzt mit regelmäßiger Kontur.
- Konvergierende Falten ziehen in die Ulkusnische hinein.

Röntgenzeichen in Profilansicht:
- **Nische außerhalb der Magenwandkontur.** Das Ulkus springt vom normalen Magenlumen nach außen vor (Abb. 9.33).
- Auch hier findet sich ein symmetrischer Randwall mit einem **Ulkuskragen** (Aufhellungsband am Eingang der Ulkusnische).
- Ein weiteres Zeichen ist die **Hampton-Linie**, eine ca. 2 mm breite gerade verlaufende Aufhellungslinie zwischen Ulkuskragen und Ulkusnische.

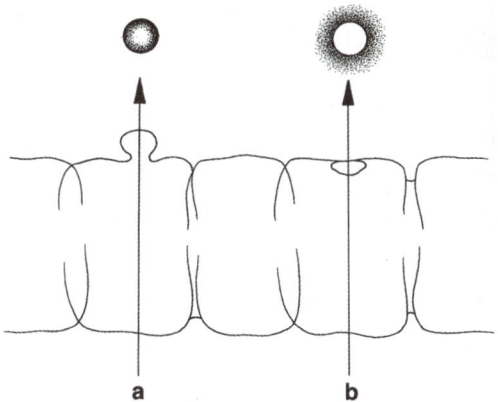

Abb. 9.32: Differentialdiagnose zwischen Divertikel und Polyp. a) Divertikel: scharfer Außenrand, verschwommener Innenrand, b) Polyp: scharfer Innenrand, verschwommener Außenrand [3].

Ulcus duodeni

Ulzera des Duodenums (Abb. 9.34) sind häufiger als Magenulzera, die röntgenologischen Zeichen sind wie beim Ulcus ventriculi. Als Sonderform finden sich Kissing ulcers (Ulzerationen an zwei gegenüberliegenden Abschnitten im Bulbus duodeni).

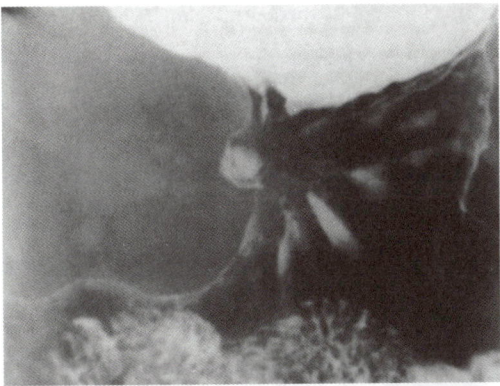

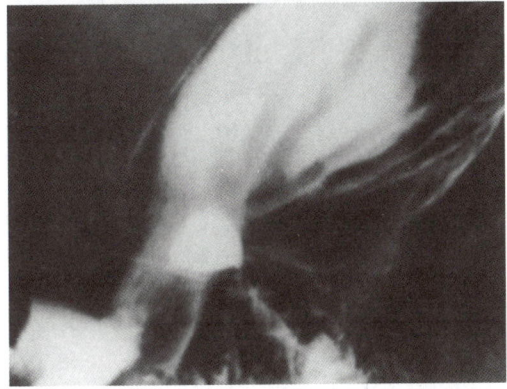

Abb. 9.33: Ulcus ventriculi in der Doppelkontrastdarstellung des Magens. Das Ulkus kommt in typischer Lokalisation an der kleinen Kurvatur mit einem Kontrastmitteldepot zur Darstellung. Es ist glatt begrenzt und zeigt konvergierende Schleimhautfalten sowie einen das Kontrastmitteldepot umgebenden, weniger kontrastierten, entzündlichen Ulkusrandwall. In der Profilansicht stellt sich die Ulkusnische außerhalb der Magenwandkontur dar. 1. Staatsexamen, 3/90.

Tumoren

Bei den **gutartigen Magentumoren** kommen hauptsächlich Polypen vor, die röntgenologisch als kleine Füllungsdefekte sichtbar sind (Abb. 9.35), selten treten andere gutartige Magentumoren wie Leiomyome auf.

> **Merke!**
>
> Bei den bösartigen Magentumoren finden sich überwiegend Adenokarzinome, die meist am Antrum, an der kleinen Kurvatur, der Kardia, dem Fundus oder der großen Kurvatur lokalisiert sind.

Tabelle 9.2: Röntgenzeichen des benignen und malignen Ulkus

benignes Ulkus	malignes Ulkus
glatter, scharf begrenzter Ulkuskrater	unregelmäßige, höckrige Begrenzung des Ulkuskraters
Kontrastmitteldepot zentral im Bereich des Ulkusgrundes (Kontrastmittelnische)	Ulzeration exzentrisch im Karzinom gelegen
im Profil liegt die Kontrastmittelnische außerhalb des Magenlumens	im Profil liegt die Ulkusnische innerhalb des Magenlumens
Magenfalten laufen konzentrisch und gleichmäßig auf das Ulkus zu	unregelmäßige und abrupt abbrechende Magenfalten in Ulkusnähe
Hampton-Linie	keine Hampton-Linie

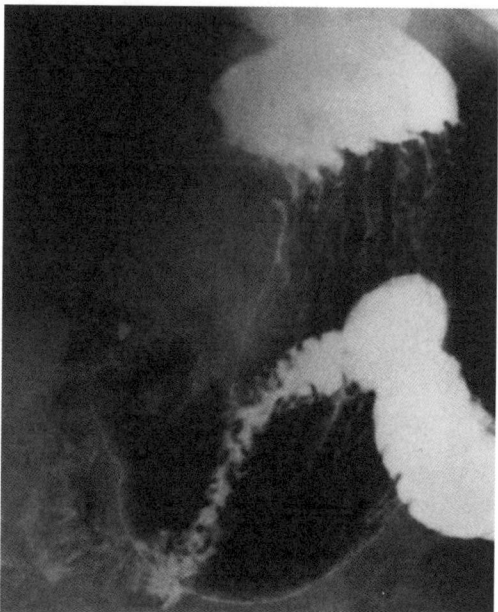

Abb. 9.34: Ulkus des Bulbus duodeni mit kleiner Kontrastmittelanreicherung an der Basis des Bulbus, was einem frischen Ulkus entspricht. Der Bulbus duodeni ist nicht deformiert. 2. Staatsexamen, 3/90.

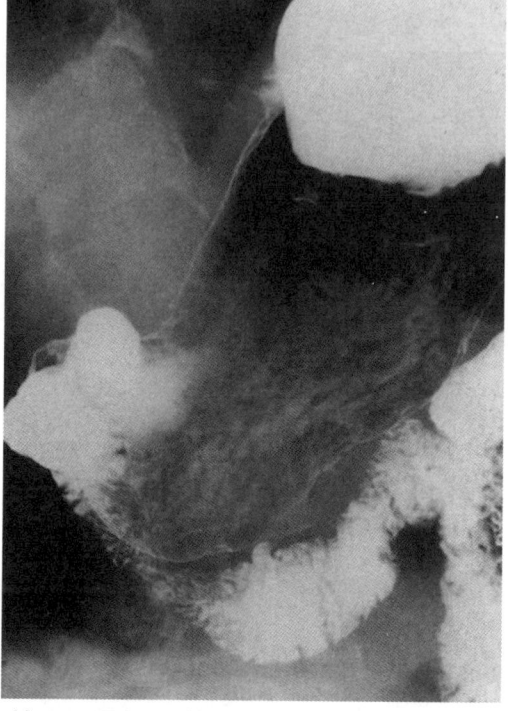

Abb. 9.35: Polyposis des Magens. Man erkennt im Bereich des Magenkorpus mehrere rundliche Aufhellungen bzw. Kontrastmittelaussparungen, die mehreren Polypen entsprechen. 2. Staatsexamen, 8/91.

Man unterscheidet Frühkarzinome, die auf die Mukosa und Submukosa beschränkt sind, und fortgeschrittene Karzinome, die die Submukosa überschritten haben.

Magenfrühkarzinome
Die Stadieneinteilung der Magenfrühkarzinome wird nach ihrem Wachstum vorgenommen:
- Typ I: vorgewölbte Form
- Typ II: oberflächliche Form
- Typ III: ulzeröse, exkavierte Form

Klassifikation des Magenkarzinoms nach Bormann
Einteilung fortgeschrittener Magenkarzinome (Abb. 9.36):
- Typ I: polypös, ca. 5%

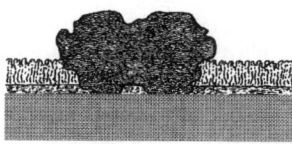
polypös

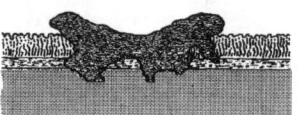
schüsselförmig

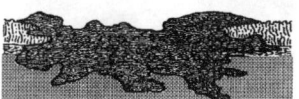
infiltrierend

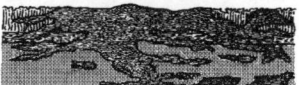
szirrhös

Abb. 9.36: Einteilung der Magenkarzinome nach Bormann [9].

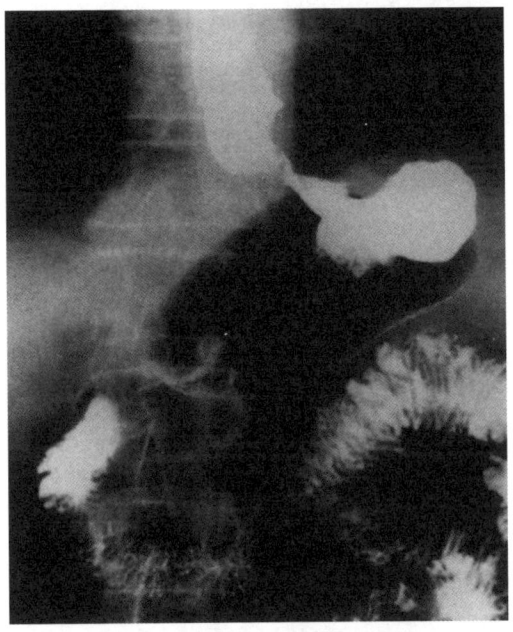
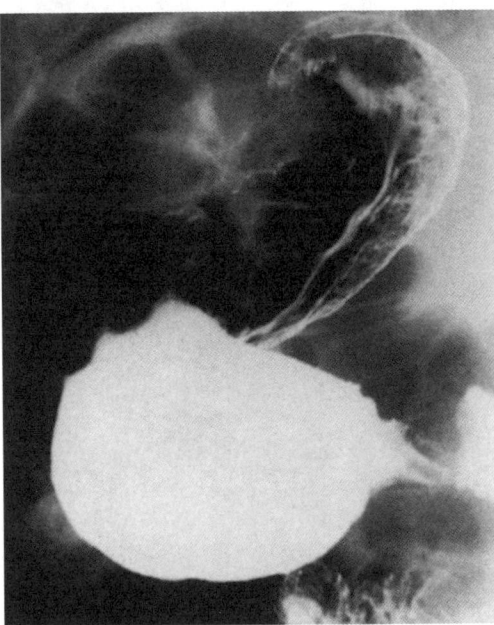

Abb. 9.37: Cardiakarzinom. Man erkennt im Bereich der Cardia bzw. im distalen Ösophagusdrittel eine unregelmäßige Wandbegrenzung mit einer Stenosierung. 2. Staatsexamen, 8/92.

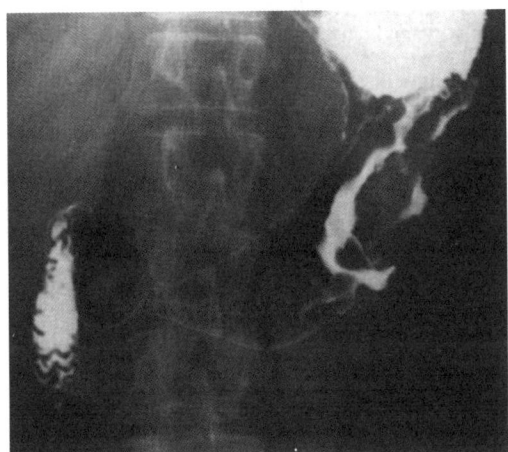

Abb. 9.38: Magenkarzinom. Großer polypöser, sich ins Magenlumen vorbeugender Tumor an der großen Kurvatur, der einen Füllungsdefekt bewirkt. Die Oberfläche des Füllungsdefektes ist höckerig und unregelmäßig begrenzt. 1. Staatsexamen, 8/87.

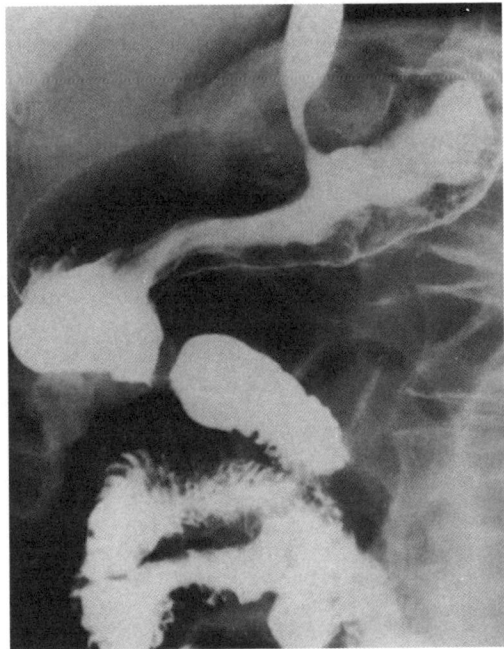

Abb. 9.39: Magenkarzinom. Ausgedehnter Befall im Bereich des Magenkorpus und Magenfundus, die nur noch als enggestellter Schlauch imponieren. 2. Staatsexamen, 3/88.

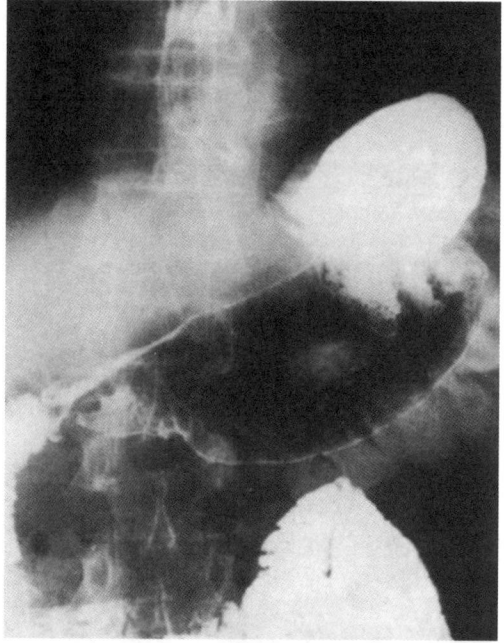

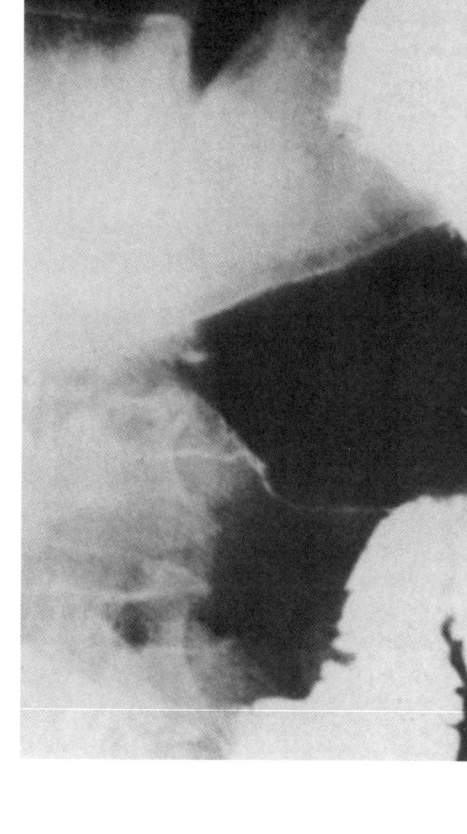

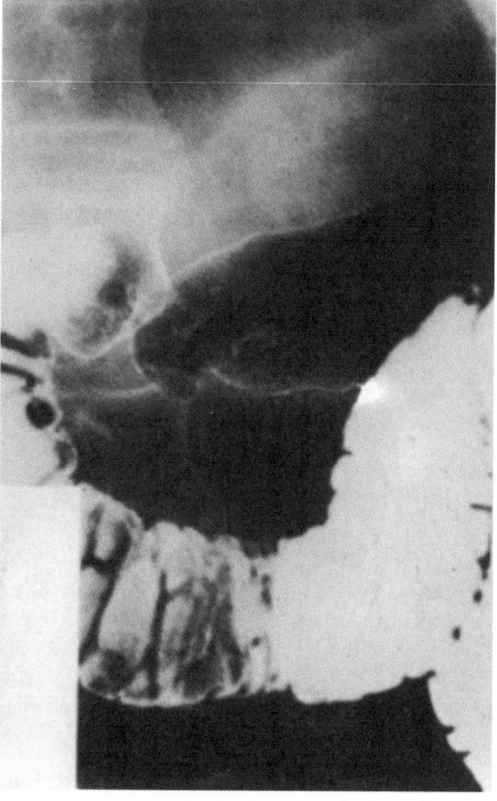

Abb. 9.40: Magenkarzinom im Antrum des Magens in der Doppelkontrastdarstellung des Magens mit Hypotonie. Man erkennt eine konstante Einengung des Magens im Antrumbereich, die aufgrund der Gabe von Buscopan (Darstellung in Hypotonie) nicht peristaltikbedingt sein kann. 1. Staatsexamen, 3/86.

- Typ II: schüsselförmig ulzerierend mit Randwall, ca. 35%
- Typ III: diffus infiltrierend, multiple Ulzerationen, ca. 50%
- Typ IV: diffus infiltrierend (szirrhös), ca. 10%

Röntgenzeichen in der Aufsicht:
- unregelmäßige Nischenkontur
- unregelmäßiger Randwall
- abrupte Faltenabbrüche
- unregelmäßige Schleimhautoberfläche in der Umgebung

Röntgenzeichen in Profilansicht:
- **versenkte Nische** (das Ulkus springt nicht über die Kontur des normalen Lumens nach außen vor)
- **Meniskuszeichen** (Randsaum um den Tumor)
- unregelmäßige Nischenkontur
- unregelmäßiger Randwall
- **Wandstarre** der Umgebung

Typische Befunde sind in den Abbildungen 9.37 bis 9.40 dargestellt.

Operierter Magen

Bei der **radiologischen Beurteilung** postoperativer Veränderungen des Magens sind folgende Gesichtspunkte wichtig:
- Beurteilung der Anastomosen
- Darstellung der Morphologie
- Funktionsprüfung der Anastomose und Passage
- Nachweis von Rezidiven (Magen- oder Anastomosenulzera, Stumpf-Karzinom)
- Komplikationen: Reflux, Dumping-Syndrom, Anastomosenulzera (z.B. bei Billroth-II-OP in der abführenden Jejunumschlinge)

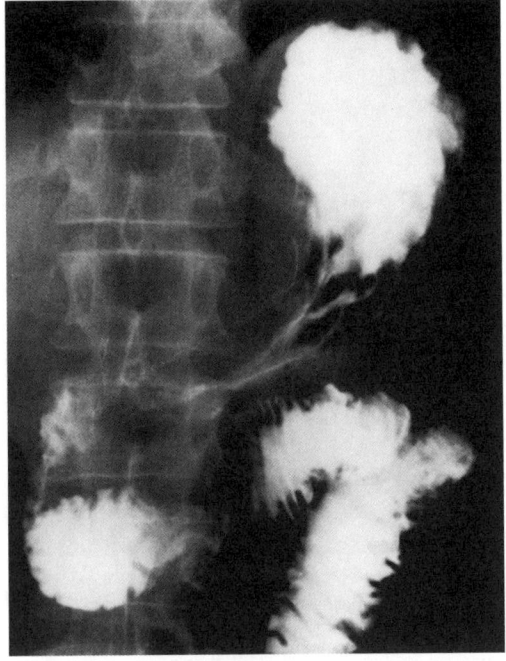

Abb. 9.42: Magenresektion nach Billroth I. Nach Kontrastmittelgabe erkennt man die Cardia und den Fundus. Der Korpus und das Antrum des Magens sind resziert mit direktem Anschluß des Duodenums an den Magenfundus. 2. Staatsexamen, 8/97.

Folgende **OP-Verfahren** sind für die morphologische Röntgenbeurteilung wichtig (Abb. 9.41):
- **Billroth-I-Magen:** Antrumresektion mit End-zu-End-Gastroduodenostomie (Abb. 9.42, 9.43)
- **Billroth-II-Magen:** erweiterte Antrum-Korpus-Resektion mit Gastrojejunostomie

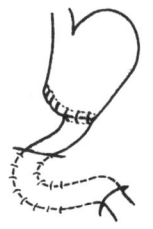
Billroth-I-Magen

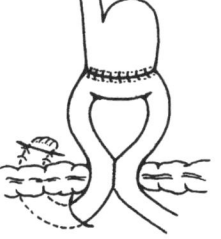
Billroth-II-Magen mit Braun-Fußpunktanastomose

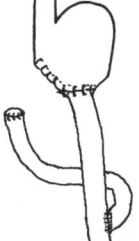
Billroth-II-Magen mit retrokol. Anastomose u. Roux-Y-Anastomose

Abb. 9.41: Operationsverfahren des Magens [9].

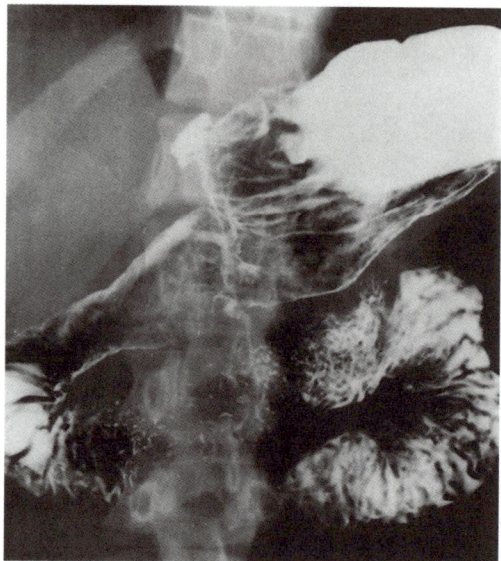

Abb. 9.43: Z. n. Billroth-I-Operation mit Antrumresektion und End-zu-End-Gastroduodenostomie. 2. Staatsexamen, 8/96.

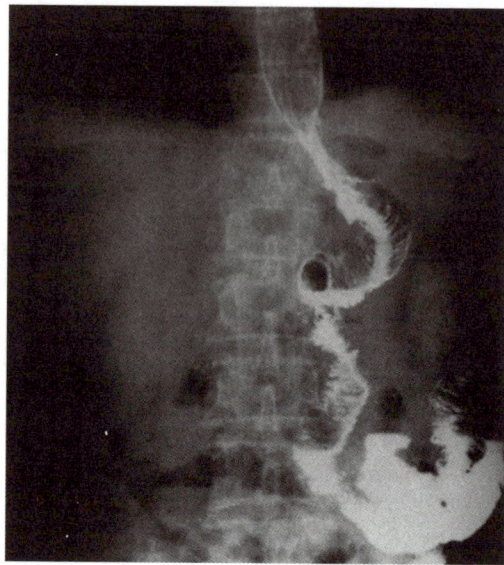

Abb. 9.45: Totale Magenresektion mit Interposition einer Dünndarmschlinge. 2. Staatsexamen, 3/88.

- **Billroth-II-Magen mit retrokolischer Anastomose und Roux-Y-Anastomose:** Antrum-Korpus-Resektion mit Gastrojejunostomie, wobei das Duodenum und der orale Teil der ersten Jejunumschlinge mit einer zweiten Jejunumschlinge End-zu-Seit-anastomosiert sind
- **Gastrektomie mit Ösophagojejunostomie:** Magen- und Duodenaltotalresektion mit einer Anastomose zwischen dem distalen Ösophagus und dem Jejunum (Abb. 9.44 bis 9.46)

9.4 Dünndarm (Jejunum und Ileum)

9.4.1 Untersuchungsmethoden

Kontrastmitteldarstellungen des Dünndarms

Fraktionierte Magen-Darm-Passage
Die einfachste Darstellung des Dünndarms ist die **fraktionierte Magen-Darm-Passage (MDP).** Hierbei werden entweder im Anschluß an die Doppelkontrastuntersuchung des Magens oder als eigenständige orientierende Untersuchung ca. 750 ml

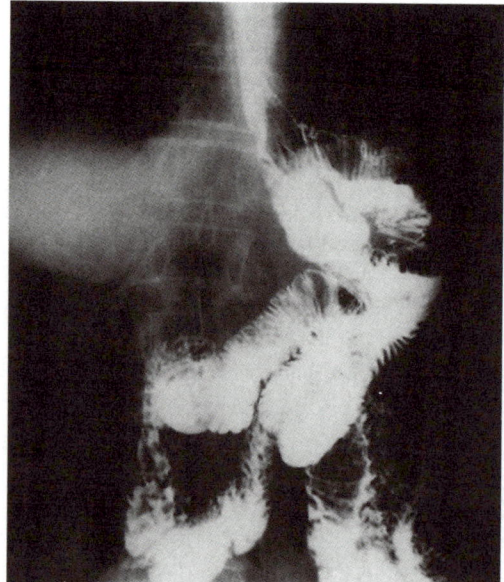

Abb. 9.44: Z. n. Gastrektomie und Dünndarminterposition wegen eines Magenkarzinoms. 2. Staatsexamen, 8/95.

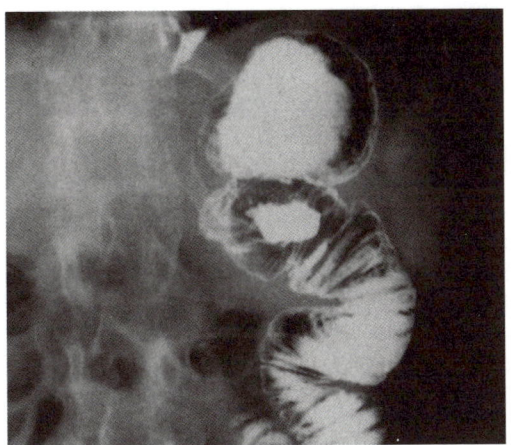

Abb. 9.46: Z. n. Magenteilresektion und Anastomose zwischen Magenfundus und Jejunum. Im anastomosennahen Jejunum erkennt man eine große, glattbegrenzte Verschattung, die einem Ulkus entspricht. 2. Staatsexamen, 8/91.

Bariumsulfat (bei speziellen Indikationen auch Gastrografin®) oral in einzelnen Portionen mit ca. 20- bis 30minütigem Abstand gegeben. Unter Durchleuchtung wird die Kontrastmittelpassage kontrolliert, dann werden spezielle Ziel- und Übersichtsaufnahmen des Jejunums und Ileums angefertigt.

> **Merke!**
> Die MDP zeigt keine feinen morphologischen Veränderungen, die Darstellung ist nur im Monokontrast möglich.

Doppelkontrastdarstellung nach Sellink

Geht es nicht nur um eine orientierende Darstellung, wird die **Dünndarmdarstellung nach Sellink** eingesetzt. Hierzu wird zunächst unter Durchleuchtungskontrolle eine Duodenalsonde distal des Treitz-Bandes eingelegt, über die dann ca. 300 ml Bariumsulfatlösung meist mittels einer Kontrastmittelpumpe appliziert wird. Um einen Doppelkontrast zu erzielen, wird im Anschluß ebenfalls über die Pumpvorrichtung Methylzellulose gegeben. Dann werden Übersichtsaufnahmen und Zielaufnahmen vom Jejunum und Ileum angefertigt.

Indikationen
Unklare abdominelle Beschwerden, unklare Durchfälle, Entzündungen (Morbus Crohn, Yersiniose usw.), Stoffwechselerkrankungen (Zöliakie), Tumorsuche.

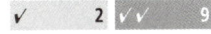

9.4.2 Radiologische Befunde

Röntgenanatomie des Dünndarms

- **Faltenrelief:** feine, gefiederte Kerckring-Falten mit ca. 1,5–2 mm Dicke, die Anzahl der Falten nimmt im Ileum ab (Abb. 9.47)
- **Abstand zweier Darmschlingen:** ≤ 3–4 mm
- **Wanddicke:** ≤ 2 mm
- **Weite der Darmschlingen:** Jejunumschlingen 3,0–4,0 cm, Ileumschlingen 2,0–2,8 cm
- **Länge:** insgesamt 3–5 m, Ileum ca. 3 m, Jejunum ca. 2 m
- **Ileozökalklappe:** ovaler, bis 4 cm großer Füllungsdefekt am Übergang vom Zökum zum Colon ascendens

Divertikel

Hierbei handelt es sich überwiegend um falsche Divertikel, wobei die Aussackung nur aus Mukosa besteht. Im Vergleich zu Divertikeln im Kolon sind Dünndarmdivertikel selten.

Röntgenologisch stellen sich die Divertikel als glatt begrenzte Aussackung dar. Sie können multipel vorkommen und sind meist (insbesondere bei älteren Menschen) an der Mesenterialseite lokalisiert.

Eine Sonderform stellt das **Meckel-Divertikel** dar. Es handelt sich um den rudimentär angelegten

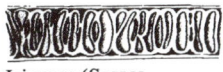
Jejunum (Serosa ohne Einkerbungen)

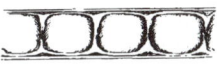
Ileum (Serosa ohne Einkerbungen)

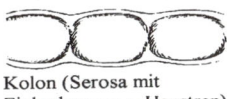
Kolon (Serosa mit Einkerbungen = Haustren)

Abb. 9.47: Röntgenologische Darstellung des Dünn- und Dickdarms [9].

Ductus omphaloentericus, der ca. 80–100 cm proximal der Ileozökalklappe zu finden ist. Im Gegensatz zu den übrigen Divertikeln des Dünndarms, die in der Regel keine Klinik besitzen, kann es beim Meckel-Divertikel zu Blutungen, Darmverschluß und Entzündungen kommen.

Röntgenologisch findet sich eine weithalsige Aussackung des distalen Ileums, die von der antimesenterialen Seite ausgeht.

Morbus Crohn (Enteritis regionalis)

Am häufigsten tritt beim Morbus Crohn ein segmentaler Befall des terminalen Ileums (Ileitis terminalis) und des Kolons auf, ein Befall kann aber an jeder Stelle des Gastrointestinaltraktes vom Ösophagus bis zum Anus vorkommen.

Röntgenzeichen
- Im **Frühstadium** sieht man eine **Verdickung der Darmwand** sowie eine **lymphonoduläre Hyperplasie** mit kleinen knötchenförmigen Kontrastmittelaussparungen.
- Später kommen **Ulzerationen**, **Fisteln** und **Abszesse** hinzu.
- Das Faltenrelief ist zerstört, es kommt zum **Kopfsteinpflaster-Relief** (große noduläre Kontrastmittelaussparungen bei lymphonodulärer Hyperplasie).
- Das terminale Ileum ist wie ein „**Schwanenhals**" konfiguriert.
- Im **Spätstadium** ist die Darmwand starr und verdickt mit Einengung des Lumens und Auslöschung des Schleimhautreliefs (Abb. 9.48, 9.49).

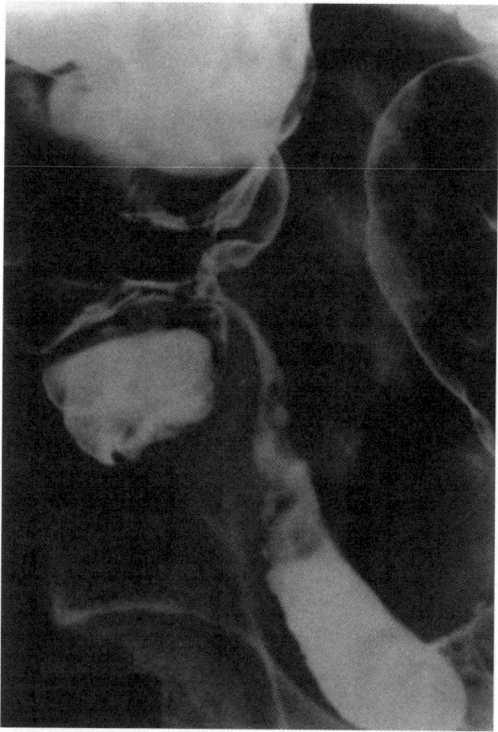

Abb. 9.48: Ileitis terminalis (Morbus Crohn). In der Doppelkontrastdarstellung erkennt man eine langstreckige Stenosierung des terminalen Ileums am Übergang zum Colon ascendens. Der stenotische Teil ist unscharf begrenzt und zeigt oväläre Kontrastmitteldefekte in Sinne von Ulzerationen sowie Fissuren zwischen der geschwollenen Schleimhaut. 2. Staatsexamen, 8/94.

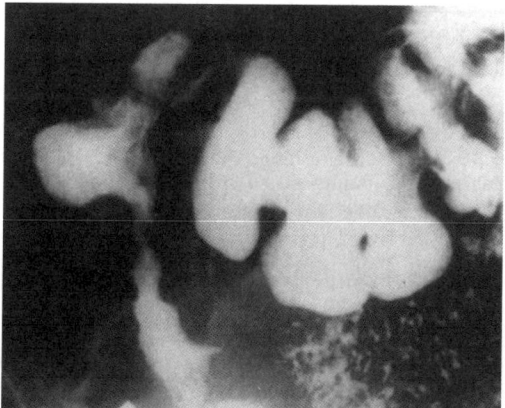

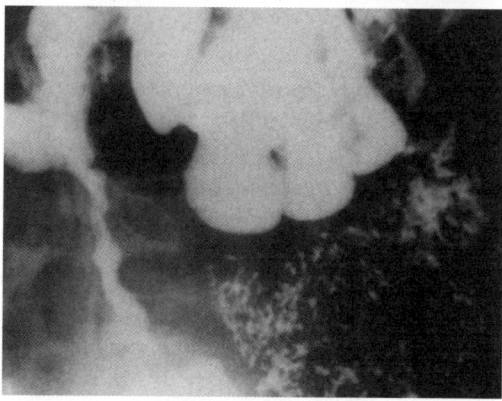

Abb. 9.49: Z. n. Ileozökalresektion bei Ileitis terminalis und Rezidiv im Bereich des Ileums. Das Ileum ist stenotisch verengt, das Schleimhautrelief aufgehoben und die Konturen sind unscharf (durch Ulzerationen). 2. Staatsexamen, 8/88.

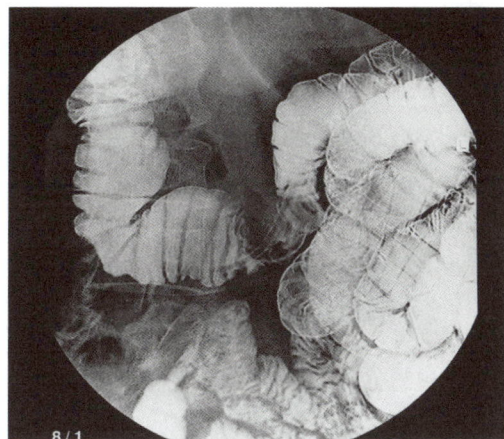

Abb. 9.50: Duodenaltumor im Bereich der Pars horizontalis in der Dünndarmpassage nach Sellink. 2. Staatsexamen, 3/97.

- Als **„Skip lesions"** versteht man rohrartige Verengungen unterschiedlicher Länge mit dazwischengeschalteten normalen Segmenten.

Tumoren

Dünndarmtumoren kommen extrem selten vor (Abb. 9.50).

Unter den **gutartigen Tumoren** finden sich u. a. Polypen, Leiomyome (am häufigsten), Lipome, Hämangiome.

Bei den **bösartigen Veränderungen** des Dünndarms (insgesamt 1,5–6 % der Neubildungen im Gastrointestinaltrakt) ist als häufigster bösartiger Tumor das Karzinoid zu nennen, das röntgenologisch als kleine intraluminale Raumforderung im Ileum bzw. der Appendix erscheint. Die Diagnosestellung erfolgt meist nuklearmedizinisch. Außerdem finden sich Metastasen insbesondere bei Karzinomen des Gastrointestinal- und Urogenitaltraktes, die eine Infiltration des Dünndarms bei einer Ausbreitung per continuitatem bewirken.

9.5 Kolon

9.5.1 Untersuchungsmethoden

Kontrastmitteldarstellung des Kolons

Die Darstellung des Kolons erfolgt röntgenologisch über eine **retrograde Kontrastmittelfüllung in Doppelkontrasttechnik.** Nach einer gründlichen Darmreinigung über mehrere Tage wird dem liegenden Patienten ein Einmal-Darmrohr oder ein Blasenkatheter mit Ballon in den Anus eingeführt und über diesen Bariumsulfatlösung installiert, bis das gesamte Kolon gefüllt ist. Danach wird das Kontrastmittel wieder abgelassen (oder der Patient zur Toilette geschickt) und über den liegenden Blasenkatheter mit einer Pumpe Luft insuffliert. Hierdurch kommt es zur Doppelkontrastdarstellung mit feinem Wandbeschlag des Bariumsulfates. Die Darmreinigung vor der Untersuchung muß besonders sorgfältig durchgeführt werden, da Stuhlreste Dickdarmerkrankungen vortäuschen können. Die Röntgenaufnahmen werden als Übersichts- und Zielaufnahmen angefertigt (Abb. 9.51).

Indikationen zum Kolonkontrasteinlauf

Nachweis von okkultem oder sichtbarem Blut im Stuhl, Entzündungen, Divertikulose, Polypen, Tumoren, Ergänzung bei unvollständiger Koloskopie, präoperativ.

Kontraindikationen

Bei Kontraindikationen gegen Bariumsulfat (Perforationsgefahr, Z. n. OP oder Biopsie, toxisches

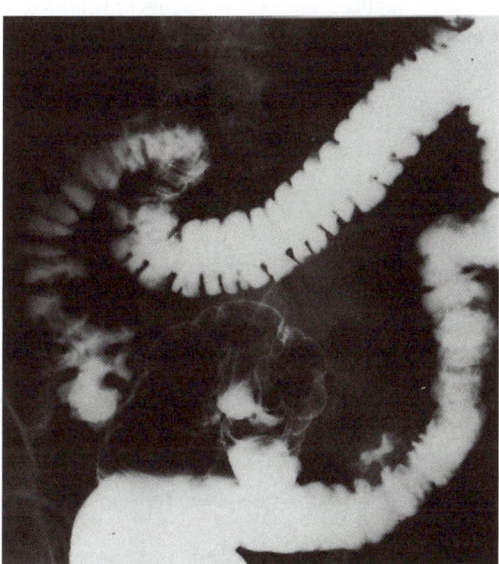

Abb. 9.51: Perforation des Kolons im Kontrastmitteleinlauf des Kolons. Man erkennt im distalen Anteil des Colon descendens am Übergang zum Sigmoid einen deutlichen Kontrastmittelaustritt aus dem Kolonlumen. 2. Staatsexamen, 8/98.

Megakolon) wird eine Monokontrastdarstellung mit Gastrografin® durchgeführt.

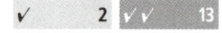

9.5.2 Radiologische Befunde

Röntgenanatomie des Kolons

- **Haustrierung:** Ausbuchtungen zwischen der Längsmuskelschicht des Kolons, die sich mit der Peristaltik verändern und vom rechten Kolon zum linken Kolon hin abnehmen. Ein Haustrenverlust im Colon descendens und Sigmoid ist normal.
- **Taeniae:** Längsmuskelschicht des Kolons
- **Kolonlänge:** 90–150 cm
- **Weite der Darmschlingen:** 8 cm, Sigma 3 cm
- **Rektum:** ca. 15 cm lang, Kohlrausch-Falte ca. 6 cm oberhalb der inneren Analöffnung

Divertikulose, Divertikulitis

Bei fast jedem Menschen kommen insbesondere in höherem Lebensalter Divertikel vorzugsweise im Sigma vor. Hierbei handelt es sich eigentlich um Pseudodivertikel mit Aussackung der Mukosa und Submukosa durch Lücken in der Muscularis propria. Bei länger bestehender Divertikulose kann es zu Komplikationen mit Entzündungen, Blutungen, Perforation, Abszeßbildung, entzündlicher Stenose bis hin zum Ileus kommen (Divertikulitis).

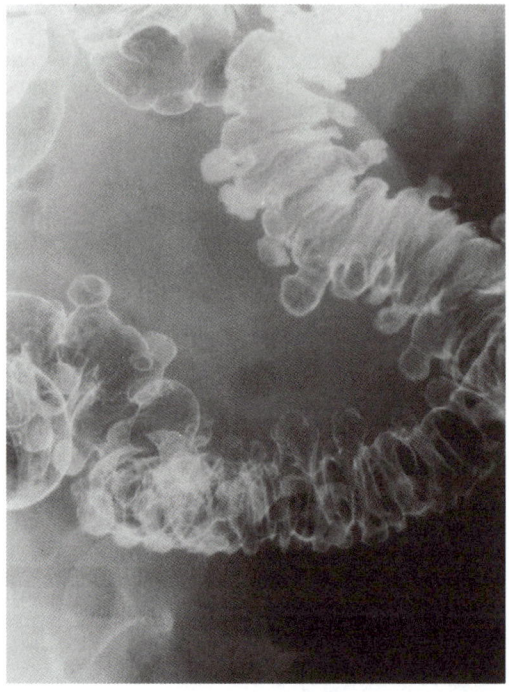

Abb. 9.53: Multiple Divertikel im Kolondoppelkontrasteinlauf. Man erkennt multiple kleine pilzförmige Aussackungen des Kolons im Bereich des Sigmas, wie sie typisch für eine Divertikulose sind. 1. Staatsexamen, 3/96.

Röntgenologisch zeigen sich 3–10 mm große, scharf berandete Aussackungen mit schmalem Hals.

Kommt es zur **Divertikulitis,** ist das betroffene Segment enggestellt, die Divertikel sind spitzzipfelig ausgezogen mit kleinen Erosionen versehen. Die Darmwand ist verdickt. Fisteln, Abszesse und Obstruktionen können vorkommen. Es besteht die Gefahr einer Perforation. Nach einer länger zurückliegenden Divertikulitis kann es zur narbigen Stenosierung mit Abflachung des Schleimhautreliefs und aufgehobener Haustrierung kommen (Abb. 9.52, 9.53).

> **Merke!**
> Im Akutstadium wird wegen der Gefahr einer Perforation die Röntgenuntersuchung im Monokontrast mit wasserlöslichem Kontrastmittel durchgeführt.

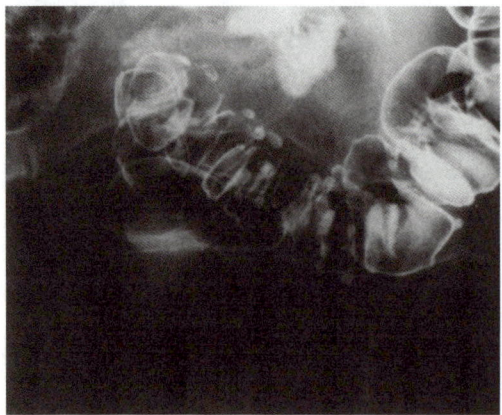

Abb. 9.52: Divertikulose im Kolonkontrasteinlauf. Man erkennt multiple kontrastmittelgefüllte Ausstülpungen der Darmwand im Sigmabereich. 1. Staatsexamen, 8/90.

Colitis ulcerosa

Diese vom Rektum ausgehende und sich bis zum Zökum ausbreitende chronische Entzündung des Dickdarms befällt meist diffus das gesamte Kolon. In 10% der Fälle findet sich ein Befall des terminalen Ileums (Backwash-Ileitis).

Röntgenzeichen
- Im **Frühstadium** findet sich ein samtartiger Beschlag durch die **Schleimhautverdickung**.
- Später kommen **Ulzerationen** mit **miliaren Abszessen** und zipfeligen Ausziehungen sowie **Kragenknopfulzera** (Ulkus mit Unterminierung der Mukosa) hinzu.

Im chronischen Stadium kommt es zum völligen Haustrenverlust, dem sogenannten „Fahrradschlauchbild" (Abb. 9.54, 9.55).
- Die betroffenen Abschnitte sind meist bewegungslos mit einzelnen Ulzerationen und bleistiftdicken **Stenosierungen** sowie **Pseudopolypen** (ins Lumen vorspringende Schleimhautinseln zwischen den Ulzerationen).

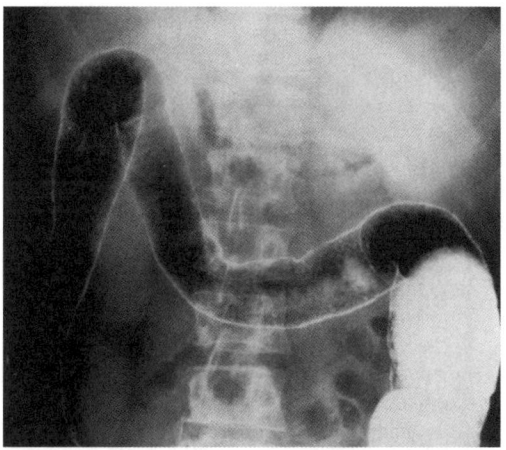

Abb. 9.55: Colitis ulcerosa. Das im Doppelkontrasteinlauf dargestellte Kolon zeigt eine aufgehobene Haustrierung sowie kleine ulzeröse Veränderungen (netzartige Schleimhautstruktur). Des weiteren finden sich feinzipfelige Ausziehungen (spiculae) insbesondere am Unterrand des Colon transversum. Das ganze dargestellte Kolon ist befallen. 2. Staatsexamen, 3/95.

Komplikationen
- Toxisches Megakolon: extreme Dilatation, insbesondere des Colon transversum, mit Gefahr der Perforation (kein bariumhaltiges Kontrastmittel zur Röntgendarstellung).
- Perforation: Nachweis freier Luft oder Kontrastmittelaustritt.
- Bei langjährigem Verlauf kommen in bis zu 20% der Fälle maligne Entartungen vor.

Morbus Crohn

Da der Morbus Crohn oft das terminale Ileum (Ileitis terminalis) befällt, ist er in ☞ Kap. 9.4.2 beschrieben. Typische Befunde des Kolons zeigen die Abbildungen 9.56 und 9.57.

Tumoren

Polypen

Der häufigste Tumor des Kolons ist der Polyp mit der häufigsten Lokalisation in Rektum und Sigma (Abb. 9.58). Die Polypen können als gestielte Polypen ins Darmlumen hineinragen (Abb. 9.59) oder breitbasig aufsitzen, villöse Polypen haben eine unregelmäßige Oberfläche und können zu Ver-

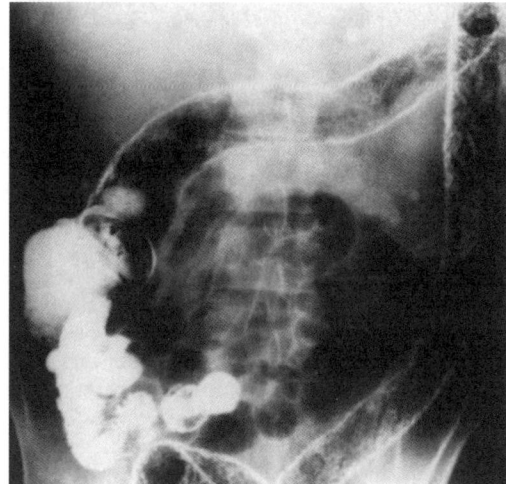

Abb. 9.54: Colitis ulcerosa in der Doppelkontrastuntersuchung des Kolons. Ödematös veränderte Schleimhaut mit feingranulierter Oberfläche sowie völligem Verlust der Haustrierung (Fahrradschlauchbild). Durch oberflächliche Schleimhautulzerationen erscheint die Schleimhaut durch aneinandergereihte Kontrastmitteldepots getüpfelt. Die Randkonturen sind unscharf gezähnelt. Insgesamt ist der Darm in seiner Länge geschrumpft mit aufgebrauchten Flexuren und Verlagerung des Ileozökalpols in Richtung des rechten Oberbauchs. 1. Staatsexamen, 8/91.

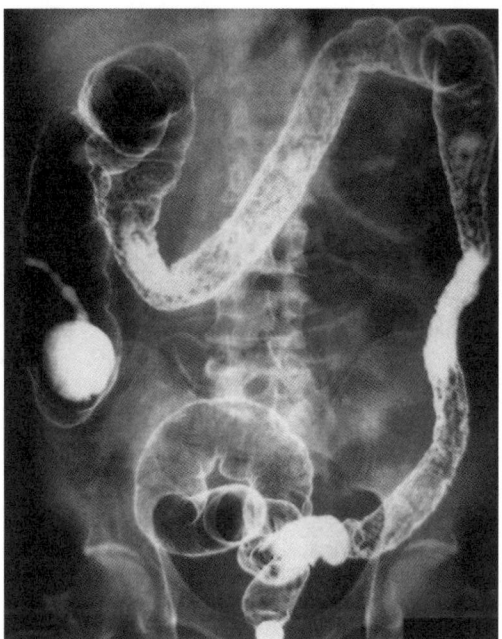

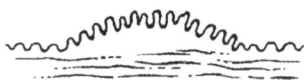 **breitbasig** hohes Malignitätsrisiko

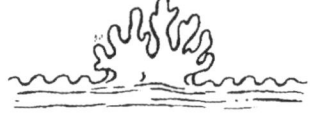 **villös/zottig** mittleres Malignitätsrisiko

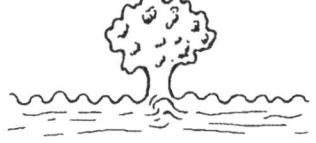 **gestielt** niedriges Malignitätsrisiko

Abb. 9.58: Einteilung der Kolon-Polypen.

Abb. 9.56: Morbus Crohn. Das Colon transversum und das Colon descendens sind erheblich enggestellt und zeigen ein Pflastersteinrelief (polypoide kleine Füllungsdefekte). Die übrigen dargestellten Kolonanteile sind unauffällig. 2. Staatsexamen, 8/90.

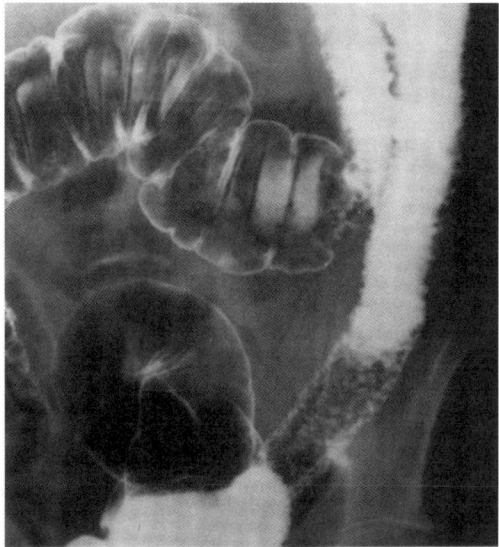

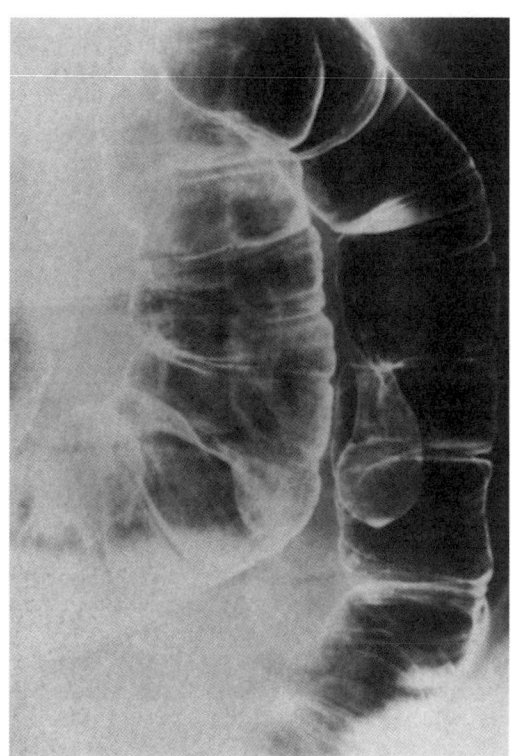

Abb. 9.57: Morbus Crohn im Kolondoppelkontrasteinlauf. Die linke Flexur und das Colon descendens sind mit typischen Ulzerationen mit pflastersteinähnlichem Schleimhautrelief befallen. Das Lumen ist geschrumpft. 2. Staatsexamen, 8/94.

Abb. 9.59: Gestielter Polyp des Colon descendens. 2. Staatsexamen, 3/87.

wechslungen mit malignen Raumforderungen oder Stuhlverunreinigungen führen.

Kolonkarzinom

Bei den bösartigen Veränderungen steht das kolorektale Karzinom als zweithäufigstes Malignom der Bevölkerung im Vordergrund. Meist ist es im Rektum (60%) oder Sigma (20%) lokalisiert (Abb. 9.60 bis Abb. 9.64).

> **Merke!**
>
> Röntgenologisch zeigen sich solitäre polypöse oder anuläre Schleimhautdefekte mit glatter oder ulzerierter Oberfläche. Häufig finden sich ringförmige Stenosierungen (Bild des abgegessenen Apfels) mit prästenotischer Dilatation.

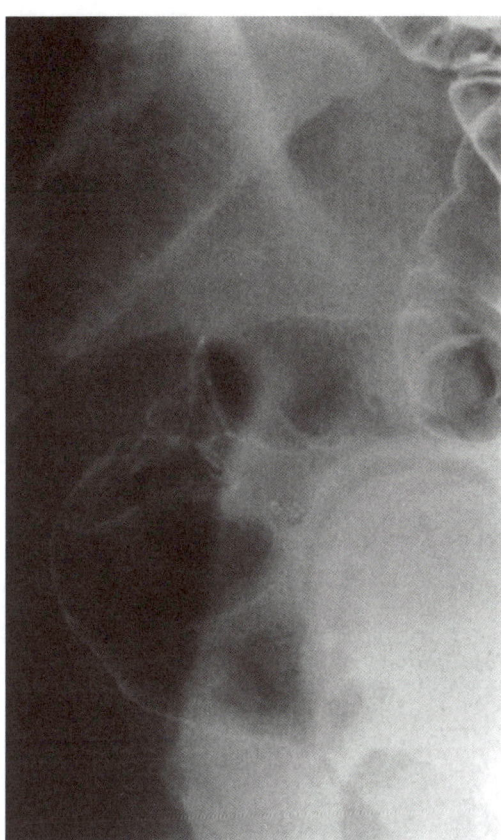

Abb. 9.61: Rektumkarzinom in der Doppelkontrastuntersuchung des Kolons. Man erkennt ein zirkulär stenosierendes zirrhöses Karzinom im Rektumbereich (Bild des abgegessenen Apfels). Der tumoröse Bereich weitet sich auch nach Luftinsufflation nicht aus. 1. Staatsexamen, 8/89.

9.6 Leber

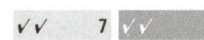

9.6.1 Untersuchungsmethoden

Sonographie

Die Sonographie steht als nichtinvasive, leicht einsetzbare Methode am Anfang der bildgebenden Diagnostik der Leber. Mit ihr können umschriebene Prozesse wie Zysten, Abszesse, Hämatome, Metastasen und Karzinome, diffuse Parenchymveränderungen wie eine Fettleber, eine Zirrhose oder eine Stauungsleber bei Herzinsuffizienz nachgewiesen werden. Auch vaskuläre Prozesse wie

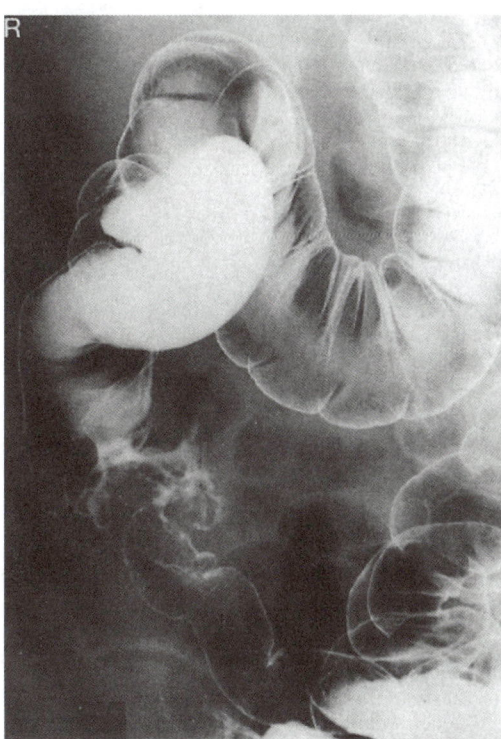

Abb. 9.60: Karzinom im Bereich des ileozökalen Übergangs. Man erkennt in der Doppelkontrastuntersuchung des Kolons am Zökalpol einen blumenkohlartigen, ins Darmlumen vorspringenden Tumor mit zerklüfteter Oberfläche und Ulzerationen. 1. Staatsexamen, 8/88.

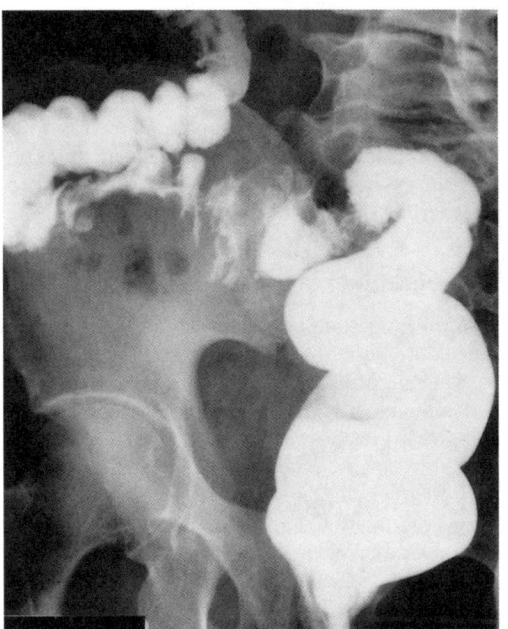

Abb. 9.62: Stenosierendes Sigmakarzinom im Kolonkontrasteinlauf. 2. Staatsexamen, 8/97.

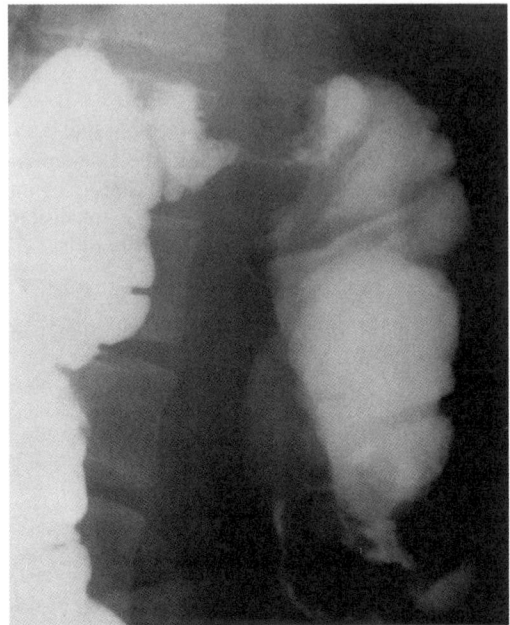

Abb. 9.63: Kolonkarzinom im Bereich des Colon transversum mit ausgeprägter Stenosierung (Bild des abgegessenen Apfels) in der Monokontrastdarstellung des Kolons. 2. Staatsexamen, 3/96.

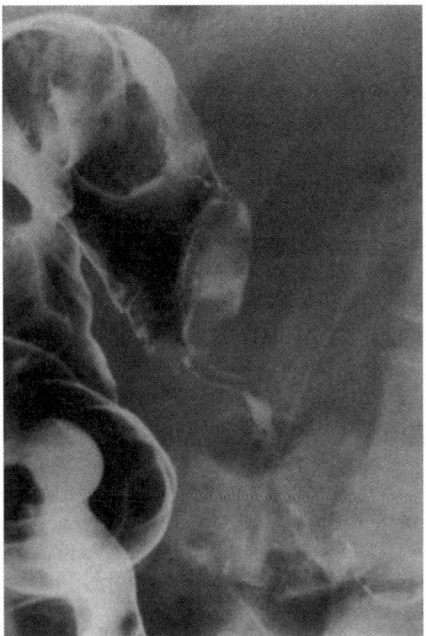

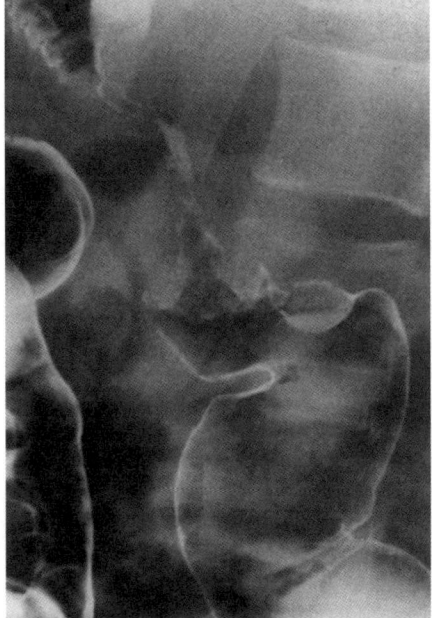

Abb. 9.64: Subtotal stenosierender Tumor im Bereich der linken Kolonflexur. 2. Staatsexamen, 8/91.

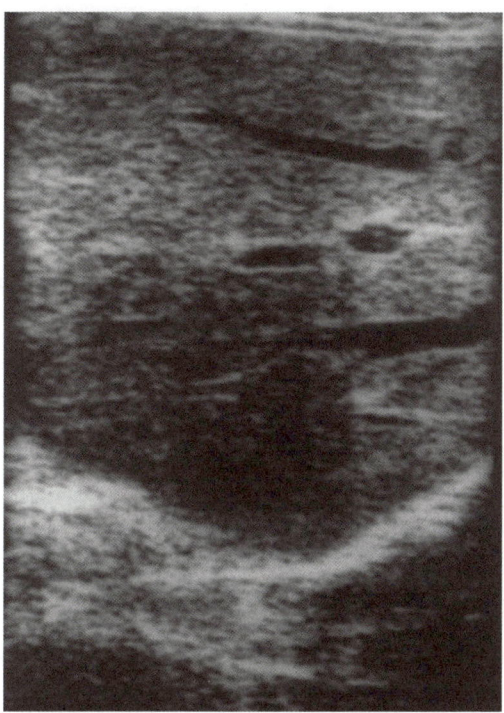

Abb. 9.65: Sonographie der Leber (Normalbefund). Die Lebervenen stellen sich ohne echoreichen Rand dar, während die Pfortaderäste einen kräftigen Randreflex (Uferbebauung) aufweisen.

eine portale Hypertension bei Leberzirrhose oder eine Pfortaderthrombose können insbesondere mit der farbkodierten Duplexsonographie diagnostiziert werden (Abb. 9.65).

Sonographische Anatomie: ☞ Kap. 9.1.2

Computertomographie

Die Computertomographie der Leber zählt zu den Standarduntersuchungen bei der weiteren Abklärung umschriebener Raumforderungen, im Tumor-Staging, bei der Metastasensuche sowie bei der Abklärung vaskulärer Prozesse.

Untersuchungstechnik
Die Leber wird von kranial der Zwerchfellkuppe bis kaudal des unteren Leberpols zunächst nativ in 10 mm dicken Schichten kontinuierlich untersucht und im Anschluß daran noch einmal mit gleicher Schnittführung nach Kontrastmittelgabe. Durch die i. v. Kontrastmittelapplikation können fokale Veränderungen besser diagnostiziert und differenziert werden.

Ebenso wie mit der Sonographie können mit der Computertomographie gezielte Feinnadelpunktionen zur zytologischen oder histologischen Diagnosesicherung durchgeführt werden.

Angiographie

Je nach Fragestellung stehen unterschiedliche diagnostische Verfahren zur Verfügung:
- **Angiographie der A. hepatica communis:** Zur Darstellung der arteriellen Versorgung der Leber wird nach transfemuraler Punktion ein Katheter nach superselektiver Sondierung des Truncus coeliacus in den Abgang der A. hepatica communis gelegt. Nach Kontrastmittelinjektion werden Serienangiogramme angefertigt.
- **Indirekte Splenoportographie:** Die Darstellung der Pfortader wird meist indirekt über eine selektive Darstellung der A. lienalis vorgenommen. Nach Kontrastmittelpassage durch die Milz werden die V. lienalis und die V. portae kontrastiert.
- **Lebervenographie:** Die Lebervenen können über die V. cava inferior direkt sondiert werden, was z. B. bei einem posthepatischen Block (z. B. Thrombose der Lebervenen bei Budd-Chiari-Syndrom) diagnostisch indiziert ist.

Indikationen
Darstellung der Gefäßanatomie vor Leberoperationen, Beurteilung der Resektabilität und der Dignität unklarer Leberbefunde, Abklärung eines prähepatischen Blocks (direkte Splenoportographie) oder eines posthepatischen Blocks (Lebervenographie), Abklärung sonographisch und computertomographisch unklarer Leberbefunde, Tumor- und Metastasenembolisation bei Inoperabilität.

Nuklearmedizinische Verfahren

In der nuklearmedizinischen Leberdiagnostik ist die statische Leberszintigraphie (Prinzip: Gabe von radioaktiv markierten Kolloiden, die vom RES phagozytiert und gespeichert werden, Abb. 9.67) heute durch die modernen Schnittbildverfahren mit deren zusätzlicher morphologischer Information abgelöst worden. Klinisch bedeutsam sind heute die hepatobiliäre Sequenzszintigraphie und die Blutpool-Szintigraphie.

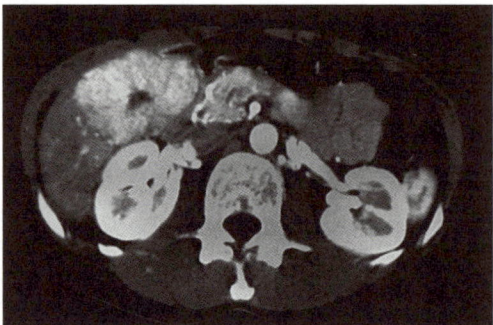

Abb. 9.66: Fokal noduläre Hyperplasie der Leber in der Oberbauch-CT nach KM-Gabe. Man erkennt in der Frühphase der KM-Gabe eine rundliche kräftig anreichernde Raumforderung mit einer zentralen sternförmigen Hypodensität, dem Gefäßstiel. 2. Staatsexamen, 3/99.

Hepatobiliäre Sequenz-Szintigraphie

Hierzu werden ^{99m}Tc-markierte Lidocainderivate verwendet, die nach i. v. Gabe aus dem Blut in die Leberparenchymzellen und über das Gallengangssystem in die Gallenblase gelangen, sich dort anreichern und danach über das Duodenum (eventuell nach einer Reizmahlzeit) ausgeschieden werden. Die Aufzeichnung erfolgt mit einem Gammakamera-Rechner-System als Sequenz- oder Funktions-Szintigraphie in variablen Zeitabständen nach intravenöser Injektion.

Indikationen

Darstellung eines pathologischen Gallenflusses, Differentialdiagnostik des Ikterus, bei Neugeborenen: V. a. Gallengangsatresie.

Blutpool-Szintigraphie

Hierbei soll die regionale Blutverteilung der Leber dargestellt werden, wofür autologe Erythrozyten mit ^{99m}Technetium markiert werden. Diese stellen die großen Blutgefäße und die gut perfundierten Organe wie Leber und Milz dar.

Indikationen

Insbesondere in Kombination mit der hepatobiliären Funktionsszintigraphie sind die Einsatzmöglichkeiten die Diagnostik und die Differentialdiagnose der fokal nodulären Hyperplasie (FNH), des Leberhämangioms, der Adenome und der hepatozellulären Karzinome. Die Diagnose ergibt sich aus dem unterschiedlichen Verhalten der Neoplasien in den einzelnen Funktionsphasen. Die Blut-

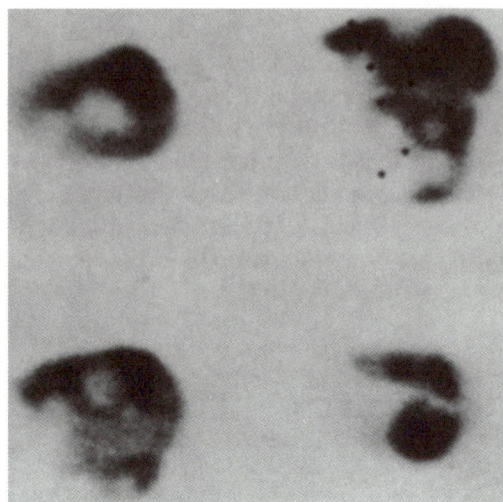

Abb. 9.67: Lebermetastasen (statische Leberszintigraphie). Die Metastasen zeigen sich als nicht nuklidspeichernde Aussparungen.

pool-Szintigraphie kann auch zur Lokalisationsdiagnostik von Blutungsquellen im unteren Gastrointestinaltrakt eingesetzt werden.

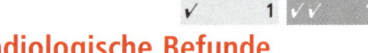

9.6.2 Radiologische Befunde

Fettleber

Die Fettleber ist die häufigste diffuse chronische Leberveränderung und findet sich bei allgemeiner Fettsucht, Diabetes mellitus, nach Chemotherapie oder beim Morbus Cushing.
Sonographisch zeigt sich eine im Vergleich zum Nierenparenchym erhöhte Reflexdichte mit einem groben, homogenen Schallreflexmuster.
Computertomographisch findet sich eine diffuse Dichteminderung mit Dichtewerten unter denen der Milz. Nach Kontrastmittelgabe bleibt diese Dichtedifferenz erhalten.

Leberzirrhose

Die Zirrhose besteht in einer Zerstörung der Leberläppchen und der Gefäßstruktur mit einer entzündlichen Fibrosebildung. Zu 50% ist ein Alkoholabusus ursächlich.

In der **Sonographie** zeigt sich ein stark verdichtetes inhomogenes Reflexmuster mit einer höckrigen

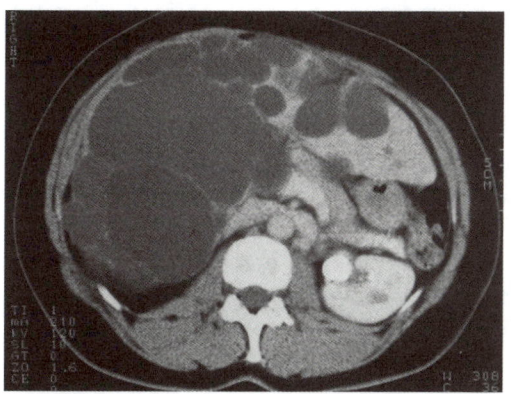

Abb. 9.68: Multiple Leberzysten im Oberbauch-CT nach Kontrastmittelgabe. Man erkennt in der gesamten Leber multiple scharf begrenzte, rundliche hypodense, nicht kontrastmittelanreichernde Areale, die von einer dünnen Wand umgeben sind. Ihre Dichte liegt mit 0 HE bei der Dichte von Wasser. 2. Staatsexamen, 8/95.

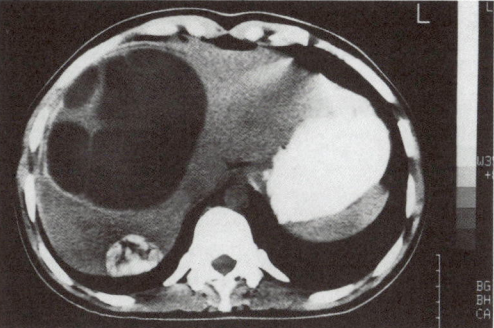

Abb. 9.69: Echinokokkuszyste im nativen Oberbauch-CT. Die Zystenwand und die Zystensepten zeigen teilweise Verkalkungen. Eine weitere Verkalkungsstruktur zeigt sich weiter dorsal im Leberlappen. 2. Staatsexamen, 3/97.

Leberoberfläche und einem plumpen Leberrand. Die Pfortader und die A. hepatica sind erweitert. Teilweise können Umgehungskreisläufe sowie eine Splenomegalie und Aszites nachweisbar sein.

Leberzysten

Leberzysten können als dysontogenetische Zysten, die dann häufig mit Nieren- oder Pankreaszysten kombiniert sind, oder als solitäre Leberzysten mit einer Größe von wenigen Millimetern bis 20 cm Größe auftreten. Sie sind ein häufiger Zufallsbefund ohne klinische Relevanz.

In der **Sonographie** sind sie kugelig bis oval und glatt begrenzt, das Reflexmuster ist echofrei mit einer dorsalen Schallverstärkung.

In der **CT** stellen sie sich als rund bis ovale hypodense (wasseräquivalente Dichtewerte) Raumforderungen ohne Enhancement nach Kontrastmittelgabe dar (Abb. 9.68).

Echinokokkuszysten

Echinokokkuszysten können solitär (Echinococcus granulosus) oder multipel (Echinococcus alveolaris) auftreten. Die Zystenwände sind häufig verkalkt.

Sonographisch zeigen sich kugelig oder gelappte Zysten, die teilweise septiert sind, aber auch unscharf begrenzt sein können. Die Wandverkalkungen kommen als reflexreicher Wandreflex mit dorsalem Schallschatten zur Darstellung.

In der **CT** zeigen sich die rundlichen gekammerten, teilweise gelappten Zysten hypodens. Die Zystenwand stellt sich meist dichter als das Lebergewebe dar, häufig können Verkalkungen in der Zystenwand nachgewiesen werden. Nach Kontrastmittelgabe zeigt sich manchmal ein ringförmiges Enhancement der äußeren Zystenwand, ansonsten aber keine Anreicherung (Abb. 9.69).

Leberabszess

Leberabszesse können durch eine hämatogene Streuung oder eine abszedierende Infektion entstehen, wobei der rechte Leberlappen bevorzugt beteiligt ist.

Sonographisch findet sich eine inhomogene, reflexarme, irregulär begrenzte Raumforderung. Bei Gasansammlungen innerhalb des Abszessherdes können kleine echoreiche Reflexe nachgewiesen werden.

In der **CT** stellen sich Leberabszesse rundlich, relativ scharf begrenzt und hypodens dar. Pathognomonisch ist die ringförmige Kontrastmittelanreicherung. Bei Gasansammlungen innerhalb des Abszesses können die Gaseinschlüsse als kleine hypodense Strukturen nachgewiesen werden. Differentialdiagnostisch muß an Metastasen gedacht werden.

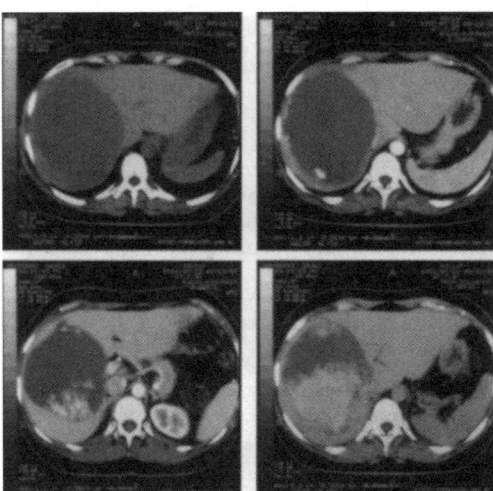

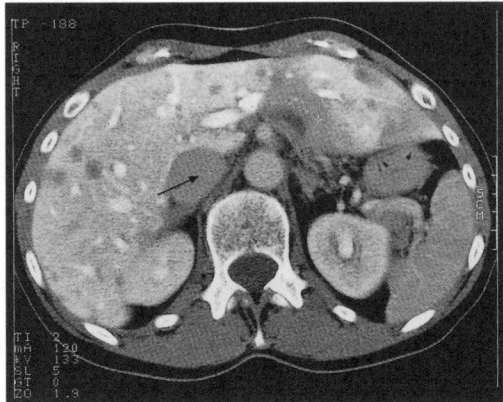

Abb. 9.70: Riesenhämangiom der Leber (CT). Vor Kontrastmittelgabe hypodense Raumforderung, welche fast den gesamten rechten Leberlappen einnimmt (Abb. 1). Unmittelbar nach KM-Injektion färbt sich der Tumor von der Peripherie her an (Abb. 2, 3 und 4). Die nicht kontrastierten Areale entsprechen Thrombosierungen.

Abb. 9.71: Lebermetastasierung im Oberbauch-CT nach Kontrastmittelgabe. Die Leber ist von multiplen hypodensen Raumforderungen durchsetzt, wie sie typisch für eine Metastasierung sind. Der Pfeil markiert die V. cava inferior. 1. Staatsexamen, 3/97.

Hämangiom

Das Hämangiom ist der häufigste benigne Tumor der Leber. Hämangiome können solitär, aber auch multipel auftreten. Ihre Größe ist sehr variabel.

Sonographisch zeigen sich Hämangiome typischerweise als echoreiche, homogene, runde, scharf begrenzte Raumforderungen mit einer dorsalen Schallverstärkung.

Computertomographisch erscheinen Hämangiome hypodens homogen, teilweise lassen sich aber auch regressive Veränderungen mit Kalk nachweisen. Nach Kontrastmittelbolusgabe reichert sich die Randpartie girlandenförmig hyperdens an, wobei das Zentrum der Hämangiome langsamer anreichert (Abb. 9.70).

Kann keine eindeutige Diagnose gestellt werden, muß die Abklärung angiographisch erfolgen.

Fokal noduläre Hyperplasie (FNH)

Die FNH ist ein benigner Lebertumor; der durch eine embryonale Gefäßfehlbildung, welche später durch regeneratives Wachstum als fokaler oder multifokaler Tumor in Erscheinung tritt, entsteht. Die FNH ist in der Regel ein nicht behandlungsbedürftiger Zufallsbefund, teilweise tritt sie im Zusammenhang mit der Einnahme von Kontrazeptiva auf. Sie kann bis 8 cm im Durchmesser groß werden.

Sonographisch stellt sich die FNH rund bis oval und scharf begrenzt echoarm bis echogleich homogen dar.

Computertomographisch zeigt sich in der Frühphase nach KM-Gabe eine rundliche kräftig anreichernde Raumforderung mit einer zentralen sternförmigen Hypodensität, dem Gefäßstiel (Abb. 9.66).

Leberzellkarzinom

Das hepatozelluläre Karzinom tritt in 25% der Fälle bei Hepatitis-B-Virus-Trägern auf. Es kann multizentrisch, solitär oder diffus lokalisiert sein.

Sonographisch ist das hepatozelluläre Karzinom nicht von Metastasen unterscheidbar. Es stellt sich unregelmäßig begrenzt und unscharf mit inhomogenem Reflexmuster und teilweise zentralen Nekrosen dar.

Computertomographisch sind die rundlichen Raumforderungen hypo- bzw. isodens. Nach Kontrastmittelgabe findet sich ein ringförmiges Enhancement. Die zentralen nekrotischen Anteile sind hypodens bei insgesamt inhomogener Struktur.

Lebermetastasen

Insbesondere Tumoren aus dem Gastrointestinaltrakt, aber auch Mamma-, Bronchial- und Nierenkarzinome metastasieren häufig in die Leber.

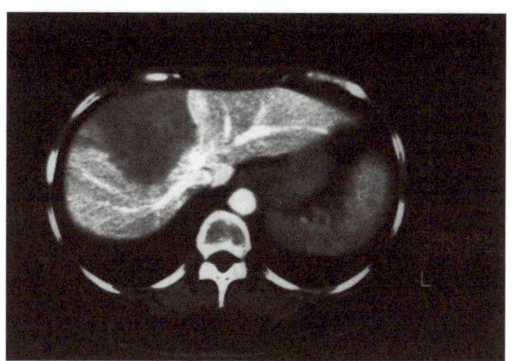

Abb. 9.72: Lebermetastase. Oberbauch-CT nach Kontrastmittelgabe mit großer hypodenser Raumforderung des rechten Leberlappens bei bekanntem Sigmakarzinom. 2. Staatsexamen, 8/98.

Sonographisch stellen sich die Metastasen als unscharfe, multiforme Raumforderungen dar. 70% sind echoarm, 30% echoreich. Meist zeigt sich ein inhomogenes Reflexmuster.

Computertomographisch stellen sich die Metastasen in der Regel unterschiedlich hypodens, teilweise mit einer kokardenartigen Randstruktur dar. Nach Kontrastmittelgabe bleiben sie häufig zentral hypodens (Nekrose) und haben peripher ein stärkeres Enhancement (Abb. 9.71, 9.72). Durch eine sonographische oder computertomographische Punktion kann eine Zuordnung zum Primärtumor erfolgen.

9.7 Gallenblase und Gallenwege

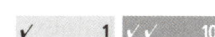

9.7.1 Untersuchungsmethoden

Abdomenübersicht

Zur Röntgenkontrastmitteldarstellung des Gallengangsystems werden – unabhängig von der Darstellungsform – **zunächst Leeraufnahmen** angefertigt. Diese zeigen evtl. vorhandene schattengebende (kalkhaltige) Steine, Verkalkungen der Gallenblasenwand (Porzellangallenblase) oder pathologische Luftansammlungen.

Sonographie

Die Darstellung des Gallenwegssystems erfolgt bis auf wenige Indikationen in der klinischen Routine durch die Sonographie. Die Sonographie hat den Vorteil, daß sie nicht belastend, beliebig oft wiederholbar ist und eine gute Darstellung der oberflächlich gelegenen Leber und des Gallengangsystems liefert. Allerdings können Darmgasüberlagerungen die Beurteilung insbesondere des distalen D. choledochus erschweren bis unmöglich machen. Zur Anatomie der Gallenblase und Gallenwege in der Sonographie ☞ Kap. 9.1.2.

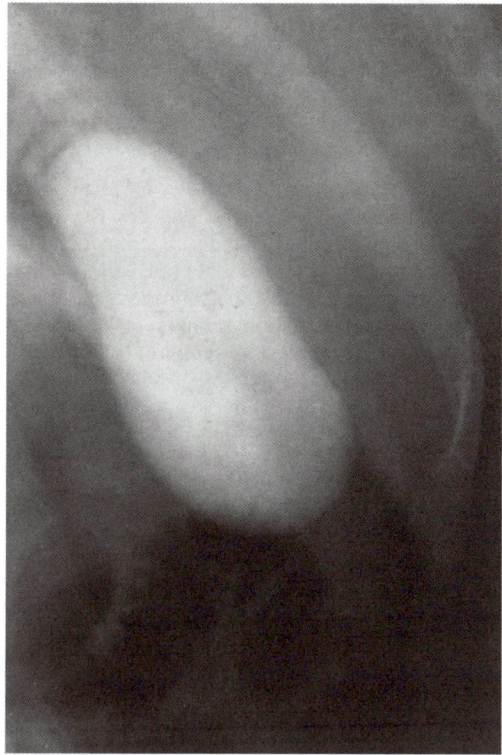

Abb. 9.73: Orale Cholezystographie (Normalbefund).

Indikationen
Nachweis von entzündlichen Veränderungen der Gallenblase, Gallenblasen- oder Gallengangssteine und Tumoren.

Orale Cholezystographie

Untersuchungstechnik
Nach Anfertigung einer **Nativaufnahme** des rechten Oberbauches in Seitenlage wird dem Patienten am Vorabend der Untersuchung **gallengängiges Kontrastmittel** oral verabreicht, welches im Dünndarm absorbiert und zu 20–40% über die Leber ausgeschieden wird. Danach werden **Übersichts-** und **Zielaufnahmen** des rechten Oberbauches angefertigt. Nach einer **Reizmahlzeit** (eine halbe Ta-

fel Schokolade oder synthetisch hergestellte Reizmahlzeit) zur Beurteilung der Gallenblasenkontraktion werden erneut Übersichts- und Zielaufnahmen angefertigt (Abb. 9.73).

> **Merke!**
> Nachteile der oralen Cholezystographie sind die geringe Kontrastmitteldichte, insbesondere bei Resorptionsstörungen des Darms, sowie die meist fehlende Darstellung des D. hepaticus und des D. choledochus.

Indikationen
Die orale Cholozystographie ist weitgehend durch die Sonographie ersetzt und wird nur noch selten zur Abklärung unklarer Oberbauchbeschwerden eingesetzt.

Risiken/Kontraindikationen
Nebenwirkungen des oralen Kontrastmittels mit Übelkeit und Durchfällen (bis zu 30%), allergische Reaktionen sind sehr selten.

Intravenöse Cholezystocholangiographie

Untersuchungstechnik
Nach Anfertigung der **Leeraufnahme** wird **gallengängiges** Kontrastmittel als Kurzinfusion **intravenös** appliziert. Ca. 20 min p.i. werden eine **Übersichtsaufnahme** und anschließend **Schichtaufnahmen** des Gallengangsystems angefertigt. Zur Überprüfung der Kontraktion der Gallenblase kann eine **Reizmahlzeit** (halbe Tafel Schokolade oder Sorbit-Trockeneigelb-Gemisch) verabreicht werden mit anschließender neuer röntgenologischer Darstellung.

Indikationen
Darstellung der großen Gallenwege (insbesondere vor geplanter endoskopischer Entfernung der Gallenblase), Gallensteine der Gallenblase oder der intra- und extrahepatischen Gallenwege, Tumoren der Gallenblase und der Gallenwege, postoperative Kontrollen.

Kontraindikationen
Bilirubin > 3 mg% (keine ausreichende Syntheseleistung der Leber), Kontraindikationen für jodhaltiges Kontrastmittel sind Allergie, Hyperthyreose, Plasmozytom, Nieren- oder Leberinsuffizienz usw.
Risiken bei Gabe von gallengängigem jodhaltigem Kontrastmittel:
- leichte Nebenwirkungen (Übelkeit, Erbrechen, Blutdruckabfall, Hautreaktionen) in ca. 2–4% der Fälle
- Letalität 1 : 5000 bis 1 : 20000 (Risiko 8mal höher als bei i.v. Urogramm)

Endoskopische retrograde Cholangiographie (ERCP)

Untersuchungstechnik
Nach Einführung eines Endoskops in das Duodenum und Sondierung der Papilla Vateri wird Kontrastmittel retrograd in das Gallengangsystem (und Pankreasgangsystem) injiziert. In gleicher Sitzung können auch therapeutische Maßnahmen wie eine Papillotomie und ggf. eine Extraktion von Konkrementen aus dem D. choledochus durchgeführt werden.

Indikationen
Abklärung distaler Gallenwegsobstruktionen, Darstellung des Pankreasgangsystems in der Diagnostik chronischer Pankreatitiden und des Pankreaskarzinoms.

Perkutane transhepatische Cholangiographie (PTC)

Untersuchungstechnik
In seltenen Fällen ist die direkte Punktion der intrahepatischen Gallenwege notwendig. Hierzu wird perkutan unter Ultraschall- und Durchleuchtungskontrolle in der rechten mittleren Axillarlinie punktiert und eine dünne Nadel in das Gallengangsystem plaziert. Bei erweitertem Gallengangsystem ist hierbei die Trefferquote praktisch 100%, bei normal weiten Gallengängen ca. 70%. Nach Gabe von wasserlöslichem jodhaltigem Kontrastmittel werden die Gallengänge dargestellt, so kann der Abfluß des Kontrastmittels über den D. hepaticus und D. choledochus beurteilt werden.

Indikationen
Nicht anderweitig abklärbarer Obstruktionsikterus, palliative Maßnahmen wie Anlegen einer äußeren Drainage oder innere Ableitung mittels Kunststoffendoprothesen (Stents), Tumorstenosen, präpapilläre Konkremente.

9.7.2 Radiologische Befunde

Cholezystolithiasis

Gallenblasenkonkremente sind in der Bevölkerung häufig (10%), wobei Frauen überwiegend betroffen sind (4-F-Regel: female, fat, forty, fertile).

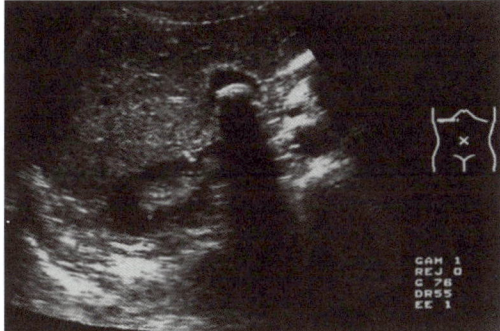

Abb. 9.75: Gallenblasenkonkrement im Ultraschall mit typischem Kuppenreflex und dorsalem Schallschatten. 2. Staatsexamen, 8/95.

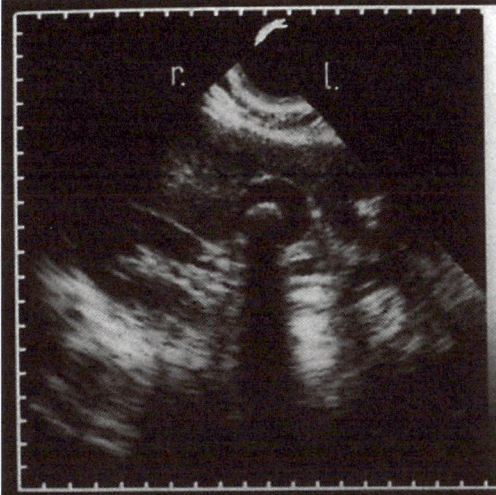

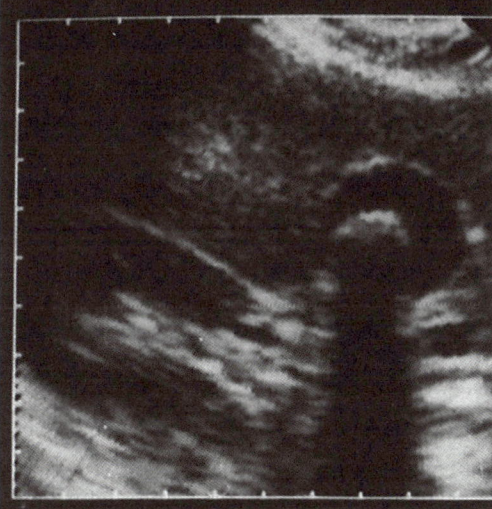

Abb. 9.74: Cholezystolithiasis im Ultraschall. Man erkennt innerhalb der Gallenblase ein kuppenförmiges echogenes Gewebe mit dorsalem Schallschatten, was dem typischen sonographischen Befund eines Steines entspricht. 2. Staatsexamen, 3/98.

Gallensteine stellen sich **sonographisch** ab einer Größe von 3–4 mm als helle Reflexe mit dahinterliegendem Schallschatten dar (Abb. 9.74, 9.75). Eine Differenzierung von wandständigen Tumoren läßt sich durch Umlagerung des Patienten erreichen. Multiple, kleine Konkremente werden als „Sludge" bezeichnet. Dieser ist echodicht, hat aber keinen Schallschatten.

Mit der **Röntgen-Nativaufnahme** lassen sich nur kalkdichte Konkremente darstellen, wobei Bilirubinsteine nur zu 50% und Cholesterinsteine nur zu 7% röntgendicht sind.

In der **Kontrastmitteldarstellung** erscheinen die Gallensteine als Kontrastmittelaussparung, wobei eine Differenzierung zu Tumoren durch eine Umlagerung des Patienten möglich ist (Abb. 9.76 bis 9.78).

Die häufigste Komplikation ist der Steinverschluß des D. choledochus, wobei der Stein sonographisch meist nachweisbar, die orale Cholezystographie jedoch negativ ist.

Merke!
Die Sonographie ist heute die empfindlichste Methode zum Steinnachweis, unabhängig von der Röntgendichte der Konkremente.

Merke!
Ein negatives Cholezystogramm findet man bei einem Verschluß des D. cysticus durch Steine, Tumoren oder Ödeme.

Auch **computertomographisch** lassen sich Gallenblasensteine nachweisen, insbesondere wenn sie Kalk enthalten. Eine Indikation zum Nachweis besteht jedoch nicht, da die anderen bildgebenden Verfahren ausreichend sind.

Der beste Nachweis einer Cholangiolithiasis gelingt mit der direkten Cholegraphie (PTC, ERCP, Abb. 9.79).

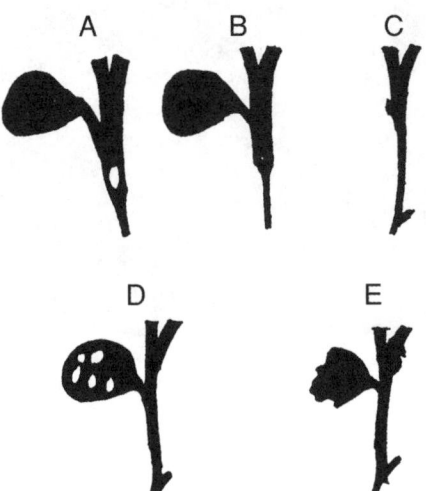

Abb. 9.76: Häufige Befunde im Cholezystogramm. A) Choledochusstein, B) chronische Pankreatitis, C) Zystikusstein, D) multiple Gallensteine, E) Gallenblasenkarzinom.

Cholezystitis

Eine Entzündung der Gallenblase ist in 90% der Fälle durch eine zeitweise Verlegung des D. cysticus oder des Infundibulums durch Gallenblasensteine oder bakterielle Infektionen der Gallenblase und Gallenwege bedingt.

Sonographisch findet man eine bandförmige Wandverdickung der Gallenblase mit unscharfer Kontur sowie eine Größenzunahme der Gallenblase.

Röntgenologisch ist die akute Cholezystitis in der Regel nicht zu diagnostizieren, da es durch das Ödem des D. cysticus nicht zu einer ausreichenden Kontrastierung kommt. Bei einer chronischen Cholezystitis hingegen kann man röntgenologisch eine geschrumpfte Gallenblase mit narbigen Wandverdickungen erkennen.

Sonderformen/Komplikationen
- Porzellangallenblase: Kalkeinlagerungen in der Gallenblasenwand
- Schrumpfgallenblase: Lumenverlust durch entzündliche Veränderungen
- Kalkmilchgalle: Verschattung in der Nativaufnahme durch multiple kleine verkalkte Partikel

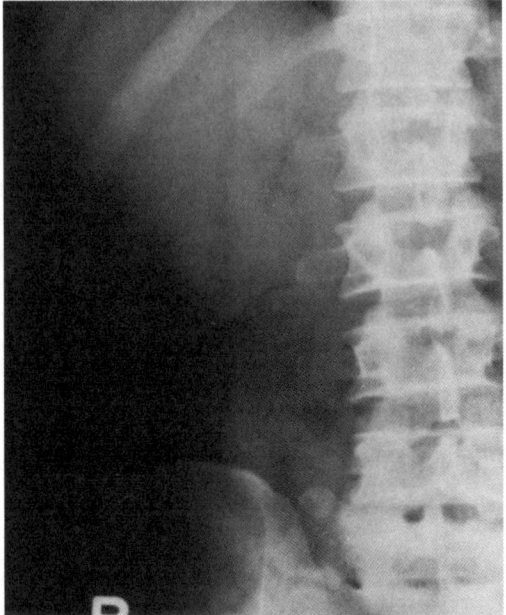

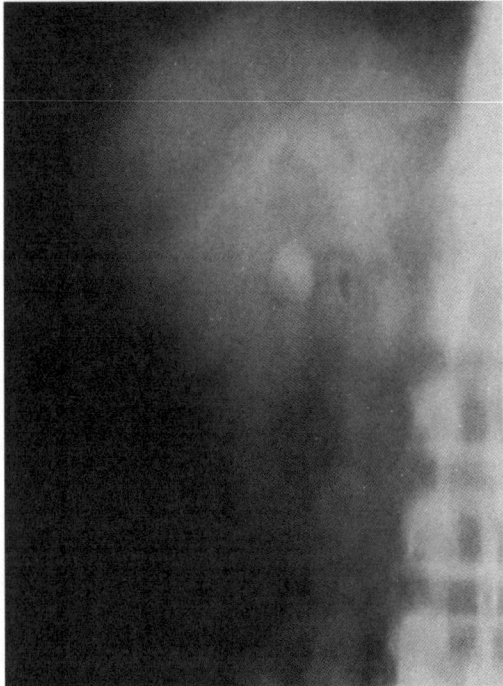

Abb. 9.77: Cholangiocholezystographie, Leeraufnahme und Aufnahme 30 min nach Infusion eines gallengängigen Kontrastmittels. Man erkennt eine Choledocholithiasis durch eine Kontrastmittelaussparung distal der Mündung des D. cysticus. 2. Staatsexamen, 8/95.

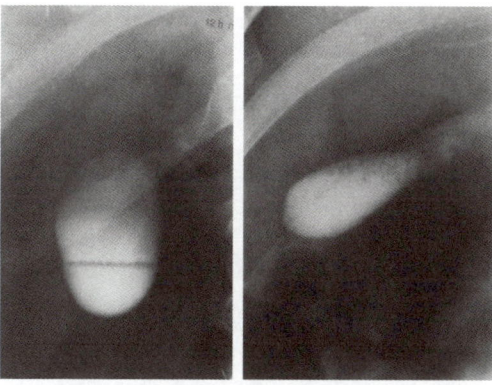

Abb. 9.78: Cholezystographie mit nicht-schattengebendem, verdrängendem Konkrement der Gallenblase. 2. Staatsexamen, 3/96.

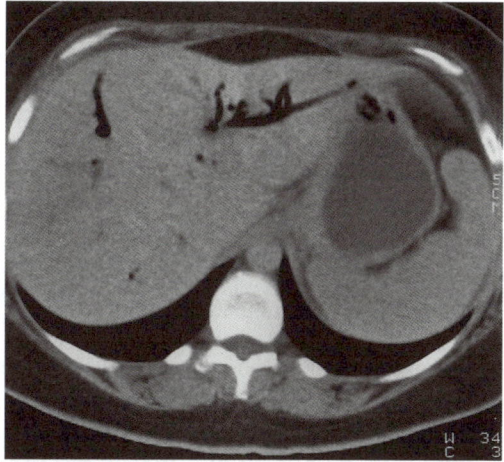

Abb. 9.80: Aerobilie im nativen Oberbauch-CT. 2. Staatsexamen, 8/96.

- Perforation: gedeckt, ins Duodenum oder Kolon
- Aerobilie: bei Steinperforation, emphysematöser Cholezystitis, Tumor, post-op (Abb. 9.80)

Tumoren

Gutartige Tumoren der Gallenblase wie Polypen, Adenome oder Papillome stellen sich **röntgenologisch** als wandständige, teilweise gestielte Kontrastmittelaussparungen ohne Lagebeweglichkeit dar. Beim Gallenblasenkarzinom finden sich unregelmäßig konfigurierte Einengungen mit prästenotischer Dilatation.

Das Ausmaß der Tumorinfiltration und die Lymphknotenmetastasierung wird **sonographisch** bzw. **computertomographisch** erfaßt.

Beim Gallengangskarzinom ist die **ERCP** diagnostische Methode der Wahl. Sonographisch bzw. computertomographisch wird die Tumorausbreitung und die Metastasierung erfaßt.

9.8 Pankreas

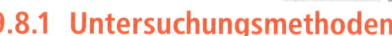

9.8.1 Untersuchungsmethoden

Die Darstellung des Pankreas erfolgt heute weitgehend über die modernen Schnittbildverfahren wie **Sonographie** und **Computertomographie** und die **ERP**.

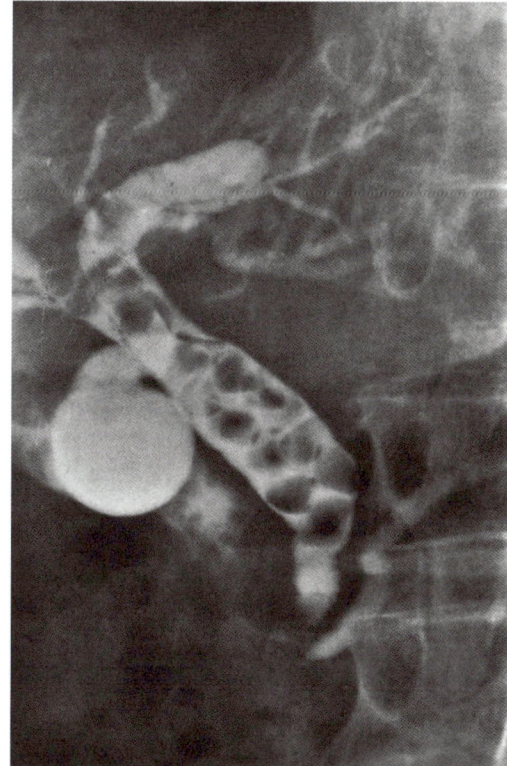

Abb. 9.79: Multiple röntgendurchlässige Gallensteine im D. choledochus (endoskopisch retrograde Cholangiographie). 2. Staatsexamen, 8/96.

Sonographie

Die Sonographie als wenig aufwendige und nicht-invasive Methode liefert einen ersten Überblick bei Pankreasaffektionen. Die Beurteilung des Pankreas kann jedoch bei adipösen Patienten sowie bei Darmgasüberlagerung schwierig sein.

Computertomographie

Zur weiteren Abklärung wird die Computertomographie mit peroraler sowie intravenöser Kontrastmittelgabe durchgeführt, wobei akute und chronische Pankreatitiden, Pankreastumoren, Pankreaspseudozysten usw. diagnostiziert werden können.

Konventionelle Röntgenuntersuchungen

In der **Abdomenübersichtsaufnahme** können Verkalkungen des Pankreas bei chronisch-rezidivierender Pankreatitis, kalkhaltige Gallenblasen- und Gallenwegskonkremente, geblähte Abschnitte bis hin zu paralytischen Spiegelbildungen benachbarter Darmabschnitte bei akuter Pankreatitis erste Hinweise auf die Krankheitsursache geben (Abb. 9.82).

Die **Thoraxübersicht** zeigt bei Pankreasaffektionen häufig einen Zwerchfellhochstand, einen Pleuraerguß (meist links), Atelektasen oder pulmonale Infiltrate.

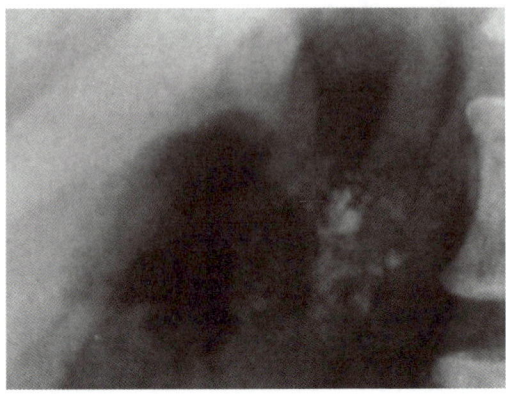

Abb. 9.82: Pankreasverkalkungen bei chronischer Pankreatitis (i. v. Urogramm).

In der **Magen-Darm-Passage** können sich Wandinfiltrationen, Impressionen und Verlagerungen der angrenzenden Magen-Darm-Areale darstellen. Eine Aufweitung des duodenalen Cs und Impressionen im Verlauf des Duodenums können für einen Pankraskopfprozeß sprechen.

Beim Pancreas anulare, einer embryonalen Fehlbildung, kommt es durch den ringförmigen Verlauf des Pankreas zu einer Stenose in der Pars descendens (Abb. 9.81).

Endoskopische retrograde Pankreatikographie (ERP)

Die ERP zeigt durch Kontrastmitteldarstellung Veränderungen des Pankreasgangsystems. Die Differenzierung zwischen chronischer Pankreatitis oder Malignomen stellt die Hauptindikation dar.

9.8.2 Radiologische Befunde

Akute Pankreatitis

Ursachen einer akuten Entzündung des Pankreas sind in absteigender Reihenfolge Gallenwegserkrankungen, Alkoholabusus und seltene andere Ursachen.

In der **Abdomenübersicht** bzw. in der **Kontrastmitteldarstellung** des Magen-Darm-Traktes finden sich luftgeblähte Magen-Darm-Abschnitte im linken Ober-/Mittelbauch mit Spiegelbildungen im Duodenum.

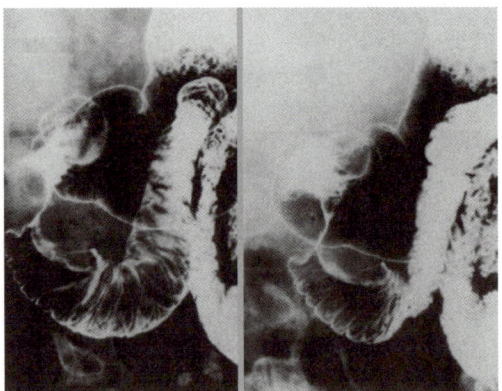

Abb. 9.81: Pancreas anulare. Man erkennt in der Magen-Darm-Passage eine sanduhrförmige Einengung der Pars descendens des Duodenums. Die übrigen dargestellten Magen- und Darmanteile sind nicht verlagert oder deformiert. Das Pancreas anulare zählt zu den anlagebedingten Mißbildungen des Pankreas mit ringförmiger Organanlage. 2. Staatsexamen, 8/85.

Im **Röntgen-Thorax** zeigen sich häufig ein linksseitiger Pleuraerguß und ein linksseitiger Zwerchfellhochstand.

Sonographisch findet sich eine diffuse/segmentale Organvergrößerung mit echoarmem, inhomogenem Reflexmuster und unscharfen Randkonturen. Auch Aszites, Pankreasgangerweiterungen oder peripankreatische Flüssigkeit und Pseudozysten lassen sich sonographisch diagnostizieren.

In der **Computertomographie** läßt sich die Ausdehnung der Pankreatitis mit Organvergrößerungen und Nekrosen sowie Ausbreitung der Exsudate und Nekrosen darstellen. Nach i. v. Kontrastmittelgabe sind die nicht perfundierten Nekroseareale von noch funktionstüchtigem durchblutetem Gewebe abgrenzbar. Pseudozysten sind intra- oder extrapankreatisch als hypodense, scharf begrenzte Raumforderungen erkennbar (Abb. 9.83).

Chronische Pankreatitis

Die häufigste Ursache ist der chronische Alkoholabusus (80%).

In der **Abdomenübersicht** finden sich diffuse Verkalkungen oder verkalkte Pseudozysten.

Sonographisch lassen sich eine unregelmäßige Organkontur mit vergröbertem Binnenreflexmuster, Verkalkungen und Pseudozysten darstellen.

Die **Computertomographie** zeigt ebenfalls die unregelmäßige Organkontur sowie die Verkalkungen und die diffuse oder lokale Organvergrößerung bzw. Atrophie. Des weiteren können intra- oder peripankreatische Pseudozysten, eine portale Hypertension bei Milzvenenthrombose sowie Pseudoaneurysmata gefunden werden (Abb. 9.84).

> **Merke!**
>
> Die sensibelste Methode zur Abklärung der chronischen Pankreatitis ist die ERCP.

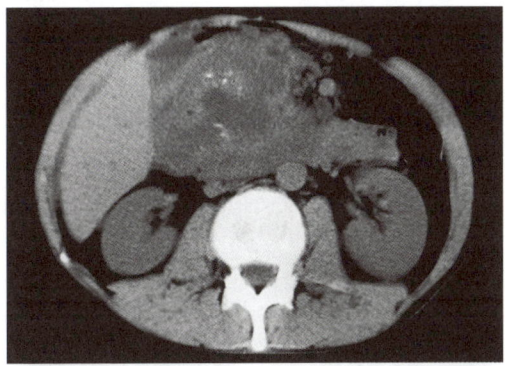

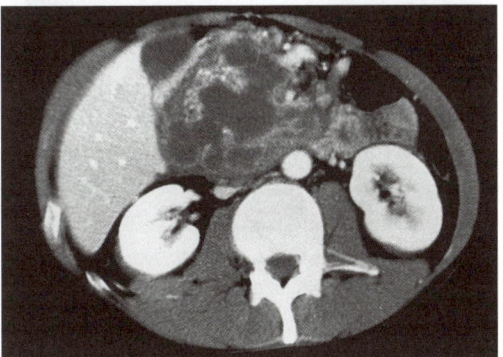

Abb. 9.84: Chronische Pankreatitis im Oberbauch-CT vor und nach i.v. Kontrastmittelgabe. Es zeigt sich eine deutliche Organvergrößerung mit unregelmäßigen Konturen, das Parenchym ist inhomogen, teilweise hypodens (Nekrosen), teil hyperdens (frische Blutungen), teilweise sind intraduktale Konkremente (Pankreasverkalkungen) erkennbar. Nach Kontrastmittelgabe lassen sich die noch funktionstüchtigen, durchbluteten Pankreasareale von den hypodensen nekrotischen Arealen abgrenzen. Teilweise entsprechen die hypodensen Areale Pankreaspseudozysten. 2. Staatsexamen, 3/98.

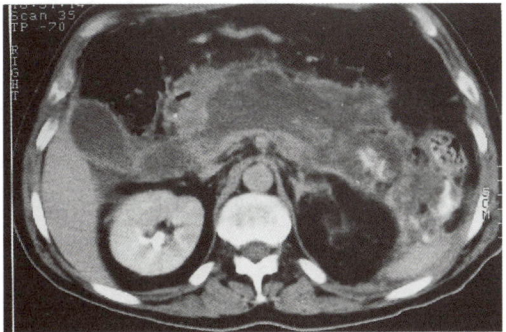

Abb. 9.83: Hämorrhagisch nekrosierende Pankreatitis im Oberbauch-CT nach Kontrastmittelgabe mit deutlicher Organvergrößerung und unscharfer Abgrenzung mit Übergang zu Exsudationen. Das Parenchym ist inhomogen mit hypodensen (nekrotischen), isodensen (Parenchyminseln) und hyperdensen (frische Blutungen) Arealen. Die Exsudate breiten sich in den vorderen und hinteren Pararenalraum aus. Linksseitig kommt keine Niere zur Darstellung. 2. Staatsexamen, 8/97.

Tumoren

Im Vordergrund steht das Pankreaskarzinom als dritthäufigster maligner Tumor des Verdauungstraktes. Es kommt zu einer frühen hämatogenen und lymphogenen Metastasierung, wobei die 5-Jahres-Überlebensrate unter 1% liegt. In bis zu 80% der Fälle ist das Pankreaskarzinom im Pankreaskopf lokalisiert.

> **Merke!**
> Auch bei Tumoren stellt die ERCP **die sensibelste Methode in der Diagnostik dar.**

Sonographisch findet sich meist eine echoarme Raumforderung mit unscharfer Begrenzung sowie Dilatation des D. pancreaticus und D. choledochus ohne Steinnachweis.

Computertomographisch läßt sich zusätzlich eine peripankreatische Tumorinfiltration mit Gefäßummauerung sowie eine Fernmetastasierung und Lymphknotenmetastasierung dokumentieren (Abb. 9.85).

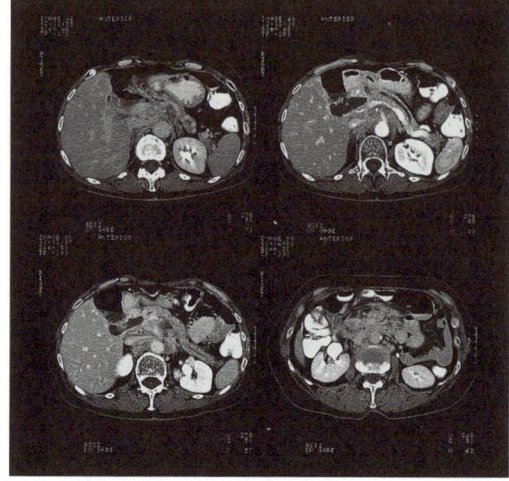

Abb. 9.85: Pankreaskopfkarzinom in der Kontrastmittel-CT. Raumforderung im Kopfbereich des Pankreas mit Aufstau des D. choledochus und des D. pancreaticus, retroperitonealen Lymphknoten und einer mesenterialen Infiltration.

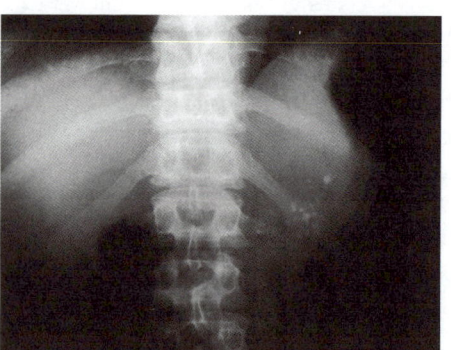

Abb. 9.86: Pankreasverkalkungen in der Abdomenübersichtsaufnahme, wie sie typisch für eine chronische Pankreatitis sind. 2. Staatsexamen, 8/00.

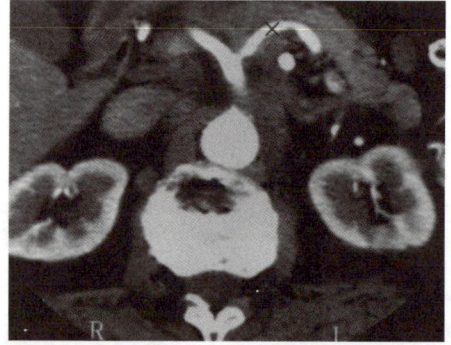

Abb. 9.87: Oberbauch-CT nach Kontrastmittelgabe. Das Kreuz kennzeichnet die A. lienalis. 1. Staatsexamen, 3/01.

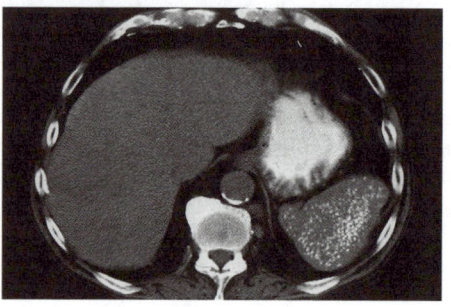

Abb. 9.88: Miliare Milzverkalkungen in der nativen Oberbauch-CT. 2. Staatsexamen, 3/00.

10 Becken und Retroperitoneum

10.1 Niere und ableitende Harnwege

10.1.1 Untersuchungsmethoden

Sonographie

Die Sonographie gehört zur Basisdiagnostik in der Abklärung von umschriebenen und fokalen Nierenveränderungen. Mit ihr können die Nieren, die Nierenbecken und die Harnblase beurteilt werden, die Harnleiter stellen sich sonographisch nicht dar (Abb. 10.1).

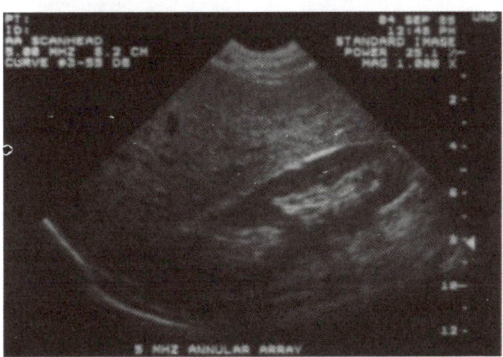

Abb. 10.1: Sonographischer Normalbefund der Niere. Das Nierenbeckenkelchsystem stellt sich reflexreich, das Nierenparenchym reflexarm dar.

Die Nieren können in ihrer Form, Größe und Lage beurteilt sowie Stauungen des Nierenbeckens, Konkremente, Raumforderungen (Zysten, Tumoren), Abszesse und Blutungen erkannt werden.

Im Bereich der Harnblase ist eine Restharnbestimmung möglich, die Blasenwand kann beurteilt und Blasentumoren erkannt werden.

Mit der **FKDS** (farbkodierte Duplexsonographie) können Veränderungen der Nierenarterien wie Nierenarterienstenosen und Nierentransplantate (akute/chronische Abstoßung) beurteilt werden.

Sonographische Anatomie
☞ Kap. 9.1.2

Abdomenleeraufnahme

Die Abdomenleeraufnahme dient als primäres Röntgenverfahren. Alle weiteren krankhaften Veränderungen müssen mit weiterführenden Methoden abgeklärt werden.

Die Nieren sind als parenchymatöse Organe wegen ihrer Kontrastierung durch die umgebende Fettkapsel in ihrer Form, Größe und Lage gut erkennbar (Abb. 10.2).
- Die Nieren projizieren sich beidseits der Wirbelsäule zwischen BWK 12 und LWK 3.
- Die rechte Niere steht in der Regel weiter kaudal als die linke.

- Verkalkungen (Konkremente, verkalkte Lymphknoten) sind gut abgrenzbar.
- Die gefüllte Harnblase ist als weichteildichter Schatten oberhalb der Symphyse erkennbar.

Vergrößerung des Nierenschattens
- Zystennieren
- Abszesse
- Tumoren
- Blutungen
- Pyonephrose

Verkleinerung des Nierenschattens
- chronische Pyelonephritis
- chronische Glomerulonephritis
- alte Nierentuberkulose
- Spätfolgen einer Nierenarterienstenose

Ausscheidungsurogramm (i. v. Pyelogramm)

Das Ausscheidungsurogramm gilt als Standardkontrastmitteluntersuchung der Nieren und ableitenden Harnwege.

Untersuchungstechnik
Dem nüchternen Patienten werden nach Anfertigung und Beurteilung einer Abdomenleeraufnahme 50–70 ml nierengängiges jodhaltiges Kontrastmittel intravenös appliziert. Danach werden Abdomenübersichtsaufnahmen im Liegen 5, 10 und 15–20 min nach Injektion gemacht, wobei die Nieren, die Harnleiter und die Harnblase dargestellt sein müssen.

Als Zusatzaufnahmen dienen Schrägaufnahmen zur besseren Beurteilung des Nierenbeckens und der Ureter, Aufnahmen nach Miktion z. B. zur Restharnbestimmung, Schichtaufnahmen zur besseren morphologischen Nierendarstellung z. B. bei Darmgasüberlagerung sowie Spätaufnahmen bei Abflußverzögerung kommen infolge von Obstruktion zur Anwendung.

Indikationen
Entzündliche, tumoröse, steinbedingte urologische Erkrankungen, Mißbildungen, Zysten, Harnstauung, präoperative Ureterverlaufsbestimmung (gynäkologische OPs) usw.

> **Merke!**
> Eine Glomerulonephritis kann urographisch nicht nachgewiesen werden.

Kontraindikationen
Nierenkolik mit der Gefahr der Fornixruptur sowie Überempfindlichkeiten gegen jodhaltiges Kontrastmittel, Erhöhung des Serumkreatinins > 1,5 mg%.

Normalbefund
Nach i. v. KM-Gabe kontrastiert sich das Nierenparenchym beidseits homogen mit seitengleicher, zeitgerechter Ausscheidung in die beiden Nierenbecken. Das Kontrastmittel strömt ungehindert durch die normal weiten und regelrecht gelegenen Ureteren in die Blase ab, wobei die Kontrastierung durch peristaltische Wellen unterbrochen sein kann (Abb. 10.3).

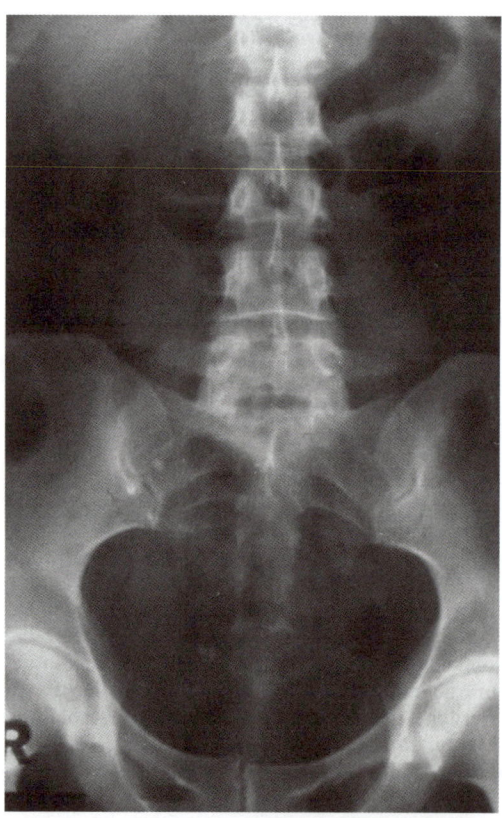

Abb. 10.2: Abdomenübersichtsaufnahme Normalbefund. Die rechte Niere und der Psoasrandschatten lassen sich gut abgrenzen.

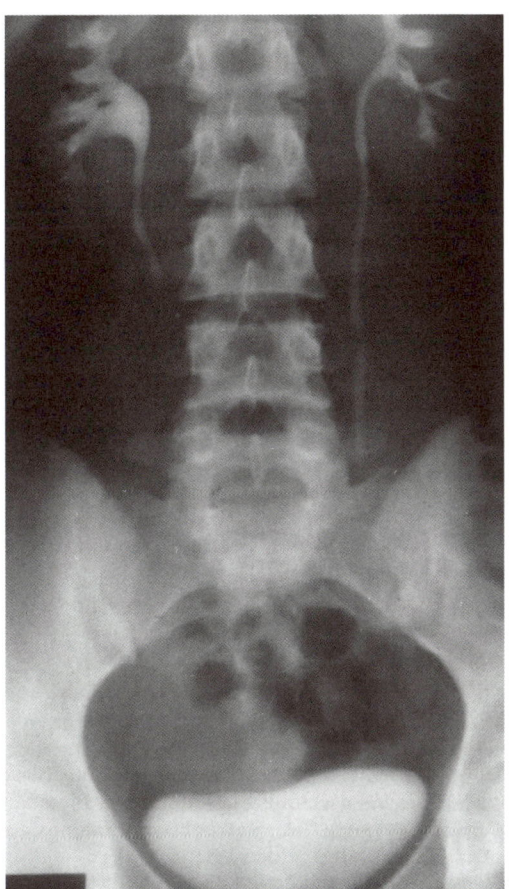

Abb. 10.3: Normalbefund i.v. Urogramm. Seitengleiche Kontrastierung des Nierenbeckenkelchsystems, unbehinderter Abfluß durch die Ureteren.

Merke!
Drei physiologische Engen sind erkennbar:
- am Abgang aus dem Nierenbecken
- am Eintritt in das kleine Becken
- bei der Einmündung in die Harnblase

Retrogrades Urogramm

Bei der retrograden Darstellung wird ein Ureterenkatheter unter zystoskopischer Sicht durch den Urologen eingelegt. Nach Auffüllung mit Kontrastmittel erfolgt die Darstellung des Ureters und des Nierenbeckenkelchsystems unter Durchleuchtung. Es werden Röntgenaufnahmen der Nieren, des Nierenbeckenkelchsystems und der Harnleiter angefertigt.

Indikationen
Ungenügende Beurteilbarkeit des Nierenbeckenkelchsystems und der Harnleiter im i.v. Urogramm, Darstellung der ableitenden Harnwege bei Niereninsuffizienz, Verdacht auf Harnleiterstenose, -konkremente und -tumoren.

Retrogrades Zystogramm

Die Harnblase wird retrograd über einen Blasen- oder suprapubischen Katheter mit Kontrastmittel gefüllt, bis der Patient eine Prallfüllung angibt. Anschließend werden Aufnahmen im a.p. Strahlengang bzw. Schrägaufnahmen angefertigt (Abb. 10.4, 10.5).

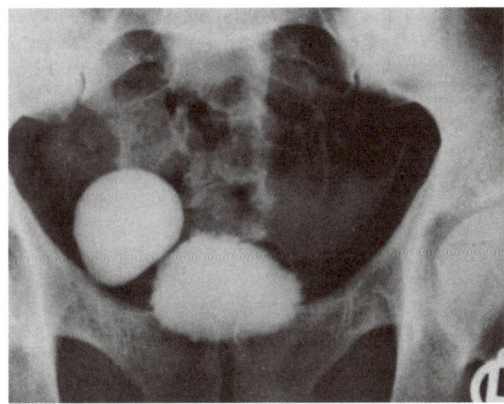

Abb. 10.4: Retrograde Zystographie: großes Blasendivertikel rechts apikal. Die Binnenkontur der Harnblase erscheint ausgefranst als Hinweis für eine Balkenblase.

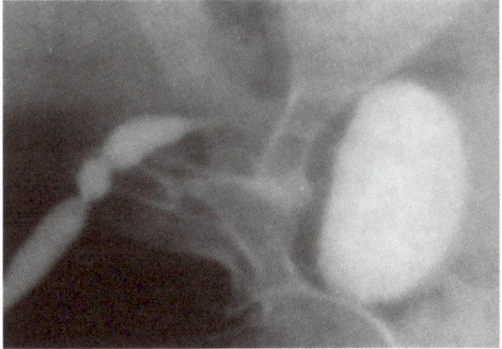

Abb. 10.5: Zysturethrographie: doppelte Harnröhrenstriktur.

Die Untersuchung kann auch als **Miktionszystourethrographie (MZU)** durchgeführt werden. Hierbei wird nach retrograder Füllung der Blase mit Kontrastmittel der Katheter entfernt und der Patient aufgefordert, in ein Gefäß zu urinieren, während Miktionsaufnahmen angefertigt werden.

Indikationen
Darstellung zystoskopisch nicht beurteilbarer Divertikel und Tumoren der Blase, Traumen, Fisteln. MZU zum Ausschluß eines vesikoureteralen Refluxes (insbesondere bei Kindern), Inkontinenzabklärung.

Nierenangiographie

Untersuchungstechnik
Die Gefäßdarstellung der Nieren erfolgt zunächst als Übersichtsangiographie, wobei ein über die A. femoralis in Seldinger-Technik eingebrachter Katheter in der Aorta abdominalis oberhalb des Abgangs der Nierenarterien eingelegt wird und über diesen nichtionisches jodhaltiges Kontrastmittel appliziert wird. Anschließend werden die Abgänge der beiden Nierenarterien selektiv dargestellt und entsprechende Röntgenaufnahmen durchgeführt (Abb. 10.6).

Indikationen
Abklärung unklarer Raumforderungen im Rahmen der Tumordiagnostik (präoperative Abklärung der Gefäßversorgung), Abklärung eines reno-

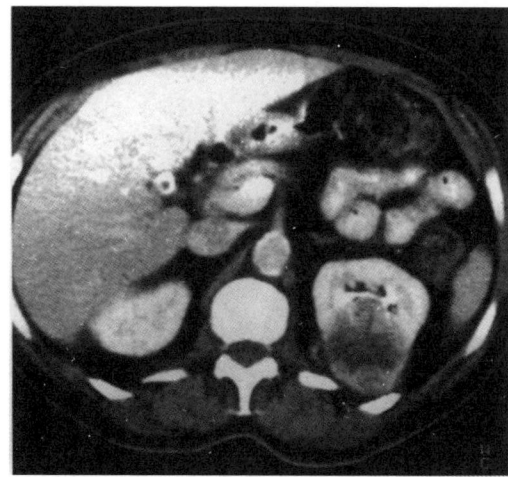

Abb. 10.7: Nierenkarzinom im Oberbauch-CT nach i.v. Kontrastmittelgabe. In der linken Niere zeigt sich eine große, inhomogene, hauptsächlich hypodense Raumforderung, die das Nierenbeckenkelchsystem verdrängt. 2. Staatsexamen, 3/94.

vaskulären Hypertonus (fibromuskuläre Dysplasie, Arteriosklerose), Gefäßverletzungen, interventionelle Maßnahmen (PTA der Nierenarterie).

Computertomographie

Die Computertomographie wird ebenso wie das Ausscheidungsurogramm nach intravenöser Gabe von jodhaltigem nierengängigem Kontrastmittel durchgeführt, wobei je nach Fragestellungen CT-Schnitte unterschiedlicher Schichtdicke angefertigt werden (Abb. 10.7).

Indikationen
Raumforderungen (Zysten, Tumoren usw.), Harnstauung, entzündliche Veränderungen, Traumen, extrarenale Raumforderungen.

Nuklearmedizinische Methoden

Die nuklearmedizinischen Untersuchungen in der Nephrologie und Urologie werden in der Klinik häufig angewandt, obwohl sie bezüglich der Genese unspezifische Ergebnisse liefern.

Statische Nierenszintigraphie
Diese heute nur noch selten durchgeführte Untersuchung gilt der Feststellung von Existenz, Lage,

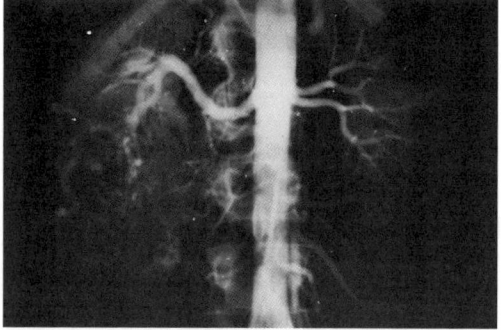

Abb. 10.6: Maligner Nierentumor rechts im Angiogramm. Man erkennt in der mittleren und unteren Etage ein hypervaskularisiertes Nierenkarzinom mit pathologischen Gefäßneubildungen wie aneurysmatischen Erweiterungen kleiner Gefäße und a.v. Shunts. 2. Staatsexamen, 3/98.

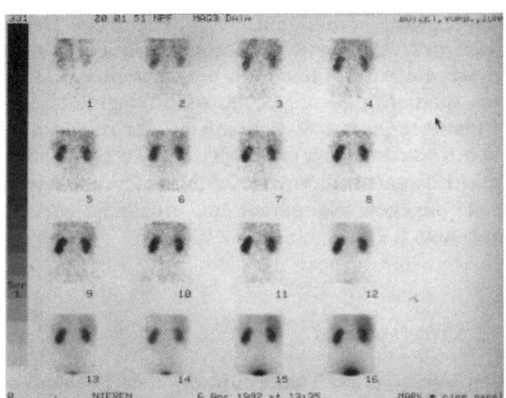

Abb. 10.8: Nierensequenzszintigraphie.

Form, Größe und Speicherdefekten der Niere. Hierzu wird ^{99m}Tc-Dimercapto-Bernsteinsäure intravenös injiziert. Das Anreicherungsprinzip beruht auf der tubulären Stapelung, ^{99m}Tc-DMSA wird tubulär fixiert und kaum ausgeschieden.

Niereninfarkte, Nierenzysten oder traumatisiertes Nierengewebe zeigen sich als minderspeichernde Areale. Ein Niereninfarkt stellt sich keilförmig dar.

Dynamische Szintigraphie (Isotopennephrogramm)

Mit der **Sequenzszintigraphie** wird die augenblickliche Verteilung des Isotops durch eine Folge von Aufnahmen (Sequenz) verfolgt. So wird die Passage des Pharmakons durch das Nierenparenchym, das Kelchsystem, die Ureteren, die Blase bzw. die Nuklidverteilung über einem bestimmten Organ oder Organausschnitt dargestellt (Abb. 10.8).

Die **Nierenfunktionsszintigraphie** zeigt die seitengetrennten Nierenfunktionen und kann Abflußstörungen erfassen. Sie ist damit zur frühzeitigen Erkennung von Nierenfunktionsstörungen und zur Verlaufs- und Therapiekontrolle geeignet.

Hierzu werden unterschiedliche Radiopharmazeutika mit unterschiedlich radioaktiv-markierten harnpflichtigen Substanzen benutzt.

Je nach Funktionsuntersuchung werden Substanzen benutzt, die
- tubulär sezerniert (Hippursäure, MAG3),
- glomerulär filtriert (Diäthylentriaminopentaessigsäure = DTPA) oder
- tubulär gespeichert (Dimercapto-Bernsteinsäure = DMSA) werden.

Die radioaktive Markierung erfolgt mit ^{131}Jod, ^{123}Jod oder ^{99m}Technetium.

Bei der Funktionsszintigraphie werden die mit der Sequenzszintigraphie erhobenen Daten computertechnisch ausgewertet. Für jede Sequenz kann die Aktivität an einer bestimmten ausgewählten Stelle (ROI = region of interest) berechnet werden. Daraus ergeben sich sogenannte Zeitaktivitätskurven, die die Aktivitätsänderung pro Zeiteinheit darstellen (Abb. 10.9).

Der Zeitaktivitätsverlauf in den Nieren läßt sich in drei Phasen unterscheiden:
- **Perfusionsphase** mit anflutender Aktivität in wenigen Sekunden
- **Sekretionsphase** mit tubulärer Sezernierung in den Harn ca. 3,5 min p.i.
- **Exkretionsphase** mit Abgabe des Radionuklids in das harnableitende System nach ca. 3,5 min p.i.

Bei der **Nierenperfusionsszintigraphie** wird ^{99m}Tc-DTPA oder ^{99m}Tc-MAG3 appliziert. Die Aufzeichnung erfolgt ebenfalls mittels Gammakamera und Rechner. Die Beurteilung erfolgt zunächst visuell, kann aber durch Bildung eines Perfusionsindexes und weiterer errechneter Größen quantifiziert werden (Abb. 10.10).

Indikationen zur Nierenszintigraphie
- globale oder seitengetrennte Funktionsprüfung der Nieren bei Nierenparenchymerkrankungen, Nierentumoren, dystopes Nierengewebe und Aplasie (Gesamtclearance und Einzelnierenclearance)

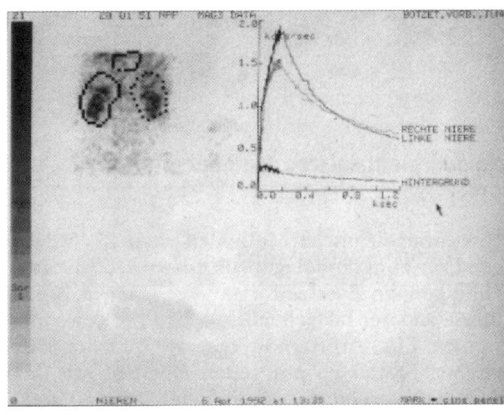

Abb. 10.9: Zeitaktivitätskurve.

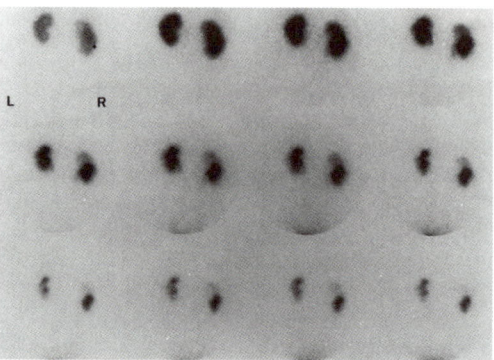

Abb. 10.10: Nierenszintigraphie mit ^{99m}Tc-MAG3. Man erkennt im oberen Teil der rechten Niere eine verminderte Funktion und eine geringgradige Abflußverzögerung aus dem unteren Anteil des rechten sowie aus dem linken Nierenhohlraumsystem. 2. Staatsexamen, 8/98.

Nuklearmedizinisch läßt sich die Clearance durch den Aktivitätsabfall einer radioaktiv markierten Substanz im Blut berechnen, wobei diese Substanz ausschließlich über die Nieren ausgeschieden werden muß.

Zur Bestimmung der **Ganzkörperclearance** werden eine Ganzkörperkurve und repräsentative extrarenale Teilkörperkurven erstellt. Die Teilkörperkurven werden durch zwei Blutproben des Patienten geeicht. Die über den Nieren registrierten Zeit-Aktivitäts-Kurven (Nephrogramme) werden einer prozentualen Berechnung der Seitenverteilung der Nierenclearance zugrunde gelegt. Hieraus läßt sich dann die Clearanceleistung der Einzelnieren in ml/min bestimmen.

- lageabhängige Perfusions- und Funktionsstörungen z. B. bei Wandernieren
- Überprüfen der Funktionsfähigkeit bei Harnstauung
- Refluxbeurteilung
- bei Transplantnieren Perfusions-/Funktionsbeurteilungen, insbesondere Verlaufskontrollen bei Abstoßungsreaktionen
- Nachweis von Funktionsstörungen bei Nierenarterienstenosen und -verletzungen

Refluxuntersuchungen der ableitenden Harnwege

Für die Refluxuntersuchungen der ableitenden Harnwege wird ebenfalls ^{99m}Tc-DTPA oder ^{99m}Tc-MAG3 verwendet. Hierzu wird im Anschluß an die Perfusions-/Funktionsszintigraphie eine weitere Sequenz-/Funktionsszintigraphie nach Entleerung des Nierenbeckens angefertigt. Unter verschiedenen Bedingungen wie Kompression der Blase oder während der Miktion kann ein Reflux in das Nierenbecken durch die szintigraphischen Bilder nachgewiesen werden.

Clearance-Bestimmungen

Merke!

Die Clearance ist das Plasmavolumen, das innerhalb einer Zeiteinheit durch Harnbildung von einer bestimmten Substanz gereinigt wird.

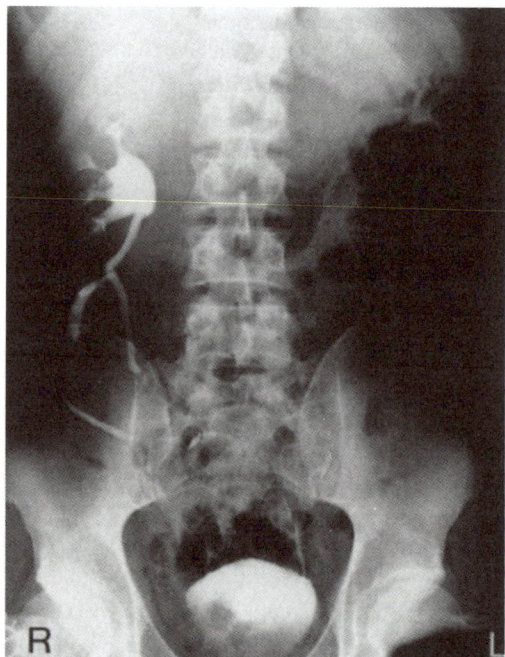

Abb. 10.11: Unilaterale, asymmetrische Verschmelzungsniere mit gekreuzter Dystopie im i.v. Pyelogramm. Linksseitig ist keine Niere erkennbar. Das rechtsseitige Nierenbeckenhohlsystem ist unauffällig, es stellen sich jedoch zwei Ureteren dar, wobei ein Ureter regelrecht verläuft und rechtsseitig in die Blase mündet, der zweite Ureter verläuft bogig und kreuzt auf die linke Seite, wo er in die Blase mündet. Das zweite, zum kreuzenden Ureter gehörende Nierenbeckenkelchsystem ist auf der Abbildung nicht dargestellt. 1. Staatsexamen, 3/89.

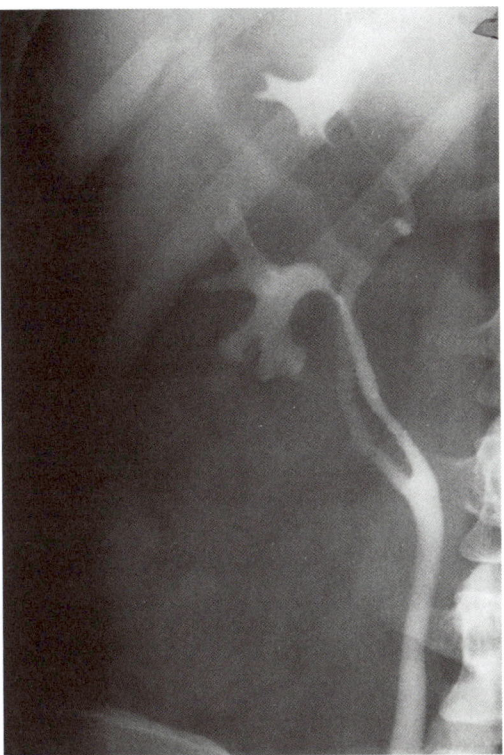

Abb. 10.12: Doppelniere mit Ureter fissus (zwei getrennt abgehende Uretere, die sich distal vereinigen und gemeinsam in die Harnblase münden) im i.v. Urogramm. 2. Staatsexamen, 8/97.

> **Merke!**
> Klinisch bedeutend sind vor allem zwei Clearancemethoden:
> - **Glomeruläre Filtration:** Klinisch wird die einfach durchführbare Kreatininclearance eingesetzt. Sie spiegelt die reine Filtrationsleistung der Niere wider. Als Radiopharmakon wird ^{99m}Tc-DTPA verwendet und über 24 Stunden Urin gesammelt. Die alternativ zur Verfügung stehende **Inulinclearance** ist methodisch relativ aufwendig, jedoch genauer.
> - **Effektiver renaler Plasmafluß:** Die Paraaminohippursäure-(PAH-)Clearance gibt die Filtrations- und Sekretionsleistung der Niere an. Als Radiopharmakon wird ^{131}J- bzw. ^{123}J-Hippuran verwendet.

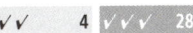

10.1.2 Radiologische Befunde

Missbildungen

Sonographisch werden häufig als Zufallsbefund eine Reihe von Fehlbildungen der Nieren und ableitenden Harnwege entdeckt. Diese sind vielfältig, teilweise ohne klinische Relevanz und häufig mit anderen urogenitalen oder sonstigen Anomalien verbunden. Typische Befunde zeigen die Abbildungen 10.11 bis 10.15.

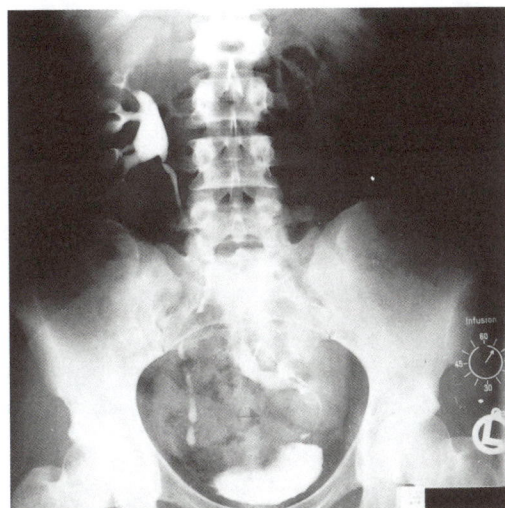

Abb. 10.13: Tiefe Nierendystopie im i.v. Pyelogramm mit Verlagerung der linken Niere in das große Becken. 2. Staatsexamen, 3/97.

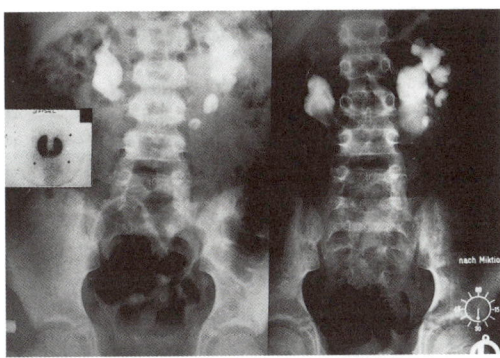

Abb. 10.14: Hufeisenniere im i.v. Pyelogramm mit eingeblendetem Szintigramm der Nieren. Es zeigt sich ein verzögerter Abfluß des Kontrastmittels aus dem deutlich erweiterten Nierenbeckenkelchsystem, am ehesten im Rahmen einer Harnstauung. 2. Staatsexamen, 3/96.

> **Merke!**
>
> Häufige Fehlbildungen:
> - Agenesie: fehlende Organanlage
> - Hypoplasie: diffuse oder lokale Organverkleinerung
> - Hufeisenniere: Verbindung beider Nieren
> - gekreuzte Dystopie: Verlagerung der Niere einschließlich des Ureters zur Gegenseite
> - kaudale Dystopie: Beckenniere mit verkürztem Ureter
> - Nephroptose: Wanderniere, s. u.
> - Ureter duplex: zwei Nierenbeckenkelchsysteme, zwei Ureteren und zwei Einmündungen in die Blase, wobei der obere Ureter unten mündet und umgekehrt
> - Ureter fissus: zwei Nierenbeckenkelchsysteme, zwei Ureteren und eine Einmündung in die Blase

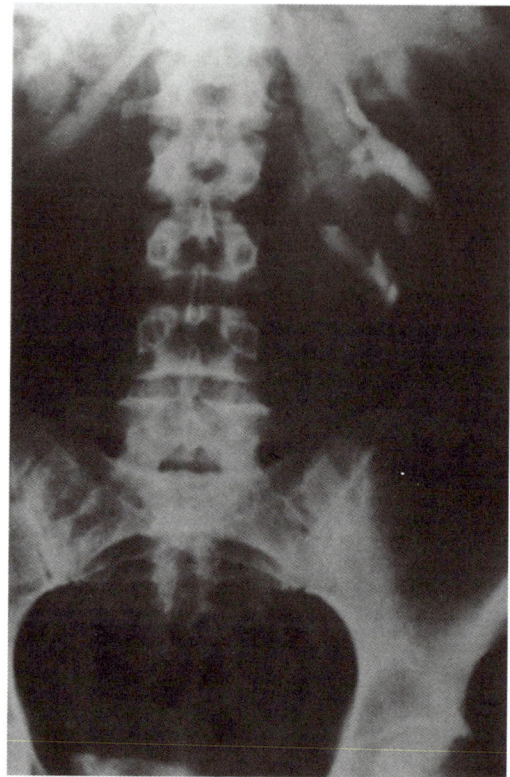

Abb. 10.15: Gekreuzte Dystopie. Im i.v. Ausscheidungsurogramm erkennt man rechtsseitig keine Niere. Im kleinen Becken findet sich rechts ein normal weiter Harnleiter, der – verfolgt man ihn nach kranial – im Bereich des Kreuzbeins auf die Gegenseite kreuzt und in ein etwas reduziert ausgeprägtes Nierenbeckenkelchsystem mündet. Das linksseitige Nierenbeckenkelchsystem kommt etwas oberhalb zur Darstellung, ist von seiner Lage her leicht verdreht, aber ansonsten unauffällig. Der linksseitige Harnleiterverlauf verläuft bogig ausladend normal weit zur Blase. 2. Staatsexamen, 8/94.

Nephroptose

Verlagern sich die Nieren beim Aufrichten aus dem Liegen um mehr als zwei Wirbelkörper nach kaudal, spricht man von einer Nephroptose (= Ren mobilis = Wanderniere). Physiologisch tritt die Niere im Stehen ca. 2–3 cm weiter nach kaudal (Abb. 10.16). Die vermehrte Beweglichkeit der Niere kann ein Abknicken des Ureters und somit eine Harnabflußstörung bis hin zur Hydronephrose bedingen.

Zur Diagnose werden im **Ausscheidungsurogramm** 15–20 min nach Kontrastmittelgabe Aufnahmen im Stehen durchgeführt.

Auch **sonographisch** kann eine Lagekontrolle im Stehen und Liegen vorgenommen werden.

Ureterozele

Bei den angeboren oder auch erworben auftretenden Ureterozelen handelt es sich um einen Prolaps des dilatierten Ureterostiums in das Blasenlumen. Sie treten häufig in Kombination mit Doppelnieren auf. Hieraus können sich eine Obstruktion mit Harnaufstau, Infektionen oder Steinbildungen entwickeln.

Im **Pyelogramm** erkennt man uni- oder bilateral das in die Blase hineinragende dilatierte Uretersegment, das durch eine 2–3 mm breite strahlentransparente Linie vom kontrastmittelhaltigen Urin getrennt ist: typisches Bild des „Schlangenkopfes" (Abb. 10.17, 10.18).

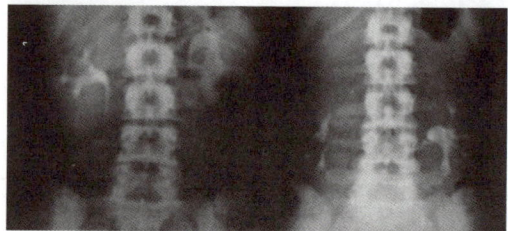

Abb. 10.16: Nephroptose im i.v. Urogramm im Liegen (links) und im Stehen (rechts). Eindeutiger Nachweis der Kaudalverlagerungen.

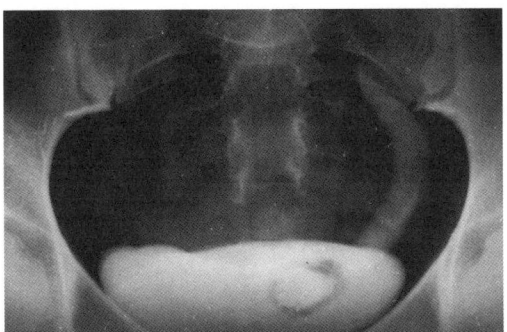

Abb. 10.17: Ureterozele links mit typischem „Schlangenkopfphänomen". Im i.v. Pyelogramm zeigt sich eine ballonförmige Einstülpung des Ureterendes in die Harnblase. 2. Staatsexamen, 8/98.

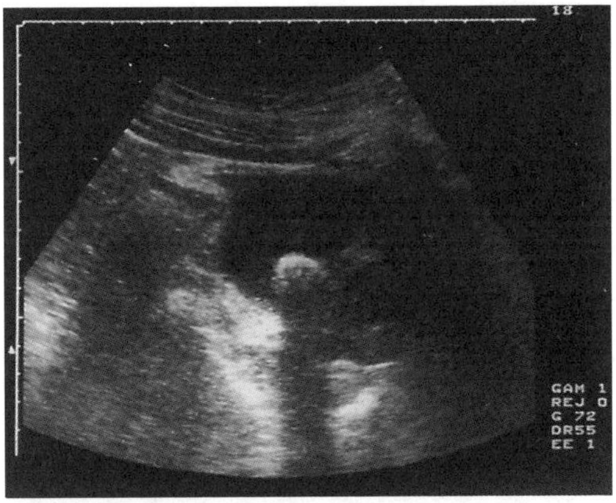

Abb. 10.19: Ureterozele mit Ureterozelenstein im Sonogramm. Man erkennt innerhalb der gefüllten Harnblase eine schallschattengebende Struktur. 2. Staatsexamen, 3/98.

Sonographisch lassen sich Ureterozelen als rundliche, echofreie Areale innerhalb der Blase abgrenzen (Abb. 10.19).

Vesikoureteraler Reflux

Angeborene Harnleitereinmündungsfehlanlagen, infravesikale Harnwegsobstruktionen und chronische Entzündungen können Ursache eines vesikoureteralen Refluxes sein.

Dieser wird röntgenologisch im **Miktionszystourethrogramm** dargestellt (Abb. 10.20). Ein geringer Reflux weist nur einen normal weiten, kontrastierten Ureter auf, bei hochgradiger Störung zeigt sich ein erweiterter geschlängelter kontrastierter Ureter sowie eine Hydronephrose.

Zystische Nierenveränderungen

Nierenzysten

Am häufigsten kommen **Solitärzysten** (einfache Nierenzysten) unbekannter Ätiologie vor; es können aber auch traumatische, postinfektiöse oder Echinokokkus-Zysten auftreten (Abb. 10.21).

Lage der Zysten:
- perirenal (innerhalb der fibrösen Nierenkapsel)
- pararenal (außerhalb der fibrösen Nierenkapsel)
- pelvin (in Verbindung mit dem Nierenbeckenkelchsystem)
- parapelvin (Hiluszysten, die nicht mit dem Nierenbeckenkelchsystem in Verbindung stehen)

Im **Urogramm** finden sich runde, scharf begrenzte fokale Defekte mit fehlender nephrographischer Anfärbung. Das Nierenbeckenkelchsystem ist

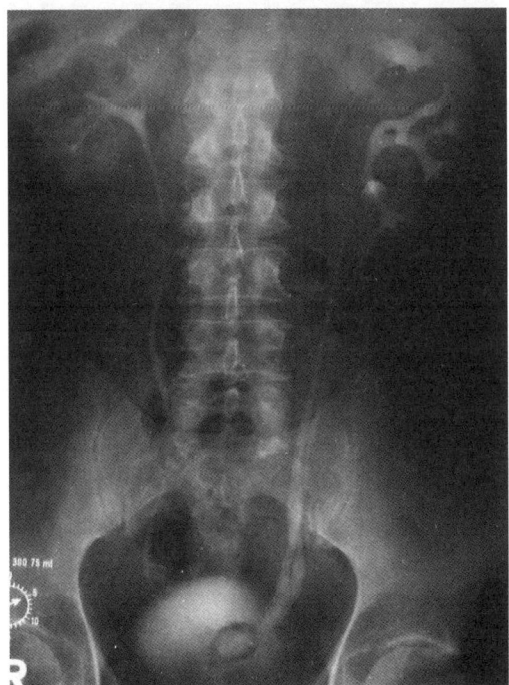

Abb. 10.18: Ureterozele links im i.v. Pyelogramm. Typisches Schlangenkopfphänomen der distalen intravesikalen Ureterpartie. 2. Staatsexamen, 3/98.

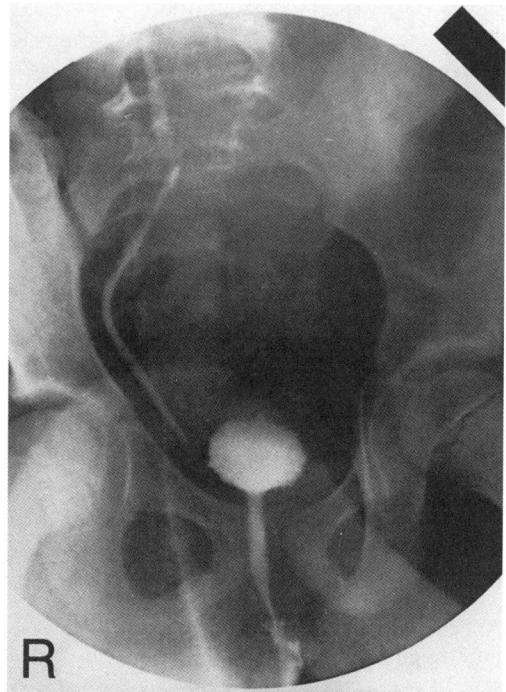

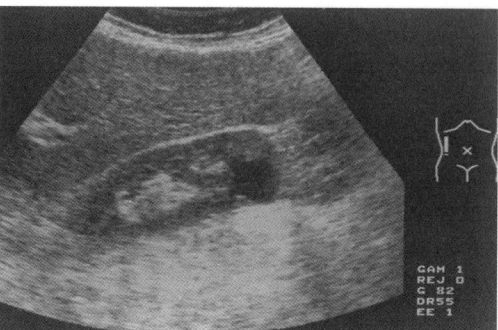

Abb. 10.22: Nierenzyste am unteren rechten Nierenpol mit typischer Schallverstärkung im Ultraschall. 2. Staatsexamen, 3/96.

Abb. 10.20: Vesikoureteraler Reflux im Miktionszysturethrogramm mit Kontrastierung des rechtsseitigen Ureters bei Miktion bei einem 6jährigen Mädchen. 2. Staatsexamen, 3/96.

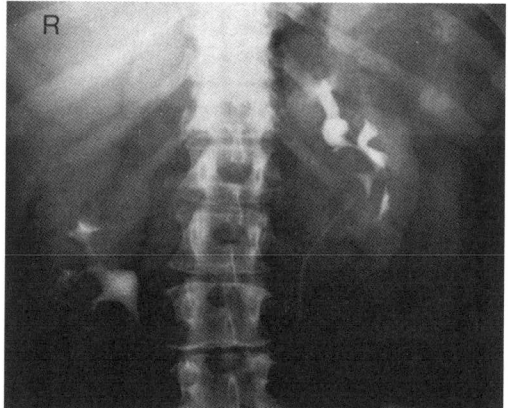

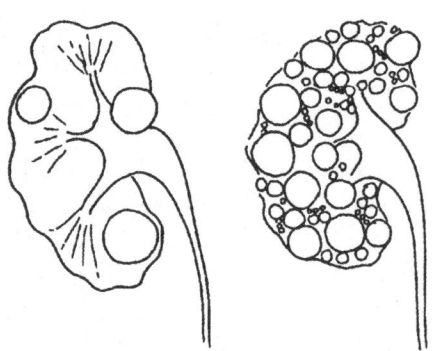

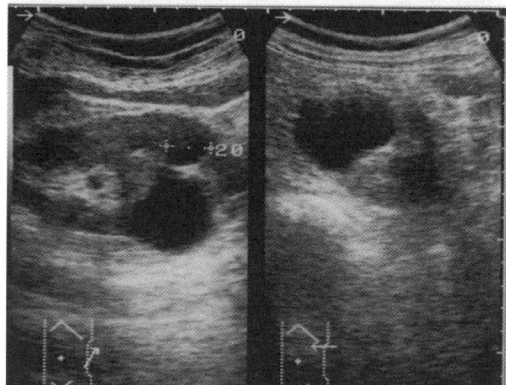

Abb. 10.21: Nierenzysten und Zystennieren (Schema).

Abb. 10.23: i.v. Urogramm und Sonographie der linken Niere. Im Ausscheidungsurogramm zeigt sich eine Impression und Verlagerung des Nierenbeckens der linken Niere und eine Stauung der oberen Kelchgruppe. Im anschließend durchgeführten Ultraschall lassen sich diese verdrängenden Raumforderungen deutlich als Zysten darstellen. 2. Staatsexamen, 3/92.

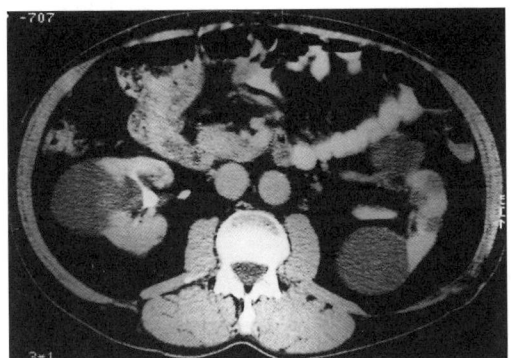

Abb. 10.24: Oberbauch-CT nach Kontrastmittelgabe. Man erkennt an beiden Nieren, rechtsseitig in der mittleren Etage, linksseitig am unteren Nierenpol, jeweils eine einfache Nierenzyste, die glatt begrenzt ist und nach Kontrastmittelgabe kein Enhancement zeigt. Beide rundlichen Nierenzysten haben eine homogene Dichte von 0–2 HE. 2. Staatsexamen, 8/98.

bogig verdrängt, die Nierenkontur kann gebuckelt sein.

Die einfachste Abklärung erfolgt **sonographisch,** wobei sich die Nierenzysten als echofreie, glatt berandete runde Raumforderung mit distaler Schallverstärkung darstellen (Abb. 10.22, 10.23).

In der CT zeigen sich die Nierenzysten als homogene, glatt abgrenzbare Raumforderungen mit flüssigkeitsäquivalenten Dichtewerten, die nach Kontrastmittelgabe kein Enhancement aufweisen (Abb. 10.24).

Polyzystische Nierendegeneration

Von den Solitärzysten muß die **polyzystische Nierendegeneration** (Zystennieren) abgegrenzt werden. Sie zählt zu den schwersten angeborenen Nierenmißbildungen und ist häufig mit zystischen Veränderungen in Pankreas, Leber oder Milz vergesellschaftet.

Die Nieren sind beidseits vergrößert mit ausgezogenem Nierenbeckenkelchsystem sowie Zysten unterschiedlicher Größe, die teilweise eingeblutet sein können (Abb. 10.25, 10.26).

Markschwammniere

Bei den sich meist im jüngeren Erwachsenenalter manifestierenden Markschwammnieren liegt eine

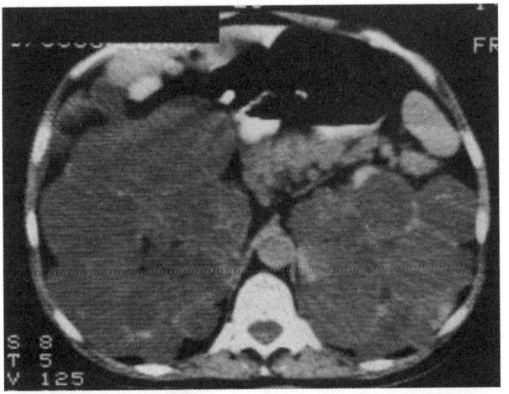

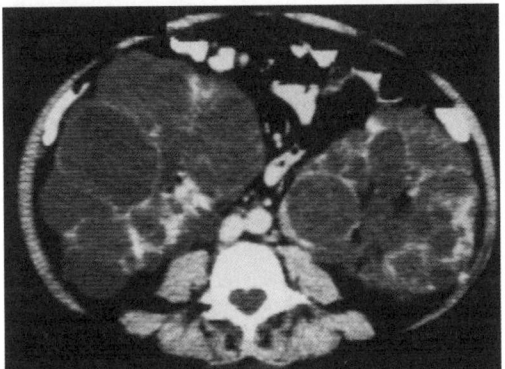

Abb. 10.26: Polyzystische Nierendegeneration im Oberbauch-CT nach oraler und i. v. Kontrastmittelgabe. Die Zysten sind hypodens und lagern kein Kontrastmittel ein. Im Bereich der lateralen linken Niere findet sich kontrastmitteleinlagerndes Restparenchym. 2. Staatsexamen, 3/91.

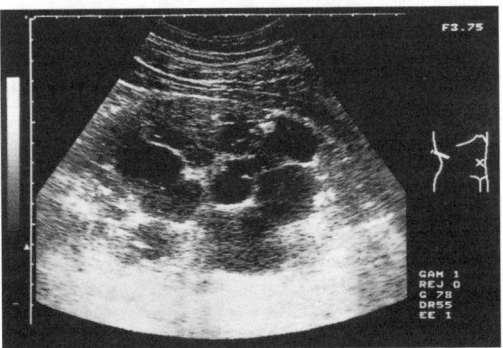

Abb. 10.25: Zystenniere im Ultraschall. 2. Staatsexamen, 3/97, 3/01.

Entwicklungsstörung der Sammelrohre mit Erweiterung und konkrementbedingten Verkalkungen vor.

Im **Urogramm** zeigt sich eine leichte, unregelmäßige Erweiterung der Sammelrohre bis hin zur Bildung kleiner Zysten in den Nierenpapillen uni- oder bilateral. In den erweiterten Sammelrohren kommt es zur Steinchenbildung (Abb. 10.27).

Im **Sonogramm** sind die teils zystische Erweiterung der Sammelrohre und die fleckigen Verkalkungen mit dorsalem Schallschatten erkennbar.

Entzündungen

Pyelonephritis

> **Merke!**
>
> Die akute Pyelonephritis zeigt in den bildgebenden Verfahren nur geringe und unspezifische Veränderungen, so daß die bildgebenden Verfahren nur bei Komplikationen indiziert sind.

Bei der **chronischen Pyelonephritis** finden sich im **Urogramm** Abflachungen und Verplumpungen der Kelche sowie als Spätzeichen eine Organverkleinerung mit unregelmäßiger Außenkontur und Papillennekrosen (Abb. 10.28).

Auch **sonographisch** und **computertomographisch** lassen sich Organverkleinerungen mit narbiger Einziehung der Nierenoberfläche und Kelchdeformierungen darstellen.

Nierentuberkulose

Durch eine hämatogene Aussaat entstehen tuberkulotische Veränderungen im Bereich der Niere

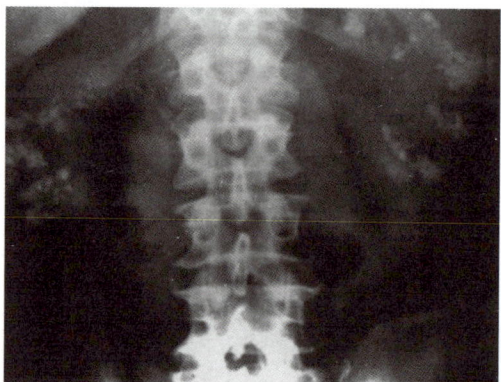
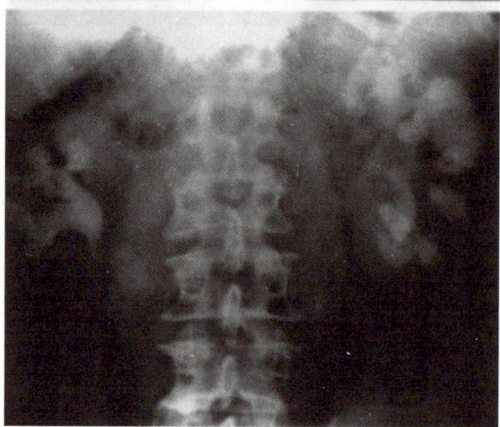

Abb. 10.27: Markschwammnieren beidseits. In der Abdomenübersicht und im i.v. Pyelogramm zeigen sich beidseits gruppenförmig angeordnete Verkalkungen in den Pyramiden. Das Nierenbeckenkelchsystem erscheint regelrecht frei von röntgendichten Verkalkungen. 2. Staatsexamen, 3/94.

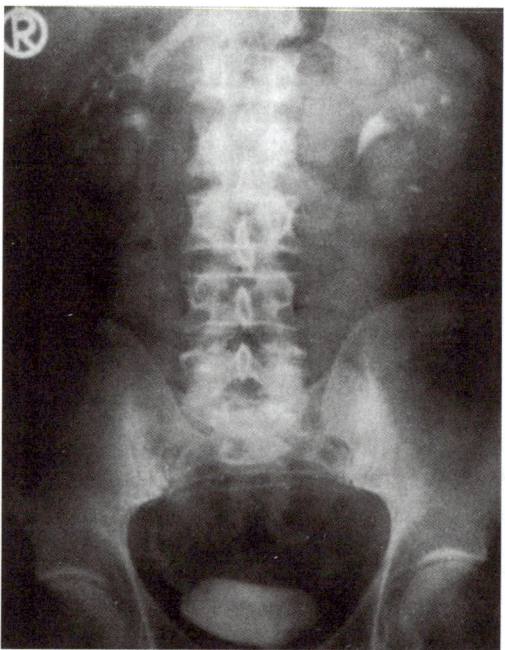

Abb. 10.28: Pyelonephritische Schrumpfniere rechts mit verkleinertem und verplumptem Nierenbeckenkelchsystem. 2. Staatsexamen, 8/89.

und ableitenden Harnwege. Das radiologische Erscheinungsbild ist abhängig vom Stadium der Tuberkulose, wobei in eine produktive, einschmelzende oder verkäsende Verlaufsform unterschieden wird.

Diagnostik
Im **Urogramm** zeigen sich nativ stippchenförmige Verkalkungen, die zu größeren Herden konfluieren können (Mörtel- oder Kittniere). Die Papillen sind unregelmäßig konfiguriert und zerstört. Es lassen sich Kavernen, Granulome sowie Stenosen im Bereich des Nierenbeckenkelchsystems und des Harnleiters nachweisen (Abb. 10.29, 10.30). Im Endstadium finden sich Schrumpfnieren.

Sonographisch lassen sich die unterschiedlich ausgeprägten Verkalkungen mit einem dorsalen Schallschatten nachweisen, ebenso sind die Nierendestruktionen mit narbigen Einziehungen und Stenosen erkennbar.

In der **CT** findet sich bei der ulzerokavernösen Form häufig eine kleeblattförmige, scharf begrenzte, hypodense Raumforderung, die nach Kontrastmittelgabe anreichert. Befallene Lymphknoten lassen sich ebenfalls nachweisen.

Nierenabszeß

Ein Nierenabszeß entsteht meist im Rahmen einer akuten Pyelonephritis, aber auch hämotogen oder bei einer Tbc.

Er läßt sich **sonographisch** und insbesondere **computertomographisch** als unscharf berandete Raumforderung mit der typischen ringförmigen Kontrastmittelanreicherung und Gaseinschlüssen diagnostizieren. Eine Abklärung gegenüber einem zentral nekrotischen Tumor kann schwierig sein.

Im **Urogramm** ist die Niere vergrößert und das Nierenbeckenkelchsystem kann verlagert sein.

Urolithiasis

Ca. 80% der Konkremente im Bereich der ableitenden Harnwege sind röntgenpositiv, d.h. schattengebend, und können somit in der Abdomenübersichtsaufnahme oder der konventionellen Tomographie dargestellt werden (Oxalat-, Phosphat-, Zystin- und Mischsteine).

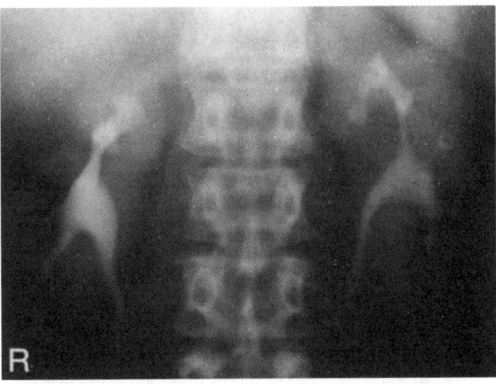

Abb. 10.29: Tuberkuloseinfektion der Nieren. Im Ausscheidungsurogramm fehlt die mittlere Kelchgruppe der rechten Niere, die obere Kelchgruppe rechts ist verlagert, ebenso wie die oberen Kelchgruppen der linken Niere. Beidseits zeigen sich narbige Nierenparenchymeinziehungen. 2. Staatsexamen, 8/95.

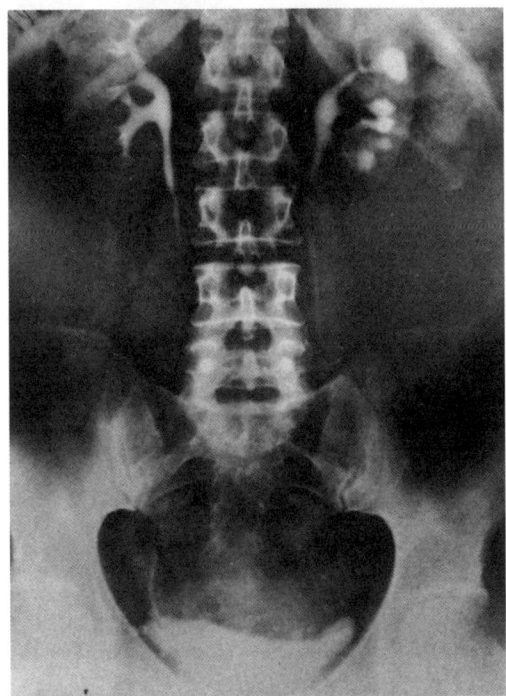

Abb. 10.30: Nierentuberkulose mit deformierten, erweiterten Kelchen der mittleren und unteren Kelchgruppen. 2. Staatsexamen, 3/93.

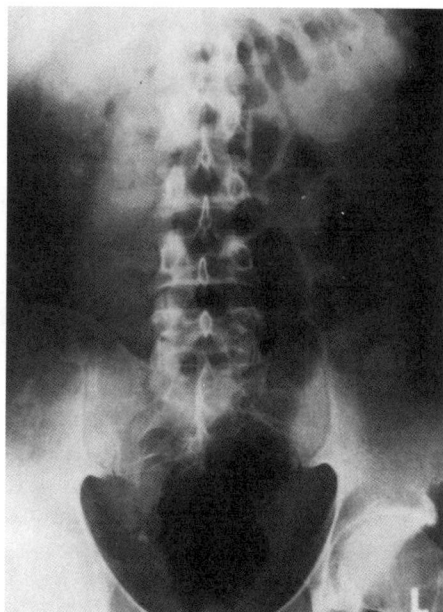
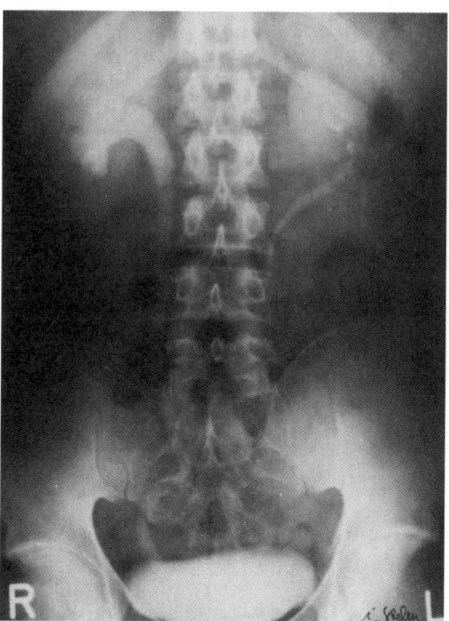

Abb. 10.31: I.v. Pyelogramm, Leeraufnahme und Übersichtsaufnahme 15 min nach Infusion eines nierengängigen Kontrastmittels. In der Leeraufnahme erkennt man im kleinen Becken rechts ein prävesikales Ureterkonkrement. In der anschließend angefertigten Aufnahme nach Kontrastmittelgabe ist das Nierenbecken zweitgradig gestaut. Linksseitige regelrechte Darstellung des Harnleiters und des Nierenbeckens. 1. Staatsexamen, 3/95.

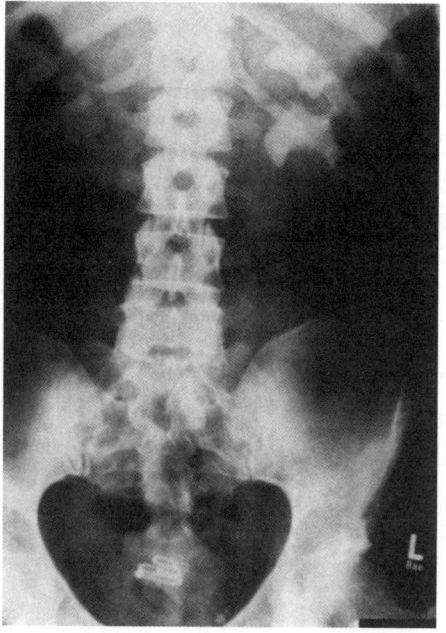
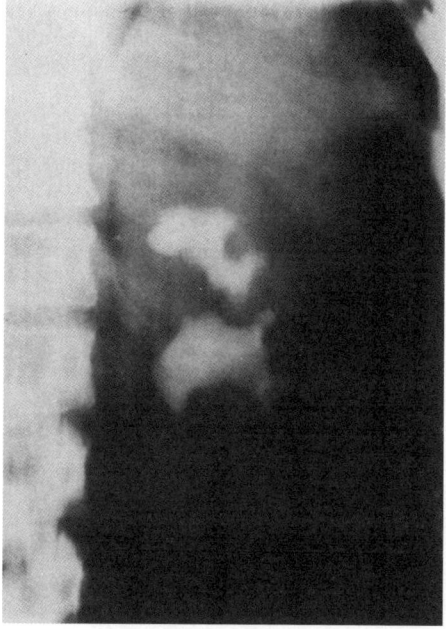

Abb. 10.32: Abdomenleeraufnahme ohne Kontrastmittel und Tomographie der linken Niere: Ausgußstein des fast gesamten Nierenbeckens. 1. Staatsexamen, 8/84.

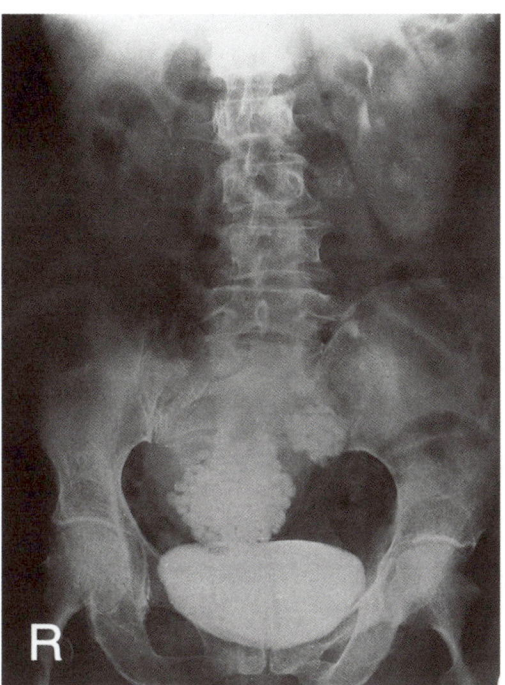

Abb. 10.33: Nephrolithiasis bei Nierendystopie rechts. Man erkennt im i. v. Pyelogramm rechtsseitig ein leeres Nierenlager, dafür Kontrastmittelanreicherungen im Bereich des großen Beckens (multiple kalkdichte Einlagerungen). Linksseitig regelrechter Befund. 2. Staatsexamen, 8/96.

> **Merke!**
> Urat- und Xantinsteine sind röntgennegativ und können nur im Urogramm oder sonographisch dargestellt werden.

Nach der Lokalisation werden Kelch-, Nierenbecken-, Ureter-, Papillen- und Nierenbeckenausgußsteine unterschieden.

Diagnostik
Im **Urogramm** sind die Steine als Kontrastmittelaussparungen sichtbar.

Sonographisch sind Konkremente schon ab 3–4 mm Größe als echoreiche Struktur mit dorsalem Schallschatten erkennbar, Harnleitersteine sind allerdings nicht darstellbar.

Typische Befunde zeigen die Abbildungen 10.31 bis 10.34.

Harnstauung

Harnleitersteine sind häufig Ursachen einer **obstruktiven Uropathie.**

Weitere Ursachen einer Harnstauung:
- Tumoren der Blase oder der Harnwege
- Ureterabgangsstenosen, Strikturen
- aberrierende Gefäße, retrokaval gelegener Ureter
- retroperitoneale Fibrose (Morbus Ormond)
- andere extraluminal gelegene Raumforderungen

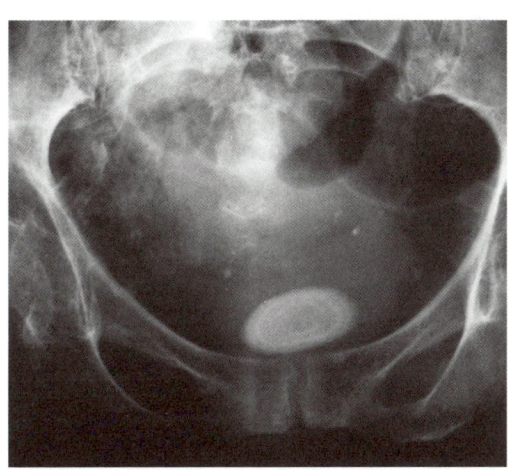

Abb. 10.34: Blasenstein. 2. Staatsexamen, 8/97.

> **Merke!**
> Eine chronische Harnstauung führt zum Bild der Hydronephrose mit Atrophie des Nierenparenchyms, sackförmige Erweiterung des Nierenbeckenkelchsystems und Megaureter.

Diagnostik
Meist wird die **Sonographie** als erstes diagnostisches Verfahren bei der Abklärung einer Harnstauung eingesetzt. Gestaute Nierenkelche und Parenchymverschmälerungen sind gut erkennbar. Die Ursache des Aufstaus läßt sich jedoch in der Regel nicht klären.

Im **Urogramm** zeigt sich eine verzögerte Kontrastmittelausscheidung und ein dilatiertes Nierenbeckenkelchsystem (Abb. 10.35, 10.36).

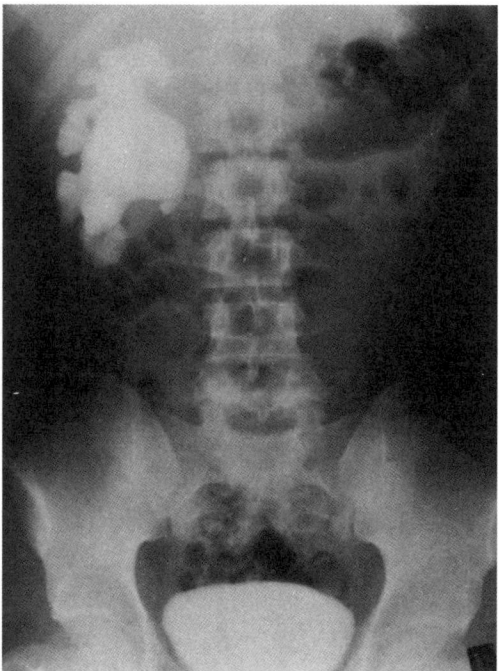

Häufig wird die **CT** zur weiteren Abklärung der Ursache einer obstruktiven Uropathie eingesetzt; in seltenen Fällen einer Gefäßanomalie auch die **Angiographie**.

Tumoren

Nierentumoren

Gutartige Tumoren

Bei den gutartigen Tumoren der Niere stehen **Angiomyolipome** und **Nierenadenome** im Vordergrund. Diese lassen sich in der Regel sonographisch bzw. computertomographisch gut abklären. Nierenadenome mit einem Durchmesser über 3 cm gelten als potentiell maligne.

Bösartige Tumoren

Bei den bösartigen Tumoren der Niere kommt das **Hypernephrom** mit ca. 80% am häufigsten vor.

Diagnostik

Im **Urogramm** zeigen sich Kompressionen, Destruktionen und Füllungsdefekte der betroffenen Kelchgruppen. Im Nativbild ist der Nierenschatten vergrößert und verlagert.

Sonographisch und **computertomographisch** finden sich unscharf begrenzte inhomogene Raumforderungen mit Nekrosen oder Einblutungen. Das Ausmaß der Infiltration kann abgegrenzt und Lymphknotenmetastasen können erkannt werden (Abb. 10.37, 10.38).

Abb. 10.35: Harnstauungsniere rechts bei Nierenaplasie links. Im i. v. Urogramm zeigt sich rechtsseitig ein deutlich dilatiertes Nierenbeckenkelchsystem und ein dilatierter Ureter. Linksseitig kommt die Niere nicht zur Darstellung. 2. Staatsexamen, 8/90.

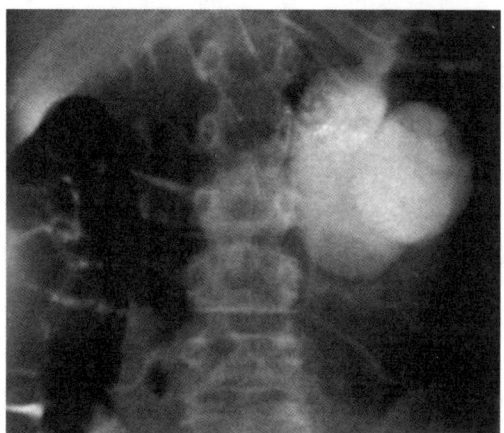 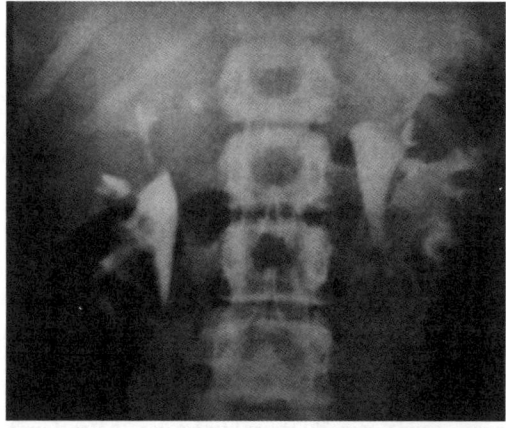

Abb. 10.36: Kind mit linksseitiger Harnstauungsniere bei subpelviner Harnleiterstenose vor und nach OP. Nach OP regelrechte Verhältnisse. 2. Staatsexamen, 3/91.

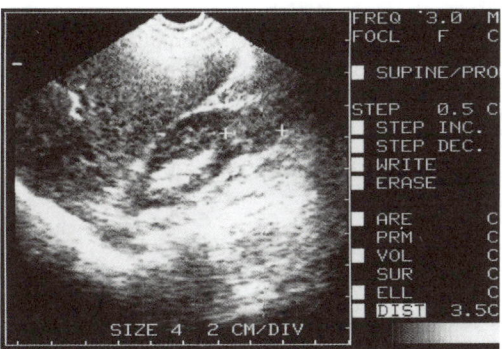

Abb. 10.37: Nierentumor im Ultraschall. Man erkennt am oberen Pol der rechten Niere eine echoarme, inhomogene, die Nierenkapsel vorwölbende Raumforderung. 2. Staatsexamen, 8/97, 3/00.

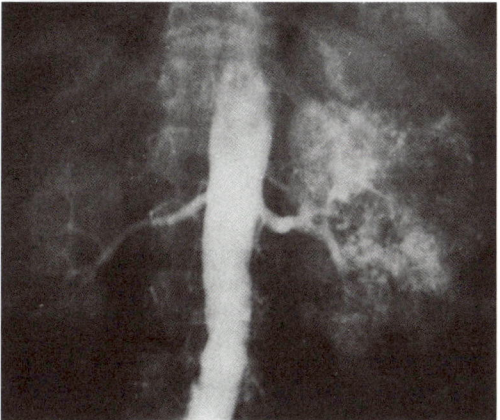

Abb. 10.39: Nierenkarzinom in der abdominalen Übersichtsangiographie links mit pathologischer Gefäßneubildung, Gefäßbrüchen und kleinen Kontrastmitteldepots. Die laterale distale Nierenkontur ist nicht mehr eindeutig abgrenzbar. 2. Staatsexamen, 8/83.

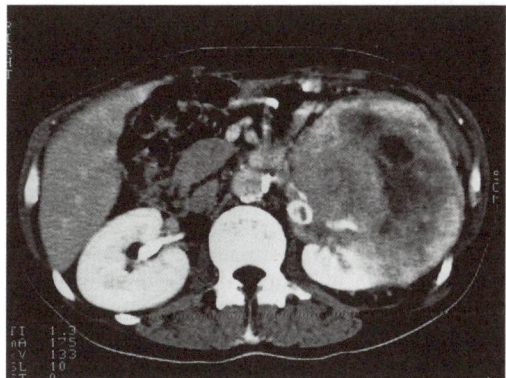

Abb. 10.38: Großer Nierentumor links im Oberbauch-CT nach Kontrastmittelgabe. Die linke Niere ist in ihrem Ventralanteil nicht mehr zu differenzieren. Sie ist von einer inhomogenen Raumforderung ausgefüllt, die auf das Nierenbeckenkelchsystem übergreift. 2. Staatsexamen, 3/97.

Angiographisch kommen häufig pathologische Gefäße mit Kaliberschwankungen, irregulärem Verlauf, aneurysmatischen Erweiterungen, Lakunen, arteriovenösen Kurzschlüssen usw. zur Darstellung (Abb. 10.39, 10.40).

Kindliche Nierentumoren
Der häufigste bösartige Nierentumor des Kindesalters ist der **Wilms-Tumor**.

Dabei finden sich eine Verlagerung und Deformierung sowie eine Destruktion der betroffenen Kelchgruppen im **Urogramm** und **sonographisch** bzw. **computertomographisch** eine unscharf beran-

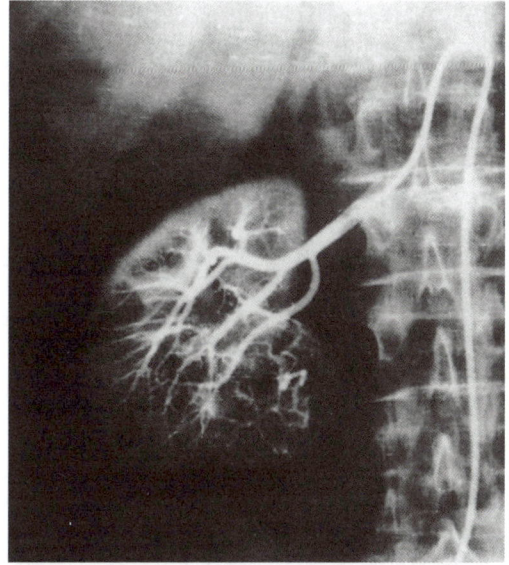

Abb. 10.40: Nierentumor in der Angiographie mit pathologischen Tumorgefäßen im Bereich des unteren Nierenpols. Die pathologischen Gefäße zeigen eine Kaliberschwankung, einen irregulär gewundenen Verlauf und aneurysmatische Erweiterungen sowie eine nur geringe Parenchymanfärbung. 1. Staatsexamen, 8/93.

dete inhomogene Raumforderung mit teilweise zystischen, echoarmen Nekrosearealen. Bei Diagnosestellung ist die Raumforderung meist > 5 cm.

Harnblasenkarzinom
Die Diagnostik des Harnblasenkarzinoms erfolgt in der Regel **zystoskopisch.**

Zur Beurteilung der Tumorausbreitung in die Blasenwand und in benachbarte Organe und zur Beurteilung des Lymphknotenstatus kann die **Computertomographie** eingesetzt werden.

Einen **sonographischen** Befund zeigt die Abbildung 10.41.

Die **MRT** liefert durch die Möglichkeit zusätzlicher sagittaler und frontaler Schnitte häufig ergänzende Informationen.

Im **Urogramm** finden sich Konturunregelmäßigkeiten und Kontrastmittelaussparungen. Bei Organüberschreitung mit Infiltration von Darmschlingen können evtl. Blasen-Darm-Fisteln dargestellt werden.

Niereninfarkt

Niereninfarkte sind meist embolisch durch Verschluß der A. renalis und ihrer Äste bedingt. Auch thrombotische Verschlüsse bei Arteriosklerose, Traumen oder iatrogene Manipulationen kommen als Ursache vor.

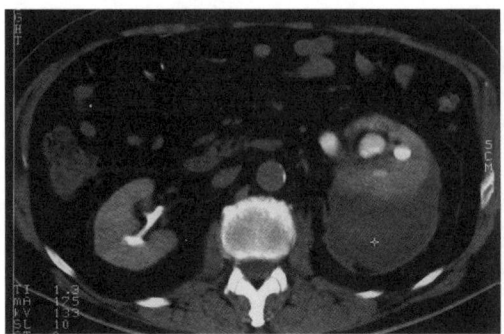

Abb. 10.42: Subkapsuläres Hämatom der li. Niere, Oberbauch-CT nach KM-Gabe. 2. Staatsexamen, 3/00.

Diagnostik
Im **Urogramm** zeigt sich bei einem kompletten Nierenarterienverschluß zunächst eine Organvergrößerung ohne Kontrastmittelanfärbung. Später ist das Organ dann geschrumpft. Bei nur segmentalen Infarkten zieht sich die Nierenkontur an der betreffenden Stelle ein, später kommt es zur Atrophie.

Mit der **Sonographie** und insbesondere mit der **farbkodierten Duplexsonographie** lassen sich dreieckförmige, echoarme Areale als Zeichen für einen segmentalen Infarkt erkennen. Bei einem kompletten Verschluß der Nierenarterie ist kein Blutfluß mehr nachweisbar.

In der **CT** zeigt sich nach Kontrastmittelgabe das nichtperfundierte Segment als keilförmige, hypodense Demarkierung. Im weiteren Verlauf kommt es dann zu einer Schrumpfung und Atrophie.

Nierenarterienstenose

Eine Nierenarterienstenose als seltene Ursache einer Hypertonie ist meist arteriosklerotisch (60%), seltener fibromuskulär bedingt.

Diagnostik
Im **Urogramm** zeigt sich eine verzögerte Kontrastmittelausscheidung im Frühurogramm und eine längere Kontrastmittelverweildauer im Späturogramm auf der kranken Seite. Das Organ ist meist verkleinert.

Durch die **Nierenangiographie** kann die Stenose direkt dargestellt werden. Eine hämodynamische Wirksamkeit findet sich jedoch erst bei Lumeneinengungen > 70%. Arteriosklerotische Plaques sind

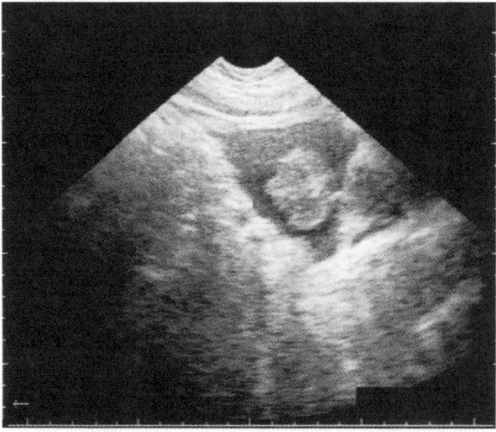

Abb. 10.41: Gestielter Blasentumor im Ultraschall. Man erkennt eine inhomogene, polypoide, überwiegend echoreiche, inhomogen begrenzte Struktur, die in das Blaseninnere hineinreicht. 2. Staatsexamen, 3/97, 3/02.

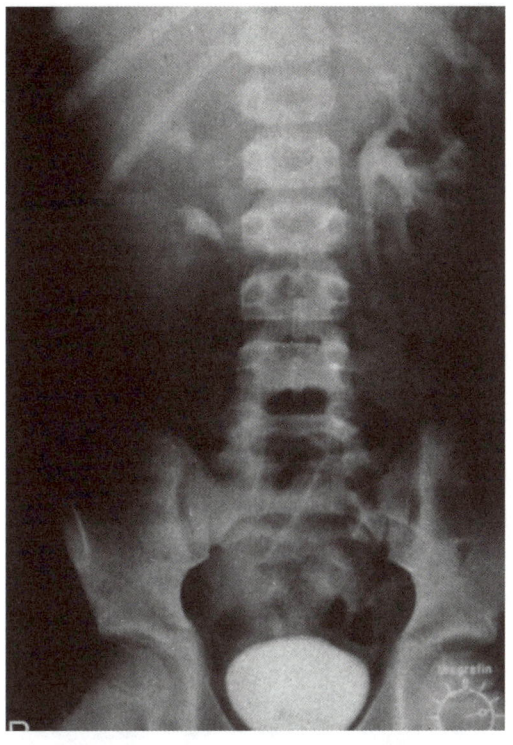
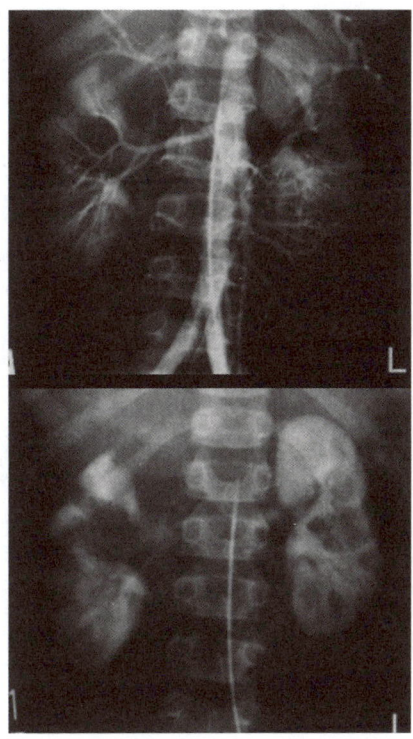

Abb. 10.43: Nierenparenchymruptur rechts. Im Ausscheidungsurogramm findet man beidseits eine zeitgerechte Kontrastmittelausscheidung ohne Kontrastmittelaustritt ins Retroperitoneum. In der Übersichtsangiographie finden sich in dem Parenchymphasebild (unteres Bild) zahlreiche flächige Parenchymdefekte mit Unterbrechung der Nierenkontur, wie sie typisch für eine Nierenparenchymruptur sind. Linksseitig unauffällige Verhältnisse. In dem früharteriellen Bild (oberes Bild) zeigt sich zusätzlich eine bogige Verlagerung der oberen Nierenarterie als Anhalt für ein perirenales Hämatom am oberen Pol der rechten Niere. 2. Staatsexamen, 8/91.

meist im Abgangsbereich lokalisiert, während fibromuskuläre Stenosen sich meist im mittleren und distalen Drittel der Nierenarterie finden.

Sonographisch zeigt sich bei einer Nierenarterienstenose eine Organverkleinerung mit verschmälertem Parenchymsaum im Seitenvergleich.

Mit der **farbkodierten Duplexsonographie** kann ebenfalls eine Einteilung der Stenosegrade bei Nierenarterienstenose durchgeführt werden. Die Darstellung der gesamten Nierenarterie ist jedoch häufig durch Darmgasüberlagerung oder Adipositas schwierig.

Moderne Diagnosemöglichkeiten in der **Computertomographie** wie Spiral-CT mit anschließenden Rekonstruktionen dienen heute ebenfalls zum Nachweis von Nierenarterienstenosen.

Nierentrauma

Meist entstehen Verletzungen der Nieren und der ableitenden Harnwege durch ein stumpfes Bauchtrauma.

Man unterscheidet:
- Nierenkontusionen
- Parenchymrupturen
- Totalzertrümmerung der Niere

Diagnostik

In der Regel wird die **Sonographie** als erstes bildgebendes Verfahren gewählt. Die Blutungen lassen sich als echoarme bis echoreiche Areale erkennen, wobei die Nierenkontur vergrößert und aufgetrieben ist.

Die genauere Lokalisation der Blutung läßt sich **computertomographisch** nachweisen. Frische Blu-

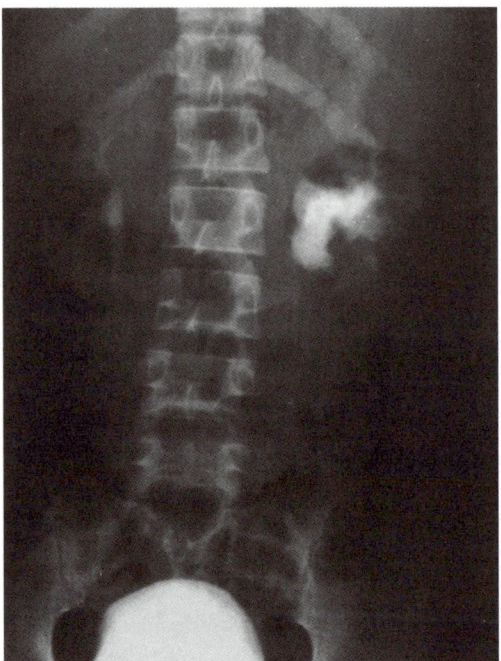

Abb. 10.44: Ruptur des linken Nierenbeckens mit unregelmäßig konfigurierter, unscharfer Kontrastmittelansammlung in Projektion auf das linke Nierenbecken. 2. Staatsexamen, 3/95.

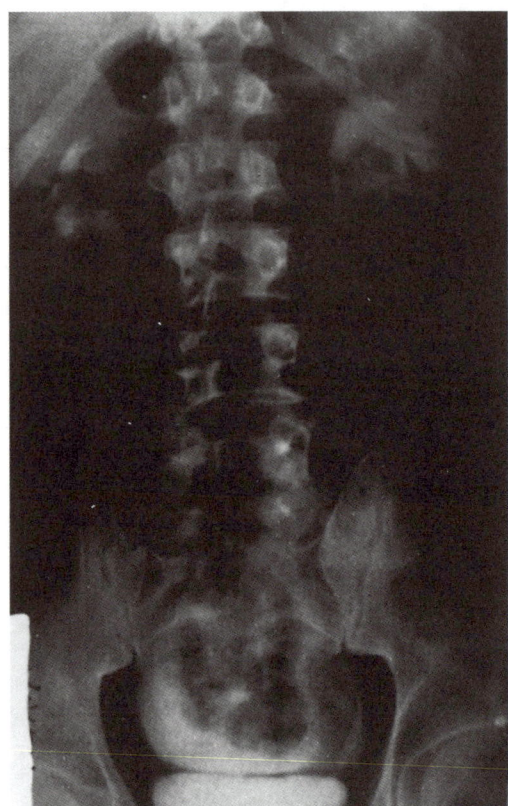

Abb. 10.45: Blasenruptur. Kranial des Blasendaches ist ein unscharf begrenztes Kontrastmittelextravasat zu erkennen. Die übrigen Anteile des harnableitenden Systems sind, soweit in der technisch mangelhaften, überbelichteten Aufnahme erkennbar, regelrecht. 2. Staatsexamen, 8/87.

tungen stellen sich hyperdens dar. Nach Kontrastmittelgabe zeigt sich eine inhomogene Anfärbung des Nierenparenchyms mit hypodensen Blutungsarealen (Abb. 10.42).

Im **Urogramm** findet sich eine verringerte bis fehlende Kontrastierung mit umschriebenen Ausscheidungsstörungen (Abb. 10.43 bis 10.44). Eventuelle Verletzungen der Ureteren können durch einen Kontrastmittelaustritt in das Retroperitoneum lokalisiert werden. Eine Blasenruptur ist in Abbildung 10.45 dargestellt.

Gefäßabrisse und Parenchymläsionen lassen sich **angiographisch** nachweisen.

> **Merke!**
> Stellt sich die Niere urographisch nicht dar, muß bei fehlender Makrohämaturie an einen Nierengefäßausriß gedacht werden. In diesem Falle wird die Niere nicht mehr perfundiert.

Transplantatnieren

Nierentransplantate werden meist rechtsseitig retroperitoneal in die Fossa iliaca eingepflanzt, wobei die Nierengefäße End-zu-Seit an die Iliakalgefäße derselben Seite anastomosiert werden. Der Ureter wird in die Blasenwand implantiert.

Diagnostik

Als diagnostische Methode zur Beurteilung einer akuten oder chronischen Abstoßung dient insbesondere die **farbkodierte Duplexsonographie.** Mit ihr lassen sich das Organ, seine Lage, die Anastomosen und insbesondere die Durchblutung beurteilen. Bei einer Abstoßung kommt es zu einer Reduktion der Perfusion, was durch geänderte Widerstands- oder Pulsatilitätsindizes erkannt werden kann.

Computertomographisch kann nach Kontrastmittelgabe eine verzögerte Anreicherung beobachtet werden. Das Organ ist im allgemeinen verkleinert.

10.2 Nebenniere und Retroperitoneum

10.2.1 Radiologische Methoden

Abdomenübersicht

Mit der Abdomenübersicht lassen sich manchmal Verkalkungen in Projektion auf die Nebennieren nachweisen. Diese Verkalkungen können durch eine Tuberkulose, aber auch durch Tumoren bedingt sein. Ihre genaue Lage ist am besten durch eine Seitaufnahme abzuklären.

Sonographie

Die Sonographie eignet sich als Screeningmethode zur Abklärung unklarer Raumforderungen der Nebennieren.

Untersuchungstechnik
Der Patient wird in leichter Links- oder Rechtsseitenlage mit einem Sektor- oder Linearscanner untersucht, wobei die Leber und die rechte Niere bzw. die Milz und die linke Niere als Schallfenster dienen.

Normal große Nebennieren sind sonographisch nur schwer abgrenzbar. Erst Raumforderungen ab ca. 1 cm Durchmesser sind nachweisbar.

Computertomographie und MRT

Computertomographisch lassen sich beidseits auch normal große Nebennieren nachweisen, die dem oberen Nierenpol kappenartig aufsitzen. Die Form kann linear, v- oder dreieckförmig sein. Nach Kontrastmittelgabe lassen sich umschriebene Veränderungen besser abgrenzen. Zur überlagerungsfreien Darstellung empfiehlt sich eine perorale Magen-Darm-Kontrastierung zur Abgrenzung von anliegenden Darmschlingen.

Auch kernspintomographisch lassen sich die Nebennieren darstellen, wobei aber kein wesentlicher Vorteil gegenüber der Computertomographie besteht.

Phlebographie der Nebennieren und selektive Venenblutentnahme

Lassen sich mit der CT und der Nebennierenszintigraphie keine eindeutigen Befunde bei hormonaktiven Prozessen der Nebennieren erheben, wird die Phlebographie mit selektiver Venenblutentnahme eingesetzt. Hauptindikation ist der Verdacht auf multiple Phäochromozytome.

Untersuchungstechnik
Die linke Nebennierenvene mündet in die linke V. renalis, so daß der Katheter hierüber in die linke Nebennierenvene eingeführt wird. Die rechte Nebennierenvene mündet direkt in die V. cava superior, so daß diese direkt sondiert werden kann. Zur Venenblutentnahme werden Blutproben aus der V. cava superior und inferior, den Vv. renales links und rechts und den Vv. suprarenales links und rechts abgenommen.

Nebennierenszintigraphie

Der Nachweis erfolgt mit ^{123}J-/^{131}J-MIBG (Metajodbenzylguanidin) nach intravenöser Applikation. Indikationen zur Szintigraphie sind das Phäochromozytom sowie Tumoren des APUD-Systems, wie z. B. das Neuroblastom und C-Zell-Karzinom.

10.2.2 Radiologische Befunde

Nebennierenrindenhyperplasie

Eine Nebennierenrindenhyperplasie tritt meist doppelseitig und reaktiv auf, wobei die Ursachen u. a. ein Cushing-Syndrom, ein adrenogenitales Syndrom oder ein Conn-Syndrom sein können.

> **Merke!**
> Die Diagnostik einer Nebennierenrindenhyperplasie erfolgt laborchemisch, mit bildgebenden Verfahren ist der Nachweis häufig schwierig.

Mit der **CT** läßt sich eine inhomogene Vergrößerung des Organs sowie eine Dichteanhebung nach Kontrastmittelgabe nachweisen.

Nebennierentumoren

In der Mehrzahl sind die Nebennierentumoren gutartig: Nebennierenrindenadenome, Phäochromozytome und Myelolipome. Bei den bösartigen Tumoren der Nebenniere treten Nebennierenkarzinome sowie maligne Phäochromozytome und Neuroblastome auf.

Nebennierenmetastasen treten insbesondere bei Bronchial-, Mamma- und gastrointestinalen Karzinomen auf.

Diagnostik
Sonographisch sind Tumoren als echoarme bis echoreiche, glatt berandete Raumforderungen erkennbar.

In der **CT** zeigen sich meist homogene, bei einem größerem Ausmaß auch nekrosebedingt inhomogene Raumforderungen, die nach Kontrastmittelgabe ein unregelmäßiges Dichteverhalten zeigen.

> **Merke!**
> Eine Differenzierung ist mit bildgebenden Verfahren in der Regel schwierig und wird meist klinisch oder laborchemisch vorgenommen.

Retroperitoneale Fibrose

Die retroperitoneale Fibrose geht mit einer langsam zunehmenden Bindegewebsneubildung im Retroperitoneum einher, die typischerweise distal der Nierenhili beginnt und sich bis in die präsakrale Region hinein ausdehnt. Man unterscheidet eine primäre Form (idiopathisch, Morbus Ormond) und eine sekundäre Form (im Rahmen von Traumen, Bestrahlung, Entzündungen usw.).

Diagnostik
Im **Urogramm** zeigt sich eine ein- oder beidseitige Verlagerung der Ureteren nach ventromedial. Es kommt zu Stenosen und Dilatationen und zu einer Harnstauung.

Sonographisch sind häufig eine zirkuläre Ummauerung der Aorta, ein Harnaufstau und paravertebral abgrenzbare homogene, echoarme Raumforderungen zu finden (Abb. 10.46).

Auch in der **CT** lassen sich para- bzw. prävertebral homogene weichteildichte Areale abgrenzen, die die Aorta, die V. cava inferior, die Iliakalgefäße

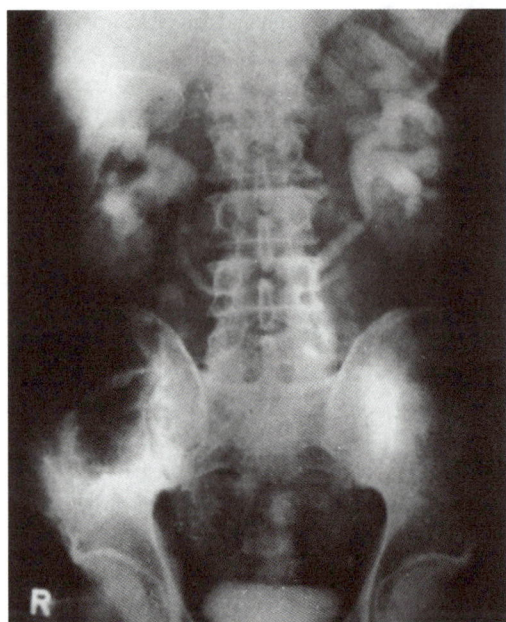

Abb. 10.46: Retroperitonealfibrose (Morbus Ormond). Im Ausscheidungsurogramm erkennt man die typische Medialverlagerung beider Harnleiter im mittleren Drittel mit Erweiterung des kranialen Harnleiteranteils und des Nierenbeckenkelchsystems beidseits. 2. Staatsexamen, 8/95.

und die Ureteren ummauern. Nach Kontrastmittelgabe zeigt sich im akuten Entzündungsstadium eine deutliche Dichteanhebung, später dann kein Enhancement mehr.

10.3 Organe des weiblichen Beckens

10.3.1 Diagnostische Methoden

Sonographie

Sowohl in der Geburtshilfe als auch in der Gynäkologie stellt die Sonographie die Methode der ersten Wahl dar.

Je nach Fragestellung kann die Untersuchung unterschiedlich durchgeführt werden:
- **abdominell:** mit gefüllter Harnblase, 3,5-MHz-Sektorschallkopf, zur Übersicht

- **transvaginal:** mit einem speziellen Vaginalsektorschallkopf mit guter Auflösung zur Beurteilung der Organe in ihrer natürlichen Lagebeziehung zueinander
- **transrektal:** mit speziellem Sektorschallkopf für onkologische Fragestellungen

Indikationen
Mißbildungen, Entzündungen, benigne und maligne Tumoren, Schwangerschaftsscreening, Extrauteringravidität, Beckenmessung in der Geburtshilfe.

Sonographische Anatomie
- Uterus: Die Lage kann anteflektiert, antevertiert, retrovertiert oder retroflektiert sein, Größe: 8 × 3 × 6 cm, die Weite des Cavums ist zyklusabhängig unterschiedlich ausgeprägt.
- Ovarien: 2 × 2 × 2,5 cm, teils solide, teils zystisch (Follikel)
- Tuben: nur im Adnexabgangsbereich darstellbar
- Douglas-Raum: evtl. Nachweis freier Flüssigkeit

Farbkodierte Duplexsonographie
Die FKDS findet ihr Einsatzgebiet insbesondere in der Abklärung pathologischer Veränderungen in der Schwangerschaft. Hier lassen sich duplexsonographisch Plazentadysfunktionen diagnostizieren, wobei der Blutfluß und das Strömungsprofil in der A. umbilicalis gemessen werden. Weitere Indikationen sind die EPH-Gestose und intrauterine Wachstumsretardierungen (Placenta praevia).

Abdomenübersicht, Pelvimetrie

Neben der Abklärung allgemeiner Krankheitszeichen wie Darmflüssigkeitsspiegel bei Ileus, freie Luft bei Darmperforationen, Verkalkungen (verkalkte Uterusmyome), pathologische Weichteilverschattungen bei Tumoren usw. kann die Abdomenübersicht bzw. die Beckenaufnahme auch zur Darstellung des Beckentyps und der Beckenmaße des weiblichen Beckens dienen.

Die **Beckenaufnahme nach Martius und Guthmann** geben in einer a.p. und in einer seitlichen Projektion Aufschluß über die Größe des Beckeneingangs und des Beckenausgangs, den Beckenquerdurchmesser und den Beckenschrägdurchmesser sowie über die Form der knöchernen Beckenanteile.

Indikationen
Beckenmessung, insbesondere bei einem Mißverhältnis zwischen der Größe des Beckens der Mutter und dem Kopf des Kindes, seltener zur Diagnostik schwerer Skelettfehlbildungen des Kindes.

Beckenmessungen können ebenso computertomographisch oder am besten ohne Strahlenbelastung für Mutter und Kind kernspintomographisch durchgeführt werden.

Hysterosalpingographie (HSG)

Bei der HSG wird transvaginal nach Sondierung über eine Hohlolive solange Kontrastmittel in den Zervikalkanal und das Cavum uteri eingebracht, bis das Kontrastmittel in die freie Bauchhöhle austritt. So werden unter Durchleuchtung neben dem Uterus auch die Tuben dargestellt. Anschließend erfolgen Aufnahmen in a.p. und seitlicher Projektion. Das Kontrastmittel wird nach ca. 3 Stunden resorbiert.

Indikationen
Sterilitätsabklärung, Anomalien des Uterus und der Tuben, Tubenverschluß/-verklebungen, Wiederherstellung der Tubendurchgängigkeit, intrauterine Adhäsionen (Synechien), Septen und Myome.

Computertomographie, Magnetresonanztomographie

Die **Computertomographie** des Beckens kommt in der Gynäkologie insbesondere bei onkologischen Fragestellungen wie Tumorstaging, zu Verlaufskontrollen usw. zum Einsatz.

Zunächst erfolgt eine Magen-Darm-Kontrastierung zur Abgrenzung der Darmschlingen. Durch intravenöse Kontrastmittelgabe lassen sich Gefäße von Lymphknoten und Tumoren besser abgrenzen. Auch sollte die Harnblase kontrastiert sein, die Scheide kann mit einem kontrastmittelgetränktem Tampon markiert werden. Rektum und Sigma lassen sich nach Kontrastmittelfüllung besser abgrenzen.

Die **MRT** hat jedoch in der Darstellung des kleinen Beckens die Computertomographie bei den meisten Indikationen verdrängt. Lediglich die knöchernen Anteile im Becken lassen sich besser computertomographisch darstellen. Ansonsten sind die variable Schnittführung und die bessere Detailerkennbarkeit der unterschiedlichen Organstrukturen deutliche Vorteile der MRT.

10.3.2 Radiologische Befunde

Benigne Tumoren

Myome
Bei ca. 20% aller Frauen über 30 Jahre finden sich Uterusmyome, die nur einige Millimeter bis über 20 cm groß sein können und solitär oder multipel auftreten.

Diagnostik
Im **Ausscheidungsurogramm** lassen sich bei großen Myomen häufig eine Verlagerung der Blase und der Ureteren nachweisen. Verkalkte Myome sind auch in der Abdomenübersicht zu sehen (Abb. 10.47).

Sonographisch zeigt sich eine Vergrößerung des Uterus mit einer gut abgrenzbaren, echoarmen bis echoreichen Raumforderung. Die häufigen Verkalkungen lassen sich am dorsalen Schallschatten erkennen.

Auch in der **CT** lassen sich die knolligen Auftreibungen des Uterus mit teils hypodensen, regressiven Arealen und die Verkalkungen nachweisen. Ansonsten ist das Myomgewebe von gleicher Dichte wie das normale Uterusgewebe.

Ovarialzysten
Die Ovarialzysten bzw. -tumoren lassen sich folgendermaßen einteilen:

- **Funktions-/Retentionszysten:** häufigster ovarieller Tumor, bis 12 cm große zystische Raumforderung. Teilweise sind die Zysten auch mit eingedicktem Blut gefüllt.
- **Zystadenome:** seröse oder muzinöse zystische Raumforderung, teilweise mit maligner Entartung.
- **Dermoidzyste:** Teratome, die u. a. Knochen und Zähne enthalten können. Auch hier ist eine maligne Entartung möglich.
- **Polyzystische Ovarien:** Stein-Leventhal-Syndrom mit multiplen kleinen Retentionszysten und hypoplastischem Uterus (Infertilität).

Maligne Tumoren

Zervixkarzinom
Das Zervixkarzinom ist der häufigste bösartige Tumor der weiblichen Geschlechtsorgane. Die Ausbreitung erfolgt zunächst lokal, jedoch mit einer frühen lymphogenen Metastasierung. Fernmetastasen finden sich erst spät.

Sonographisch, kernspin- bzw. **computertomographisch** läßt sich der Tumor meist erst beim Überschreiten der Zervix erkennen (Tumorstadium II). Eine Infiltration der Nachbarorgane wie Vagina, Parametrien, Beckenwand, Blase und Rektum ist sichtbar, ebenso Lymphknotenmetastasen und Fernmetastasen.

Korpuskarzinom
Das Korpuskarzinom bleibt lange auf das Cavum uteri beschränkt und infiltriert erst spät die Zervix.

Sonographisch bzw. **kernspin-** oder **computertomographisch** können die tumoröse Auftreibung des Uterus und regionale Lymphknotenmetastasen und Fernmetastasen erkannt werden.

Ovarialkarzinome
Die Ovarialkarzinome haben insgesamt eine schlechte Prognose, da eine Früherkennung meist fehlt. Sie metastasieren diffus intraperitoneal und hämatogen.

Mit den **Schnittbildverfahren** lassen sich solide, zystische oder kombinierte Raumforderungen der Ovarien erkennen und Lymphknoten- bzw. Fernmetastasen diagnostizieren. Häufig treten Aszites und Peritonealkarzinose auf.

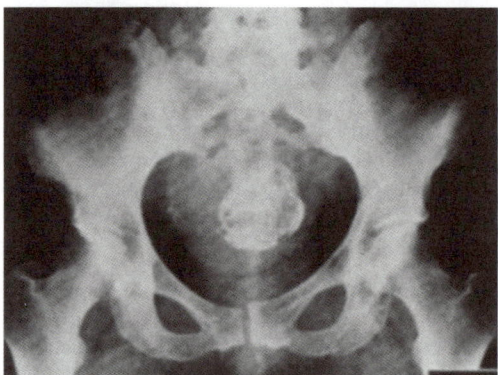

Abb. 10.47: Verkalktes Uterusmyom.

Ultraschall in der Schwangerschaft

Die Sonographie ist bis auf wenige Ausnahmen das einzig eingesetzte bildgebende Verfahren in der Schwangerschaft. In den Mutterschaftsrichtlinien sind drei routinemäßige Ultraschalluntersuchungen festgeschrieben, wobei ein erstes Screening zwischen der 9. und 12. Schwangerschaftswoche, das zweite Screening zwischen der 19. und 22. Schwangerschaftswoche (Abb. 10.48) und das dritte Screening zwischen der 29. und 32. Schwangerschaftswoche durchgeführt wird. Zusätzlich wird die Sonographie zum sicheren Nachweis einer Gravidität bzw. zur Bestimmung des Gestationsalters eingesetzt.

Dem Radiologen kann sie vor geplanten Röntgenuntersuchungen auch als leicht verfügbarer „Schwangerschaftstest" dienen.

> **Merke!**
> Die Fruchtblase ist ab dem 30.–31. Tag post menstruationem mit der Vaginalsonographie erkennbar. Erste Herzaktionen sind ab dem 40. Tag post menstruationem sichtbar.

Neben den Routineuntersuchungen ergeben sich weitere Indikationen zur sonographischen Abklärung bei Verdacht auf Störung der Schwangerschaft (z. B. vaginale Blutungen) sowie im Rahmen der pränatalen Diagnostik von fetalen Mißbildungen. So lassen sich Herzfehler, eine Spina bifida bzw. eine Meningomyelozele, Ventrikelerweiterungen und andere Fehlbildungen erkennen.

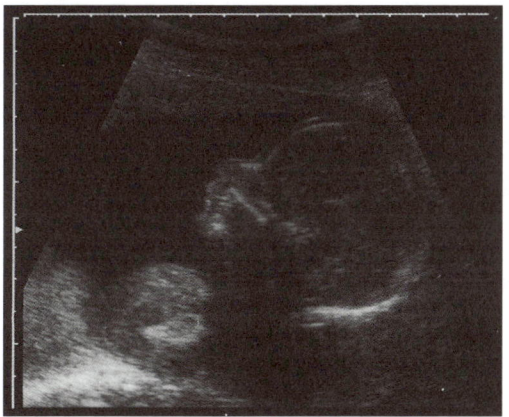

Abb. 10.48: Tochter der Autorin in der 22. SSW.

10.4 Organe des männlichen Beckens

10.4.1 Diagnostische Methoden

Sonographie

Zur Diagnostik der Prostata, der Samenblase und der Hoden ist die Sonographie das bildgebende Verfahren der ersten Wahl. Die Sonographie der Prostata kann entweder transabdominell durch suprapubische Schnitte bzw. auch transrektal oder endovesikal erfolgen.

Abdomenübersichtsaufnahme

Mit der Röntgenübersichtsaufnahme lassen sich allenfalls Verkalkungen der Samenblase, der Samenleiter bzw. der Prostata darstellen (Abb. 10.49). Eine weitere Abklärung erfolgt mit anderen bildgebenden Verfahren.

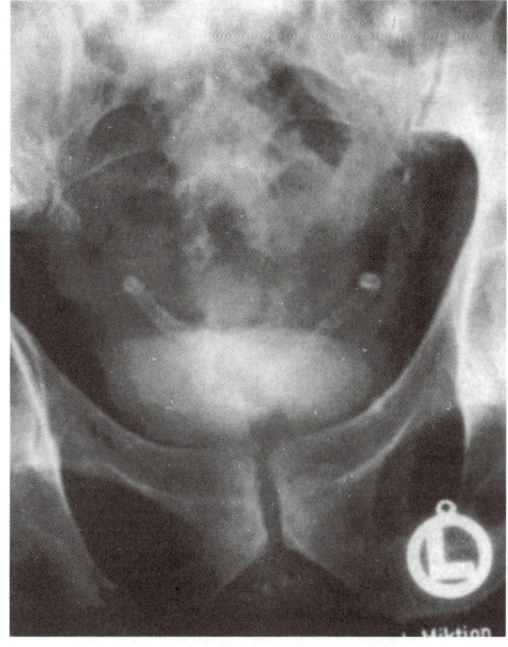

Abb. 10.49: Verkalkte Samenleiter in der Abdomenübersichtsaufnahme. 2. Staatsexamen, 3/90.

Magnetresonanztomographie

Die MRT wird aufgrund ihrer guten Gewebedifferenzierung und der freien Wahl der Schichtebenen insbesondere zu Diagnostik, Staging und Verlaufskontrolle von Prostata- und Hodentumoren eingesetzt.

10.4.2 Radiologische Befunde

Prostatitis

Die meist bakteriell, aber auch tuberkulös bedingte Prostatitis läßt sich in eine akute und eine chronische Form unterscheiden. Bei der chronischen Prostatitis finden sich häufig Verkalkungen und Konkremente.

Diagnostik
Im **MZU** und in der **retrograden Zystographie** ist die Harnröhre im Bereich der Pars prostatica verengt und elongiert. Bei der chronischen Prostatitis kontrastieren sich erweiterte Prostatagänge. Bei der tuberkulösen Prostatitis stellen sich in der retrograden Zystourethrographie Kavernen dar (Abb. 10.50).

In der **Übersichtsaufnahme** lassen sich Verkalkungen nachweisen.

Sonographisch ist die Prostata inhomogen echoarm mit liquiden Anteilen. Verkalkungen und Konkremente lassen sich ebenfalls sonographisch darstellen.

Computertomographisch bzw. **kernspintomographisch** werden Komplikationen wie Abszesse im Rahmen einer Prostatitis abgeklärt.

Prostatakarzinom

Das Prostatakarzinom ist der zweithäufigste bösartige Tumor beim Mann, wobei am häufigsten Männer zwischen dem 70. und 80. Lebensjahr betroffen sind.

Diagnostik
In der **Sonographie** zeigt sich eine echoarme, inhomogene Raumforderung mit unscharfer Begrenzung und Überschreitung der Prostatakapsel.

Im **Urogramm** finden sich häufig unregelmäßig begrenzte Impressionen des Blasenbodens und ggf. bei Infiltration eine Verdickung der Blasenwand.

Die **CT** und die **MRT** lassen die Raumforderung und die Organvergrößerung der Prostata erkennen. Bei Überschreitung der Organkonturen kann die tumoröse Infiltration der Nachbarorgane abgegrenzt werden. Die lymphogene und hämatogene Metastasierung (Skelett, Lunge, Leber) kann insbesondere computertomographisch nachgewiesen werden.

Da das Prostatakarzinom zu einer frühen Metastasierung in das Skelettsystem neigt, gehört die **Skelettszintigraphie** obligat zum Staging (Abb. 10.51).

Benigne Prostatahyperplasie

Im Gegensatz zum Prostatakarzinom findet sich hierbei eine adenomatöse Hyperplasie der zentralen Prostataanteile (Karzinom: periphere Anteile).

Diagnostik
Urographisch zeigt sich eine Impression des Blasenbodens von außen.

Im **MZU** ist die Pars prostatica elongiert, teilweise verlegt.

Sonographisch zeigt sich eine echoreiche bis echoarme Vergrößerung des Prostatamittellappens.

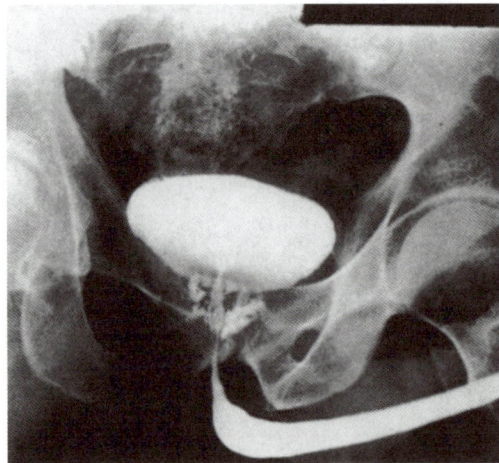

Abb. 10.50: Kavernöse Prostatatuberkulose (retrograde Zystourethrographie).

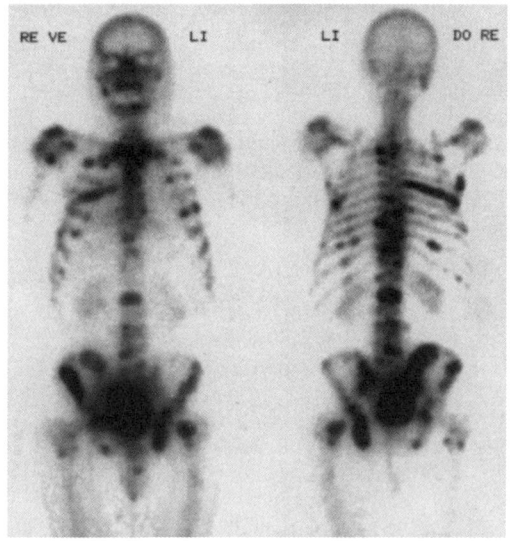

Abb. 10.51: Ossäre Metastasierung bei Prostatakarzinom (Skelettszintigraphie).

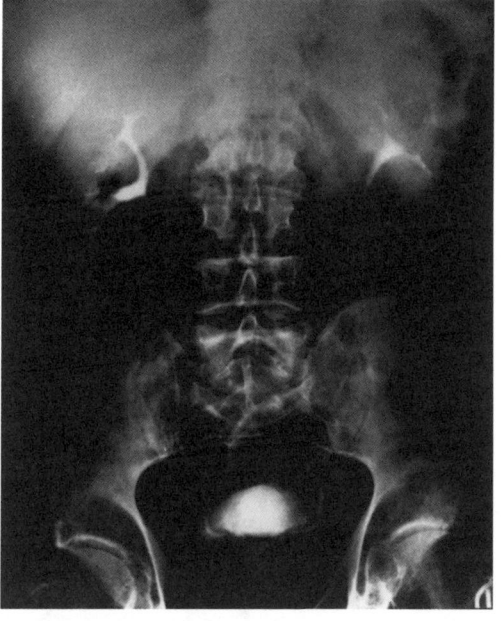

Abb. 10.52: Prostatahyperplasie bei 58jährigem Patienten. Die Urographie zeigt einen deutlichen Füllungsdefekt im Harnblasenbodenbereich mit Abdrängung der Harnleitermündungen nach kranial. 2. Staatsexamen, 8/99.

Erkrankungen des Hodens

- **Varikozele:** Erweiterung und Schlängelung des Plexus pampiniformis und der Vv. spermaticae internae, häufig Ursache einer Störung der Fertilität.
- **Hydrozele:** Flüssigkeitsansammlung zwischen dem viszeralen und dem parietalen Blatt der Hodenhüllen.
- **Spermatozele:** Retentionszyste im samenableitenden Tubulussystem.
- **Hodentumoren:** Seminome, Teratome oder embryonale Karzinome mit Metastasierung in die Lymphknoten sowie in die Lunge, selten auch in Knochen, Gehirn und Leber.

11 Mamma

11.1 Radiologische Methoden

11.1.1 Mammographie

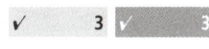

Die anatomischen Besonderheiten der weiblichen Brust werfen sowohl in der technischen Darstellung als auch in der Diagnostik im Vergleich zu anderen Organen besondere Probleme auf:
- Die Dichteunterschiede des Drüsen-, Fett- und Bindegewebes der Mamma sind nur gering.
- Pathologische Veränderungen sind oft sehr klein (Mikroverkalkungen müssen bis zu 0,1 mm abgebildet und erkannt werden).
- Der Dickeunterschied vom Brustansatz bis zur Mamille ist groß.
- Die Brust selbst zeigt deutlich unterschiedliche Erscheinungsbilder von der röntgendichten Brust der jungen Frau bzw. in der Laktationsperiode bis zur strahlentransparenten Involutionsmamma in der Postmenopause.

Gutartige und bösartige Tumoren können mit der Mammographie differenziert werden, eine histologische Unterscheidung ist jedoch nicht möglich.

Die Mammographie ist in der Früherkennung des Mammakarzinoms allen anderen radiologischen Methoden wie Sonographie oder MRT überlegen; diese werden ergänzend eingesetzt. Auch palpatorisch nicht erfaßbare Veränderungen können mammographisch nachgewiesen werden.

Untersuchungstechnik

Die Mammographie wird in Weichstrahltechnik mit einer Aufnahmespannung zwischen 25 und 35 kV mit Röntgenröhren mit Berylliumfenster und Molybdänanoden durchgeführt.
- Der Brennfleck soll mit 0,4 mm möglichst klein sein.
- Es werden zusätzlich Molybdänfilter und Weichstrahlenraster eingesetzt.
- Als Film-Folien-Kombination benutzt man feinzeichnende einseitig beschichtete Filme.
- Die Standardaufnahmen werden an der sitzenden Patientin in aufrechter Position durchgeführt, wobei die Brust zur Homogenisierung sorgfältig komprimiert werden muß.
- Die ganze Brust inklusive der Thoraxwand muß dargestellt sein.
- Die Auswertung erfolgt an speziellen Lichtkästen mit hoher Leuchtdichte im abgedunkelten Raum zum Teil unter Lupenbetrachtung.

Merke!
Es sollen immer Aufnahmen von beiden Brüsten im kraniokaudalen und mediolateralen (besser schrägen) Strahlengang durchgeführt werden.

Indikationen

Ab dem 35. Lebensjahr wird eine einmalige Basismammographie empfohlen, danach sollen zwischen dem 40. und 70. Lebensjahr jährliche oder zweijährliche Kontrollen durchgeführt werden. Bei Risikofaktoren (therapiertes Mammakarzinom, positive Familienanamnese usw.) sollen jährliche Kontrollen durchgeführt werden. Bei einem verdächtigen Befund wie einem tastbaren Knoten, Haut- oder Mamillenveränderungen ist eine sofortige mammographische Abklärung indiziert.

Risiken
Die wiederholte Strahlenexposition stellt ein kanzerogenes Potential dar. Die angegebenen Richtwerte zur Mammographiekontrolle sind ein Kompromiß zwischen Risiko und Nutzen.

Merke!
Regelmäßige Mammographien reduzieren das Mortalitätsrisiko beim Mammakarzinom um ca. 30%.

Röntgenanatomie
- Die jugendliche Brust erscheint durch ein Überwiegen von Drüsen- und Bindegewebe homogen und dicht.
- Drüsenläppchen stellen sich als konfluierende Fleckschatten dar, Fett erscheint dunkel.
- Mit fortschreitender Alterung bildet sich das Drüsenparenchym zurück, wird durch Fett ersetzt und erscheint zunehmend transparent (Involutionsmamma, leere Mamma).
- Die Kutis ist 0,5–2 mm dick (Abb. 11.1).
- Milchgänge sind nur in der fettreichen Mamma retromamillär erkennbar.
- Arterien sind nur bei Verkalkungen als „Doppelschiene" erkennbar.
- Venen werden als Streifenschatten in der fettreichen Mamma abgebildet.

11.1.2 Galaktographie

Die Darstellung der Milchgänge erfolgt nach vorsichtiger Sondierung des sezernierenden Milchgangs mittels einer speziellen Kanüle und Injektion von ca. 2 ml wasserlöslichem jodhaltigem Kontrastmittel. Im Anschluß werden Aufnahmen in zwei Ebenen durchgeführt (Abb. 11.2).

Indikationen
Pathologische Sekretion außerhalb der Gravidität und Laktation, insbesondere bei einseitiger seröser, milchiger, bräunlicher oder blutiger Sekretion.

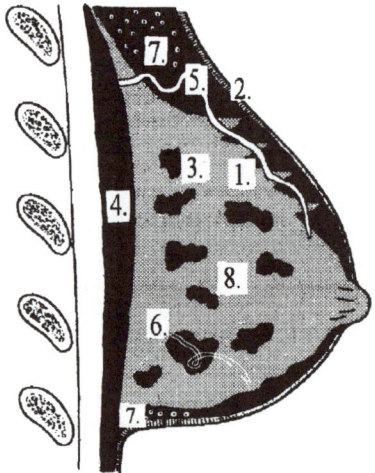

Abb. 11.1: Anatomie der weiblichen Brust [9].
1. Cooper-Ligamente
2. Kutis und Subkutis mit Hautdrüsenausführungsgängen
3. Fettinseln
4. retromammäre Fettschicht
5. Vene
6. verkalkte Arterie
7. Hautporen
8. Drüsenparenchym

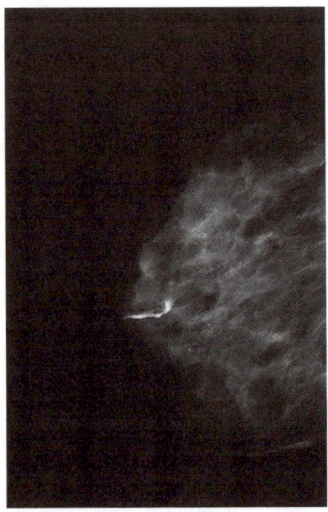

Abb. 11.2: Galaktographie mit deutlicher Umfließungsfigur im retromamillären Milchgang. DD: intraduktales Papillom oder intraduktales Karzinom.

Risiken
Duktusperforation und Kontrastmittelextravasat.

11.1.3 Pneumozystographie

Die Pneumozystographie dient der speziellen Abklärung von Zysten, wobei die Zysten punktiert werden, das Sekret abgezogen und Luft insuffliert wird. In der anschließend durchgeführten Röntgenaufnahme kann die jetzt im negativen Kontrast erscheinende Zyste und die Zystenwand beurteilt werden. Die Pneumozystographie wird heute in der Regel sonographisch durchgeführt.

11.1.4 Thermographie

Diese strahlenfreie Untersuchung nutzt Temperaturunterschiede zwischen normalem und tumorösem Brustdrüsengewebe zur Diagnose aus. Hierzu werden Infrarotkameras oder in der Plattenthermographie mit Cholesterin beschichtete Folien verwendet. Da die Thermographie kleine und tiefer als 2 cm liegende Strukturen nicht erkennen kann und eine recht hohe Fehlerquote besitzt, konnte sie sich nicht als Routineverfahren durchsetzen.

11.1.5 Sonographie

Die Mammasonographie ist als ergänzende Methode zur Mammographie einzusetzen, da sie zusätzliche diagnostische Möglichkeiten bietet. Die Mammasonographie eignet sich im Gegensatz zur Mammographie nicht als Screening-Methode. Ein großer Vorteil ist die fehlende Strahlenbelastung.

Untersuchungstechnik
Durchgeführt werden sollte die Sonographie der Brust an der liegenden Patientin mit Ultraschallgeräten mit hochauflösender Real-time-Technik. Die Eindringtiefe erreicht maximal 6 cm.

Indikationen
Mammographisch unklare Befunde und insbesondere die Differenzierung zwischen soliden und zystischen Prozessen stellen die Hauptindikationen der Sonographie dar. Weitere Einsatzgebiete sind die röntgendichte Brust bei jungen Patientinnen, Mastopathien, in der Stillzeit und in der Schwangerschaft.

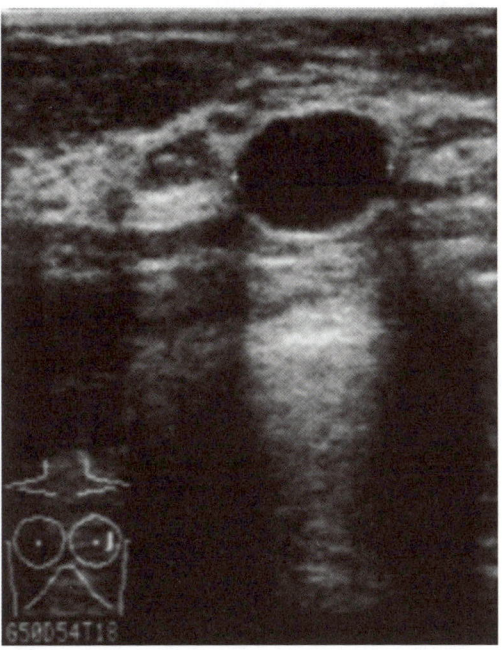

Abb. 11.3: Flüssigkeitsgefüllte Mammazyste mit dorsaler Schallverstärkung.

Auch sind gezielte Punktionen sowie Feinnadel- und Stanzbiopsien sonographisch möglich.

Sonographische Anatomie
- Drüsenkörper: Echodensität zwischen Fett und Faszie, alters- und hormonell abhängig.
- Die Haut stellt sich als dünner, echodichter Streifen dar, der bei Kompression an Dicke zunimmt.
- Rippen: im knöchernen Anteil schattengebende Halbkreise, im knorpeligen Anteil echoarme Halbkreise, die nicht mit benignen Tumoren verwechselt werden dürfen.
- Zysten: glatt begrenzt, echofrei mit dorsaler Schallverstärkung (Abb. 11.3).

11.1.6 Magnetresonanztomographie

Auch die Kernspinuntersuchung der weiblichen Brust stellt kein Screening-Verfahren wie die Mammographie dar, sondern soll zusätzlich eingesetzt werden. Vor allem sehr kleine Karzinome können entdeckt (empfindlicher als die Mammographie) sowie eine Differenzierung zwischen Narbengewe-

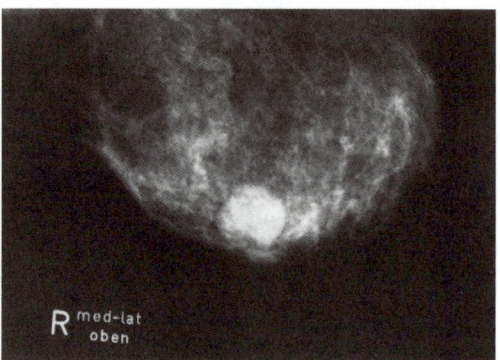

Abb. 11.4: Fibroadenom. Glatt begrenzte Verdichtung im oberen Quadranten retromammillär, die von einem feinen Aufhellungssaum (Halo-Zeichen) umgeben ist. 2. Staatsexamen, 8/96.

be und Tumor vorgenommen werden. Die häufig malignitäts-spezifischen Mikroverkalkungen lassen sich weder kernspintomographisch noch sonographisch entdecken.

Untersuchungstechnik
Zur Durchführung werden spezielle Oberflächenspulen eingesetzt, mit denen beide Mammae gleichzeitig abgebildet werden können. Zunächst werden Lehraufnahmen, dann nach Kontrastmittelgabe von Gadolinium-DTPA i. v. Substraktionsaufnahmen angefertigt. Mammakarzinome zeigen eine besondere Kontrastmittelanreicherung.

11.2 Radiologische Befunde

11.2.1 Mastopathie

Bei dieser häufigsten Veränderung der Brust kommt es entweder im Rahmen einer fibrozystischen Mastopathie zu einer Hyperplasie und Proliferation des Milchgangepithels oder bei der fibroadenotischen Mastopathie zu einer Fibrosierung des Mantelgewebes.

Röntgenologisch zeigt sich eine dichte Mamma mit homogenen (bei Fibrose) oder klein- bis grobknotigen Parenchymstrukturen (bei Zysten). Auch finden sich Streifenzeichnungen und Makrozysten als rundliche, glattberandete Verschattungen mit schmalem Halo (zirkulärer Aufhellungssaum um die Zyste). Bei der fibrosierenden Adenose zeigen sich zusätzliche rundliche Kalkablagerungen, die im Vergleich zu karzinomatösen Verkalkungen größer sind.

Sonographisch sind zystische Veränderungen gut darstellbar. Bei überwiegender Fibrose erscheint der Drüsenkörper vermehrt echodicht.

In der **Galaktographie** sind die Milchgänge bei der fibrotischen Mastopathie aufgeweitet.

11.2.2 Benigne Tumoren

Fibroadenome

Diese fibröse und epitheliale Neubildung tritt meist nach der Pubertät zwischen dem 20. und 30. Lebensjahr auf. Mit zunehmendem Alter zeigen sich regressive Veränderungen.

Mammographisch finden sich glattberandete, rundliche oder gelappte knotige Verschattungen, die teilweise einen schmalen Fettsaum (Halo) zeigen. Grobschollige, popcornartige Verkalkungen sind pathognomonisch (Abb. 11.4 bis 11.6).

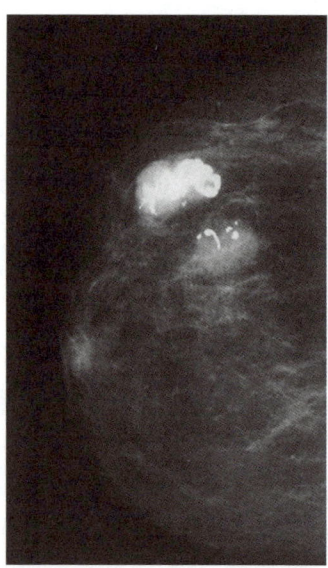

Abb. 11.5: Verkalkte Fibroadenome. Man erkennt zwei runde polyzyklische, scharf begrenzte Verdichtungen, die beide (die obere deutlich mehr als die untere) die typischen schollig en Verkalkungen eines Fibroadenoms aufweisen. 2. Staatsexamen, 8/95.

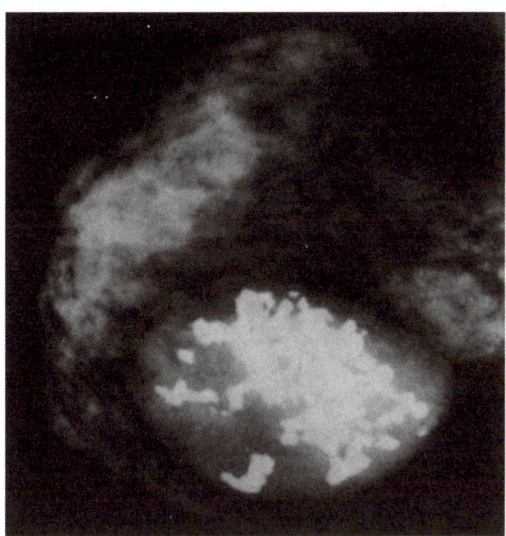

Abb. 11.6: Fibroadenom. Man erkennt einen großen ovalen, inhomogen strukturierten Tumor, der allseits glatt begrenzt und von einem Aufhellungssaum (Halo) umgeben ist. Die großen grobscholligen Verkalkungen innerhalb des Tumors sind für ein Fibroadenom typisch. 2. Staatsexamen, 8/84.

Eine Abgrenzung zur Zyste kann **sonographisch** erfolgen. Hier stellen sich Fibroadenome als echoarme, glatt begrenzte Raumforderung dar.

Zysten

Die häufig auftretenden Zysten finden sich im Rahmen einer fibrozystischen Mastopathie solitär oder multipel.

Mammographisch erscheinen Zysten als ovale bis rundliche, glatt begrenzte Verschattungen, die typischerweise von einem schmalen Aufhellungssaum (Halo) umgeben sind.

In der **Sonographie** stellen sich Zysten als glatt begrenzte, echofreie Raumforderungen mit einer dorsalen Schallverstärkung dar.

Größere Zysten werden in der Regel unter sonographischer Kontrolle punktiert und der Zysteninhalt aspiriert. Anschließend wird Luft insuffliert, was ein Nachlaufen der Zyste verhindern soll. In der Mammographie wirkt die Luft als negatives Kontrastmittel, wodurch die Zystenwand bezüglich eines intrazystischen Karzinoms besser beurteilt werden kann. Der Zysteninhalt wird zytologisch untersucht.

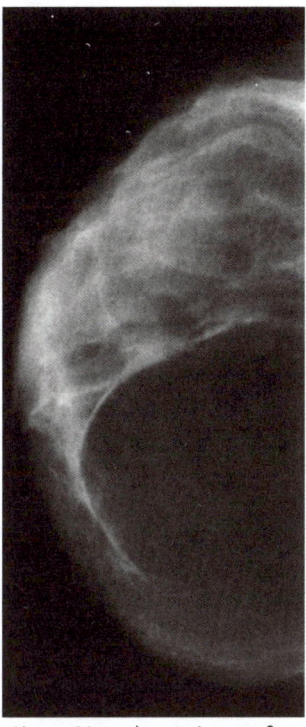

Abb. 11.7: Lipom. Man erkennt einen großen strahlentransparenten Tumor, der typisch für einen fetthaltigen Prozeß ist. 2. Staatsexamen, 3/87.

Lipome und Fibroadenolipome

Lipome sind Fettgewebsgeschwülste mit einer dünnen Bindegewebskapsel. Sie treten meist mit zunehmendem Alter auf und haben keinen eigentlichen Krankheitswert.

Mammographisch erscheinen sie transparent und durch die Bindegewebskapsel vom übrigen Fettgewebe abgrenzbar (Abb. 11.7).

Die seltenen Fibroadenolipome stellen sich je nach überwiegendem Gewebeanteil als vorwiegend dichte oder transparente bzw. gemischte, glatt begrenzte Raumforderungen dar.

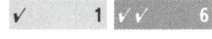

11.2.3 Mammakarzinome

Das Mammakarzinom ist die häufigste bösartige Erkrankung der Frau (24% aller Malignome) und die häufigste Todesursache bei Frauen zwischen

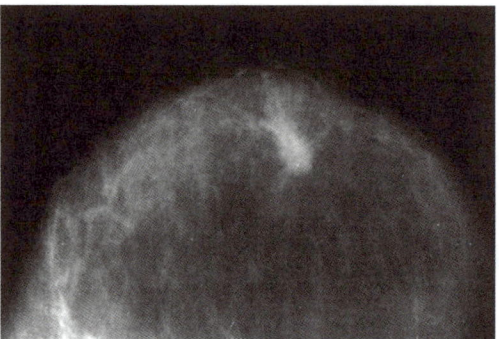

Abb. 11.8: Szirrhöses Mammakarzinom in der Mammographie mit unscharf begrenzter zentraler Verdichtung und feinen streifigen Ausläufern in die Peripherie. Die übrige Brust ist strahlentransparent bei Involutionsmamma. 1. Staatsexamen, 8/89.

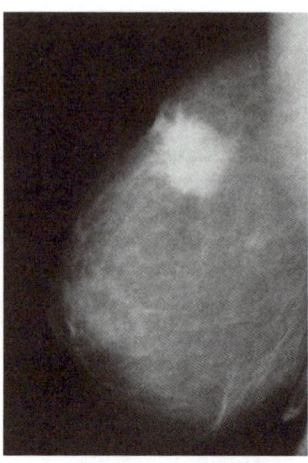

Abb. 11.10: Mammakarzinom. Im oberen Anteil der Mamma läßt sich ein großer, unscharf begrenzter, strahlendichter Tumor mit teilweise streifigen Ausläufern erkennen. Die Haut ist oberhalb der Veränderung eingezogen. 2. Staatsexamen, 3/89.

dem 40. und 50. Lebensjahr. Der erste Erkrankungsgipfel liegt zwischen dem 20. und 40. Lebensjahr, der zweite in der Postmenopause.

Durch das Mammographie-Screening (zwischen 40. und 70. Lebensjahr alle 2 Jahre) erhöht sich zwar das natürliche Risiko von 8–13% um 0,6%, jedoch reduzieren regelmäßige Mammographien die Sterblichkeit um ca. 30%.

Als **Malignitätskriterien** in der Mammographie gelten (Abb. 11.8 bis 11.11):
- **Mikroverkalkungen:** gruppiert, polymorph, 0,15–2 mm groß.
- **Tumorschatten:** unscharf konturierte, homogene Gewebeverdichtungen mit sternförmigen, in die Peripherie reichenden Krebsfüßchen (Szirrhus).
- Weiterhin finden sich **Hautverdickungen und -retraktionen,** Milchgangserweiterungen, retromamilläre Verdichtungen sowie weite Venen in unmittelbarer Nachbarschaft zum Karzinom.

> **Merke!**
> Ein Seitenvergleich der Röntgenaufnahmen zur Abgrenzung umschriebener karzinomverdächtiger Veränderungen ist ebenso wie der Vergleich mit Voraufnahmen unerläßlich.

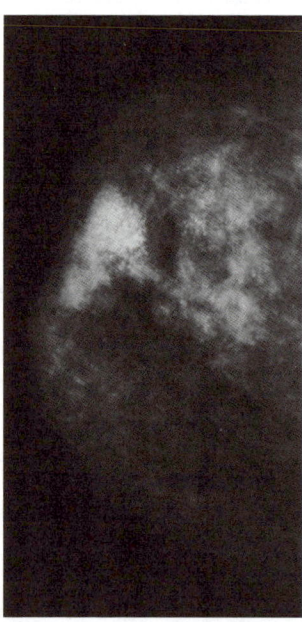

Abb. 11.9: Mammakarzinom mit multiplem polymorphem Mikrokalk sowie einer Einziehung der Haut über dem malignen Prozeß. 2. Staatsexamen, 3/86.

Die **Sonographie** und **MRT** dienen zur weiteren Abklärung unklarer Befunde, insbesondere in der Abgrenzung zu mastopathischen Veränderungen, bei Z. n. OP, plastischen Operationen oder nach Bestrahlung.

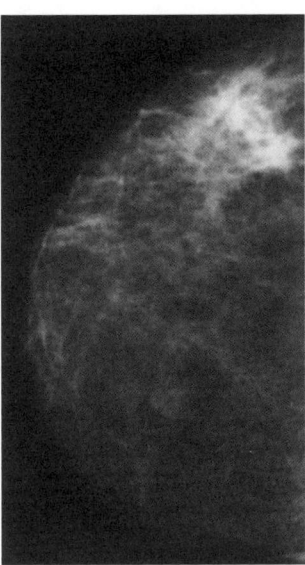

Abb. 11.11: Mammakarzinom. Man erkennt in der ansonsten „leeren" Mamma einen deutlich verdichteten Bezirk, der unscharf begrenzt ist und streifige Ausläufer aufweist, die bis in die Subkutis hineinreichen. 2. Staatsexamen, 3/89.

12 Kinderradiologie

12.1 Radiologische Methoden

Die bildgebende Diagnostik von Kindern setzt sich im Prinzip aus den gleichen bildgebenden Verfahren wie bei den Erwachsenen zusammen, wobei jedoch ein besonderer Schwerpunkt auf der **Sonographie** und zur weiteren Abklärung auf der **Magnetresonanztomographie** liegt. Um eine unnötige Strahlenbelastung zu vermeiden, muß die Indikation zur Röntgenuntersuchung zurückhaltend gestellt und vom Radiologen eingehend überprüft werden. Besondere Strahlenschutzmaßnahmen zur Minimierung der Dosis sind angezeigt, da im frühen Lebensalter strahlensensible Organe besonders empfindlich sind, Kinder eine höhere Lebenserwartung haben und später potentielle Eltern sind.

> **Merke!**
> Insbesondere müssen Röntgenuntersuchungen mit einem geringen oder ohne diagnostischen Wert bzw. ohne therapeutische Konsequenzen vermieden werden.

Im Bereich der Röntgenaufnahmetechnik muß auf eine möglichst genaue Einblendung und die kürzest mögliche Belichtungs- bzw. Aufnahmezeit geachtet werden. Zur weiteren Strahlreduktion werden in der Kinderradiologie im allgemeinen Film-Folien-Kombinationen mit einer hohen Empfindlichkeitsklasse zur Strahlenreduktion eingesetzt. Sofern vorhanden, sollten digitale Speicherfolien oder ein digitales Bildverstärkersystem zur Anwendung kommen. Häufig wird im Kindesalter auch der Strahlengang geändert (p.-a. statt a.-p.), was die Belastung der Brustdrüsen bei Thorax-, Abdomen- und Wirbelsäulenaufnahmen erheblich verringert. Weiterhin ist auf eine möglichst weitreichende Bleiabdeckung der Gonaden oder anderer strahlensensibler Organe wie der Brustdrüsen bzw. des roten Knochenmarks zu achten.

12.1.1 Sonographie

Die Sonographie ist im Kindesalter aufgrund ihrer leichten Verfügbarkeit und Handhabung und der fehlenden Strahlenbelastungen bei fast allen Erkrankungen die Methode der ersten Wahl bzw. wird als Screening-Methode eingesetzt.

Zu den speziellen sonographischen Verfahren zählt die Darstellung des zentralen Nervensystems im 1. Lebensjahr. Bis zum Verschluß der vorderen Fontanelle kann die sogenannte transfontanelläre Sonographie bei intrakraniellen Erkrankungen wie intrakraniellen Blutungen, periventrikulärer Leukomalazie, infektiösen Erkrankungen, zerebralen Fehlbildungen und intrakraniellen Tumoren eingesetzt werden. Sie stellt das diagnostische Verfahren der ersten Wahl dar. Auch der Spinalkanal ist sonographisch gut zugängig.

Weiterer Schwerpunkt der sonographischen Untersuchung ist die Darstellung der kindlichen Hüfte zum Ausschluß bzw. Nachweis von Hüftgelenksluxationen bzw. Dysplasien bei Neugeborenen und Säuglingen.

12.1.2 Thoraxaufnahmen

Thoraxaufnahmen werden beim Säugling und Kleinkind in liegender bzw. aufrechter Position im a.-p. Strahlengang durchgeführt. Da sich die Kinder meist sehr stark bewegen, bedarf es einer speziellen Fixierung (Aufnahme im Hängen). Erst ab dem 4. Lebensjahr ist eine willentliche ausreichende Inspiration möglich. Für die Routinediagnostik ist die a.-p. Aufnahme (später dann p.-a. Aufnahme) ausreichend. Aufnahmen in zwei Ebenen werden nur bei speziellen Indikationen wie Raumforderungen (Metastasen, Mukoviszidose, chronische Pneumonie usw.) eingesetzt.

12.1.3 Nuklearmedizinische Untersuchungsmethoden

Auch nuklearmedizinische Untersuchungstechniken werden im Kindesalter bei entsprechender Indikation durchgeführt. Hierbei ist die Strahlenbelastung teilweise geringer als bei entsprechenden röntgendiagnostischen Verfahren. So ist z.B. die Strahlenexposition der Gonaden bei der Skelettszintigraphie geringer als bei Röntgenaufnahmen des gesamten Skeletts.

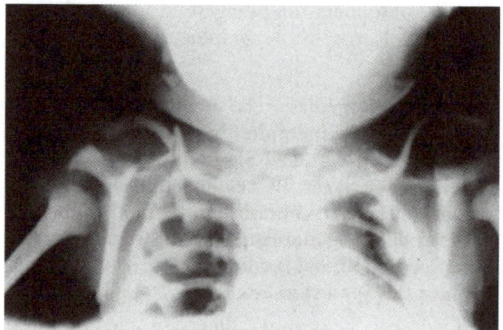

Abb. 12.1: Geburtstraumatische Klavikulafraktur. Kontinuitätsunterbrechung der rechten Klavikula.

12.2 Radiologische Befunde

Die wichtigsten Erkrankungen und deren radiologischen Befunde werden teilweise auch in den einzelnen Organkapiteln abgehandelt.

12.2.1 Vorgeburtliche und geburtstraumatische Schädigungen

Rötelnembryopathie

Radiologisch erkennbare Veränderungen bei der Rötelnembryopathie finden sich am Schädel und am Herzen. Es kommt zu einer Mikrozephalie, einer Hypoplasie der Orbitae und einer disproportionalen Relation zwischen Gesichts- und Hirnschädel. Am Herzen ist ein persistierender Ductus arteriosus Botalli häufig. Auch Nieren- und Skelettveränderungen treten auf.

Toxoplasmose

Die kongenitale Toxoplasmose zeigt sich in granulomatösen Veränderungen des Gehirns, die sich nach einigen Monaten als stippchenförmige Verkalkungen markieren. Außerdem finden sich Plexusverkalkungen und häufig ein Hydrozephalus. Im 1. Lebensjahr kann die Diagnose sonographisch gestellt werden, danach erfolgt sie computertomographisch oder mit der MRT.

Zytomegalie

Durch eine diaplazentare oder perinatale Übertragung kann eine nekrotisierende Enzephalitis mit anschließenden Verkalkungen entstehen. Intrakraniell finden sich Ventrikelerweiterungen, peri- und intraventrikuläre Verkalkungen sowie Verkalkungen im Bereich der Basalganglien. Die Abklärung erfolgt im ersten Lebensjahr sonographisch oder mit der CT (Abb. 12.24).

Geburtstraumatische Schädigungen

Bei 1–2% aller Geburten kommt es zu knöchernen Verletzungen, die hauptsächlich die Klavikula betreffen (S-förmiger Verlauf, Kontinuitätsunterbrechung, Abb. 12.1). Seltener sind Extremitäten- und Schädelfrakturen sowie Epiphysenlösungen.

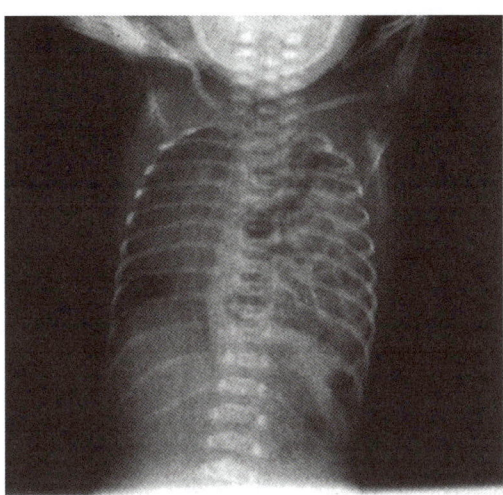

Abb. 12.2: Zwerchfellhernie mit Enterothorax bei einem Neugeborenen. Das linke Zwerchfell ist nicht abgrenzbar. Im linken Thoraxraum finden sich multiple lufthaltige Verschattungen, die Dünn- bzw. Dickdarmschlingen entsprechen. Das Mediastinum ist nach rechts verlagert. 2. Staatsexamen, 3/89.

12.2.2 Atmungsorgane

Besonderheiten des kindlichen Thorax

- **Herz**
  - Herzform: vermehrt gerundet durch die Prominenz der rechtsseitigen Anteile
  - Herzgröße: Beim Neugeborenen und Kleinkind ist der relative Herz-Thorax-Quotient im Vergleich zum Erwachsenen größer (65% normal)
- **Thymus:** Er besteht meist aus zwei unterschiedlich großen Lappen. Es kommt zu einer vorgetäuschten Verbreiterung des Mediastinums, wobei der Thymus meistens aufgrund der höheren Strahlentransparenz gegenüber dem Herz und den Gefäßen abgrenzbar ist
- **Trachea:** in Exspiration nach vorne konvex bogiger Verlauf
- **Rippen:** überwiegend horizontaler Verlauf
- **Rotation** des Patienten: vermehrte Transparenz des Lungenflügels auf der Seite der Drehrichtung (cave Fehlinterpretationen!)

Zwerchfellhernien

Bei den fast immer linksseitig lokalisierten angeborenen Zwerchfellhernien kommt es zu einer Verlagerung von Magen, Darm, Nieren, Milz bzw. Leber durch den Defekt hindurch in den Thoraxraum (Abb. 12.2). So wird die normale Entwicklung des ipsilateralen und teilweise auch des kontralateralen Lungenflügels behindert, was zu einer Lungenhypoplasie und zu einer Mediastinalverlagerung zur Gegenseite führt.

Röntgenologische Veränderungen
Im **Röntgenthorax** zeigt sich eine homogene Verschattung meist des linken Hemithorax mit Verlagerung des Mediastinums nach rechts sowie luftdichte Areale, die die Magen- bzw. Darmanteile markieren.

Transitorische Neugeborenentachypnoe (Wet lung disease)

Durch Aspiration von Amnionflüssigkeit kommt es zur Flüssigkeitsansammlung in den Alveolen, dem Interstitium, den Interlobien und im Pleuraraum. Dieser Befund normalisiert sich in der Regel innerhalb von 48 Stunden und ist somit von einem akuten Atemnotsyndrom, Pneumonien oder einer Herzinsuffizienz zu differenzieren.

Röntgenologische Veränderungen
Im **Röntgenthorax** sind streifige oder fleckige Verschattungen sowie Flüssigkeitsansammlungen in den Interlobien oder im Pleuraraum erkennbar.

Idiopathisches Atemnotsyndrom (IRDS)

Das IRDS stellt die häufigste Todesursache bei Frühgeborenen dar. Durch den Surfactant-Mangel bei ungenügender Lungenreife kommt es zu Fibrinablagerungen (sogenannten Hyalinenmembranen) in den Alveolen. Dies führt zu multiplen kleinen Atelektasen, was sich röntgenologisch in einem retikulogranulären Muster widerspiegelt. Surfactant kann heute über den Endotrachealtubus in das Bronchialsystem substituiert werden. Es kommt jedoch häufig zu einer ungleichen Verteilung mit einer irregulären Belüftung.

Röntgenologische Veränderungen
Im **Röntgenthorax** finden sich je nach Schweregrad des IRDS ein fein retikulogranuläres Muster, teilweise mit positivem Luftbronchogramm, nicht mehr abgrenzbare Herz- und Zwerchfellkonturen bis hin zur weißen Lunge (homogene Verschattung des gesamten Thorax).

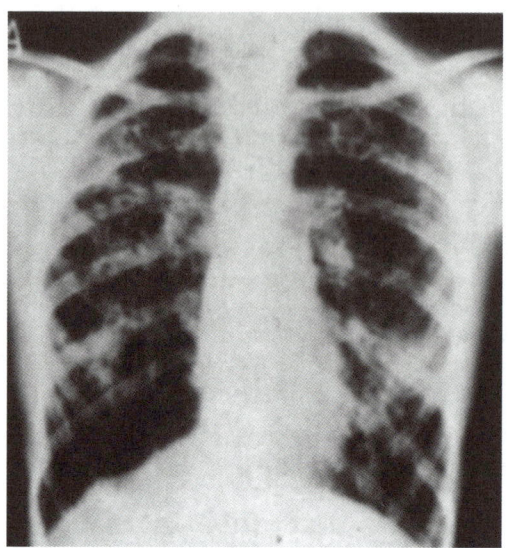

Abb. 12.3: Mukoviszidose. Ringstrukturen im linken Lungenoberfeld als Folge von Abszedierung.

Bronchopulmonale Dysplasie

Ursächlich für diese chronische Lungenerkrankung ist eine lang andauernde Überdruckbeatmung bei Frühgeborenen.

Röntgenologische Veränderungen
Im **Röntgenthorax** zeigt sich im Frühstadium eine vermehrte interstitielle Zeichnung. Im weiteren Verlauf kommt es zu einem interstitiellen Ödem, zu Atelektasen und zu Überblähungen, Fibrosen und Narben.

Pneumonien

Je nach Alter der Kinder unterscheidet man folgende Pneumonieformen:
- **Mekoniumaspiration:** Durch Aspiration von Mekonium (Streß-Defäkation unter der Geburt) kommt es zu einer chemischen Pneumonie
- **bakterielle Infektionen:** meist B-Streptokokken, Staphylokokken
- **virale Infektionen:** Zytomegalie, Mykoplasmen, Respiratory-Syncytial-Virus (RSV)

Im **Röntgenthorax** finden sich folgende Veränderungen:
- retikulogranuläre Verschattungen
- fleckig konfluierende Verschattungen bis hin zur milchglasartigen Eintrübung
- evtl. Pleuraergüsse

Mukoviszidose (zystische Fibrose)

Die genetisch autosomal-rezessiv bedingte Dysfunktion exogener Drüsen manifestiert sich hauptsächlich im Bereich der Lungen und des Pankreas sowie seltener auch des Intestinaltraktes. In der Lunge kommt es durch den Sekretanstau zu einer Lumenverlegung der Bronchien mit Atelektasen, Bronchiektasen sowie Infektionen mit Abszedierungen (Abb. 12.3), rezidivierenden Bronchopneumonien und zur Lungenüberblähung.

Die röntgenologischen Veränderungen im Röntgenthorax sind pathognomonisch. Zur Diagnosestellung muß eine Aufnahme in zwei Ebenen angefertigt werden.

Röntgenologische Veränderungen
- **Lungenüberblähung:** abgeflachte, tiefstehende Zwerchfelle, Vorwölbung des Sternums, vermehrte Konvexität der BWS mit insgesamt vergrößertem a.-p. Durchmesser, verbreiterte Interkostalräume
- **peribronchiale Streifenschatten,** im Querschnitt **Ringschatten**
- **kleinfleckige Verdichtungen** im Rahmen einer Bronchopneumonie oder durch gefüllte Bronchiektasen
- **Ringschatten:** leere Bronchiektasen
- **großflächige Verschattungen:** Infiltrate und Atelektasen bei rezidivierenden Pneumonien
- **Bullae**
- **Pleuraverdichtungen**
- Insgesamt sind die Oberlappen stärker betroffen

Fremdkörperaspiration

Durch den steileren Verlauf des rechten Hauptbronchus ist bei Aspirationen meist der rechte Lungenlappen und hier in der Regel der untere Lappen am häufigsten betroffen.

> **Merke!**
> Nur etwa 10% der aspirierten Fremdkörper sind röntgendicht, so daß in den überwiegenden Fällen indirekte Zeichen wie eine Atelektase oder ein Ventilmechanismus auf eine Aspiration hinweisen.

Zum Nachweis eines aspirierten Fremdkörpers sollte der Thorax a.-p. bzw. p.-a. einschließlich der Halsregion überlagerungsfrei dargestellt sein. Bei fehlendem Nachweis ist eine Seitaufnahme des

Halses und gegebenenfalls des Thorax notwendig. Ist so die Diagnose weiterhin unklar, kann eine Durchleuchtung notwendig sein. Diagnostische oder therapeutische Methode der Wahl ist die Bronchoskopie.

Im **Röntgenthorax** erkennt man:
- Ventilmechanismus mit vermehrter Transparenz durch Überblähung
- abgeflachtes, tiefstehendes Zwerchfell

12.2.3 Verdauungstrakt

Die häufigsten Entwicklungsstörungen des Magen-Darm-Trakts beim Neugeborenen sind in Abbildung 12.4 dargestellt.

Ösophagusatresie

Bei der relativ häufig vorkommenden Ösophagusatresie bildet der proximale Teil des Ösophagus einen Blindsack (Inzidenz 1 : 3000 Neugeborene). Teilweise sind distale Ösophagusanteile ausgebildet, die allenfalls mit einer fibrösen Verbindung zum proximalen Teil verbunden sind. Zudem können Fisteln zur Trachea ausgebildet sein, die in der Regel von den unteren Ösophagusabschnitten ausgehen.

Bildgebende Diagnostik
Röntgenologisch läßt sich der obere Blindsack durch Luftinsufflationen darstellen, wobei die Luft als negatives Kontrastmittel wirkt. Die Lokalisation der ösophagotrachealen Fistel kann anhand der Darmgasverteilung beurteilt werden. Sind distale Abschnitte des Magen-Darm-Trakts luftgefüllt nachweisbar, muß eine untere ösophagotracheale Fistel vorliegen.

Hypertrophische Pylorusstenose

Die hauptsächlich bei männlichen Neugeborenen auftretende hypertrophe Pylorusstenose wird meist klinisch diagnostiziert (Inzidenz 1 : 300 bis 1 : 900). Wegweisende Befunde sind Erbrechen im Schwall, Magensteifung und Dystrophie.

Bildgebende Diagnostik
Bei unklaren Befunden kann eine **sonographische Diagnosestellung** erforderlich sein. Hierbei zeigt sich ein vermehrter Längs- und Querdurchmesser des Pylorus sowie ein flüssigkeitsgefüllter, dilatierter Magen mit vermehrter frustraner Peristaltik.

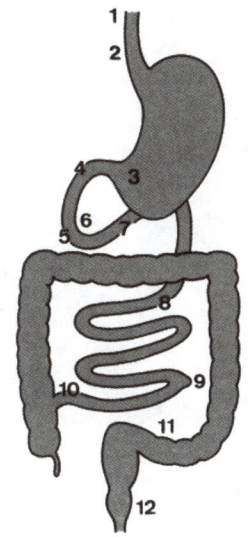

Abb. 12.4: Häufigste Entwicklungsstörungen des Magen-Darm-Trakts beim Neugeborenen, nach Wolf [2].
1 Ösophagusatresie
2 isolierte Ösophagotrachealfistel
3 hypertrophe Pylorusstenose
4 suprapapilläre Duodenalatresie
5 infrapapilläre Duodenalatresie
6 Pancreas anulare
7 äußere Duodenalstenose (Rotationsanomalien)
8 Jejunumatresie
9 Meckel-Divertikel
10 Ileumatresie
11 Megacolon congenitum
12 anorektale Verschlüsse (Stenosen)

Gegebenenfalls sind auch **Thorax-** oder **Abdomenübersichtaufnahmen** notwendig. Diese zeigen einen großen Magen und einen spärlich belüfteten Darm als Zeichen der Magenausgangsstenose. Es kommt vermehrt zur Aspiration. Eine Kontrastmitteluntersuchung (Abb. 12.5) ist nicht notwendig.

Duodenalatresie

Dünndarmatresien treten am häufigsten im unteren Jejunum auf und können mit anderen Fehlbildungen kombiniert sein.

Bildgebende Diagnostik
In der **Thorax- bzw. Abdomenübersichtaufnahme** zeigt sich der typische Befund des „double bubble" mit luftgefüllter Magenblase und Duodenalblase. Der übrige Darm ist luftleer (Abb. 12.6, 12.7).

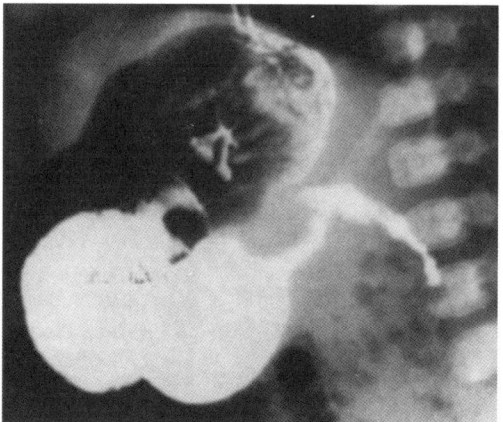

Ein **Kontrasteinlauf** ist teilweise präoperativ zur Darstellung eines Mikrokolons notwendig.

Meckel-Divertikel

Das Meckel-Divertikel enspricht einem kongenitalen Rest des D. omphaloentericus und ist im mittleren Ileum gelegen. In ca. 20 % der Fälle ist es nicht nur mit Ileumschleimhaut, sondern auch mit Inseln von Magenschleimhaut ausgekleidet, die zu peptischen Ulzerationen, Blutungen und Perforationen führen können. Das Meckel-Divertikel ist eine wichtige Ursache für intestinale Blutungen bei Kindern unter 2 Jahren.

Abb. 12.5: Hypertrophische Pylorusstenose. Prästenotische Magendilatation, verlängerter und stenosierter Pylorusbereich.

Bildgebende Diagnostik

Der Nachweis erfolgt **szintigraphisch** mit ^{99m}Tc-Pertechnetat.

Auch ist eine Darstellung des Divertikels durch eine **Dünndarmdarstellung nach Sellink** möglich.

Selten ist ein **angiographischer** Nachweis notwendig.

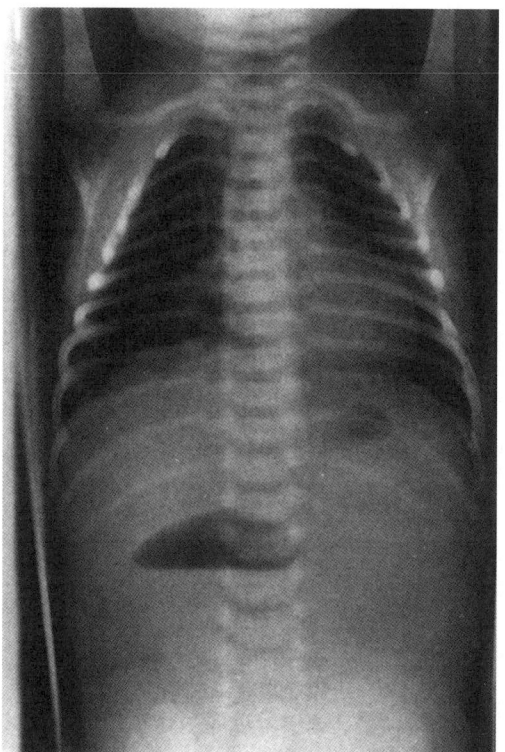
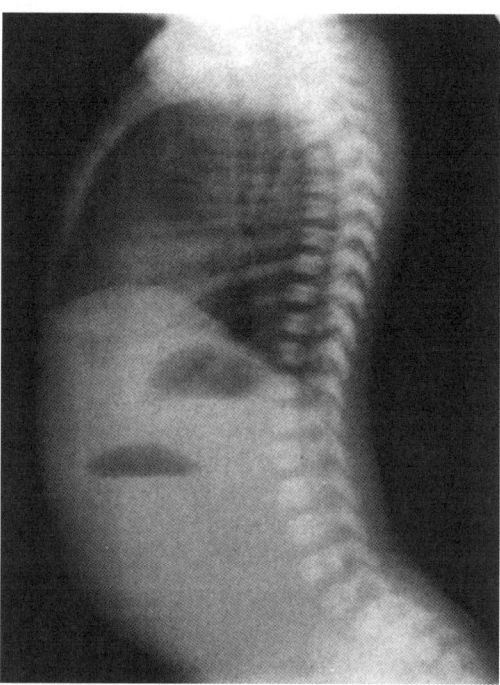

Abb. 12.6: Duodenalatresie bei einem 2 Tage alten Säugling. Man erkennt das typische Double-bubble-sign, das dem luftgefüllten Magen und dem luftgefüllen Bulbus duodeni entspricht. Das übrige Abdomen ist luftleer. 2. Staatsexamen, 8/91.

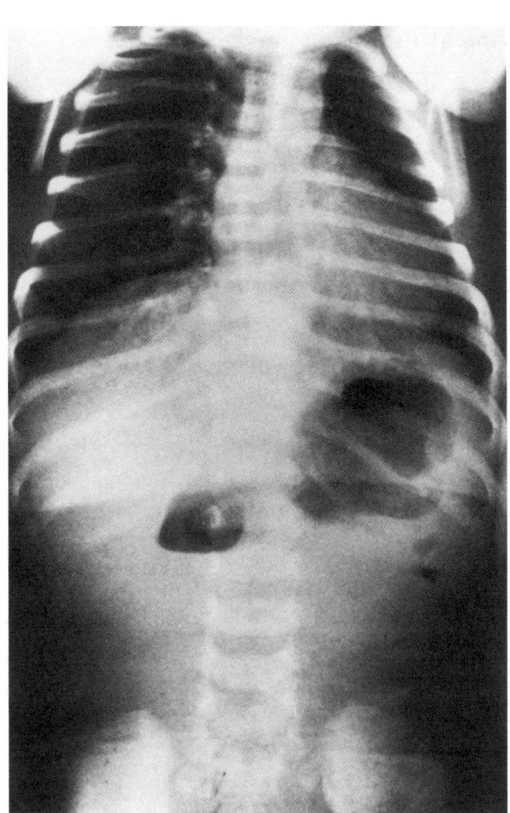

Abb. 12.7: Röntgenübersichtsaufnahme bei einem Neugeborenen mit Duodenalatresie. Es findet sich eine Luftblase im Magen (links der Wirbelsäule) und eine Luftblase im Duodenum (rechts der Wirbelsäule), was als Double-bubble-sign bezeichnet wird. Der restliche Darm ist luftleer. 2. Staatsexamen, 3/96.

Mikrokolon

Das durch eine Minderentwicklung des Kolons entstehende Mikrokolon zeigt ein Kaliber unter 1 cm, ist dünnwandig und verkürzt mit mangelhaft ausgebildeten Flexuren. Bei Neugeborenen mit fehlendem Mekoniumabgang findet sich häufig ein **Small-left-colon-syndrome.** Hierbei ist das Colon descendens kleinkalibrig mit einem Kalibersprung meist in Höhe der linken Flexur und normal weitem übrigen Kolon.

Bildgebende Diagnostik
In der **Abdomenübersichtsaufnahme** kann ein tiefsitzendes Ileus sichtbar sein.

Der **Kontrasteinlauf** ist teilweise nur mit erhöhtem hydrostatischen Druck möglich, wobei die Gefahr einer Perforation besteht. Er zeigt die kleinkalibrigen Kolonabschnitte.

Megacolon congenitum (Morbus Hirschsprung)

Ursache für ein hauptsächlich bei weiblichen Neugeborenen auftretendes Megacolon congenitum ist das Fehlen des intramuralen parasympathischen Nervenplexus, was zu einer Dauerkontraktion der Ringmuskulatur mit einem enggestellten Segment führt. Dieses Segment kann sehr kurz sein oder den ganzen Darm betreffen.

Bildgebende Diagnostik
In der **Abdomenübersichtsaufnahme** finden sich Zeichen eines tiefsitzenden Ileus.

Im **Kolonkontrasteinlauf** stellt sich das enggestellte aganglionäre Segment mit einer distal hiervon gelegenen massiven Erweiterung dar. Am häufigsten ist der Rektosigmoidbereich betroffen (Abb. 12.8).

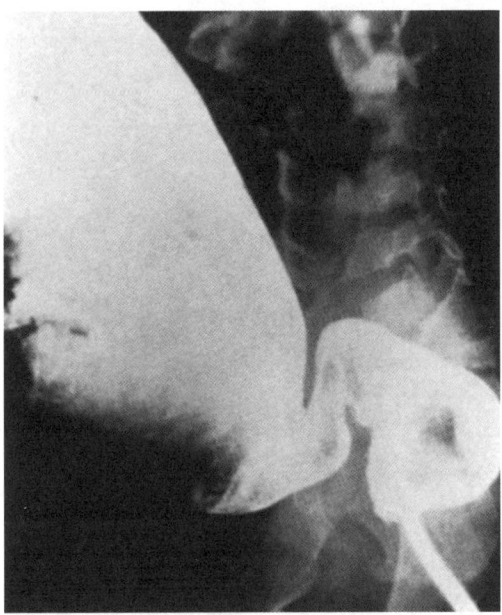

Abb. 12.8: Megacolon congenitum (Morbus Hirschsprung) bei 5jährigem Jungen mit chronischer Obstipation. Man erkennt das massiv dilatierte Megakolon, das bis zum Sigma reicht und hier trichterförmig in das Sigma und das Rektum übergeht. 2. Staatsexamen, 8/95.

Analatresie

Diese anorektale Fehlbildung zeigt eine hohe Variabilität, wobei die Verschlüsse unterschiedlich hoch liegen können, teilweise treten Fisteln zum Peritoneum, zur Vagina, den Ureteren oder der Blase auf.

Bildgebende Diagnostik
Zunächst wird eine **Abdomenübersichtsaufnahme im Hängen** durchgeführt (Abb. 12.9). Somit läßt sich die Höhe des Verschlusses anhand der im Rektum befindlichen Darmluft lokalisieren.

Bei Vorhandensein einer äußeren Analöffnung ist eine **Kontrastmitteldarstellung** durchzuführen.

Der Nachweis evtl. bestehender urogenitaler Fisteln erfolgt mit der **retrograden Urethrographie**.

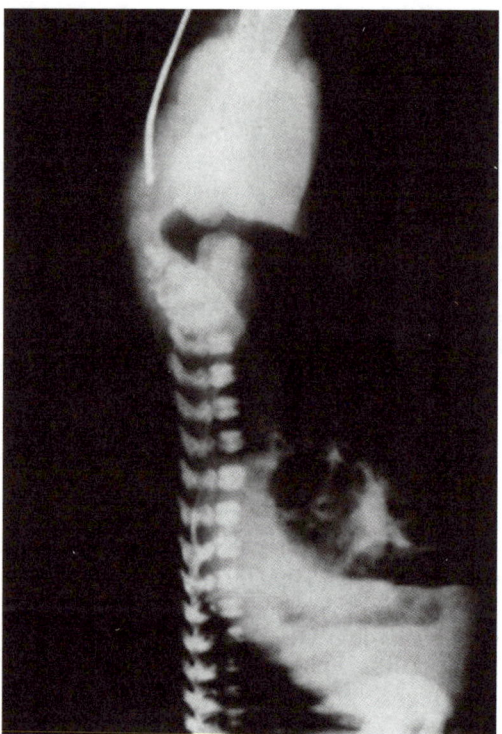

Abb. 12.9: Analatresie (Abdomenübersichtsaufnahme im Hängen). Das überblähte Rektum endet blind.

Invagination

Bei einer Invagination schiebt sich ein distaler Darmabschnitt über einen proximal gelegenen Anteil und führt somit zu einem Ileus. Zu 90% treten Invaginationen ileokolisch auf. Meist sind Kinder zwischen dem 3. und 24. Monat betroffen.

Bildgebende Diagnostik
Sonographisch zeigt sich eine schießscheibenähnliche Formation mit mehreren echoarmen Ringen um ein echoreiches Zentrum.

In der **Abdomenübersichtsaufnahme** findet sich ein luftarmes Abdomen bzw. Zeichen eines Ileus. Gelegentlich ist die Invagination als weichteildichte Raumforderung erkennbar.

Der **Kolonkontrasteinlauf** dient zur Bestätigung der Diagnose sowie auch zum therapeutischen Repositionsversuch (nur in OP-Bereitschaft). Der hydrostatische Druck des Kontrastmittels kann zur Deinvagination führen. Als typischen Befund sieht man einen kokadenförmig umflossenen inneren Invaginattumor (Abb. 12.10).

Eine Reposition ist auch unter **sonographischer Kontrolle** mittels eines Kochsalzeinlaufs möglich.

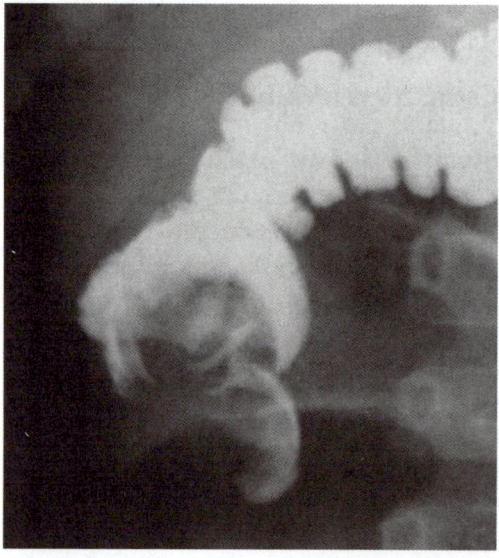

Abb. 12.10: Ileokolische Invagination (Kolonkontrasteinlauf). Die eingestülpten Ileumanteile sind sichelförmig von Kontrastmittel umgeben.

12.2.4 Niere und ableitende Harnwege

Das Urogenitalsystem ist von allen Organsystemen am häufigsten von Mißbildungen betroffen. In der

Nieren- und Harnwegsdiagnostik ist die Sonographie das Basisverfahren, wobei Nieren- und Harnwegsanomalien bereits pränatal erkannt werden können. Zur weiteren Abklärung kommen die Miktionsurethrographie, die Ausscheidungsurethrographie, die Nierenfunktionsszintigraphie, die Refluxszintigraphie, die Computertomographie und die Magnetresonanztomographie zum Einsatz.

Anlagestörungen

Zu den Anlagestörungen zählen:
- Rotations- und Lageanomalien der Niere
- Verschmelzungsanomalien
- Nierenagenesie
- hypoplastische Nieren

Zystische Nierenerkrankungen

Zystische Nierenerkrankungen lassen sich am besten sonographisch abklären, aber auch das **MZU**, die **Szintigraphie** und gegebenenfalls das **Ausscheidungsurogramm** kommen zum Einsatz.

Folgende zystische Nierenerkrankungen werden unterschieden (☞ auch Kap. 10.1.2):
- multizystische Nieren (nicht erblich)
- polyzystische Nieren (erblich)
  - infantiler Typ
  - adulter Typ
- Markschwammniere (medulläre Zysten)
- kortikale Zysten (z. B. bei tuberöser Sklerose, Turner-Syndrom usw.)
- sonstige Zysten
  - solitäre Zysten
  - multilokuläre Zysten

Dilatative Uropathien

Subpelvine Stenose

Die subpelvine Stenose (Ureter-Abgangsstenose) ist die häufigste Ursache der dilatativen Uropathien, wobei sich eine obstruierende Fehlbildung am Übergang der Nierenkelche in die Ureteren findet. Meist verläuft die Ureterabgangsstenose klinisch stumm, führt jedoch zu einem allmählichen Funktionsverlust der Niere. Entsprechend der Stenose zeigt sich eine Dilatation des Nierenbeckenkelchsystems, die von einer minimalen Erweiterung bis hin zu einer großen zystischen Raumforderung reichen kann sowie distal der Stenose normal weite Ureteren.

Die Diagnose erfolgt **sonographisch** (teilweise schon pränatal) sowie ggf. **szintigraphisch** oder im **Ausscheidungsurogramm.**

Megaureter

Man unterscheidet folgende Formen:
- primär kongenitale Megaureter, bedingt durch prävesikale Stenose
- idiopathische, nicht obstruktive, nicht refluxive Megaureter
- sekundäre Megaureter, bedingt durch infravesikale Harntransportstörung

Bildgebende Diagnostik
Sonographisch läßt sich konstant ein Ureterlumen erkennen. (Die normalen Ureteren sind sonographisch nicht darstellbar!) Bei stärkerer Aufweitung sind die Megaureteren mäanderförmig geschlängelt.

Als weiterführende Diagnostik dient das **MZU** (Abb. 12.11) und die **Szintigraphie.**

Vesikoureteraler Reflux

Ursachen eines vesikoureteralen Refluxes sind:
- angeborene Harnleitereinmündungsfehlanlagen
- infravesikale Harnwegsobstruktionen
- chronische Entzündungen
- neurogene Entleerungsstörungen

Hierdurch kommt es zu einem Versagen des Ventilmechanismus zwischen Ureter und Blase mit Rückstau in die Nieren.

Zum Nachweis eines Reflux stehen unterschiedliche bildgebende Verfahren zur Verfügung (☞ auch Kap. 10.1.2):
- sonographische Refluxprüfung mit Luft oder Ultraschallkontrastmittel
- szintigraphische Refluxprüfung
- MZU

Stadieneinteilung im MZU
- Kontrastierung eines normal weiten Ureters
- Kontrastierung eines normal weiten Ureters und des Nierenbeckens
- Kontrastierung eines erweiterten Ureters und des Nierenbeckens
- Kontrastierung des erweiterten Ureters und Nierenbeckens mit verplumpten Kelchen
- Kontrastierung des erweiterten geschlängelten Ureters und Hydronephrose

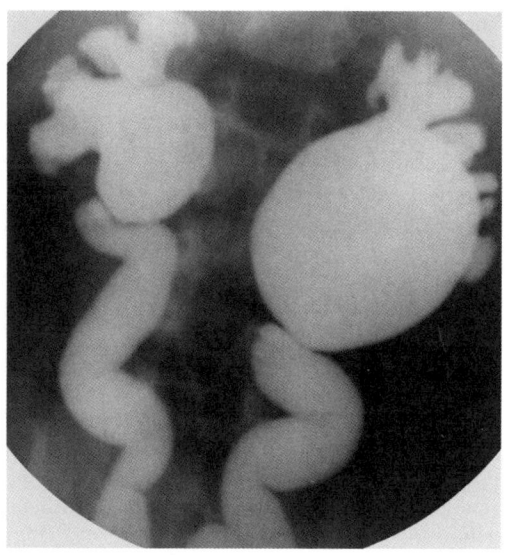

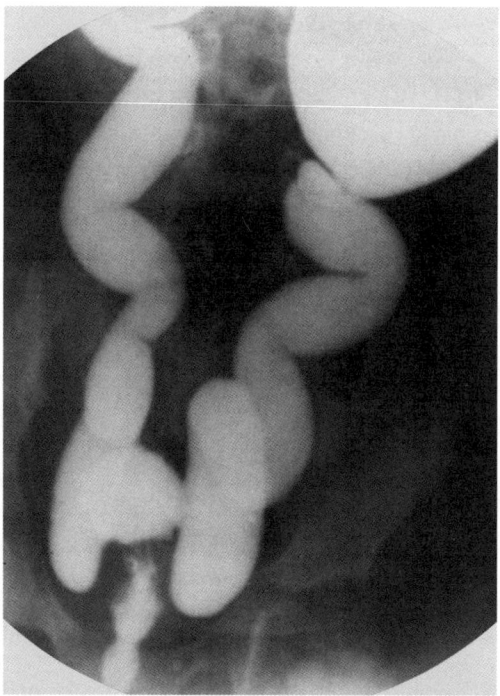

Abb. 12.11: Megaureteren mit Reflux beidseits in der Miktionszysturethrographie. Die Ureteren sind beidseits stark dilatiert und geschlängelt, das Nierenbeckenkelchsystem ist bei diesem 4 Wochen alten Jungen beidseits erweitert. 2. Staatsexamen, 8/98.

Urethralklappen

Von der Erkrankung sind nur Jungen betroffen. Vom Colliculus ausgehende Schleimhautfalten behindern die normale Urinpassage und führen zu einer schweren obstruktiven Uropathie mit Megaureteren und Hydronephrose. Durch die Druckbelastung der Blasenmuskulatur kommt es zur Ausbildung einer Balkenblase mit Pseudodivertikeln.

Bildgebende Diagnostik
Der Nachweis erfolgt mit dem **MZU**. Distal der Urethralklappe stellt sich die Urethra bei Miktion erweitert dar. Teilweise lassen sich die Urethralklappen als zarte Füllungsdefekte erkennen. Ein evtl. bestehender vesikoureteraler Reflux kann mit den daraus folgenden Komplikationen wie erweiterter Ureter und Hydronephrose dargestellt werden.

Auch **sonographisch** kann der Nachweis von Urethralklappen anhand der erweiterten Pars prostatica der Urethra gelingen.

Nephroblastom (Wilms-Tumor)

Das Nephroblastom ist der häufigste bösartige Nierentumor des Kindesalters mit einem Häufigkeitsgipfel um das 2. Lebensjahr. Bei Diagnosestellung ist er meist über 5 cm groß und wird in der Regel als Tastbefund einer abdominellen Raumforderung oder als Zufallsbefund in der Sonographie diagnostiziert. Es kommt zu einem frühen Einbruch in das Venensystem sowie zu einem regionalen Lymphknotenbefall und einer hämatogenen Metastasierung in die Lunge.

Bildgebende Diagnostik
Sonographisch zeigt sich eine unscharf begrenzte, inhomogene Raumforderung mit zystischen und teilweise echoarmen nekrotischen Arealen.

In der **CT (Spiral-CT)** zeigt sich eine inhomogene, meist ausgedehnte Raumforderung mit nekrotischen und Einblutungsarealen sowie Verlagerung der Nachbarorgane.

Wie in der **MRT** findet sich nur eine geringe Kontrastmittelaufnahme.

Erkrankung der Nebennieren

Neuroblastom

Das Neuroblastom geht vom Nebennierenmark oder vom sympathischen Grenzstrang aus und ist

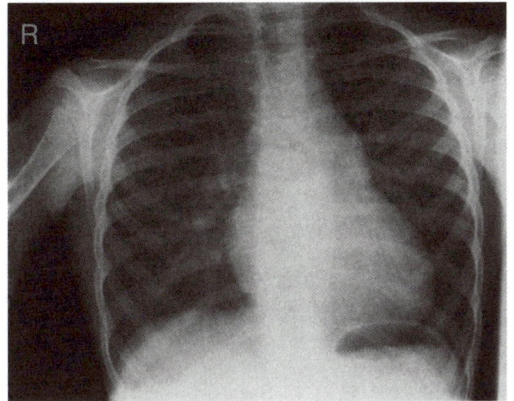

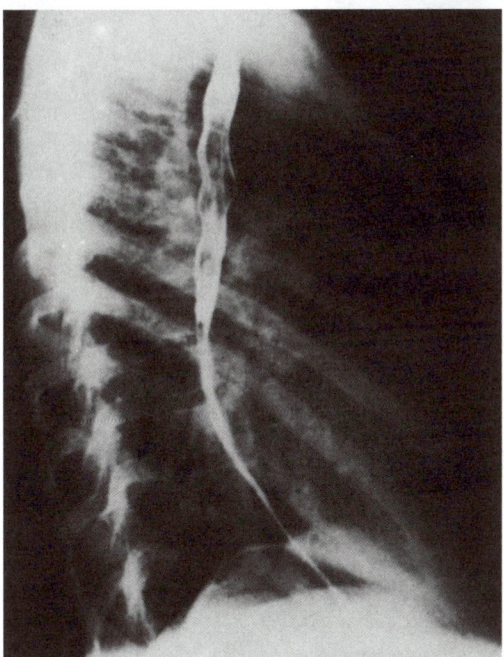

Abb. 12.12: Links-rechts-Shunt. Deutliche Herzvergrößerung mit Einengung des Retrokardialraums durch Vergrößerung des linken Vorhofs und des linken Ventrikels, Erweiterung des Pulmonalisbogens, kräftige Hili beidseits durch vermehrtes Volumen im Lungenkreislauf sowie vermehrte Lungengefäßzeichnung im Rahmen einer vermehrten Lungenperfusion. 2. Staatsexamen, 8/85.

mit ca. 7% aller kindlichen Malignome etwas häufiger als der Wilms-Tumor. Bei Diagnosestellung bestehen meist schon Metastasen im Knochenmark, in den Lymphknoten oder anderen Organsystemen.

Bildgebende Diagnostik
Neben dem Nachweis einer erhöhten Ausscheidung von Katecholaminmetaboliten kann der Nachweis mit der **J-MIBG-Szintigraphie** erfolgen (Abb. 12.25).

Zur weiterführenden Diagnostik wird ein **MRT** des Abdomens einschließlich des Spinalkanals und gegebenenfalls eine **CT** des Abdomens durchgeführt. In der MRT stellt sich der Tumor in den T_2-gewichteten SE-Sequenzen signalreich und in den T_1-gewichteten Sequenzen signalarm dar. Es zeigt eine starke Kontrastmittelaufnahme.

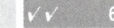

12.2.5 Erkrankungen von Herz und Gefäßen

Die wichtigsten Fehlbildungen werden in Kapitel 7 dargestellt. Eine häufige Fehlbildung ist der Links-rechts-Shunt (Abb. 12.12).

12.2.6 Skelettsystem

Skelettdysplasien (Osteochondrodysplasien)

Bei den Skelettdysplasien handelt es sich um angeborene Störungen der Knorpel- und Knochenentwicklung. Sie treten meist symmetrisch oder generalisiert auf. Die Zahl der bekannten Osteochondrodysplasien ist groß, vermehrt sich ständig und ist zum Teil mit abenteuerlichen Eigennamen belegt.

Besteht der Verdacht auf eine Skelettdysplasie, so sollten als **Screening-Untersuchung** folgende Skelettanteile geröntgt werden:
- Wirbelsäule seitlich
- Becken a.-p.
- Hand
- ggf. obere bzw. untere Extremitäten (Abb. 12.13)

Achondroplasie

Die Achondroplasie tritt meist als autosomal-dominante Neumutation auf und zeigt sich klinisch in einem disproportionierten Zwergwuchs mit relativ langem Rumpf und kurzen, gebogenen Extremitäten. Es liegt eine metaphysäre Störung der Knorpelverknöcherung und damit eine Störung des Längenwachstums vor.

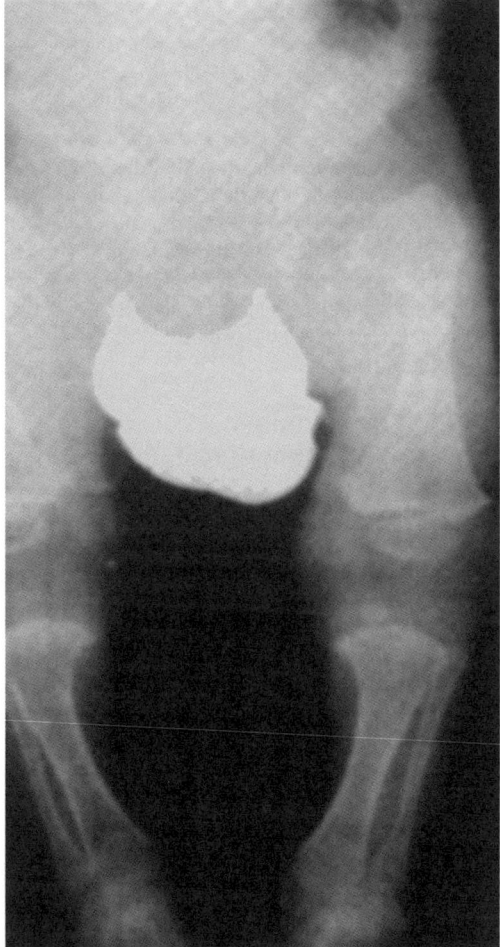

Abb. 12.13: Skelettdysplasie mit überwiegend metaphysärer Beteiligung. Plumpe, verdickte Diaphysen, becherförmig verbreiterte Metaphysen, verbreiterte Gelenkspalten. 2. Staatsexamen, 3/88.

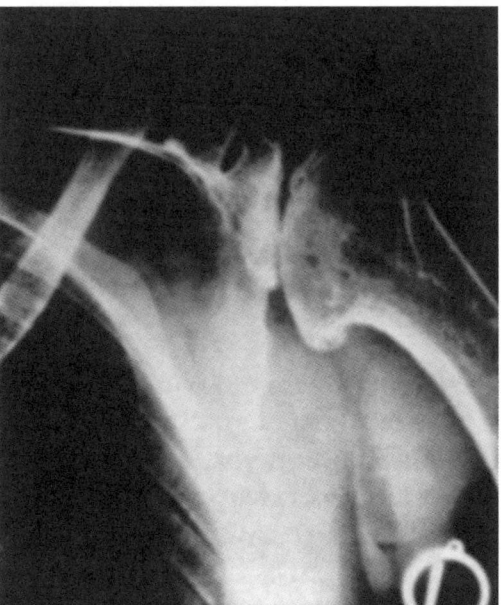

Abb. 12.14: Achondroplasie. Der Humeruskopf ist pilzförmig verbreitert. Zeichen der Arthrose.

Osteogenesis imperfecta

Je nach Typ tritt die Osteogenesis imperfecta autosomal-dominant oder -rezessiv auf. Es findet sich eine vermehrte Knochenbrüchigkeit mit Verdünnung der Kortikalis und verminderter Spongiosaausbildung **(Glasknochen).** Weitere klinische Zeichen sind blaue Skleren. Zu einem Hörverlust kommt es erst im Erwachsenenalter durch eine Otosklerose.

Röntgenologische Veränderungen
- deutliche Demineralisierungsstörungen
- multiple Frakturen (auch schon beim Neugeborenen)
- verdünnte Kortikalis
- teilweise Kyphoskoliose

Röntgenologische Veränderungen
- verkürzte und verplumpte Röhrenknochen mit pilzförmig verbreiterten Metaphysen (Abb. 12.14)
- verkürzte Schädelbasis bei großer Schädelkalotte
- Wirbelkörperdeformierungen
- Abflachung des Beckens
- häufig leicht eingeengter Thorax

Wachstumsstörungen

Die Bestimmung des Skelettalters wird ausführlich in Kapitel 6 behandelt.

Bei konstitutionellen Entwicklungverzögerungen ist im allgemeinen auch das Knochenalter retardiert. Dies korreliert mit der zum Zeitpunkt der Röntgenaufnahme meßbaren Körpergröße (Abb. 12.15).

Röntgenzeichen

- verbreiterte Epiphysenfugen
- Becherform der Metaphysen (Abb. 12.16)
- verwaschene Knochenstrukturzeichnung
- Biegungsdeformierung der langen Röhrenknochen
- unregelmäßige Strukturierung der Epiphysenkerne
- **Looser-Umbauzonen:** kortikale Ermüdungsfrakturen mit unvollständiger Ausheilung. Im Röntgenbild sind sie als senkrecht zur Knochenachse verlaufende Aufhellungslinien mit nur geringer Kallusbildung erkennbar

Hüftdysplasie und angeborene Hüftluxation

Die überwiegend weibliche Neugeborene betreffende kongenitale Hüftdysplasie tritt zu 40% doppelseitig auf (Abb. 12.17). Durch eine Ossifikationsstörung der Hüftpfanne entsteht eine Steilstellung und Abflachung des Pfannendachs. Bei Geburt ist der Hüftkopf meist nicht disloziert. Die Hüftluxation entwickelt sich in der Regel erst postnatal. Als Komplikationen treten eine verzögerte

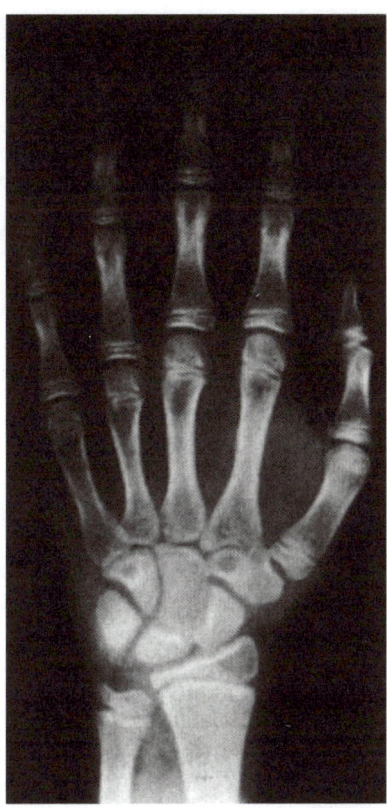

Abb. 12.15: Konstitutionelle Entwicklungsverzögerung bei 18jährigem Mädchen mit Minderwuchs. Die Wachstumsfugen der Fingermittelglieder der Metacarpalia sowie des Radius und der Ulna sind noch nicht geschlossen. 2. Staatsexamen, 3/83.

> **Merke!**
> Die Röntgenaufnahme des Handskeletts ist bei allen Formen des Minder- und Hochwuchses zur Bestimmung des Knochenalters geeignet.

Rachitis

Ursachen für eine Rachitis ist ein Vitamin-D-Mangel bzw. eine Resistenz gegen Vitamin D und fehlende UV-Strahlung. Hierdurch kommt es zu einer Mineralisations- und Ossifikationsstörung des Knochens, die hauptsächlich die metaphysäre Knochenbildung betrifft (☞ Kap. 6).

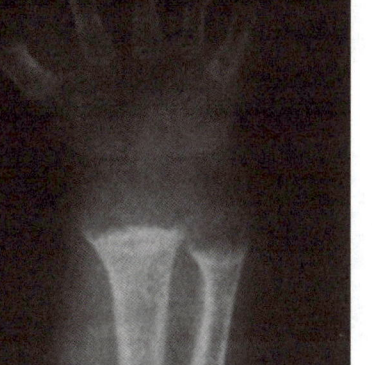

Abb. 12.16: Rachitis mit typisch becherförmiger Deformation und unscharfer Begrenzung der distalen Enden von Ulna und Radius. 2. Staatsexamen, 8/82.

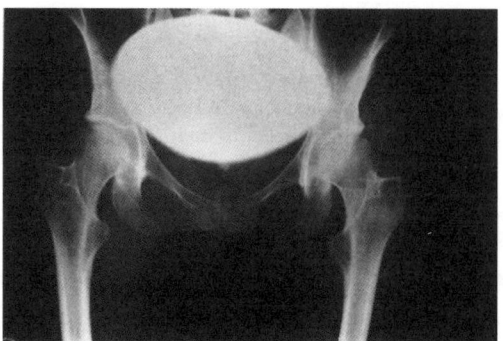

Abb. 12.17: Hüftgelenksdysplasie beidseits, die CCD-Winkel sind im Rahmen einer Coxa valga größer als 135° (ca. 150°). 2. Staatsexamen, 8/95, 3/99.

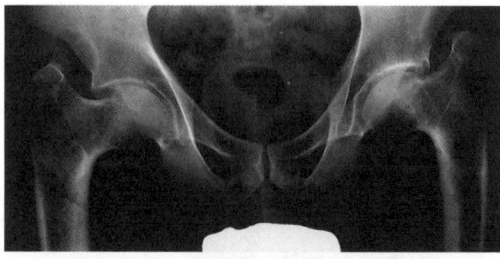

Abb. 12.19: Coxa vara congenita beider Hüftgelenke mit einer Abflachung des Schenkelhalses unter 125°-Centrum-Collum-Diaphyse-Winkel (CCD). Zusätzlich erkennt man unterhalb des Trochantermassivs eine Aufhellungslinie, die am ehesten einer Fraktur entspricht. 2. Staatsexamen, 8/98.

Ossifikation des Hüftkopfes, eine Ausbildung einer Sekundärpfanne, eine Coxa valga (Abb. 12.18), Femurkopfnekrosen und als Spätkomplikation eine Coxarthrose auf.

Bildgebende Diagnostik
Die diagnostische Abklärung erfolgt heute routinemäßig postnatal bis einschließlich des 1. Lebensjahres **sonographisch**. Hierbei werden die knöchernen Winkel zwischen Os ileum und dem Rande des Azetabulums bestimmt.

Die **röntgenologische** Abklärung wird erst nach dem 3. Lebensmonat mit Auftreten der Knochenkerne als Kontrolle des Therapieverlaufs eingesetzt.

Weitere typische Skelettveränderungen

Im kindlichen Skelettsystem kommen weiterhin folgende Veränderungen vor:
- **Coxa vara congenita:** Schenkelhalsverbiegung mit Abflachung des CCD-Winkels unter 125° und Ausbildung eines Hirtenstabfemurs und Schenkelhalspseudarthrosen (Abb. 12.19)
- **Crus varum congenitum:** O-Beine mit Verbiegung des Unterschenkels (Abb. 12.20)
- **Vertebra plana:** abgeplatteter, verdickter, zusammengesunkener Wirbelkörper, meist im BWS-LWS-Bereich. Die Erkrankung zählt zu den aseptischen Knochennekrosen (Abb. 12.21)
- **Säuglingsskoliose:** Seitabweichung der Wirbelsäule durch zu frühzeitiges Aufsetzen des Säuglings (Abb. 12.22)

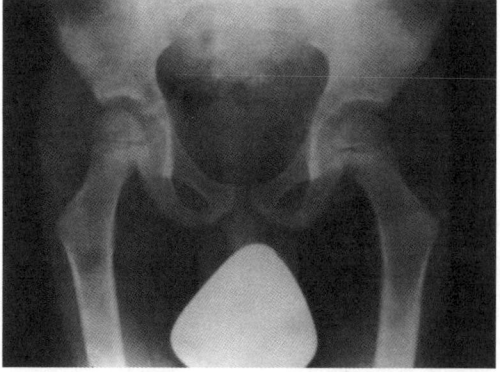

Abb. 12.18: Coxa valga bei einem 4jährigen Jungen mit einem CCD-Winkel von ca. 145°. 2. Staatsexamen, 8/94.

Kindesmisshandlung (Battered child syndrome)

Knöcherne Verletzungen

Kindesmisshandlungen zeigen sich radiologisch typischerweise durch multiple, asymmetrische, in unterschiedlichen Heilungsstadien befindliche Frakturen. Schaftfrakturen treten am häufigsten auf, Metaphysenfrakturen sind sehr charakteristisch. Die Metaphysen zeigen eine unregelmäßige Kontur mit zarten Ecken- und Kantenfrakturen sowie einer späteren becherförmigen Ausformung. Auch ist eine überschießende Kallusbildung typisch, da keine Ruhigstellung der Frakturen erfolgt. Durch subperiostale Blutungen kommt es zu einer Kortikalisverbreiterung.

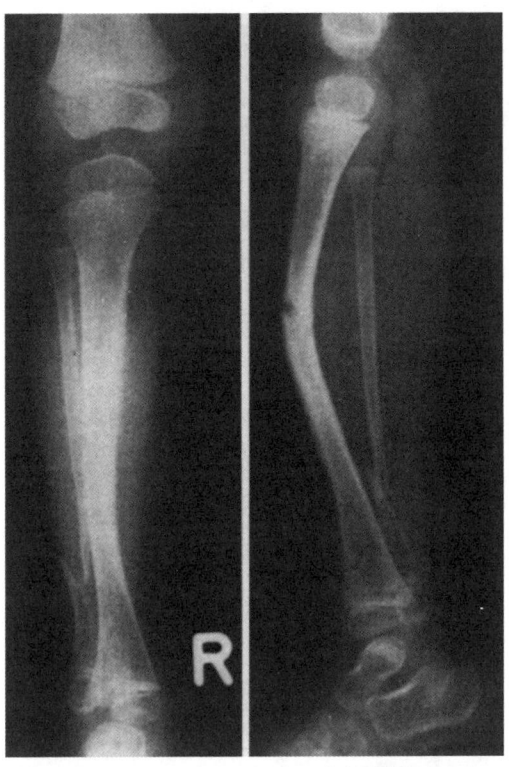

Abb. 12.20: Crus varum congenitum bei 18 Monate altem Kind. Die Tibia ist deutlich nach ventral gekrümmt mit einer Aufhellungslinie (Fraktur) am Scheitel. Eine weitere Fraktur findet sich im Bereich der distalen Fibula. 2. Staatsexamen, 8/87, 8/99.

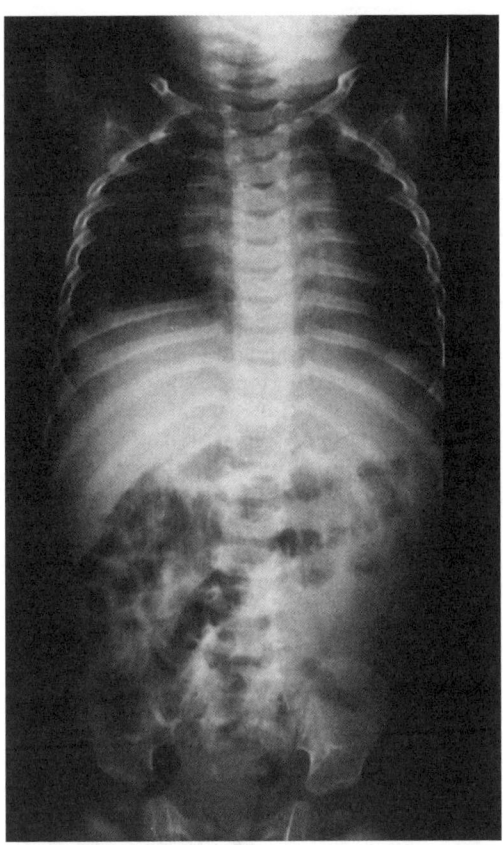

Abb. 12.22: Säuglingsskoliose bei 10 Monate altem Knaben, der bevorzugt eine linkskonvexe, c-förmige Skoliosehaltung in Rückenlage einnimmt, was auch im Röntgenbild als c-förmige Skoliose erkennbar ist. 2. Staatsexamen, 8/91.

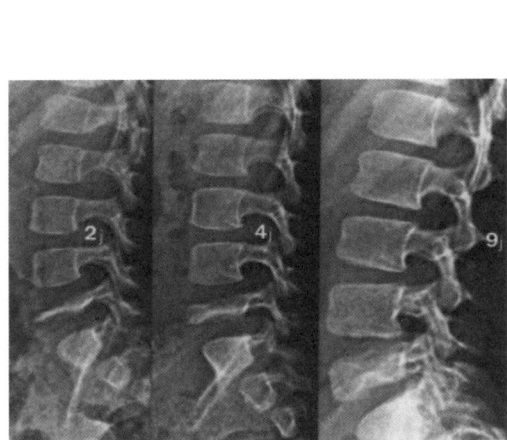

Abb. 12.21: Vertebra plana (aseptische Knochennekrose). Durch eine Ruhigstellung mit einem Korsett ist es im Laufe der Jahre zu einer Wiederentfaltung des betroffenen Lendenwirbelkörpers gekommen (mit 9 Jahren). 2. Staatsexamen, 3/91.

Intrakranielle Verletzungen
Häufig treten intrakranielle Verletzungen auf, die durch direkte Gewalteinwirkung oder heftiges Schütteln bedingt sind. Hierbei sind Subduralhämatome am häufigsten.

Verletzungen der inneren Organe
Infolge von Gewalteinwirkungen durch direkte Schläge oder schnelles Abbremsen nach Schleudern der Kinder treten Verletzungen der inneren Organe auf. Typisch sind Leberrupturen, Magen-, Milz- und Nierenrupturen sowie traumatische Pankreaspseudozysten.

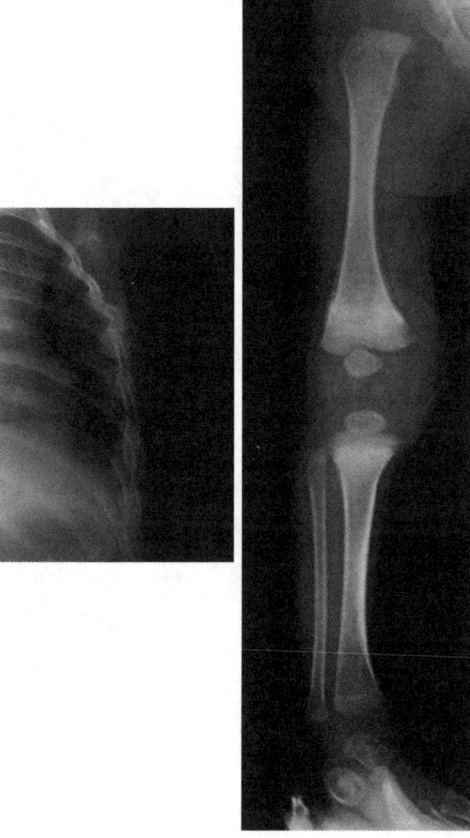

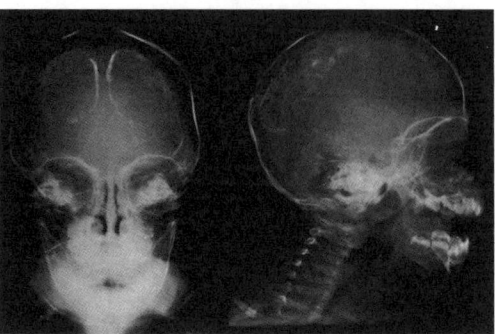

Abb. 12.24: Angeborene Zytomegalie mit intrakraniell gelegenen linearen Verkalkungen, die genau der Kontur bzw. dem Verlauf der erweiterten Seitenventrikel folgen. Insbesondere in der Aufnahme in a.-p. Projektion erkennt man, dass die Ventrikel stark aufgeweitet sind. 2. Staatsexamen, 3/99, 8/02.

Abb. 12.23: Kindesmisshandlung. Frische Rippenserienfraktur links mit Weichteilauftreibungen i. S. von Hämatomen. Weitere Weichteilauftreibungen im Bereich des rechten Beins mit hyperaktiven Diaphysen von Femur und Tibia als indirekte Zeichen älterer Frakturen. 2. Staatsexamen, 8/99.

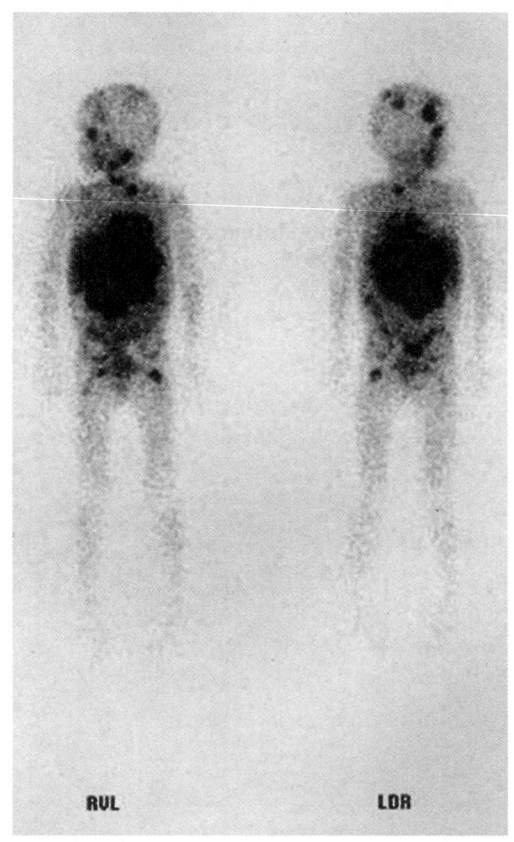

Abb. 12.25: Neuroblastom in der MIBG-Szintigraphie mit starker Anreicherung im Oberbauch sowie Knochen und Lymphknotenmetastasen. 2. Staatsexamen, 8/01.

13 Strahlentherapie

Bald nach der Entdeckung der Röntgenstrahlen folgten erste Mitteilungen über die Anwendung ionisierender Strahlen in der Therapie von Erkrankungen. Über erste Heilungen von Hautkrebs berichteten die Schweden Sjögren und Steinbeck im Jahre 1899. Seither wurde die Strahlentherapie zur Behandlung der verschiedensten bösartigen und gutartigen Erkrankungen eingesetzt. Heute dient die Strahlentherapie hauptsächlich der Behandlung onkologischer Erkrankungen. Schätzungsweise dürften ca. 75% aller Tumorpatienten im Verlauf ihrer Erkrankung strahlentherapeutisch behandelt werden, davon werden ca. 40–50% im Rahmen der Primärtherapie strahlentherapeutisch behandelt.

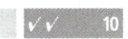

13.1 Anwendung der Strahlentherapie

Kurative Strahlentherapie

Ziel der Bestrahlung ist die Heilung.
- **Alleinige Radiotherapie:** z.B. bei malignen Lymphomen, Hauttumoren, Zervixkarzinom ab Stadium IIa.
- **Präoperative Radiotherapie** zur Devitalisierung und Verkleinerung des Tumors sowie zur Zerstörung von Tumorausläufern in Nachbarorgane. Die Operation erfolgt wenige Tage bis 4–6 Wochen nach Bestrahlung.
- **Postoperative Radiotherapie** zur Vernichtung von Tumorresten im OP-Gebiet sowie von Tumorausläufern. Die Bestrahlung beginnt 2–4, spätestens 6 Wochen nach der Operation.

Palliative Strahlentherapie

Die Symptome der Erkrankung werden gebessert, eine Heilung kann allerdings nicht erzielt werden.
- **Stabilisierungsbestrahlung:** Das Tumorwachstum soll aufgehalten werden und mögliche Komplikationen wie z.B. Skelett- oder Hirnmetastasen sollen vermieden werden.
- **Schmerzbestrahlung**

„Prophylaktische Strahlentherapie"

In Abhängigkeit von Art und Lage des Primärtumors soll die Manifestation latent vorhandener Metastasen verhindert werden.

13.2 Technische und methodische Grundlagen der Strahlentherapie und Radioonkologie

Die Einteilung der Strahlentherapie wird neben klinischen Gesichtspunkten nach den unterschiedlichen Strahlenarten und -energien sowie deren Tiefenwirkung eingeteilt. Die Strahlenquelle kann aus großer Entfernung **(Teletherapie, Röntgentherapie)**, unmittelbar am Tumor **(Brachytherapie, Röntgentherapie)** oder direkt in bzw. an der Zelle plaziert werden **(Radionuklidtherapie)**.

13.2.1 Zielbezogene Einteilung der Bestrahlungsarten

Oberflächentherapie
- Röntgenstrahlen
  - weiche Röntgenstrahlen mit 10–15 kV
  - Hauttherapie mit 43 kV
- Elektronen mit 3–10 MeV
- umschlossene Nuklide

Nahbestrahlung
- Chaoul-Therapie
- mittelharte Röntgenstrahlen mit 60 kV (Haut-Fokus-Abstand 3–5 cm)

Halbtiefentherapie
(Gewebe-Halbwertstiefe 3–5 cm, entspricht der Dicke der Gewebeschicht, die die auftreffende Strahlenintensität durch Absorption und Streuung auf den halben Wert reduziert)
- Röntgenstrahlen mit 80–110 kV (Fokus-Haut-Abstand 10–30 cm)
- γ-Strahlen (Quellen-Haut-Abstand 5–15 cm)
  - Radium
  - Kobald-60
  - Caesium-137
  - Elektronen mit 6–20 MeV (Gewebetiefen 2–8 cm)

Tiefentherapie
(Gewebe-Halbwertstiefe ≥ 7 cm)
- Röntgenstrahlen
  - Orthovolttherapie mit 200–400 kV
  - Megavolttherapie mit 20–40 MeV
- Kobalt-60-Bestrahlung mit 1,17/1,33 MeV
- ultraharte Photonen mit 1–40 MeV
- Elektronen mit 1–40 MeV
- schnelle Neutronen mit 1/14 MeV

Interstitielle Therapie
- umschlossene Nuklide

Intrakavitäre Therapie
- umschlossene Nuklide

- offene Nuklide
- Röntgenstrahlen (Körperhöhlenrohr)

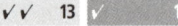

13.2.2 Bestrahlungsarten und Bestrahlungsgeräte

In der Strahlentherapie kommen sowohl direkt ionisierende als auch indirekt ionisierende bzw. Korpuskularstrahlung und Photonenstrahlung zum Einsatz (Tab. 13.1).

Röntgentherapie

Mit Röntgenstrahlen können praktisch alle Gewebetiefen erreicht werden, so daß die Strahlenqualität in Abhängigkeit von der Energie der Strahlung von der Oberflächen- bis zur Tiefentherapie eingesetzt werden kann. Wegen der unbefriedigenden Dosisverteilung von Röntgenstrahlen im Gewebe werden zur Tiefenbestrahlung im Rahmen der kurativen und palliativen Tumortherapie heute hauptsächlich γ-Bestrahlungseinrichtungen und Teilchenbeschleuniger eingesetzt.

> **Merke!**
> Bei oberflächlich gelegenen Herden sollten kurze, bei tiefliegenden Herden große Herd-Fokus-Abstände gewählt werden.

Weichstrahltherapie mit Energien von 6–100 kV

Die Weichstrahltherapie wird zur Behandlung von oberflächlichen Läsionen angewendet. Bei einer Röhrenspannung von 10–50 kV wird ein homogenes Bestrahlungsfeld mit guter Tiefenschonung erzielt. Der Fokus-Haut-Abstand beträgt nicht mehr als 30 cm.

Tabelle 13.1: Strahlenarten in der Strahlentherapie

Strahlenart	direkt ionisierend (geladene Teilchen)	indirekt ionisierend (ungeladene Teilchen)
Korpuskularstrahlung	Elektronen Protonen Deuteronen α-Teilchen schwere Ionen Mesonen	Neutronen Mesonen
Photonenstrahlung		Röntgenstrahlen γ-Strahlen

Für ganz oberflächlich gelegene Hauterkrankungen können **ultraweiche Röntgenstrahlen** mit einer **Energie von 6–12 kV** (Grenzstrahlung) eingesetzt werden, deren Strahlenintensität nach 0,2 mm bereits auf 1,5% abgeschwächt ist. Um die Eigenfilterung der Röntgenröhre möglichst gering zu halten, verwendet man Röntgenröhren mit einem Berylliumfenster. Diese schwächen die Strahlung etwa 30mal weniger als ein normales Röhrenglas.

Röntgenstrahlung höherer Energie mit **Röhrenspannungen bis 100 kV** können für die Nahbestrahlung und Kleinraumbestrahlung eingesetzt werden. Der übliche Fokus-Haut-Abstand beträgt hierbei 1–5 cm. Eine Tiefenschonung wird durch die Strahlendivergenz nach dem quadratischen Abstandsgesetz erreicht.

Für die Behandlung von Läsionen in Körperhöhlen gibt es speziell entwickelte Röntgenröhren, wie z.B. die Hohlanodenröhre nach Chaoul.

Mittelharte Röntgenstrahlen mit Energien von 200–400 kV

Mittelharte Röntgenstrahlen werden zur Halbtiefentherapie von Läsionen in 3–5 cm Tiefe eingesetzt. Zur Hautschonung müssen die weichen Röntgenstrahlen mit einer Filterung von 0,5–1 mm Kupfer weggefiltert werden. Der Einsatz ist auf die Therapie von benignen Prozessen beschränkt, bei denen kleine Dosen benötigt werden. Bei der Therapie von Malignomen mit größeren Dosen ist keine genügende Hautschonung möglich.

Hartstrahltherapie (Orthovolttherapie) mit Energien von 200–400 kV

Da die Strahlenbelastung der Haut erheblich ist, hat die Hartstrahltherapie heute kaum mehr Bedeutung. Die weichen Strahlen werden zur Hautschonung durch Filterung von bis zu 4 mm Kupfer eliminiert. Einsatzgebiete sind die Behandlung degenerativer Gelenk- und Wirbelsäulenerkrankungen.

Hochenergie-Strahlentherapie (Hochvolt- bzw. Megavolttherapie)

Telegammatherapie (Telecurietherapie)

Hierbei wird γ-Strahlung, die beim Zerfall radioaktiver Substanzen entsteht, zur Fernbestrahlung ausgenutzt. Zum Einsatz kommen die auch heute noch weitverbreiteten Telekobaltquellen. Dies waren die ersten Geräte, die hochenergetische Strahlung zur Therapie erzeugen konnten. Durch Neutronenbeschuß wird in einem Kernreaktor künstlich ^{60}Kobalt erzeugt, das γ-Energien von 1,17 und 1,33 MeV besitzt und die Behandlung auch tiefliegender Tumore ermöglicht. Abbildung 13.1 zeigt den Aufbau dieser umgangssprachlich auch „Kobaltkanonen" genannten Strahlenquellen.

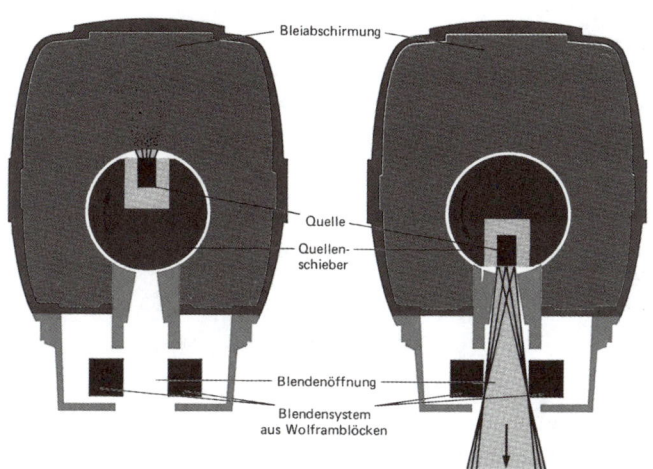

Abb. 13.1: Aufbau eines ^{60}Co-Telegamma-Gerätes. Das Präparat ist in einen drehbaren Zylinder eingebettet: links in Verschluß-, rechts in Bestrahlungsposition dargestellt [7].

Früher setzte man zur Telegammatherapie das sehr teuere Radium ein, heute stehen zwei künstliche, wirtschaftlich günstigere Radionukleide mit harter γ-Strahlung zur Verfügung:
- ^{60}**Kobalt:** HWZ 5,3 Jahre, Energie 1,3 MeV
- ^{137}**Caesium:** HWZ 33 Jahre, Energie 0,66 MeV

Das ^{137}Caesium wird aufgrund seiner weicheren Strahlung eher für die Halbtiefentherapie eingesetzt. Der Quelle-Haut-Abstand liegt zwischen 30 und 200 cm, die Haut wird durch die Lage des Dosismaximums in 0,5 cm Tiefe weitgehend entlastet, wobei tiefliegende Tumoren mit ausreichend hoher Strahlendosis therapiert werden können.

Da die Strahlung bei Telegammageräten nicht abgestellt werden kann, sind aufwendige Blei- oder Wolframabschirmungen notwendig („Kobalt-Kanone").

Ein großer Vorteil der Telekobaltgeräte liegt in ihrem einfachen Aufbau und dem daraus resultierenden wartungsarmen und weitgehend störungsfreien Betrieb. Etwa alle drei Jahre muß wegen der abnehmenden Aktivität die Strahlenquelle ausgetauscht und entsorgt werden. Hieraus ergibt sich die Problematik der Entsorgung des radioaktiven Materials.

Teilchenbeschleuniger

Teilchenbeschleuniger können sowohl im **Elektronenmodus** mit Erzeugung von **Elektronenenergie** von 18–25 MeV als auch im **Photonenmodus** mit Erzeugung von **ultraharter Röntgenbremsstrahlung** mit Energien zwischen 6 und 20 MeV arbeiten.

Die Strahlung entsteht nur während des Betriebes des Gerätes, wodurch die Entsorgung einer radioaktiven Quelle entfällt.

Von der Bauart her unterscheidet man **Linearbeschleuniger** mit gradliniger Beschleunigungsstrecke und Teilchenbahn und **Kreisbeschleuniger** mit kreisförmiger oder spiralförmiger Teilchenbahn.

Kreisbeschleuniger

Beispiele für Kreisbeschleuniger sind das Betatron, das Zyklotron, das Synchrotron und das Mikrotron (Abb. 13.2).

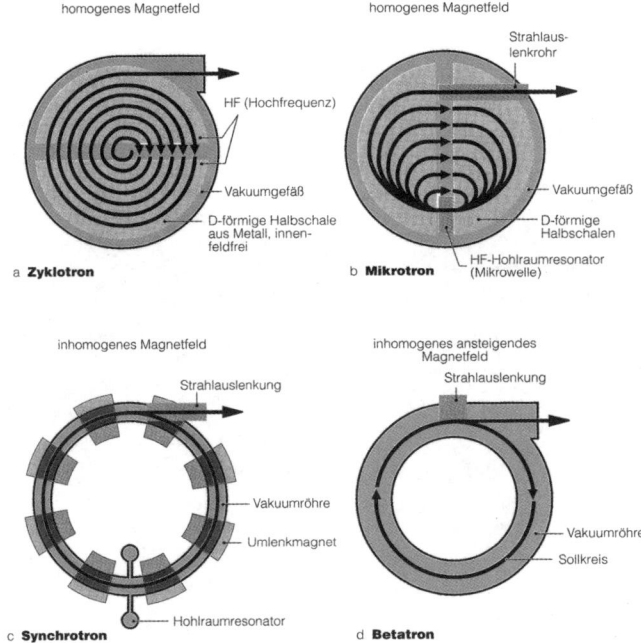

Abb. 13.2: Schematische Darstellung der Strahlenerzeugung im Kreisbeschleuniger, a) Zyklotron, b) Mikrotron, c) Synchrotron, d) Betatron [7].

- Im **Betatron** werden Elektronen in einer ringförmigen Vakuumröhre durch einen großen Elektromagneten beschleunigt. Senkrecht zur Bahnebene liegt ein weiteres Magnetfeld an, das die Elektronen auf ihrer Kreisbahn hält. Mit wachsender Elektronengeschwindigkeit wird die Stärke der magnetischen Felder erhöht, um den Radius der Kreisbahn konstant zu halten. Die Elektronen erreichen Energien im Bereich von etwa 15–45 MeV.
- Im **Zyklotron** ist das Magnetfeld homogen. Die schneller werdenden Teilchen laufen deshalb auf einer spiralförmigen Bahn. Die Bahn verläuft zwischen zwei D-förmigen Halbschalen, an denen eine Wechselspannung anliegt. Die Frequenz der Wechselspannung ist so gewählt, daß die Teilchen auf der Strecke zwischen den Halbschalen beschleunigt werden.

Mit dem Zyklotron können sowohl Elektronen als auch Protonen oder Ionen beschleunigt werden. Auch können Kernreaktionen ausgelöst werden, bei denen Neutronen entstehen. Durch Aktivierungsprozesse können weiterhin Radioisotope erzeugt werden, die in der Positronemissionstomographie Verwendung finden.

Linearbeschleuniger
In Linearbeschleunigern werden die Elektronen durch eine elektromagnetische Hochfrequenzwelle in einem evakuierten Rohr gradlinig beschleunigt. Linearbeschleuniger werden in **Wanderwellenbeschleuniger** (Magnetron, Klystron) und **Stehwellenbeschleuniger** unterteilt.

> **Merke!**
> Die Strahlentherapie wird heute fast ausschließlich mit Linearbeschleunigern durchgeführt. Diese haben bei hohen Kenndosisleistungen große erreichbare homogene Felder und einen kleinen virtuellen Fokus.

Neutronenbestrahlung
Schnelle Neutronen entstehen durch eine Kernreaktion und wirken über ausgelöste Rückstoßprotonen, die durch ihre große Ionisationsdichte zu erheblichen Gewebszerstörungen auch des gesunden Gewebes führen. Erzeugt werden sie in speziellen Neutronengeneratoren (Zyklotron). Die in die Neutronentherapie gesetzten hohen Erwartungen konnten sich aufgrund der starken Nebenwirkung am gesunden Körpergewebe sowie des unbefriedigenden Tiefendosisverlaufs nicht erfüllen.

Bestrahlung mit Protonen und Deuteronen
Versuchsweise werden die im Zyklotron beschleunigten, positiven, schweren Teilchen in der Strahlentherapie eingesetzt. Im Tiefendosisverlauf haben sie ein schmalbasiges Dosismaximum mit steilem Abfall am Ende ihrer Reichweite, wobei sie Materie mit relativ geringem Energieverlust durchdringen können.

Brachytherapie

Unter Brachytherapie versteht man eine Strahlenbehandlung, bei der umschlossene, radioaktive Substanzen angewendet werden. Die radioaktiven Substanzen können hierbei direkt am Läsionsherd angebracht werden, wobei eine Abstrahlung von hohen Dosen in unmittelbarer Strahlernähe erfolgt. Zur Umgebung hin fällt die Dosis steil ab, wodurch die Ausbreitungswege eines Tumors nicht bestrahlt werden. Man unterscheidet unterschiedliche Applikationsformen:

- **Kontakttherapie:** Hierbei wird ein γ- oder β-Strahler direkt auf der Körperoberfläche angebracht. Zur Anwendung kommen Strontium-90-, Yttrium-90- und Ruthenium-106-Präparate. Es werden flexible und starre Applikatoren teilweise in Afterloading-Verfahren verwendet. Indikationen stellen Haut- und Konjunktivaltumoren oder Aderhautmelanome dar.
- **Intrakavitäre Therapie:** Hierbei wird die Strahlenquelle in einer Körperhöhle appliziert. Früher wurde Radium-226 mittels eines Tubus an den gewünschten Ort appliziert, was bei Einlage und Entnahme des Radiums mit hohen Strahlenbelastungen für das Personal verbunden war. Heute wird hauptsächlich das Afterloading-Verfahren (Nachladeverfahren, s.u.) durchgeführt. Die Applikatoren hierzu sind starr oder flexibel, der Organ- bzw. Tumorform angepaßt. Indikationen sind in der Gynäkologie das Kollum- oder Korpuskarzinom, aber auch Nasopharynxkarzinome, Analkarzinome usw. Verwendet werden die z.B. Nuklide Caesium-137, Kobalt-60, Iridium-192.
- **Interstitielle Therapie:** Hierbei werden radioaktive Nadeln (Abb. 13.3), Seeds oder Drähte bzw. als Platzhalter dienende Röhrchen oder Schläuche direkt in das Tumorgewebe eingebracht. Die Strahlenquelle kann verbleiben (permanente Implantation) oder wieder aus dem Gewebe entfernt werden (temporäre Implantation). Verwendet werden Iridium-192

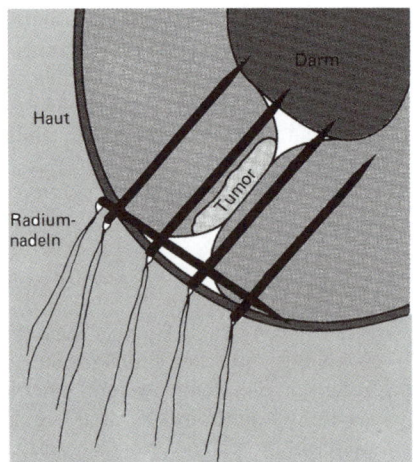 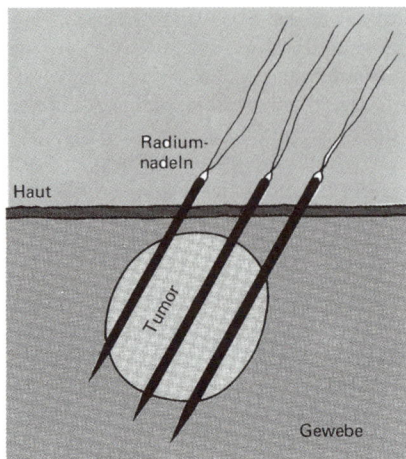

Abb. 13.3: Interstitielle Therapie, Applikation von Radium-Nadeln [7].

(70 Tage HWZ), Tantal-182 (117 Tage HWZ) sowie Gold-198 (2,7 Tage HWZ).

Afterloading-Verfahren
Das Afterloading-Verfahren dient der interstitiellen und intrakavitären Strahlentherapie mit umschlossenen Radionukliden. Sie gewährleistet eine exakte Positionierung der Nuklide sowie die Ausschaltung von Strahlenbelastung für das Personal.

Technik
Zunächst wird ein leerer, hohler Strahlenapplikator in gewünschter Position in das zu bestrahlende Gebiet eingelegt, fixiert und röntgenologisch kontrolliert (z. B. in die Vagina oder den Uterus, Abb. 13.4). Dann wird der leere Applikator mit einem Schlauchsystem an das ferngesteuerte Afterloading-Gerät angeschlossen und mit radioaktivem Material bestückt. Am Ende der Expositionszeit (meist nach mehreren Stunden) wird die Strahlenquelle automatisch entfernt und in einem strahlensicheren Reservoir gelagert. Das Personal befindet sich während des gesamten Vorgangs in einem strahlensicheren Kontrollraum.

Charakteristische Tiefendosisverläufe
Für verschiedene Strahlenarten der Strahlentherapie sind in Tabelle 13.2 charakteristische Tiefendosisverläufe dargestellt.

Tabelle 13.2: Charakteristische Tiefendosisverläufe				
Strahlenart	**Maximaldosis (D_{max})**	**D_{rel} 50%**	**D_{rel}/10 cm**	**FHA (Fokus-Haut-Abstand)**
200-kV-Röntgenstrahlung	Oberfläche	6 cm	30%	40 cm
^{60}Cobalt-Strahlung	0,5 cm	10 cm	52%	60 cm
10-MV-Photonenstrahlung	2,5 cm	18 cm	72%	100 cm
30-MV-Photonenstrahlung	5 cm	26 cm	87%	100 cm
10-MeV-Elektronenstrahlung	2,5 cm	4–4,5 cm	0%	100 cm
14-MeV-Neutronenstrahlung	0,5 cm	11 cm	53%	100 cm

D_{rel} errechnet aus dem Verhältnis zwischen der Dosis in einer bestimmten Gewebetiefe und D_{max}. Quelle: Kaufmann, Moser, Sauer, Radiologie. Urban & Schwarzenberg, 1996.

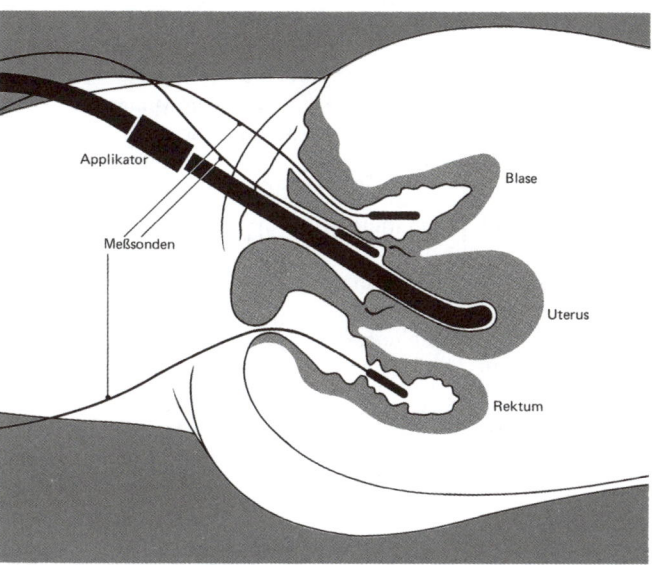

Abb. 13.4: Afterloading-Therapie in der gynäkologischen Strahlentherapie, Längsschnitte durch das weibliche Becken [7].

13.3 Allgemeine Richtlinien zur onkologischen Behandlung

13.3.1 Rechtliche Grundlagen

Die Strahlentherapie unterliegt der Röntgenverordnung und der Strahlenschutzverordnung. Hieraus ergibt sich eine Aufbewahrungspflicht der Aufzeichnungen. Röntgenbehandlungen, Bestrahlungspläne, -protokolle und Krankenblatt müssen 30 Jahre nach der letzten Behandlung aufbewahrt werden. Die Aufstellung des Bestrahlungsplans, die Durchführung der Bestrahlung und die Führung des Bestrahlungsprotokolls sind ärztliche Aufgaben bzw. vom Arzt zu überwachen. Vor Beginn einer Strahlenbehandlung müssen sowohl die klinische als auch die histologische Diagnose gesichert sein und eine TNM-Klassifikation vorliegen. Weiterhin müssen die Strahlenanamnese und die Bestrahlungsplanung mit biologisch-medizinischer und physikalisch-technischer Planung vorliegen.

13.3.2 Nachsorge

Eine regelmäßige Nachuntersuchung nach der Primärbehandlung eines bösartigen Tumors erfolgt in der Regel über einen Zeitraum von fünf Jahren. Jedoch gelten für einige Tumoren, die zu Spätrezidiven neigen, längere Nachbeobachtungszeiten, z. B. neigt das Mammakarzinom zu Spätrezidiven nach 8–12 Jahren. Für die meisten bösartigen Neubildungen haben sich spezielle Nachsorge-Programme etabliert, die neben der Anamnese und der körperlichen Untersuchung eine spezielle Labordiagnostik mit Tumormarkern und den Einsatz von bildgebenden Verfahren beinhalten.

13.3.3 Krebsregister

Im Krebsregister werden alle Daten von Tumorkranken zur epidemiologischen Beurteilung gesammelt, um so Aussagen zur Inzidenz, zur Letalität und zur Prognose, aber auch zur Tumorbehandlung und -nachsorge machen zu können.

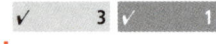

13.3.4 Bestrahlungsplanung

Die Vorbereitung zur Strahlentherapie umfaßt die Tumordiagnostik, die medizinisch-biologische und physikalisch-technische sowie die organisatorische Planung. Hierzu sind notwendig:
- Sicherung der Tumordiagnose und -ausbreitung (Typing, Staging, Grading)
- Behandlungsplan mit Indikationsstellung zur Strahlentherapie und Wahl der Bestrahlungsart
- Lokalisation des Tumors und der Bestrahlungsfelder am Therapiesimulator, mit Ultraschall, CT oder MRT
- Erstellen von Körperquerschnitten und -längsschnitten
- Erstellen eines physikalisch-technischen Bestrahlungsplans (konventionell oder durch EDV)
- Bestimmung der Gesamtdosis und der Dosisfraktionierung sowie Überprüfung des Bestrahlungsvolumens und der Bestrahlungstechnik
- ggf. Optimierung des Bestrahlungsplans

Methoden der Tumorlokalisation

Therapiesimultator
Der Therapiesimultator ist ein spezielles Durchleuchtungsgerät, das nahezu alle Einstellungs- und Bewegungsmöglichkeiten des Bestrahlungsgerätes simuliert. Mit ihm werden die Bestrahlungsfelder mit Zielvolumen und Isozentren des Tumors jederzeit reproduzierbar festgelegt und dokumentiert.

Der Patient wird am Therapiesimultator so gelagert, daß das Tumorzentrum mit dem **Isozentrum**, d.h. mit dem Schnittpunkt des Zentralstrahls und der Gerätpendelachse übereinstimmt. Hierbei werden Feldgröße, Winkeleinstellung, Strahlerkopfdrehung, Fokus-Achsen-Abstand und Tischdrehung eingestellt und dokumentiert. Das Isozentrum wird mit zwei Röntgen-Lokalisations-Aufnahmen dokumentiert. Außerdem werden die Koordinaten des Isozentrums mittels Lichtzeiger oder Laser auf der Haut des Patienten mit Farbstift markiert.

Patientenquer- und -längsschnitte
Zur Bestrahlungsplanung müssen Patientenquerschnitte, meist auch Patientenlängsschnitte mit Darstellung der Organe, Organkonturen, Körperinhomogenitäten sowie eine Darstellung des Tumorvolumens und des Zielvolumens angefertigt werden. In Abhängigkeit der Bestrahlungstechnik werden meist mehrere Querschnitte im Abstand von wenigen Millimetern angefertigt, die ggf. im Laufe der Strahlentherapie überprüft und überarbeitet werden müssen (Gewichtsreduktion des Patienten, Tumorverkleinerung usw.).

Für das Erstellen von Körperquerschnitten eignen sich:
- **Umrißzeichengeräte:** Über Maßstabsaufnahmen und spezielle anatomische Skizzen werden die Körperumrisse aufgenommen (zeitraubend und relativ ungenau)
- **Ultraschallgeräte**
- **Computertomographie (CT)**
- **Magnetresonanztomographie (MRT)**

CT und MRT liefern die beste Qualität für die Querschnitte. Die Bildinformation kann manuell oder mittels Diskette bzw. direkt online an den Bestrahlungsrechner zur Planung übermittelt werden.

Physikalisch-technischer Bestrahlungsplan
Der physikalisch-technische Bestrahlungsplan kann manuell anhand von Tiefendosistabellen bei einfachen Einzelfeld- oder Gegenfeldbestrahlungen oder anhand von 2- oder 3-dimensionalen Plänen mit einem speziellen Bestrahlungsplanungsrechnersystem erstellt werden (3-D-Planung). 75% aller Strahlentherapiepläne werden rechnergesteuert erstellt, wobei idealerweise CT- bzw. MRT-Bilder des Patienten als Berechnungsgrundlage dienen. Für spezielle Probleme können Strahlentherapiephantome eingesetzt werden. Dies sind Kunststoffphantome mit nachgebildeten Organen (Moulagen), die die gleiche Massendichte und die gleiche effektive Ordnungszahl wie der zu bestrahlende Patient besitzen. In Probebestrahlungen können dann die exakten Isodosen in den verschiedenen Körperarealen ermittelt und kontrolliert werden.

> **Merke!**
> Ziel der physikalisch-technischen Planung ist, eine möglichst hohe Dosis auf das Zielvolumen zu applizieren und dabei das gesunde Gewebe bestmöglich zu schonen.

Neben der Strahlenart, -qualität und -energie dienen auch andere physikalisch-technische Aspekte der Optimierung der Herdraumdosis:

- **Feldgröße:** Bei der konventionellen Röntgenstrahlung, Telekobaltstrahlung und Elektronenstrahlung wächst bei zunehmender Feldgröße der Streustrahlenanteil in Nutzstrahlenbündel, wodurch sich die relative Tiefendosis erhöht.
- **Fokus-Haut-Abstand (FHA):** Mit Vergrößerung des Fokus-Haut-Abstandes erhöht sich die relative Tiefendosis (das Abstandsquadratgesetz trifft nur für den nahezu punktförmigen Fokus zu).
- **Keilfilter:** Keilfilter werden aus Messing oder Blei gefertigt und bewirken eine kontinuierliche Dosisreduktion quer über die gesamte Feldbreite. So werden bei Mehrfelderbestrahlung Dosisspitzen vermieden.
- **Ausgleichsfilter:** Sie können Dosisinhomogenitäten bei unregelmäßigen Körperkonturen und unterschiedlichen Körperdurchmessern ausgleichen.
- **Satelliten:** Um das primär rechteckige oder quadratische Bestrahlungsfeld der individuellen Anatomie anzupassen, werden individuell geformte Abschirmblöcke aus Metallegierungen in den Strahlengang eingeschoben. Am bekanntesten ist die Verwendung von individuellen Satelliten beim Mantelfeld oder umgekehrten Y-Feld in der Bestrahlung von malignen Lymphomen.
- **Multi-Leaf-Kollimator:** Hierdurch lassen sich unregelmäßige Felder genau ausblenden, wobei einzelne Lamellen computergesteuert ausgewählt und eingesetzt werden; der Kollimator ist in den Strahlerkopf integriert.
- **Sekundäre Kollimierung:** Um die Bestrahlungsfelder dem Zielvolumen anzupassen, werden individuell gegossene Metallblöcke aus Metallegierungen (Wismut, Blei oder Zinn) in den Strahlengang eingebracht, wodurch die Außenkontur des Strahlenbündels dem Zielvolumen angepaßt wird.

Die Optimierung der räumlichen Dosisverteilung kann in einigen Fällen durch geeignete Lagerungshilfen verbessert werden. Beispiele hierfür sind das Vakuumbett, das Hartschaumbett, die Gipsbinde, schnellhärtende Kunststoffbinden, der Beißblock oder die PVC-Maske.

> **Merke!**
> Grundsätzlich sollte die Strahlentherapie am liegenden Patienten erfolgen, wodurch eine weitgehende Immobilisation und Reproduzierbarkeit erreicht werden kann.

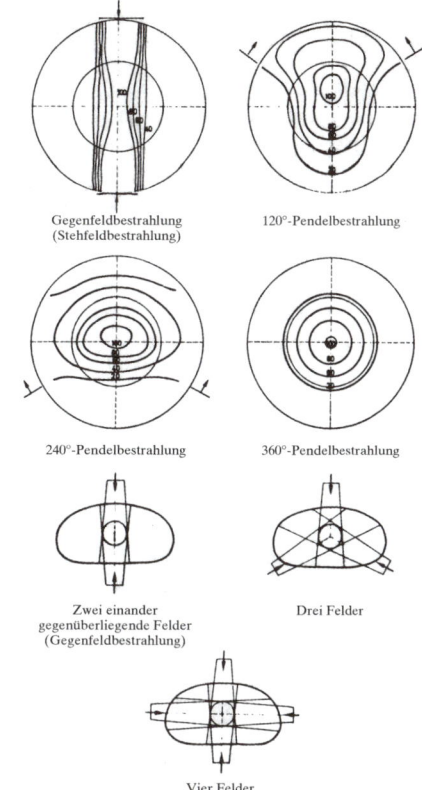

Abb. 13.5: Bestrahlungstechniken [6].

13.4 Bestrahlungstechniken

Besonderen Einfluß auf die Dosisverteilung im Gewebe nimmt die Auswahl der Bestrahlungstechnik (Abb. 13.5).

Einzelstehfeldbestrahlung
Werden einzelne Stehfelder angewendet, ist es nicht möglich, den oberflächlich gelegenen gesunden Gewebebereich, der vor dem Tumor liegt, zu schonen. Hieraus ergibt sich ein Einsatz für Oberflächen- und Halbtiefentherapie. Meist wird die Elektronenstrahlung mit steil hinter dem Tumor abfallender Dosis eingesetzt.

Gegenfeldbestrahlung
Hierbei werden zwei sich gegenüberliegende Felder angelegt, was eine homogene Bestrahlung

des Zielvolumens und eine bessere Schonung des übrigen Körpervolumens bewirkt.

Mehrfelderbestrahlung (Kreuzfeuerbestrahlung)
Der Tumor wird im Körperinneren aus verschiedenen Richtungen über drei oder mehr Felder bestrahlt. Die Strahlenfelder kreuzen sich hierbei im zu bestrahlenden Volumen und addieren ihre Wirkung. Dadurch werden das umliegende Gewebe und die Haut geschont.

Bewegungsbestrahlung
Die Bewegungsbestrahlung ist eine Form der Mehrfelderbestrahlung. Die Strahlenquelle bewegt sich dazu entweder auf einer Teilkreisbahn hin und her **(Pendelbestrahlung)** oder kontinuierlich um den Patienten, wobei der Zentralstrahl im Herd liegt **(Rotationsbestrahlung)**.

Weitere Formen der Bewegungsbestrahlung:
- **Tangentiale Pendelbestrahlung:** Hierdurch können schalenförmige Zielvolumina an der Körperoberfläche (z. B. Brustwand) und in der Körpertiefe (z. B. paraaortale Lymphknoten) bestrahlt werden.
- **Konvergenzbestrahlung:** Die Strahlung kommt aus verschiedenen Richtungen im Raum, die auf einen Punkt innerhalb des Patienten zusammenlaufen. Dies wird bei der stereotaktischen Konvergenz- bzw. Konformationsbestrahlung (z. B. bei a.-v. Fehlbildungen im Gehirn) eingesetzt.
- **Telezentrische Kleinwinkelbestrahlung:** Hierbei liegt das Isozentrum hinter dem Körper, so daß ein schalenförmiges Zielvolumen an der Körperoberfläche entsteht.
- **Dynamische Bestrahlungstechniken (Dynamic treatment)** sind mit der Einführung der Computertomographie in die Bestrahlungsplanung möglich geworden. Die irregulär geformten dreidimensionalen Zielvolumina mit ihren jeweils unterschiedlichen Zielvolumenquerschnitten werden während der Bestrahlung durch Bewegung des Strahlerkopfes sowie durch unterschiedliche Einstrahlwinkel des Bestrahlungsfeldes angepaßt behandelt.

13.5 Dosisverteilung

13.5.1 Tumordosis

Die zur Behandlung bösartiger Tumoren notwendige Strahlendosis ist von folgenden Faktoren abhängig:
- Tumorart (Histologie)
- Tumorgröße
- Malignitätsgrad
- Sauerstoffversorgung

> **Merke!**
> Faustregel: Je undifferenzierter und besser durchblutet ein Tumor ist, desto strahlensensibler ist er.

Die zur Behandlung von bösartigen Neubildungen benötigte Tumorgesamtdosis liegt für die meisten Tumoren bei ca. 60 Gy, die in Einzeldosen von 1,8 bis 2 Gy fraktioniert wird.

13.5.2 Räumliche Dosisverteilung

Im Rahmen der Bestrahlungsplanung ist es sehr wichtig, eine genaue Vorstellung von der Verteilung der Dosis, die durch das Bestrahlungsfeld appliziert wird, im Körpervolumen zu bekommen (räumliche Dosisverteilung). Hierzu sind weitere Definitionen von Begriffen notwendig:
- **Tiefendosis:** Sie entspricht der Dosis an einer bestimmten Körpertiefe und nimmt entlang einer Achse des Nutzstrahlenbündels unterschiedliche Werte an.
- **Oberflächendosis:** Die aus der Körpertiefe zurückgestrahlte Streustrahlung addiert sich an der Körperoberfläche mit der Einfallsdosis zur Oberflächendosis.
- **Isodosen:** Orte gleicher Dosisgrößen in einem bestrahlten Körper werden durch Linien miteinander verbunden, wodurch man Isodosenlinien oder -kurven erhält. Hierdurch bekommt man eine Vorstellung von der Dosisverteilung in verschiedenen Ebenen bzw. im gesamten Volumen.
- Das **Tumorvolumen** entspricht dem makroskopischen Volumen des Tumors.
- Das **Zielvolumen** schließt das Tumorvolumen und einen Sicherheitssaum (für mikroskopische Tumorausläufer) ein und entspricht dem typi-

schen Tumorausbreitungsgebiet. Die Strahlendosis soll im Zielvolumen möglichst homogen sein.
- Das **Behandlungsvolumen** umfaßt den Bereich, in der die strahlentherapeutische Dosis wirkt. Dabei enthält es zusätzlich zum Zielvolumen auch Regionen, die nicht vom Tumor betroffen sind und deren Mitbestrahlung unerwünscht, aber nicht zu umgehen ist (Restvolumen).
- **Risikoorgane:** Innerhalb des bestrahlten Volumens liegendes Normalgewebe, für das ein Risiko von Nebenwirkungen oder Spätfolgen durch die Strahlentherapie beachtet werden muß. Die Dosen in Risikoorganen müssen unter ihren jeweiligen Toleranzdosen liegen.

13.5.3 Zeitliche Dosisverteilung

Neben der **räumlichen Dosisverteilung** ist auch die Auswahl der **zeitlichen Dosisverteilung** in der Strahlentherapie für einen größtmöglichen Behandlungserfolg wichtig. Es werden unterschieden:
- **Einzeitbestrahlung:** Sie ist biologisch am wirksamsten, es entstehen jedoch schwere Schäden am normalen Gewebe. Deshalb findet sie keinen Einsatz in der Strahlentherapie.
- **Fraktionierung:** Aufteilung der Gesamtdosis in mehrere Einzeldosen, wobei die Gesamtdosis dadurch deutlich höher als bei der Einzeitbestrahlung liegt. Grundlage für die Dosisfraktionierung ist die Beobachtung, daß subletale Schäden an normalen Zellen in den Bestrahlungsintervallen repariert werden können, während Erholungsvorgänge an Tumorzellen viel seltener auftreten. Idealerweise erholt sich das gesunde Gewebe zwischen den Bestrahlungen, wobei die Tumorzellen zunehmend irreversibel geschädigt werden. Mittlerweile wurden unterschiedliche Fraktionierungsmuster entwickelt, um die zeitliche Dosisverteilung der jeweiligen Tumorhistologie und Tumorproliferation optimal anzupassen. Bei der **konventionellen Fraktionierung** erfolgt eine tägliche Einzeldosis von 1,8–2,0 Gy, 5mal wöchentlich mit einer Gesamt-Wochendosis von 9–10 Gy. Die tumorwirksame Gesamtdosis liegt bei den meisten Tumoren bei ca. 60 Gy.
- **Protrahierung:** Durch eine niedrige Dosisleistung und lange Bestrahlungszeiten von mehreren Stunden bis Tagen wird eine letale Schädigung der Tumorzellen, aber nur eine geringe Schädigung der normalen Zellen bewirkt. Sie wird hauptsächlich in der gynäkologischen Strahlentherapie bei der interstitiellen Therapie mit radioaktiven Präparaten eingesetzt.

Tumordosis als Funktion der zeitlichen Dosisverteilung

Es gilt folgende Beziehung zwischen der **Gesamtdosis D** und der **nominalen Standarddosis NSD** sowie der Anzahl der **Dosisfraktionen N** und der **Gesamtbestrahlungsdauer T** (in Tagen):

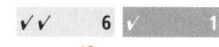

Um dieselbe NSD zu erzielen, muß die Anzahl der Dosisfraktionen für die insgesamt benötigte Strahlendosis gesteigert werden. Die Anzahl der Fraktionen darf allerdings nicht beliebig gesteigert werden, da bei zu niedriger Einzeldosis keine Zellabtötung erfolgt.

13.5.4 Wirkungssteigerung der Strahlentherapie

Radiochemotherapie

Einige Tumoren lassen sich durch eine Kombination aus Strahlentherapie und Chemotherapie (Radiochemotherapie) besonders gut behandeln. Man unterscheidet:
- **Adjuvante Chemotherapie:** Nach einer Bestrahlung oder Operation unterzieht sich der Patient zusätzlich einer Chemotherapie, um potentielle Mikrometastasen zu bekämpfen.
- **Sequentielle Radiochemotherapie:** Nach mehreren Zyklen Chemotherapie wird der Patient bestrahlt.
- **Alternierende Radiochemotherapie:** Chemotherapie und Radiotherapie werden abwechselnd in aufeinanderfolgenden Therapieblöcken verabreicht.
- **Simultane Radiochemotherapie**

Bei Mamma-Tumoren läßt sich das Therapieergebnis mit einer Kombination aus Strahlentherapie und Chemotherapie und/oder Hormontherapie häufig verbessern.

Strahlentherapie und Operation

Nachbestrahlungen nach Operationen, präoperative Vorbestrahlungen und auch intraoperative Bestrahlungen (z. B. beim Pankreaskarzinom) verbessern ebenfalls häufig den Therapieerfolg (s. o.).

Hyperthermie

In Kombination mit der Strahlentherapie soll die Hyperthermie eine Erhöhung der Strahlenwirkung hervorrufen. Die Wirkungsweise erfolgt über eine Steigerung der Blutzirkulation im gesunden Gewebe und durch eine Senkung der Mikrozirkulation in Tumoren mit nekrotischen und hypoxischen Anteilen, wobei es zu einer Absenkung des Gewebe-pHs, zu einer Hemmung der DNA- und Proteinsynthese sowie zu einer Verschlechterung der Stoffwechselsituation im Tumor kommt. Die Hyperthermie sollte vor, während oder spätestens innerhalb von drei Stunden nach der Bestrahlung für 30–45 min mit einer Temperatur von 41,5–42,5 °C durchgeführt werden. Sie wird lokoregionär oder interstitiell mit Mikrowellen, Kurzwellen oder auch Ultraschall über geeignete Applikatoren angewendet.

13.6 Wichtige Indikationen zur kurativen Strahlentherapie

Die Indikation zur Strahlentherapie ist bei allen strahlensensiblen Neoplasien gegeben.

Als besonders strahlensensibel gelten maligne Lymphome, Seminome, kleinzellige Bronchialkarzinome sowie Medulloblastome.

Relativ strahlensensibel sind Plattenepithelkarzinome (z. B. Pharynxkarzinom). Adenokarzinome (Magenkarzinom) reagieren nur schlecht auf eine Strahlentherapie.

Als strahlenresistent gelten Fibro-, Lipo- und Chondrosarkome sowie Teratome und alle hochdifferenzierten und gutartigen Tumoren.

Morbus Hodgkin (Lymphogranulomatose)

Hodgkinlymphome sind strahlensensible Tumoren, die bei lokalisiertem Befall durch eine lokale Strahlentherapie völlig beseitigt werden können. Die Strahlentherapie wird als alleinige Therapie in den Stadien I, II und III a eingesetzt, sofern keine Risikofaktoren nachgewiesen werden können.

Weiterhin ist die Radiatio bei der Rezidivtherapie und bei fortgeschrittenen Stadien zur Symptombeseitigung wirksam. Insgesamt wird die Strahlentherapie dem operativen Eingriff vorgezogen.

Zum Einsatz kommen ultraharte Strahlen unter der Verwendung von Megavoltstrahlen.

Bei zervikalen, supraklavikulären, axillären, mediastinal und hilärem Befall wird die sog. *Mantelfeldtechnik* eingesetzt. Bei diesem Bestrahlungsverfahren wird die Lunge aus dem bestrahlten Feld ausgeblendet. Für die untere Körperhälfte wird als Bestrahlungsfeld ein umgekehrtes Y-Feld verwendet.

Im Stadium II, wenn mehr als zwei Lymphknotenregionen auf der gleichen Zwerchfellseite betroffen sind, werden die befallenen Lymphknoten zusammen mit den Nachbarregionen bestrahlt, was als sog. *Extended-field-Bestrahlung* bezeichnet wird.

In fortgeschrittenen Stadien mit abdominellem Befall wird die sog. *Total-nodal-irradiation* durchgeführt. Hierbei werden sämtliche inguinale und iliakale Lymphknoten mitbestrahlt.

Maligne (Non-Hodgkin) Lymphome

Als alleinige Therapie wird die Strahlentherapie in den Stadien I und II sowie bei prognostisch ungünstigeren Formen des Stadiums III eingesetzt, sofern keine Risikofaktoren vorhanden sind. Bei hochmalignen Non-Hodgkin-Lymphomen kommt die Strahlentherapie nur im Stadium I zum Einsatz. Die befallenen Lympknoten werden zusammen mit denen der Nachbarregion (Extended-field-Bestrahlung) bestrahlt. In den Stadien III und IV bei niedrig malignen Non-Hodgkin-Lymphomen kann auch eine Ganzkörperbestrahlung durchgeführt werden, bei hohem Malignitätsgrad wird in diesen Stadien eine kombinierte lokale Strahlen- und systemische Chemotherapie angewendet.

Hodentumore

Die relativ seltenen Hodentumoren werden in Seminome (40%) und Nichtseminome (Teratom, embryonales Karzinom, Chorionkarzinom) unterteilt. Die Seminome sind besonders strahlensensibel. Nach erfolgter Operation wird die Strahlentherapie zur adjuvanten Therapie der Lymphabflußwege im Abdomen eingesetzt. Im Stadium I

(T_{1-3}, N_0) werden Heilungsraten von über 95% erzielt. Die Bestrahlung richtet sich hierbei auf die gleichseitige Leistenregion zur Erfassung der Inguinallymphknoten und zusätzlich auf ein Feld zum Einschluß der paraaortalen Lymphknoten. Eine adjuvante Bestrahlung der mediastinalen Lymphknoten wird nicht mehr empfohlen.

Peniskarzinom

Auch das Plattenepithelkarzinom des Penis ist relativ strahlensensibel. Eine Indikation zur Strahlentherapie liegt vor, wenn der Tumor oberflächlich gelegen und relativ klein ist. Um eine Penisamputation zu vermeiden, die meist schwere psychische Traumata auslöst, wird in Frühstadien die alleinige Strahlentherapie eingesetzt. Bei multizentrischer Ausdehnung kann hiermit jedoch nur selten eine Heilung erzielt werden.

Tumoren im HNO-Bereich

Die geeignete Therapie ist abhängig von der Lokalisation und der Histologie der unterschiedlichen Tumoren. Besonders geeignet für die Strahlentherapie ist das Stimmbandkarzinom im Stadium I (T_1). Die Strahlentherapie ist hierbei der operativen Behandlung gleichwertig, da Metastasen und Rezidive nur selten auftreten.

Ösophaguskarzinom

Die Therapie des Ösophaguskarzinoms richtet sich stark nach der Lokalisation. Ösophaguskarzinome im oberen und im mittleren Drittel sind technisch oft nicht durch eine Operation therapierbar. Hier wird dann der Strahlentherapie der Vorzug gegeben. Nur bei umschriebener Tumorausdehnung und ausreichendem Allgemeinzustand kann allerdings kurativ bestrahlt werden. Bei primär inoperablen Tumoren kann durch die Bestrahlung eine lokale Tumorkontrolle erreicht werden. Komplikationen sind Fistelungen in die Trachea oder in das Bronchialsystem. Bei operablen Ösophaguskarzinomen wird die sog. *Sandwich-Methode* mit Vorbestrahlung, Operation und Nachbestrahlung zur Verbesserung des Therapieerfolges eingesetzt. Die postoperative Nachbestrahlung verringert das Risiko eines Lokalrezidivs und/oder einer Lymphknotenmetastasierung.

Bronchialkarzinom

Bei nicht kleinzelligen Bronchialkarzinomen sollte immer die Operation als kurative Maßnahme im Vordergrund stehen. Die Strahlentherapie mit kurativer Zielsetzung kann allerdings bei operablen Tumoren eingesetzt werden, wenn diese aus internistischen Gründen nicht operiert werden können. Eine weitere Indikation liegt bei nicht resektablen Tumoren mit und ohne ipsilaterale, hiläre und mediastinale Lymphknotenmetastasierung vor. Weiterhin kann die Strahlentherapie als adjuvante Maßnahme nach einer Operation eingesetzt werden. Kleinzellige Bronchialkarzinome sind strahlensensibel. Der Strahlentherapie muß sich jedoch zur Behandlung von Fernmetastasen immer eine Kombinationstherapie mit Zytostatika anschließen.

Zervixkarzinom

Die Behandlungsart richtet sich hierbei im wesentlichen nach dem Stadium des Karzinoms. Grundsätzlich wird in frühen Stadien (I und II) operiert und in fortgeschrittenen Stadien bestrahlt. Auch ist eine Bestrahlung indiziert, wenn nach einer Operation Tumorreste verblieben sind oder Lymphknoten befallen waren. Die Behandlung erfolgt hierbei immer als kombinierte intrakavitäre und interstitielle sowie perkutane Strahlentherapie.

Vaginalkarzinom

Das Scheidenkarzinom wird unabhängig vom Tumorstadium primär strahlentherapeutisch behandelt. Die besten Ergebnisse werden mit einer kombinierten intrakavitären und perkutanen Strahlentherapie erreicht.

Mammakarzinom

Die Operation ist die wichtigste therapeutische Maßnahme beim Mammakarzinom. Eine primäre Bestrahlung kommt nur bei lokaler oder allgemeiner Inoperabilität der Patientin in Frage. Ansonsten wird die Strahlentherapie in Abhängigkeit von der Operationsmethode und dem OP-Befund postoperativ eingesetzt. Nach brusterhaltender Operation in frühen Tumorstadien (T_1 bis T_2), muß auch bei histologisch gesicherter Tumorfreiheit der Schnittränder die gesamte Restbrust bestrahlt werden, um ein Lokalrezidiv zu vermeiden. Die postoperative Bestrahlung beginnt 2–3 Wochen nach OP. Bei einem Tumorstadium T_3 wird nach Mamma-Ablatio und modifizierter radikaler Mastektomie die Thoraxwand bestrahlt. Weitere Indikationen sind eine ausgedehnte axilläre Metastasierung sowie nicht komplett operable Tumoren und eine Lymphangiosis der Brust.

Tumore des ZNS

Die Therapie von Hirntumoren ist im wesentlichen von der Histologie und dem Grading abhängig. Im allgemeinen werden benigne Hirntumoren möglichst radikal operiert ohne eine weitere Therapie. Bei semibenignen Tumoren wird unter Umständen eine postoperative Radiatio angeschlossen, bei malignen Tumoren wird in Abhängigkeit von der Histologie eine postoperative Strahlentherapie und Chemotherapie durchgeführt. Bei Grad-III- und -IV-Gliomen ist die Strahlentherapie etabliert. Die perkutane Bestrahlung wird mit Hochvolttherapiegeräten durchgeführt, für bestimmte Tumoren wird die interstitielle Brachy- oder Afterloading-Therapie eingesetzt.

Kolorektale Karzinome

Die kolorektalen Karzinome werden primär operativ behandelt. Bei Patienten mit einem Rektumkarzinom kann eine Kombinationstherapie aus Operation und Bestrahlung angestrebt werden, um die Lokalrezidivrate zu senken. Auch können primär lokal inoperable Rektumkarzinome präoperativ bestrahlt werden. Die postoperative Radiatio sollte, wenn möglich, mit einer Chemotherapie kombiniert werden.

Hauttumoren

Therapie der Wahl bei Hauttumoren ist die Operation. Nur bei lokaler und allgemeiner Inoperabilität sowie an Stellen, die kosmetisch von Bedeutung sind, kann bei Spinaliomen und Basaliomen bestrahlt werden. Melanome sind immer primär zu operieren.

Weichteilsarkome

An erster Stelle der Therapie steht die Operation. Danach folgen Chemotherapie und/oder Radiatio, um die hohe Rate von Lokalrezidiven und Fernmetastasen zu senken. Bei der postoperativen Bestrahlung muß die Toleranz der umgebenden gesunden Organe berücksichtigt werden.

Nierenkarzinome

Auch hier steht die operative Therapie im Vordergrund. Eine postoperative Bestrahlung ist indiziert, wenn der Tumor organüberschreitend wächst und/oder das Nierenbecken infiltriert ist oder nicht im Gesunden operiert werden konnte.

Harnblasenkarzinome

Bei fortgeschrittenen Tumoren (Infiltration der Muscularis) wird die lokale Strahlentherapie eingesetzt. Sie bietet bei ausreichend hoher Strahlendosis den Vorteil, die Harnblase erhalten zu können. Eine postoperative Bestrahlung bei T_2- und T_3-Tumoren wird zur Vermeidung von Lokalrezidiven eingesetzt.

Nebenwirkungen

Jeder Patient reagiert individuell auf die Bestrahlung, so daß die Nebenwirkungen sehr unterschiedlich ausgeprägt sein können. Man unterscheidet **akute Nebenwirkungen,** die am häufigsten als entzündliche Reaktionen im Bereich des Bestrahlungsfeldes auftreten, und **Spätfolgen der Bestrahlung.** Diese entstehen meist durch Schädigung des Gefäßbindegewebes. Schwerwiegende akute Nebenwirkungen sind aufgrund der Dosisfraktionierung sehr selten.

- **Gehirn und Rückenmark:** Am ZNS kommt es ab einer Dosis von ca. 30 Gy zu einer Organatrophie; am Rückenmark finden sich ab ca. 16 Gy Ausfallserscheinungen bis hin zum kompletten Querschnittssyndrom (ab ca. 30 Gy).
- **Kopf- und Halsbereich:** An der Haut kommt es mit zunehmender Dosis zu einem Früherythem, zu einer stärkeren Rötung, Hautpigmentierung und auch zu schweren Hautreaktionen im Rahmen einer Dermatitis exsudativa mit Blasenbildung. Ab 4 Gy findet sich ein temporärer Haarausfall und eine Verminderung der Speichelprodudukion.
Im Mundbereich kann es zu einer Beeinträchtigung des Geschmackssinns kommen. Am Auge kann eine Trübung der Linse auch noch Monate nach der Bestrahlung hervorgerufen werden (Bestrahlungsstar).
- **Magen-Darm-Trakt:** An der Schleimhaut des Gastrointestinaltrakts bewirkt die Bestrahlung, ähnlich wie an der oberflächlichen Haut, eine Entzündungsreaktion, so daß eine Stomatitis,

eine Enteritis und manchmal auch größere Ulzerationen entstehen können. Als Spätfolge können sich Darmstrikturen ausbilden.
- **Lungen, Thorax:** Als entzündliche Reaktion des Lungengerüsts entsteht als Frühsymptom die Strahlenpneumonitis, die in ein narbiges Spätstadium mit einer Lungenfibrose übergehen kann. Die Strahlenfibrose ist in der Regel auf das ehemalige Bestrahlungsfeld begrenzt.
- **Leber, Niere:** Leber und Niere sind relativ strahlenresistente Organe, die erst ab ca. 30 Gy geschädigt werden.
- **Knochenmark:** Die Bestrahlung des Knochenmarks führt zu einer Schädigung der blutbildenden Zellen mit einer daraus entstehenden Anämie, Granulozytopenie und Thrombozytopenie, was zu einer allgemeinen Infektanfälligkeit führt.
- **Knochen:** Radiogene Knochennekrosen und Frakturen (z. B. Schenkelhalsfraktur nach Bestrahlung gynäkologischer Tumoren) können nach einer Strahlentherapie entstehen. Im Kindesalter kann eine Hemmung der Wachstumsfuge mit daraus resultierenden Wachstumsstörungen beobachtet werden.

13.7 Wichtige Indikationen zur palliativen Strahlentherapie

Ist eine Heilung von Patienten mit malignen Tumoren nicht möglich, kann eine palliative Strahlentherapie durchgeführt werden. Hierbei soll insbesondere durch rechtzeitige Vermeidung von Tumorkomplikationen eine für den Patienten akzeptable Lebensqualität erreicht werden. Die Anwendungsgebiete der palliativen Strahlentherapie sind sehr vielfältig. Im folgenden sollen einige wichtige Indikationen genannt werden.
- **Ösophaguskarzinom:** Durch die Bestrahlung kann eine Lumenerweiterung erreicht werden.
- **Knochenmetastasen:** Die Bestrahlung soll der Schmerzlinderung bzw. der Schmerzfreiheit und der Stabilisierung in statisch belasteten Regionen wie der Wirbelsäule und dem Femur dienen, sofern keine Operationsindikation gegeben ist.
- **Bronchialkarzinom/Lungenmetastasen:** Bei tumorbedingten Atelektasen kann durch die Bestrahlung eine Tumorrückbildung mit einer Wiederbelüftung erreicht werden.
- **Wirbelmetastasen, Plasmozytom:** Vermeidung einer Querschnittslähmung.
- **Hirntumoren, Hirnmetastasen:** Durch die Bestrahlung kann es zum Rückgang des Tumors und damit auch der tumorbedingten Ausfälle kommen. Außerdem kann der Hirndruck vermindert werden. Beim Medulloblastom im Kindesalter muß der Schädel und der gesamte Spinalkanal im Bestrahlungsfeld liegen, um Metastasen und Spätrezidive zu vermeiden, die möglicherweise durch die Liquorzirkulation entstehen. Auch bei Leukämien im Kindesalter wird das ZNS prophylaktisch mitbestrahlt.

13.8 Strahlentherapie in Notfallsituationen

In onkologischen Notfallsituationen kann eine Bestrahlung mit einer ein- oder mehrmaligen hohen Einzeldosis von 3 bis 4 Gy notwendig werden. Ein Therapieerfolg ist hierbei meist nach mehreren Stunden oder Tagen zu erzielen. Indikationen sind:
- obere Einflußstauung
- akute Rückenmarkskompression mit Querschnittssyndrom
- akute intrakranielle Drucksteigerung
- akute Tumorblutung, z. B. beim Zervixkarzinom

13.9 Strahlentherapie gutartiger Erkrankungen

Bei der Bestrahlung gutartiger Erkrankungen werden vor allem Röntgen- und Elektronenstrahlen unterschiedlicher Energie, aber auch Gammastrahlung und Photonenstrahlung mit größerer Eindringtiefe eingesetzt. Es werden niedrige Herddosen von 0,2–1 Gy in unterschiedlichen Zeitintervallen verwendet. Akute Prozesse werden meist täglich, chronische Prozesse in größeren Intervallen bestrahlt. Die verabreichten Dosen liegen etwa um den Faktor 10 bis 20 unter den vergleichbaren Tumordosen. Die strahlenbiologischen Grundlagen der Strahlenwirkung bei gutartigen Erkrankungen sind nur teilweise bekannt. Röntgenstrahlen können jedoch nach kurzzeitiger Verstärkung die bei entzündlichen Veränderungen bestehende Gewebsazidose vermindern und in eine Alkalose umwandeln. Der Schmerz wird dadurch beseitigt und die Durchblutung der umgebenden Weichteile verbessert.

Eine **Indikation zur Bestrahlung** besteht nur dann, wenn andere Therapieformen versagt haben bzw. keine andere Therapie durchzuführen ist. Kinder und Jugendliche sollten wegen gutartiger Erkrankung in Ausnahmefällen strahlentherapeutisch behandelt werden. Zu den Indikationen zählen:

- **degenerative und entzündliche Skeletterkrankungen:** Periarthritis humero scapularis, Epicondylitis humeri, Arthrose
- **akute Entzündungen:** Furunkel, Phlegmonen, postoperative Parotitis, Schweißdrüsenabszesse
- **hypertrophische Prozesse:** Keloide, Dupuytren-Kontraktur, Hämangiome, Lymphangiome
- endokrine Orbitopathie mit/ohne Hyperthyreose
- Dermatosen mit starkem Juckreiz

13.10 Nuklearmedizinische Therapie

Die Behandlung mit offenen radioaktiven Stoffen ist eine Sonderform der interstitiellen Kontaktbestrahlung. Im Vergleich zur perkutanen Strahlentherapie haben die in den Körper eingebrachten Radionuklide den Vorteil, eine hohe Strahlendosis direkt am Krankheitsherd bei geringer Strahlenbelastung des übrigen Organismus zu bewirken. Die Wirkungsweise der Strahlentherapie mit offenen Radionukliden entspricht dem in der diagnostischen Nuklearmedizin angewandten Tracer-Prinzip. Die therapeutisch eingesetzten Nuklide haben allerdings eine rund tausendfach höhere Aktivität als die in der nuklear-szintigraphischen Diagnostik eingesetzten Nuklide, was spezielle Strahlenschutzbedingungen erforderlich macht. So müssen Patienten bei Radionuklidtherapien gemäß der Strahlenschutzverordnung für mindestens zwei Tage stationär aufgenommen werden. Je nach Art des verabreichten Radionuklids können die Patienten danach entweder entlassen werden (Verwendung eines reinen β-Strahlers) oder müssen bei Verwendung von γ- und β-strahlenden Radionukliden solange auf einer nuklearmedizinischen Station bleiben, bis die im Körper verbliebene Radioaktivität soweit abgefallen ist, daß in einer Entfernung eines Meters vom Patienten aus innerhalb des nachfolgenden Jahres eine Strahlenexposition von 1,5 mSv nicht überschritten wird.

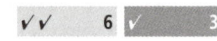

13.10.1 Therapeutische Anwendung offener Radionuklide

Isotope, α-Strahler, β-Strahler

Während in der nuklearmedizinischen Diagnostik weitgehend reine γ-Strahler eingesetzt werden, werden in der nuklearmedizinischen Therapie bevorzugt **β-Radionuklide** verwendet.

β-Strahlen besitzen im Gewebe eine Reichweite von Millimetern, so daß hier lokal hohe Strahlendosen erreicht werden, ohne daß im umgebenden Gewebe klinisch erkennbare Nebenreaktionen auftreten.

Die Energieübertragung durch **α-Strahlen** wird durch Stöße mit Atomkernen übertragen und ist so groß, daß es hierbei zu unkontrollierten Strahlenschäden kommen kann. α-Strahlen werden in der Nuklearmedizin in der Regel nicht eingesetzt.

Am häufigsten wird in der nuklearmedizinischen Therapie das **J-131** verwendet, ein **β⁻-Strahler** mit einer maximalen Reichweite von 2 mm in Wasser bei einer Grenzenergie von 0,61 MeV.

Die selektiv am gewünschten Ort auftretende Strahlenwirkung in der nuklearmedizinischen Therapie wird durch

- **metabolische Anreicherung** (z. B. J-131 in der Schilddrüse) oder
- **lokale Instillation** des Radionuklids (z. B. in Gelenken, Pleurahöhle) erzielt.

Die so erreichten lokalen Herddosen liegen teilweise über 800 Gy, wobei im Vergleich hierzu bei der externen Strahlentherapie aufgrund von Nebenwirkungen auf das umliegende Gewebe die erzielten Herddosen auf maximal 50–70 Gy limitiert sind. Die Verteilung der Strahlenexposition bei Verwendung offener Radionuklide innerhalb des Körpers hängt vom applizierten Radionuklid (Strahlenart, physikalische Halbwertszeit), von der Anreicherung des Radionuklids im Krankheitsherd und der effektiven Halbwertszeit sowie von der applizierten Aktivität ab.

In Tabelle 13.3 sind die Eigenschaften der wichtigsten Radionuklide zusammengefaßt.

13.10 Nuklearmedizinische Therapie

Tabelle 13.3: Radionuklide in der therapeutischen Nuklearmedizin

Radio-isotop	HWZ	Zerfalls-prozeß	β-Strahlung		γ- und X-Strahlung		Folge-produkt	Anwendung
			Energie (MeV)	Intensität (%)	Energie (MeV)	Intensität (%)		
^{131}J	8,60 d	β$^-$	0,81 0,61 0,33 0,25	1 87 9 3	0,72 0,64 0,36 0,28 0,08	3 9 80 5 2	^{131}Xe	benigne/maligne Schilddrüsen-erkrankungen
^{32}P	14,3 d	β$^-$	1,71	100			^{32}S	Polycythaemia vera
^{89}Sr	52 d	β$^-$	1,463	99	0,91	0,009	^{89}Y	Skelettmetastasen
^{90}Y	64,4 h	β$^-$	2,27	100			^{90}Zr	Pleura-/Peritoneal-karzinose

Grundlagen der Dosisberechnung

Um die Verteilung und die Kinetik der applizierten Radionuklide messen zu können, werden in der nuklearmedizinischen Therapie gerne Radioisotope verwendet, die neben ihrer β-Strahlung auch einen γ-Strahlenanteil emittieren, da dieser im Gegensatz zur β-Strahlung von außen registriert werden kann. So kann die Aktivitätsaufnahme und die effektive Halbwertszeit prätherapeutisch durch vorgeschaltete Tests zur Dosisberechnung und auch unter der Therapie mit Bestimmung der tatsächlich wirksamen Dosis erfolgen. Der therapeutische Effekt geht allerdings vom β-Strahlenanteil aus.

Im Gegensatz zur externen Bestrahlung ist bei der Therapie mit offenen radioaktiven Stoffen nicht die Herddosis (in Gy), sondern die Aktivität (in MBq) wählbar, um die gewünschte Herddosis zu erzielen. Für die Dosisberechnung besteht folgender Zusammenhang (Beispiel Radio-Jod-Therapie).

$A = (D \times m)/(U \times HWZ_{eff} \times F)$

A: Aktivität in Mbq
D: Herddosis in Gy
M: Herdvolumen in ml
U: maximale Jodaufnahme in %
HWZ$_{eff}$: effektive thyreoidale Halbwertszeit in Tagen
F: Umrechnungsfaktor

13.10.2 Radio-Jod-Behandlung der Schilddrüse

Indikationen zur Radio-Jod-Therapie

- **benigne Schilddrüsenerkrankungen:** immunogene Hpyerthyreose (M. Basedow), autonomes Schilddrüsenadenom, disseminierte Schilddrüsenautonomie, Struma, insgesamt als Alternative zur Operation
- **papilläre und follikuläre Schilddrüsenkarzinome:** ergänzend zur Operation (Komplettierung der Ablatio)
- **metastasierende Schilddrüsenkarzinome,** soweit diese Radio-Jod speichern

Folgende **Herddosen** werden appliziert:
- immunogene Hyperthyreose: 80–50 Gy
- funktionelle Autonomie: 300–400 Gy
- Struma ohne Autonomie: 100–150 Gy
- Ablatio der Restschilddrüse bei Karzinom: bis 1000 Gy

Prinzip

Das J-131 wird meist oral als Kapsel verabfolgt und reichert sich über den normalen Jodstoffwechsel im metabolisch aktiven Schilddrüsengewebe an. Vor der Therapie ist die Durchführung eines Radio-Jod-Tests erforderlich, um das Verteilungsvolumen, die Jodaktivität der Schilddrüse und die effektive Halbwertszeit des Radiojods zu ermitteln und so die therapeutisch erforderliche Dosis festzustellen.

Gutartige Schilddrüsenerkrankungen
Die Behandlung kann entweder als fraktionierte oder ablative Radio-Jod-Therapie bzw. als Therapie mit optimal berechneter Dosis erfolgen. Der therapeutische Effekt bei einer Hyperthyreose stellt sich mit Verzögerung von etwa 2–3 Monaten ein. Dies kann eine zusätzliche thyreostatische Behandlung erforderlich machen. Trotz genauer Berechnungen kann sich die Hyperthyreose bei Unterdosierung des Radiojods nur unvollständig zurückbilden, so daß eine erneute Radio-Jod-Therapie nach 4–6 Monaten durchgeführt werden muß. Bei Überdosierung kann sich eine Hypothyreose entwickeln, so daß eine Schilddrüsenhormonsubstitution erfolgen muß (10–90% der Fälle). Eine weitere sehr seltene Nebenwirkung ist eine intermediär auftretende Strahlenthyreoiditis.

Bösartige Schilddrüsenerkrankungen
Die Standardtherapie des differenzierten Schilddrüsenkarzinoms (papilläres und follikuläres Schilddrüsenkarzinom) ist die weitgehend totale Thyreoidektomie mit anschließender Radio-Jod-Therapie nach 3–4 Wochen. Hierdurch wird eine Beseitigung von J-131-speicherndem Tumorrestgewebe, Rezidiven, Lymphknoten- und Fernmetastasen erreicht. Anschließend erfolgt eine hochdosierte Schilddrüsenhormonsubstitution, die für diagnostische Szintigramme im Abstand von 3–12 Monaten zur Suche von Metastasen bzw. eines Lokalrezidivs unterbrochen werden kann. Risiken der Radio-Jod-Therapie bei Schilddrüsenmalignomen können Blutbildveränderungen mit erhöhtem Leukämierisiko sein.

14 Interventionelle Maßnahmen

Die interventionelle Radiologie ist mittlerweile eine hochspezialisierte und aufwendige Methode innerhalb der Radiologie, die sich mit unter Röntgenkontrolle durchgeführten Therapiemaßnahmen beschäftigt. Sie erfordert ein hohes Maß an Sachkenntnis und Erfahrung im Umgang mit dem sich ständig ändernden und sich weiter entwickelnden Instrumentarium. Die unterschiedlichen Interventionstechniken werden nicht allein durch den Radiologen durchgeführt, fast alle Fachgebiete bedienen sich der nicht operativen invasiven Verfahren unter Röntgenkontrolle.

14.1 Apparative und technische Voraussetzungen

Apparative und technische Voraussetzungen für die radiologisch-interventionelle Tätigkeit sind leistungsfähige Röntgen- und Durchleuchtungsanlagen mit hoher Auflösung, ggf. DSA-Anlagen, hoch auflösende Ultraschallgeräte bzw. CT- oder MRT-Anlagen.

Je nach Interventionstechnik benötigt man spezielle Instrumente:
- Punktionsnadeln und Kanülen
- Kathetereinführungshilfen, Katheterschleusen
- Führungsdrähte unterschiedlicher Länge, Dicke, Biegung und Starrheit
- unterschiedliche Katheter (diagnostische Katheter, Ballonkatheter, Okklusionskatheter)
- implantierbare Stents unterschiedlicher Länge, Dicke und Starrheit
- Röntgenkontrastmittel
- ggf. spezielle Ultraschallpunktionsköpfe

14.2 Patientenvorbereitung

Patienten, die sich einem radiologisch-interventionellen Eingriff unterziehen, müssen rechtzeitig und in geeigneter Form aufgeklärt werden (☞ Kap. 3.1.4). Bei elektiven Eingriffen muß die Patientenaufklärung mindestens einen Tag vor der geplanten Untersuchung stattfinden.

Je nach Interventionstechnik sind noch folgende Maßnahmen durchzuführen bzw. zu kontrollieren:
- Laborwerte (Gerinnung, Nierenretentionswerte), Nahrungskarenz
- RR- und Puls-Kontrolle, venöser Zugang
- Rasur, Hautdesinfektion und allgemeine Beachtung von sterilen Arbeitsbedingungen

Nach dem Eingriff unterliegt der Patient der allgemeinen Patientennachsorge mit Verband, ggf. Immobilisation, Patientenkonsultation nach dem Eingriff und Nachuntersuchungen.

14.3 Gängige interventionelle Verfahren

Folgende Verfahren werden häufig durchgeführt:
- perkutane Gefäßrekanalisation mit einer Vielzahl von Techniken und Einsatzgebieten
- Gefäßatherektomie
- Stentimplantation
- Gefäßembolisation bzw. Okklusionen
- Ballon-Dilatation stenosierter Herzklappen
- perkutane Eingriffe bei kongenitalen Herzvitien
- Kavaschirm-Implantation bei rezidivierenden Lungenembolien
- perkutane Drainage-Behandlung von Flüssigkeitsansammlungen, Zysten und Abszessen
- perkutane Drainage-Behandlung von aufgestauten Gallenwegen und Nierenbecken
- Ultraschall- oder CT-gesteuerte Punktionen der verschiedensten Organe zu Diagnosezwecken (zytologische/histologische Beurteilung)
- perkutane Chemonukleolysen bei Bandscheibenerkrankungen
- perkutane Neurolysen

14.4 Therapeutische Maßnahmen

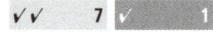

14.4.1 Rekanalisation

Perkutane transluminale Angioplastie (PTA)

Die PTA umfaßt im Prinzip alle perkutanen Behandlungsverfahren, die zur Therapie von Gefäßverengungen und -verschlüssen eingesetzt werden. Klinisch wird der Begriff PTA meist synonym für die Ballon-Dilatation verwendet.

Ballon-Angioplastie bzw. Ballon-Dilatation
Ein nicht dilatierter Ballonkatheter wird in das verengte Gefäßsegment eingeführt und auf den zuvor am Röntgenbild ausgemessenen Gefäßdurchmesser aufgedehnt. Während die Adventitia des Gefäßes bei diesem Vorgang nicht verletzt wird, wird der betreffende Gefäßabschnitt infolge von Zerreißungen der inneren Gefäßanteile (Intima und Media) erweitert.

Technik
Ähnlich wie in der zuvor durchzuführenden Angiographie wird nach Lokalanästhesie der Punktionsstelle perkutan in Seldinger-Technik ein spezieller Ballonkatheter eingeführt. Die Stenose bzw. der Verschluß wird unter Röntgenkontrolle und Kontrastmittelinjektion vorsichtig sondiert und dann dilatiert. Initial wird hierzu direkt über den Katheter Heparin appliziert. Nach der Intervention ist eine konsequente Antikoagulation (Heparin oder Marcumar) und/oder eine Thrombozytenaggregationshemmung (Acetylsalicylsäure) zumindestens bis zur Reepithelialisierung durch eine Neointima notwendig.

Indikationen
- symptomatische Stenosen und Verschlüsse der Extremitätenarterien (AVK II b, III, IV)
- Nierenarterienstenosen
- Koronargefäßstenosen und -verschlüsse (symptomatische umschriebene Stenosen bei koronarer Ein- bis Dreigefäßkrankheit, asymptomatische proximale Stenose des Ramus interventricularis anterior, Stenosen von Bypass-Gefäßen; PTCA = perkutane transluminale Koronarangioplastie)

Komplikationen
- Verschluß des behandelten Gefäßabschnittes durch Thrombose oder Intimahyperplasie (Frühstenosierung)
- Dissektion im behandelten Gefäßabschnitt
- Embolie in der Peripherie (ggf. durch lokale Fibrinolyse behandelbar)
- Gefäßverletzung mit evtl. OP-Folge
- Komplikation der Punktionsstelle (Thrombose, Hämatom, Blutung, Dissektion, Embolie, a.-v. Fistel usw.)
- Komplikationen durch das Kontrastmittel oder Lokalanästhetikum
- neurologische Komplikationen
- Nieren-PTA: Organverlust mit Hämodialysefolge
- PTCA: Gefäßverschluß, der eine sofortige Bypassoperation innerhalb von 60 Minuten erforderlich macht, lebensbedrohlicher Zustand

Kontraindikationen
- Kontraindikationen gegen Kontrastmittel, Antikoagulanzien oder Lokalanästhesie
- relative Kontraindikation: sehr langstreckige oder stark verkalkte Stenosen bzw. Verschlüsse

(erschwerte Passage des Katheters bzw. Führungsdrahtes), Verschlüsse mit stark entwickeltem Kollateralkreislauf u. a.
- PTCA: Hauptstammstenose, proximale Stenosen mehrerer Hauptäste (bei Komplikation: lebensbedrohlicher Zustand!)
- Nieren-PTCA: Abgangsstenosen, Nierenarteriendissektion, Aortenaneurysma, szintigraphisch eingeschränkte Nierenfunktion unter 10%

Ergebnisse
Die klinischen Heilungsraten liegen in Abhängigkeit von der therapierten Gefäßregion nach 3 Jahren bei ca. 70%, wobei die Spätergebnisse um so besser sind, je kürzer die Stenose- oder Verschlußstrecke ist. Beispiele: A. iliaca (90–100% Durchgängigkeitsrate), A. femoralis/poplitea (bei Stenosen und kurzstreckigen Verschlüssen ca. 70%), A. renalis (Besserung des Hypertonus ca. 40%), Koronararterien (60% Offenheitsrate), Hämodialyse-Shunts (60–70%).

Aspirationsembolektomie
Vornehmlich frische Stenosen und Verschlüsse können durch Aspiration des thrombotischen Verschlußmaterials behandelt werden. Mit einer großlumigen Spritze wird dabei ein Unterdruck im Katheter erzeugt, der anschließend ausgespült wird. Die Behandlung wird so lange fortgeführt, bis die Kontrastmitteldarstellung des betroffenen Gefäßsegments ein ausreichendes Ergebnis zeigt.

Atherektomie
Mit speziellen Atherektomiekathetern können arteriosklerotische Plaques mechanisch abgeschnitten und aus dem Gefäßsystem eliminiert werden. Vor allem stellen exzentrische Gefäßstenosen, die für eine Ballon-Dilatation ungeeignet sind, eine Indikation zur Atherektomie dar.

Stent-Implantation
Metallgitterendoprothesen (Stents) werden bei besonderen Indikationen zur Rekanalisation und Dilatation von Gefäßstenosen eingesetzt. Die Stents werden durch unterschiedliche Kathetersysteme in die betreffende Gefäßregion eingebracht. Sie sind entweder selbstexpandierend oder werden über einen speziellen Ballonkatheter implantiert. Im Gefäß werden sie dann im Laufe der Zeit von einer Neointima ausgekleidet, was zu der Komplikation einer Intimahyperplasie mit Ausbildung von Rezidivstenosen führen kann.

Indikationen
Restenosen nach Ballon-Dilatation, für übliche Ballon-Dilatationen ungeeignete Stenosen (elastische Stenosen), Gefäßdissektionen, Gefäßkompression von außen, Offenhalten des Tracheobronchialsystems und der Gallenwege, Bildung von intrahepatischen Shunts zwischen Portal- und Lebervenen (Tipss = transjugulärer intrahepatischer portosystemischer Shunt).

Kava-Filter

In die V. cava inferior kann zur Thromboseprophylaxe bei Patienten mit Lungenembolie ein korbförmiges Filterset aus einer Drahtkonstruktion implantiert werden. Dieser Kava-Filter soll bei ungehindertem Blutfluß Blutgerinnsel abfangen, die dann dort liegenbleiben oder sich auflösen.

Indikationen
Rezidivierende Lungenembolie, Lungenembolie mit Kontraindikation gegen Antikoagulanzientherapie.

Komplikationen
Verschluß der V. cava inferior durch Filterverschluß, neue Emboliequelle durch den Filter selbst.

Lokale Fibrinolyse

Die meisten Gefäßverschlüsse entstehen aus einer zunehmenden Gefäßstenose bei einer Arteriosklerose, auf die sich terminal ein thrombotischer Pfropf aufsetzt. Durch die lokale Gabe von Fibrinolytika kann dieser Thrombus (in Abhängigkeit seines Alters) aufgelöst werden. Als Fibrinolytika werden Urokinase, rtPA und Streptokinase verwendet.

Komplikationen
Periphere Embolien, Gefäßspasmen, Dissektionen.

Kontraindikationen
Hämorrhagische Diathese, pathologischer Gerinnungsstatus, akute innere Blutungen, intrakranieller Tumor, zerebraler Insult, kardiochirurgische Eingriffe.

Ergebnisse
Becken/untere Extremität (ca. 70% Offenheitsrate), obere Extremität (ca. 50–80% Offenheits-

rate), Dialyseshunt (25–50% Offenheitsrate), arterieller Bypass (bis 85% Offenheitsrate).

14.4.2 Drainagen

Durch perkutan eingebrachte Katheter können Flüssigkeitsansammlungen, Zysten, Abszesse, gestaute Gallenwege oder Nierenbecken drainiert werden. Ist die Einlage einer Drainage notwendig, wird zunächst unter röntgenologischer oder sonographischer Kontrolle der zu punktierende Raum lokalisiert. Nach Lokalanästhesie wird ein großkalibriger Drainagekatheter, meist in Seldinger-Technik, eingebracht. Je nach Indikation können hierdurch Flüssigkeiten kontinuierlich ablaufen oder mit speziellen Saugsystemen (z. B. Bülau-System bei Pleuraergüssen) abgeleitet werden. Auch ist eine Spülung mit Antibiotika oder desinfizierenden Substanzen über den Drainagekatheter durchführbar. Nach dem Absaugen können verklebende Substanzen wie Alkohol oder Fibrinkleber in die Drainagehöhle eingebracht werden (z. B. bei Pankreaspseudozysten oder zur Pleurodese bei rezidivierenden Pleuraergüssen).

Indikationen
Pleuraerguß, Perikarderguß, gestautes Nierenbeckenkelchsystem bei Ureterstenosen, Gallenwegsaufstau bei posthepatischem Ikterus, Leberabszesse, Pleuraempyeme u. a.

14.4.3 Infiltration

Durch gezielte Injektion zytotoxischer Substanzen an den thorakalen, viszeralen und lumbalen sympathischen Ganglien können im Rahmen der Schmerztherapie oder zur Verbesserung der peripheren arteriellen Durchblutung der Extremitäten Ganglien des vegetativen Nervensystems ausgeschaltet werden. Die Lokalisation der Ganglien bzw. ihrer anatomischen Leitstrukturen sowie die darauf folgende Feinnadelpunktion erfolgt unter computertomographischer Kontrolle. Die korrekte Lage der Nadel wird durch eine geringe Kontrastmittelgabe überprüft (u. a. zum Ausschluß einer Gefäßpunktion). Im Anschluß hieran erfolgt eine Probeblockade mit Lokalanästhetikum. Bleibt diese komplikationslos und führt zur Schmerzfreiheit, wird die endgültige Blockade mit Alkohol- oder Phenollösung durchgeführt.

Indikationen
- **Sympathektomie des Plexus coeliacus:** bei chronischen, nicht mehr medikamentös beherrschbaren Schmerzzuständen der Oberbauchorgane (z. B. Gallenwegs- oder Pankreaskarzinom, chronische Pankreatitis).
- **Thorakale Sympathektomie:** bei nicht weiter chirurgisch oder radiologisch interventionell therapierbaren Gefäßverschlüssen, arteriellen Durchblutungsstörungen der oberen Extremität beim Raynaud-Phänomen sowie bei Tumorschmerzen im oberen Thoraxbereich. Passager kann hier ein Horner-Syndrom (Miosis, Ptosis, Enophthalmus) auftreten.
- **Lumbale Sympathektomie:** bei nicht weiter chirurgisch oder interventionell therapierbaren peripheren arteriellen Durchblutungsstörung der unteren Extremität.

14.4.4 Embolisation

Auch therapeutische Gefäßokklusionen sind im Rahmen der interventionellen Radiologie durchführbar. Hauptsächlich wird die Embolisation zur Behandlung von Verschlüssen bei a.v.-Malformationen und -Fisteln, nicht anderweitig therapierbaren Blutungen sowie zur Therapie von Tumorblutungen und zur Varikozelentherapie angewendet.

Das **Embolisationsmaterial** unterscheidet sich je nach Indikation:
- ablösbare **Okklusionsballons** (entfaltbare, ablösbare Ballons unterschiedlicher Größe) z. B. bei a.-v. Malformationen der Lunge
- **Spiralen** (Metalldrahtspiralen unterschiedlicher Größe) zur Blutungsbehandlung
- **Ethibloc** (Okklusionsgel aus Maisprotein) zur Organausschaltung, Chemoembolisation
- **Gelfoam** (Gelatineschwamm mit unterschiedlicher Partikelgröße) zur Blutstillung bei gutartigen Veränderungen fast aller Organe
- **Zyanoacrylate** (Gewebekleber), z. B. bei Massenblutungen im Bereich der Beckenarterien
- **Alkohol** zur Tumorembolisation
- **Sklerosierungsmittel** in der Varikozelentherapie

Bei der **Chemoembolisation** können den Embolisationsmaterialien Zytostatika zugemischt werden, die anschließend im entsprechenden Gefäßbereich langsam freigesetzt werden. Insbesondere Lebermetastasen können mit einer Embolisation über die A. hepatica behandelt werden, da Lebermetastasen etwa 90% ihrer Blutversorgung über die A. hepatica erhalten, während die gesunde Leber zu ca. 80% über die V. portae versorgt wird.

Komplikationen
Gefäßinfarzierungen benachbarter Gefäßgebiete durch Reflux und damit verbundene Embolieverschleppungen (z. B. mit akutem Nierenversagen, Lungenembolie oder Thrombembolie), Gefäßverletzungen, Sepsis (Nekrosesepsis), Postembolisationssyndrom mit lokalen Schmerzen, Fieber und Leukozytose.

14.4.5 Perfusion

Eine regionäre intraarterielle Tumortherapie wird durch die selektive und superselektive Gefäßkatheterisierung ermöglicht, wobei die Zytostatika in hoher Konzentration an den gewünschten Ort gebracht werden können. Die intraarterielle Tumortherapie befindet sich bei den meisten Tumoren noch im Experimentalstadium. Durchgeführt wird sie in der Regel bei Lebermetastasen, primären Lebertumoren, Nierentumoren, gynäkologischen Tumoren und Tumoren anderer Organe. Durch die intraarterielle Applikation am Zielort kann die Wirkung der Zytostatika im Vergleich zur intravenösen oder peroralen Gabe bei geringerer systemischer Toxizität deutlich gesteigert werden. Zur Anwendung kommen Applikationsformen mit ein- oder mehrmaliger Gabe oder kontinuierliche Dauerperfusionen mit chirurgisch implantierten Pumpen.

14.4.6 Extraktion

Vereinzelt ist es erforderlich, embolisierende Fremdkörper aus dem Gefäßsystem zu eliminieren. Dabei handelt es sich meist um abgebrochene Katheterteile von Angiographiekathetern, Venenkathetern, Einschwemmkathetern oder auch um Führungsdrähte und Schrittmacherelektroden. Die Fremdkörper bleiben entweder im Bereich des rechten Herzens, z. B. im Trabekelwerk des rechten Vorhofs, im Pulmonalarterienbereich oder an peripheren arteriellen Gefäßgabeln hängen. Daraus entstehen Komplikationen wie Perforation der Gefäße oder der Herzhöhlen, Arrhythmien, Abszedierungen, Thromboemboliebildungen bzw. Sepsis mit einer Mortalitätsrate von bis zu 25%. Um eine chirurgische Intervention zu vermeiden, versucht man, Fremdkörper unter Röntgenkontrolle mit Hilfe spezieller Extraktionsschlingen und -körbchen sowie spezieller Faßzangen zu entfernen.

Abbildungsquellen

[1] Berchtold, R., Hamelmann, H., Peiper, H., Trenz, O.: Chirurgie, 3. Aufl. Urban & Schwarzenberg, 1994
[2] Benz-Bohm, G.: Kinderradiologie. Thieme, 1997
[3] Burgener, F. A., Kormano, M.: Röntgenologische Differentialdiagnostik, 2. Aufl. Thieme, 1993
[4] Bradshaw, J. R.: Neuroradiologie – das Gehirn. Edition Medizin 1991
[5] „Happy Hospital". Jungjohann Verlagsgesellschaft, 1983
[6] Katzmann, W.: Klinische Radiologie, 5. Aufl. Jungjohann Verlagsgesellschaft, 1988
[7] Kauffmann, G., Moser, E., Sauer, R.: Radiologie, Urban & Schwarzenberg, 1996
[8] Lange, S.: Radiologische Diagnostik der Lungenerkrankungen. Thieme, 1986
[9] Lasserre, A.: Memorix Radiodiagnostik. Chapman & Hall, 1997
[10] Pitzen, P., Rössler, H.: Kurzgef. Lehrbuch der Orthopädie, 15. Aufl. Urban & Schwarzenberg, 1984
[11] Trepel, M.: Neuroanatomie, 2. Aufl. Urban & Fischer, 1999

Alle anderen Bilder wurden entweder aus der ersten Auflage übernommen oder von Frau Dr. Anke Lasserre zur Verfügung gestellt.

Register

Hauptfundstellen sind **halbfett** angegeben

A

A. carotis interna 56
- Röntgenanatomie 56
Abdomen **207**, 209, 210, 211
- Computertomographie 211
- Freie Luft 209
- Sonographie 210
- Verkalkungen 207
Abdomenübersichtsaufnahme 207
Abstandsquadratsgesetz 6
Abszeß 77, 208
- epiduraler 77
- subphrenischer 208
Achalasie 214
Achondroplasie 80, 295
Adenom, autonomes 92
Aerobilie 209, 245
Afterloading-Verfahren 306
Akromioklavikulargelenkverletzungen 104
Akroosteolysen 130
Aktivität 3, 42
- nuklidspezifische 42
- spezifische 42
Akustikusneurinom 68
Akutes Strahlensyndrom 14
Analatresie 292
Aneurysma 74, 75, 165
- arterielles 74
- intrakranielles 74, 75
- rupturiertes 75
- Aorta abdominalis 165
Aneurysma dissecans 165

Aneurysma falsum 165
Aneurysma spurium 165
Aneurysma verum 165
Angiographie **28**, 29, 55–58, 159–161, 213, 237
- A. carotis 58
- A. hepatica communis 237
- A. vertebralis 58
- Aorta abdominalis 159
- Aortenbogen 57
- Blattfilmangiographie 29
- distale Aorta, Becken, Beine 161
- hirnversorgende Gefäße 58
- kranielle 55
- Nieren 160
- selektive 28
- superselektive 28
- Viszeralarterien 213
- zerebrale 58
Angiom 75, 76
- arteriovenöses 75, 76
Angiomyolipome 264
Angioplastie 320
- perkutane transluminale (PTA) 320
Aortenaneurysma 165, 166
- inflammatorisches 165
- Ruptur 165
Aortendilatation 152
Aortendissektion 165
Aorteninsuffizienz 152
Aortenisthmusstenose 153
Aortenklappenersatz 155
Aortenstenose 152

Äquivalentdosis 11, 17
– effektive 11
Arnold-Chiari-Malformation 64
Arterielle Verschlußkrankheit (AVK) 164
Arteriographie 28, 30, 159, 214
– Indikationen 30
– Komplikationen 30
– viszerale 214
Arthritis 125
– Befallsmuster 125
Arthritis psoriatica 128
Arthritis urica 126
Arthritis, rheumatoide 124
Arthrographie 95
– Schultergelenk 95
Arthropathie, neurogene 130
Arthrosezeichen 121
Arthrosis deformans 119
Asbestose 196
Aspergillom 191
Asphyxie 64
Aspirationsembolektomie 321
Astrozytom 67
Atelektase 197
Atherektomie 321
Atmungsorgane 173
Aufbaueffekt 10
Aufklärungspflicht 25
Ausgleichsfilter 309
Ausscheidungsurogramm 250

B

Ballon-Angioplastie 320
Ballon-Dilatation 320
Bambusstabwirbelsäule 128
Bandscheibenprolaps 78
Bandscheibenvorfälle 53
Bankart-Läsion 104
Bariumsulfat 24, 212
– Risiken 24
Barrett-Ösophagitis 218
Basilaristhrombose 75
Bauchaortenaneurysmen 165
Becken 270–275
– Abdomenübersichtsaufnahme 271, 273
– Computertomographie, Magnetresonanztomographie 271
– Magnetresonanztomographie 271
– männlich 273
– Sonographie 270, 273
– weibliches 270
– Aufnahme nach Guthmann 271
– Aufnahme nach Martius 271
Beckenfrakturen 109

Beckenmessung 271
Beckenringfrakturen 110
Becquerel 38, 42
Behandlungsvolumen 311
Beinvenenthrombose 168
Belichtungsautomatik 8
Bennett-Fraktur 108
Bestrahlung 305
– Deuteronen 305
– Protonen 305
Bestrahlungsplan 308
– physikalisch-technischer 308
Bestrahlungsplanung 308
Bestrahlungstechniken 309, 310
– dynamische 310
Betatron 305
Bettlunge 146
Bewegungsbestrahlung 310
Bifurkationsdivertikel 214
Bildbelichtung 8
Bildentstehung 6
Bildqualität 8
– Kontrast 8
– Unschärfe 8
Bildverstärkeranlagen 22
Bildverstärker-Fernsehkette 22
Billroth-I-Magen 227
Blasenruptur 268
Blasenstein 263
Blasentumor 266
Blockwirbel 130
Blow-out-Fraktur 86, 87
Blutpool-Szintigraphie 238
Blutungen 64, 73
– intrakranielle 64
– intrazerebrale 73
Bochdalek-Hernie 215
Bohrlochmeßplatz 40
Bohrlochmeßplatz, Scanner 38
Bouchard-Arthrose 124
Brachytherapie 302, 305
Bremsstrahlung 5
Brodie-Abszeß 138
Bronchialarterioangiographie 180
Bronchialkarzinom 184, 313, 315
Bronchialsystem 173
Bronchiektasen 183
Bronchographie 179
Bronchopneumonie 189

C

Cardiakarzinom 225
Cavum fornicis 53
Charcot-Gelenk 130

Chemoembolisation 322
Chilaiditi-Syndrom 208
Cholangiocholezystographie 244
Cholangiographie 242
– endoskopische retrograde (ERCP) 242
– perkutane transhepatische (PTC) 242
Cholesteatom 89
Cholezystitis 244
Cholezystocholangiographie, intravenöse 242
Cholezystogramm 243
Cholezystographie, orale 241
Cholezystolithiasis 242
Chondrosarkom 117
Chondrose 119
Circulus arteriosus Willisii 55
Clearance 43
Clearance-Bestimmungen 254, 255
– effektiver renaler Plasmafluß 255
– glomeruläre Filtration 255
– Inulinclearance 255
Codman-Dreieck 112
Colitis ulcerosa 233
Colles-Fraktur 105
Commotio cerebri 63
Compton-Effekt 9
Computertomographie (CT) 26–28, 49, 53
– 3-D-Oberflächenrekonstruktionen 28
– 2-D-Rekonstruktionen 28
– dynamische 27
– Einsatzgebiete 28
– Funktionsprinzip 26
– Kontrastmittel 27
– kranielle 49
– spinale 53
– Topogramm 27
– Skelett 97
Computertomographie, kranielle 50–52
– Dichtewert 52
– Läsionen 52
– Untersuchungstechnik 50
Contusio cerebri 63
Coxa valga 298
Coxa vara congenita 298
Crus varum congenitum 298

D

Dandy-Walker-Syndrom 64
Demenz 70
Densfraktur 102
Dextrokardiographie 148
Dickdarmileus 208
Digitale Subtraktionsangiographie (DSA) 29
Digitales Röntgenbild 8

Divertikel 214, 222
– epiphrenisches 214
Divertikulose, Divertikulitis 232
Dokumentationspflicht 19
Doppelniere 255
Doppler-Duplexsonographie 59
– zerebrale, kranielle 59
Doppler-Echokardiographie 148
Doppler-Sonographie 32, 33
Dosimeter 19
Dosis 17
– effektive 17
Dosisbegriffe 11, 17
Dosisberechnung 317
Dosisverteilung 310, 311
– räumliche 310
– zeitliche 311
Dosiswerte 18
Downhill-Varizen 218
Drainagen 322
Ductus arteriosus apertus 158
Dünndarm 228, 229
– Divertikel 229
– Kontrastmitteldarstellungen 228
– Röntgenanatomie 229
Dünndarmdarstellung 229
– nach Sellink 229
Dünndarmileus 208
Dünndarmtumoren 231
Duodenalatresie 289
Duodenographie 220
– hypotone 220
Duodenum 219, 220
– Kontrastmitteldarstellung 220
Durchleuchtung 21
– Indikationen 21
Dysgenesien 64
Dysplasie, bronchopulmonale 288
Dysplasie, fibröse 117
Dysrhaphien 64

E

Echinokokkuszysten 239
Echokardiographie 147, 148
– transösophageale 148
Echozeit 34
Einzeitbestrahlung 311
Einzelstehfeldbestrahlung 309
Elektroneneinfang 4
Elektronenstrahlcomputertomographie 149
Embolisation 322
Emissionscomputertomographie (ECT) 42
Empyem 77
Enchondrom (Chondrom) 114

Energiedosis 11
Enhancement 27
Enteritis regionalis 230
Enterothorax 287
Entmarkungskrankheit 71
Enzephalopathie 70
Epiphysiolysis capitis femoris 144
Ermüdungsfraktur 99
Ewing-Sarkom 119
Exostose, kartilaginäre 114
Expositionsarten 17
Extraktion 323

F

Fallot-Tetralogie 153
Farbduplexsonographie 32, 33
Feldgröße 309
Felsenbeinaufnahme 82
– Schüller 82
– Stenvers 82
– Mayer 83
Felsenbeinfrakturen 88
Femurfraktur 109
– pertrochantäre 109
Fenstertechnik 27
Fettleber 238
Fibrinolyse 321
– lokale 321
Fibroadenom 280
Fibrom, nicht ossifizierendes 114
Fibrose, retroperitoneale 270
Film-Folien-Kombinationen 7, 8
Fischwirbel 133
Fissur 99
Fokal noduläre Hyperplasie 240
Fokus-Haut-Abstand 309
Fokus-Objekt-Abstand 6
Fraktionierung 311
Frakturen 99, 101, 108
– Os hamatum 108
– pathologische 99
– Aitken 0/Salter I 101
– Aitken II 101
– kindliche 101
Frakturformen 97
Frakturheilung 97, 99
Fraktursonderformen 99
Frakturzeichen 97
Fremdkörperaspiration 288
Frühschäden, strahleninduzierte 15
Funktionsdiagnostik 41
Funktions-Szintigraphie 44
Fußdeformierungen 132

G

Gadolinium-DTPA (Magnevist®) 35
Galaktographie 278
Galeazzi-Fraktur 105
Gallenblase 241, 245
– Abdomenübersicht 241
– Sonographie 241
– Tumoren 245
Gallenblasenkonkremente 242
Gallensteine 242
Gallenwege 242
Gammakamera 38, 40
Ganzkörperbestrahlung 15
Ganzkörperclearance 254
Ganzkörperszintigramm 40
Ganzkörperszintigraphie 86
Ganzkörperzähler 40
Gasansammlungen 209
Gastrektomie 228
Gastrografin® 212
Geburtstrauma 286
Gefäßdarstellungen 28
Gefäße 163
– Computertomographie 163
Gegenfeldbestrahlung 309
Gegenstromangiographie 58
Gehirn 63
– Fehlbildungen 63
Gehirnschäden, hypoxische 64
Gelenkspalt, röntgenologischer 93
Gesichtsfrakturen 88
– Le Fort 88
Gesichtsschädelfrakturen 87
Ghon-Herd 193
Gicht 126
Glandula parotis 82
Glandula submandibularis 82
Glasknochen 296
Glioblastom 66
Gliome 314
Gonarthrose 123
Grenzwerte 18
Grünholzfraktur 99
γ-Strahlen 37

H

Halbtiefentherapie 302
Halbwertsschichtdicke 10
Halbwertszeit (HWZ) 3, 37
– biologische 3
– effektive 3
– physikalische 3
Hämangiom 115, 117
Hämatom 49, 60, 77

- epidurales 60, 77
- intrakranielles 49
- subdurales 60, 77
Handskelettentwicklung 95
Hangman's Fraktur 103
Harnblasenkarzinom 266, 314
Harnleitersteine 263
Harnstauung 263
Harnstauungsniere 264
Hartstrahlaufnahmen 5
Hartstrahltherapie 303
Hauttumoren 314
Heberden-Arthrose 124
Hernien 215
- ösophagogastrale 215
- paraösophagiale 215
Herz 145–158
- Binnenraumszintigraphie 151
- Computertomographie 149
- Fehler 152, 153
- Größenbestimmung 147
- Insuffizienz 155
- Kammern 152
- Klappenerkrankungen 154
- Konturen 147
- Magnetresonanztomographie 149
- nuklearmedizinische 150
- Röntgenanatomie 147
- Schatten 147
- Vergrößerung 152
Hiatushernien 215, 216
- axiale 215
High-resolution-Computertomographie 27
Hill-Sachs-Läsion 104
Hilusverbreiterung 178
Hirnabszeß 76
Hirnarterien 57
- Versorgungsgebiete 57
Hirnatrophie 64, 69, 70
- generalisierte 70
Hirnblutung 73
Hirninfarkt 53, 71
Hirnkontusion 60
Hirnmetastasen 66, 315
Hirnschäden 64
- frühkindliche 64
Hirnsklerose, tuberöse 52
Hirnszintigraphie, statische 59
Hirntumor 53, 65, 66
- Angiographie 66
- Computertomographie, kranielle 66
- Magnetresonanztomographie 66
- Röntgenübersichtsaufnahme 65
Hirntumoren 65, 314, 315

Hirtenstab 136
Hodentumoren 275, 312
Hohlfuß 133
Hounsfield-Einheiten 26
Hounsfield-Skala 26
Hufeisenniere 255, 256
Hüftdysplasie 297
Hüftgelenkssonographie 96
Hüftkopfnekrose 144
Hüftluxation, angeborene 297
Humerusfrakturen 105
Hydrozele 275
Hydrozephalus 70
Hygrom 76
Hypernephrom 264
Hyperparathyreoidismus 92, 134
Hyperthermie 312
Hyperthyreose 25, 91, 92
- jodinduzierte 25
Hypophysenadenom 69
Hysterosalpingographie (HSG) 271

I

i. v. Pyelogramm 250
Idiopathisches Atemnotsyndrom (IRDS) 287
Ileitis terminalis 230, 233
Ileum 228
Ileus 208, 209
- mechanischer 208
- paralytischer 209
Immobilisationsosteoporose 99
Immunoradiometrischer Assay (IRMA) 44
Impression, basiläre 63
Infarktszintigraphie 151
Infiltration 322
Inhalationsszintigraphie 182
Insult, apoplektischer 71
Interlobärsepten 174
Interlobien 174
Interstitielle Therapie 305, 306
Intravenöse Cholezystocholangiographie 242
Invagination, ileokolische 292
In-vitro-Diagnostik 37, 40, 44
- Prinzipien 44
In-vivo-Methoden 37
Ionendosis 11
Ionisierung 1
Ischämie, zerebrale 71
Isodosen 310
Isotope 2, 38, 316
Isotopennephrogramm 253
Isozentrum 308

J

Jefferson-Fraktur 102
Jejunum 228
Jochbeinfrakturen 88
Jochbogenfraktur 88

K

Kahnbeinfraktur 105
Kalkmilchgalle 244
Kalottenfraktur 63
Kalter Knoten 91
Kardiospasmus 214
Karotisaneurysma 74
Karotis-Angiographie 58
Karzinome, kolorektale 314
Kava-Filter 321
Kavernen 194
Kavographie 162, 163
– obere 163
– untere 162
Keilfilter 309
Keilwirbel 133
K-Einfang 4
Kerley-Linien 175
Kernreaktor 4
Kernrelaxation 33
Kernspin 33
Kiefer-Gesichtsschädel 83
– Übersichtsaufnahme 83
Kinderradiologie 285, 286
– Nuklearmedizin 286
– Sonographie 285
– Thoraxaufnahmen 286
Kindesmißhandlung (battered child syndrome) 298
Kinetik 42
Kittniere 261
Klassische Streuung 9
Klavikulafraktur 104, 286
– geburtstraumatische 286
Kleinwinkelbestrahlung 310
Klumpfuß 133
Kniegelenkssonographie 96
Knochenanomalien 130
Knochenbruchheilung 97
Knocheninfarkt 140
Knochenmetastasen 315
Knochennekrose, aseptische 140, 298
Knochentumoren 112–113, 117
– benigne 113
– maligne 117
– primäre 113
Knochenzyste, juvenile 115
Knochenzysten, aneurysmatische 115
Koarktation 153

Kollimator 39, 41
Kollimierung 309
Kolon 231–233
– Kontrastmitteldarstellung 231
– Polypen 233
– Röntgenanatomie 232
– Tumoren 233
Kolonkarzinom 235
Kompartiment 43
Kontaktbestrahlung 316
– interstitielle 316
Kontakttherapie 305
Kontrastdarstellung Magen 222
Kontrastmittel 23, 24, 35
– Anwendungsbereich 24
– ionische 23
– jodhaltige, wasserlösliche 23
– negative 23
– nichtionische 24
– positive 23
– wasserunlösliche 24
Kontrastmittelallergie 24
Kontrastmittelanreicherung 27
Kontrastmittelkomplikationen 24
Kontrastmittelrisiken 24
Kontrastmittelzwischenfall 24
Konvergenzbestrahlung 310
Koronarangiographie 148
Koronarangioplastie 320
– perkutane transluminale PTCA 320
Koronare Herzerkrankung (KHK) 155
Koronargefäßstenosen 320
Körperdosis 11, 17
– effektive 11
Korpuskarzinom 272
Korpuskularstrahlung 302
Koxarthrose 123
Kraniopharyngeom 49, 66, 68
Kraniozervikaler Übergang 63
– Fehlbildungen 63
Krebsregister 307
Kreisbeschleuniger 304
Kreuzfeuerbestrahlung 310

L

Lävokardiographie 148
Leber 235, 237
– Abszeß 239
– Angiographie 237
– Computertomographie 237
– Hämangiom 240
– Metastasen 238, 240
– Sonographie 235
– Szintigraphie 238

– Venographie 237
– Zellkarzinom 240
– Zirrhose 238
– Zysten 239
Leriche-Syndrom 165
Leukodystrophien 71
Leukoenzephalopathie 71
Linearbeschleuniger 304, 305
Linksherzinsuffizienz 155
Liquorfistel 63
Liquorszintigraphie 59
Lobärpneumonie 189
Lochschädel 119
Lokalisationsdiagnostik 41
Longitudinalrelaxationszeit 33
Looser-Umbauzonen 134, 135, 297
Lunatummalazie 140
Lunge 175–200
– Abszeß 189
– Computertomographie 179
– Embolie 200
– Emphysem 198
– Fibrose 196
– Hilus 174
– Infarkt 200
– Lappen 175
– Magnetresonanztomographie 179
– Metastasen 186, 315
– Ödem 199
– Parenchym 174
– Perfusionsszintigraphie 180, 200
– Sequestration 182
– Sonographie 179
– Stauung 199
– Szintigramm 181
– Szintigraphie 180
– Tomographie 178
– Tuberkulose (Tbc) 191
– Tumoren 184
– Ventilationsszintigraphie 200
– Verschattungsmuster 175
– Zeichnung 173
– Zysten 183
Lymphangiosis carcinomatosa 186
Lymphknoten 171
– entzündliche 171
Lymphknotenmetastasen 171
Lymphogranulomatose 312
– benigne 194
Lymphographie 170
Lymphome 171
Lymphsystem 170

M

Magen 219–227
– Kontrastmitteldarstellung 219
– Operationsverfahren 227
– operierter 227
– Polyposis 224
– Röntgenanatomie 221
Magenausgangsstenose 221
Magen-Darm-Passage (MDP) 228
– fraktionierte 228
Magen-Darm-Trakt 212, 222, 289
– Entwicklungsstörungen 289
– Kontrastmitteluntersuchungen 212
– Röntgenzeichen 222
Magenfrühkarzinome 224
Magenkarzinome 224, 227
– Klassifikation 224
– Röntgenzeichen 227
Magenresektion 227
Magentumoren 223
– bösartige 223
– gutartige 223
Magnetresonanzangiographie (MRA) 163
Magnetresonanztomographie (MRT) 33, 35, 54, 97
– Bewegungsapparat 97
– Kontraindikationen 35
– kranielle 54
– Protonendichte Bilder 35
– Signalintensitäten 35
– T1-gewichtete Bilder 35
– T2-gewichtete Bilder 35
Maisonneuve-Fraktur 111
Mamma 277–281
– Anatomie 278
– Fibroadenolipome 281
– Lipome 281
– Magnetresonanztomographie 279
– Zysten 281
Mammakarzinom 281, 313
Mammasonographie 279
Mammazyste 279
Mammographie 277
Markierung 38
Marklagerblutung 74
Marknagelung 100
Markschwammniere 259, 293
Mastoiditis 89
Mastopathie 280
Meckel-Divertikel 229, 290
Mediastinalverbreiterung 178
Mediastinum 176, 186
– Raumforderungen 186
Megacolon congenitum 291
Megakolon, toxisches 233

Megaureter 293
Mehrfelderbestrahlung 310
Mekoniumaspiration 288
Meningeom 55, 67, 80
- extramedulläres 55
- spinales 80
Meningitis/Enzephalitis 76
Meningozele 78, 80
Mikrokolon 291
Miktionszystourethrographie (MZU) 252
Miliartuberkulose 193
Milz 211
Mitralinsuffizienz 153
Mitralstenose 153, 157
Mittellappensyndrom 198
Monteggia-Fraktur 105
Morbus Alzheimer 70
Morbus Basedow 91
Morbus Bechterew 126
Morbus Boeck 194
Morbus Crohn 230, 233
Morbus Forestier 121
Morbus Hirschsprung 291
Morbus Hodgkin 312
Morbus Kienböck 140
Morbus Köhler I 140
Morbus Köhler II 140
Morbus Ormond 263, 270
Morbus Osgood-Schlatter 140
Morbus Paget 135
Morbus Parkinson 70
Morbus Perthes 140
Morbus Reiter 128
Morbus Scheuermann 140
Morgagni-Hernie 216
Mörtelniere 261
Moulagen 308
MR-Kontrastmittel 35
- Anwendungsgebiete 35
Mukoviszidose 288
- zystische Fibrose 288
Mukozelen 89
Multi-Leaf-Kollimator 309
Multiple Sklerose 71
Myelogramm 54
Myelographie 53, 54
- Befunde 54
- Indikationen 54
- Kontraindikationen 54
- konventionelle 54
Myelolipome 270
Myelom, multiples 120
Myelographie 54
- Komplikationen 54

Mykoplasmenpneumonie 190
Myokardperfusionsszintigraphie 150
Myokardszintigramm 150, 155
Myome 272

N

Nahbestrahlung 302
Nasenbeinfrakturen 88
Nasennebenhöhlen 82, 83
- occipito-frontal 82
- occipito-mental 82
Nativdiagnostik 21
Nebennieren 269, 294
- Abdomenübersicht 269
- Computertomographie 269
- Magnetresonanztomographie 269
- Sonographie 269
- Phlebographie 269
Nebennierenkarzinome 270
Nebennierenmetastasen 270
Nebennierenrindenadenome 270
Nebennierenrindenhyperplasie 270
Nebennierenszintigraphie 269
Nebennierentumoren 270
Nebenschilddrüse 92
Negativbild 6, 7, 21
Nephroblastom 294
Nephrolithiasis 263
Nephroptose 256
Neugeborenentachypnoe (Wet lung disease) 287
- transitorische 287
Neurinom 68
- spinales 80
Neuroblastom 270, 294
Neurofibromatose von Recklinghausen 64, 80
Neutronenbestrahlung 305
Niere 249–269, 293
- Abdomenleeraufnahme 249
- Abszeß 261
- Adenom 264
- Angiographie 252
- Anlagestörungen 293
- Arterienstenose 266, 320
- Beckenausgußstein 262
- Blasenruptur 268
- Computertomographie 252
- Degeneration, polyzystische 259
- Dystopie 254–256
- Erkrankungen, zystische 293
- Funktionsszintigraphie 253
- Infarkt 266
- Karzinom 252, 314
- Kontusionen 267
- Mißbildungen 255

– multizystische   293
– Parenchymruptur   267
– Perfusionsszintigraphie   253
– polyzystische   293
– Sonographie   249
– Szintigraphie   252, 253, 254
– Transplantate   268
– Trauma   267
– Tuberkulose   260, 261
– Tumoren   252, 265
– – bösartige   264
– – gutartige   264
– – kindliche   265
– Versagen, kontrastmittelinduziertes   25
– Zysten   257, 258
Non-Hodgkin-Lymphome   312
Nuklearmedizin   35, 37
Nuklide   2

O

Oberflächendosis   310
Oberflächentherapie   302
Objekt-Film-Abstand   6, 7
Oligodendrogliom   67
Orbita   83–87
– Aufnahme nach Rheese   83
– Bodenfraktur   87
– Entzündung   87
– Phlegmone   87
– Tumoren   87
– Verletzungen   86
Orbitopathie   87
– endokrine   87
Orthopantomogramm (OPG)   83
Ortsdosis   17
Os naviculare   105
Ösophagitis   216, 218
– infektionsbedingte   218
– korrosive   218
Ösophagus   214, 218
– Atresie   289
– Breischluck   214
– Divertikel   214
– Endosonographie   214
– Karzinom   219, 313, 315
– Tumoren   218
– Varizen   218
Osteochondrodysplasie   295
Osteochondrom   114
Osteochondrose   119
Osteochondrosis dissecans   142
Osteodystrophia deformans   135
Osteodystrophia fibrosa disseminata   117
Osteogenesis imperfecta   296

Osteoid-Osteom   113
Osteolysen   112
Osteom   88, 113
Osteomalazie   133
Osteomyelitis   137, 138
– akute   137
– chronische   137
– hämatogene   138
Osteoporose   133
– Wirbelveränderungen   133
Osteosarkom   117
Osteosynthese   99
Ostitis fibrosa cystica Recklinghausen   135
Otitis media   89
Ovarialkarzinome   273
Ovarialzysten   272

P

Paarbildung   9
Paarvernichtung   10
Paget-von-Schroetter-Syndrom   168
Pancoast-Tumor   184
Pancreas anulare   246
Pankreas   245, 246
– Computertomographie   246
– Karzinom   248
– Röntgenuntersuchungen   246
– Sonographie   246
– Verkalkungen   246
Pankreatikographie, endoskopische retrograde (ERP)   246
Pankreatitis   208, 246, 247
– akute   246
– chronische   208, 247
– hämorrhagisch nekrosierende   247
Pansinusitis   89
Pectus excavatum   176
Pelvimetrie   271
Pendelbestrahlung   310
Peniskarzinom   313
Perfusion   323
Perfusionsszintigramm   180
Perfusionsszintigraphie   180
Perfusionsszintigraphie SPECT   59
Periarthritis humeroscapularis   124
Pericarditis calcarea   159
Pericarditis constrictiva   159
Perikarderguß   159
Personendosis   17, 19
– Messung   19
Phäochromozytome   270
Phlebographie   28, 30, 161–169
– Indikationen   30
– obere Extremitäten   162

– typische Befunde 30
– untere Extremitäten 162
Phlebolithen 207
Photoabsorption 9
Photoeffekt 9
Photonenstrahlung 9, 302
Plasmozytom 119, 315
Pleuraerguß 202
Pleuraschwielen 203
Pleuritis carcinomatosa 186
Pleuritis exsudativa 193
Pleurodese 322
Pneumobronchogramm 175
Pneumocystis-carinii-Pneumonie 189
Pneumokoniosen 195
Pneumonie 189, 288
– interstitielle 189
– kindliche 288
Pneumoperitoneum 209
Pneumothorax 204
Pneumozystographie 279
Polyarthrosen 119
Polypen, intestinale 222
Polypen, nasale 89
Pool 43
Portographie 163
Porzellangallenblase 244
Positivbild 7
Positronen-Emissionstomographie (PET) 42
Prostatahyperplasie 274
Prostatakarzinom 274, 275
Prostatatuberkulose 274
Prostatitis 274
Protrahierung 311
Pseudarthros 99
Pseudospondylolisthesis 132
Pulmonalisangiographie 180, 201
Pulmonalisdilatation 152
Pulmonalstenose 157
Pulsionsdivertikel 214
Punktion 29
– Technik nach Seldinger 29
Pyelonephritis 260
– akute 260
– chronische 260
Pylorusstenose 289
– hypertrophische 289

R

Rachitis 133, 297
Radioaktivität 3
Radiochemie 37
Radiochemotherapie 311
Radioimmunoassay (RIA) 44

Radiojod-2-Phasen-Test 86
Radiologie, interventionelle 319
Radionuklidangiographie 163
Radionuklide 2, 17, 37, 316, 317
– inkorporierte 17
– offene 4
Radionuklidgenerator 4
Radionuklidkinetik 42
Radionuklidtherapie 302, 317
Radionuklidventrikulographie 151
Radiopharmaka 37, 38, 43
– Dosierung 38
Radiopharmazie 37
Radiotherapie 301
Radiotoxizität 37
Radiusköpfchenfraktur 107
Rahmenwirbel 133
Raumforderungen 53
Rechtsherzinsuffizienz 155
Reflexdystrophie 99
Reflux, vesikoureteraler 257, 293
Refluxösophagitis 218
Refluxuntersuchungen 254
Reichweite 10
Rektumkarzinom 235
Ren mobilis 256
Retentionszysten 89
Retrokardialraum 147
Retrolisthesis 139
Retroperitoneale Fibrose 263
Retroperitoneum 269
Retrosternalraum 147
Rhizarthrose 124
ROI-Techniken 41
Röntgenanlagen 5
– Aufbau 5
– Funktionsprinzipien 5
Röntgendiagnostik 21, 93
– Bewegungsapparat 93
Röntgenröhren 5
Röntgenstrahlung 4, 5
– charakteristische 5
Röntgentherapie 302
Röntgenverordnung 18
Rotationsbestrahlung 310
Rötelnembryopathie 286
Rückenmarkserkrankungen 77
Rundschatten 176

S

Säbelscheidentibia 136
Sandwich-Wirbelkörper 135
Sarkoidose 194
Satelliten 309

Sättigungsanalyse 45
Säuglingsskoliose 298
Scanner 41
Schädel 47, 63, 83
Schädelbasis 83
Schädel-Computertomographie 50
Schädelfraktur 49
Schädel-Übersichtsaufnahme 47
Schallköpfe (Scanner) 32
Schenkelhalsfrakturen 109
Schilddrüse 90, 92, 317
– Funktionsstörungen 92
– Radio-Jod-Behandlung 317
Schilddrüsendiagnostik 44, 85
Schilddrüsenkarzinome 317
Schilddrüsenszintigraphie 85, 86, 91
– heißer Knoten 91
– kalter Knoten 91
– quantitative 85
Schilddrüsentumoren 92
Schilddrüsenveränderungen, knotige 91
Schlaganfall 71
Schmorl-Knorpelknötchen 141
Schrumpfgallenblase 244
Schrumpfniere, pyelonephritische 260
Schultergelenkluxation 104
Schultersonographie 96
Schwangerschaft 15, 273
– Ultraschall 273
Septum-pellucidum-Zyste 53
Sequenz-Szintigraphie 44, 238
– hepatobiliäre 238
Sequester 137
Sialographie 82, 83
Sigmakarzinom 236
Silhouettenphänomen 175
Silikose 195
Simon-Spitzenherde 193
Single-Photon-Emissions-Computertomographie (SPECT) 42, 59
Sinusitis 89
– akute 89
– chronische 89
Sinusvenenthrombose 74
Sjögren-Syndrom 83
Skelettalter 296
Skelettaltersbestimmung 95
Skelettdysplasie 295
Skelettmetastasen 119
Skelettszintigraphie 96
Sklerodermie 130
Skoliose 132
Small-left-colon-syndrome 291
Smith-Fraktur 105

Sonographie 31, 58, 81, 90, 95, 235, 285
– Bewegungsapparat 95
– kranielle 58
– Prinzip 31
– Schilddrüse 81, 90
– transfontanelläre 285
Spannungspneumothorax 205
Spätschäden 15
– strahleninduzierte 15
Speicheldrüsen 82
Speichelstein 83
Spermatozele 275
Spezialaufnahmen der Kopf-Hals-Region 83
Spiegelbildungen 208
Spina bifida occulta 78, 80
Spinale Fehlbildungen 78
Spinalkanalstenose 79
Spiral-Computertomographie 27
Splenoportographie 237
Spondylarthrose 119
Spondylitis 138
Spondylitis ankylosans 126
Spondylodiszitis 138
Spondylolisthesis 130
Spondylose 130
Spondylose, ankylosierende 121
Spondylosis deformans 119
Spondylosis hyperostotica (deformans) 121
Spreizfuß 132
Sprunggelenksfrakturen 111
Stein-Leventhal-Syndrom 272
Stenose, subpelvine 293
Stent-Implantation 321
Stimmbandkarzinom 313
Strahlenarten 1
Strahlenbelastung
– natürliche 15, 17
– zivilisatorische 17
Strahlenempfindlichkeit 13
– Zellzyklus 13
Strahlenenergie 37
Strahlenkatarakt 15
Strahlenkrankheit 14
Strahlenquellen 17
Strahlenschäden 13, 14, 15
– chronische 15
– spezielle Organe 14
Strahlenschutz 17
Strahlenschutzbereiche 19
Strahlenschutzverordnung 18
Strahlentherapie
– Anwendung 301
– gutartige Erkrankungen 315
– Indikationen 312

- Nachsorge 307
- Nebenwirkungen 314
- Notfallsituationen 315
- Nuklearmedizinische 316
- Rechtliche Grundlagen 307

Strahlenwirkung
- biologische 12
- genetische 16
- nichtstochastische 13
- pränatale Entwicklung 15
- stochastische 13

α-Strahler 316

Strahlung
- direkt ionisierende 1
- elektromagnetische 2, 4
- indirekt ionisierende 1
- Korpuskularstrahlung 1
- Photonenstrahlung 2
- radioaktive 3

Strahlungsenergie 3
Streustrahlenraster 7
Streustrahlung 6
Struma, retrosternale 90, 186
Sturge-Weber-Syndrom 65
Subarachnoidalblutung 75
- traumatische 60
Subclavian-Steal-Syndrom 164
Sudeck-Atrophie 99
Suppressionsszintigramm 85
Sympathektomie 322
Syndesmophyten 128
Szintigraphie 43
Szintillationsdetektor 38
Szintillationskamera 40
Szintillator 38

T

T1-Relaxationszeit 33
T2-Relaxationszeit 33
Teardrop-Fraktur 102
Technetium 4
^{99m}Technetium-Pertechnetat (^{99m}Tc) 85
Teilchenbeschleuniger 304
Teilkörperdosis 17
Telegammatherapie 303
Teletherapie 302
Therapie
- interstitielle 302
- intrakavitäre 302, 305
Therapiesimultator 308
Thermographie 279
Thorax, kindlicher 286
Thoraxaufnahme
- Aufnahme in Exspiration 173

- knöcherner Thorax 173
- Lungenspitzenaufnahme a.-p. = Lordoseaufnahme 173
- Ösophagus-Breischluck 146
- Schrägaufnahmen 145
Thoraxdurchleuchtung 146
Thoraxsonographie 179
Thrombose 75
Thyreoiditis
- akute 92
- Typ De Quervain 92
- Typ Hashimoto 92
Tiefendosis 310
Tiefendosisverläufe 306
Tiefentherapie 302
Tomographie
- Funktionsprinzip 23
- Indikationen 23
- konventionelle 23, 94
- lineare 23
Tonnenwirbel 128
Toxoplasmose 76, 286
- kongenitale 286
Trachealbifurkationswinkel 173
Trachea-Zielaufnahme 174
Traktionsdivertikel 214
Transparenzerhöhung 178
Transplantatnieren 268
Transversalrelaxationszeit 33
Tuberkulome 194
Tuberöse Sklerose (Morbus Bourneville-Pringle) 65
Tumor, brauner 135
Tumordosis 310
Tumoren 54
- extradurale 54
- extramedulläre intradurale 54
- intrakranielle 65
- intramedulläre 54
Tumorlokalisation 308
Tumorrisiko 15

U

Übersichtsangiographie 28
Ulcus duodeni 223
Ulcus ventriculi 222
Ulkus
- benignes 223
- Differenzierung 222
- malignes 223
- Röntgenzeichen 223
Ultraschall 31
- Ausbreitung 31
- Bildverfahren 32
- Einsatzgebiete 33

Unkovertebralarthrose 121
Upside-down-Magen 215
Ureter duplex 256
Ureter fissus 255, 256
Ureter-Abgangsstenose 293
Ureterkonkrement 262
Ureterozele 256
Urethralklappen 294
Urogramm 251
– retrogrades 251
Urolithiasis 261
Uropathien, dilatative 293
Uterusmyom 272

V

Vaginalkarzinom 313
Varikozele 275
Varizen 169
Vena cava
– Thrombose 168
Vene cava inferior
– Thrombose 169
– Verschluß 169
Venographie 30
Ventilationsszintigraphie 181
Ventrikeleinbruchsblutung 73
Ventrikelependym 76
Ventrikelseptumdefekt (VSD) 153
Verdünnungsanalyse 45
Verkalkung
– thorakale 178
– intrakranielle 49
Verschattung, Lunge 176, 177
Verschmelzungsniere 254
Verstärkerfolien 7
Vertebra plana 298
Vertebralosteophyten 121
Verteilungsraum 42
Vitamin-B$_{12}$-Resorptionstest (Schilling-Test) 220
von-Hippel-Lindau-Syndrom 65
Vorhofseptumdefekt (ASD) 153, 158

W

Wachstumsstörungen 296
Wanderniere 256
Watteschädel 136
Weichstrahlaufnahmen 6
Weichstrahltherapie 302
Weichteilsarkome 314
Westermark-Zeichen 200
Wichtungsfaktor 11
Wilms-Tumor 265, 294
Wirbelkörperfrakturen 102
Wirbelmetastasen 315
Wirbelsäulenfrakturen 101
Wirbelsäulenkompressionsfrakturen 102
Wurzelausriß 77

Z

Zählrate 42
Zelltod 13
Zenker-Divertikel 215
Zentralprojektion 6
Zerfallsarten
– γ-Strahlung 4
– α-Zerfall 3
Zervixkarzinom 272, 313
Zielaufnahmen 22
ZNS 47, 49
– Computertomographie 49
– Konventionelle Röntgendiagnostik 47
Zonographie 23
Zwerchfellhochstand 205
Zwerchfellhernie 287
Zwerchfellparese 205
Zwerchfellruptur 205
Zyklotron 4, 305
Zysten, bronchogene 183
Zystenlunge 184
Zystenniere 258, 259
Zystogramm, retrogrades 251
Zysturethrographie 251

EXAKT PLANEN
MIT EXAPLAN

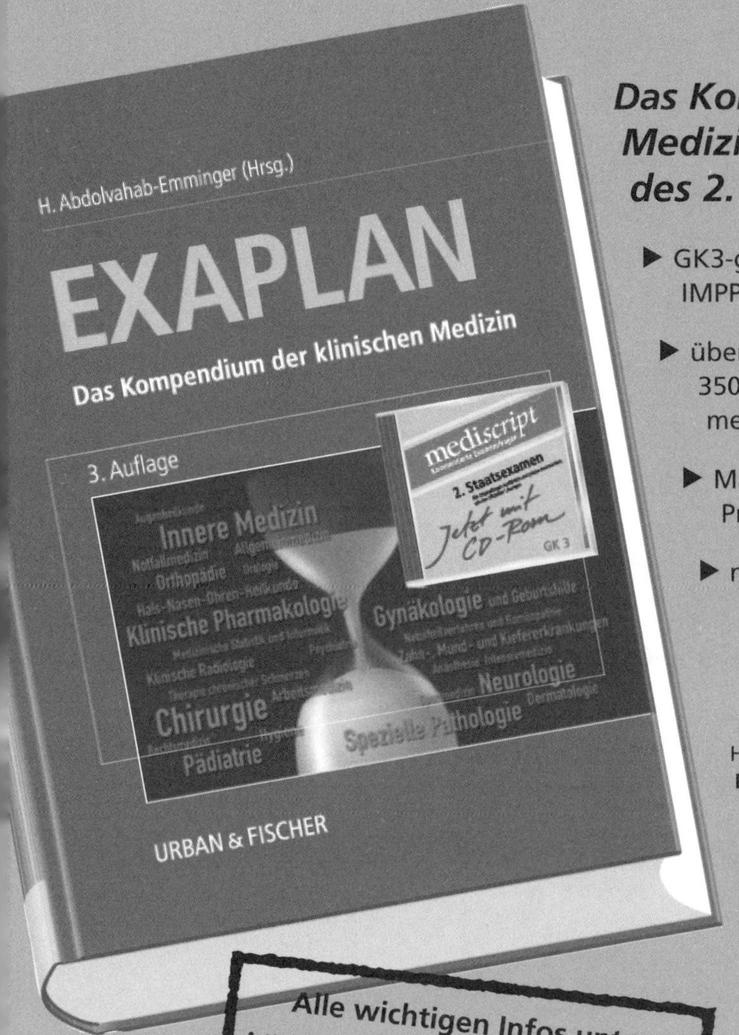

Das Kompendium der klinischen Medizin umfasst alle 25 Fächer des 2. klinischen Abschnitts.

▶ GK3-gegliedert und IMPP-examensorientiert

▶ über 600 Abbildungen, mehr als 350 Tabellen, über 300 Merke-Kästen, mehr als 250 klinische Fallbeispiele

▶ Markierung der häufigsten Prüfungsfragen mit Farbbalken

▶ mit mediscript-Prüfungs-CD-ROM

H. Abdolvahab-Emminger (Hrsg.)
EXAPLAN
3., vollst. überarb. und erw. Aufl. 2002.
2.066 S., 689 Abb., 350 Tab., geb.
Plus mediscript-CD-ROM
ISBN 3-437-42460-2
€ 84,95

Alle wichtigen Infos unter
WWW.URBANFISCHER.DE

EXAPLAN – und das Examen kann kommen!

URBAN & FISCHER

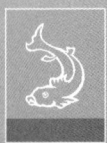

KURZ UND KNAPP
DURCH DIE GYN

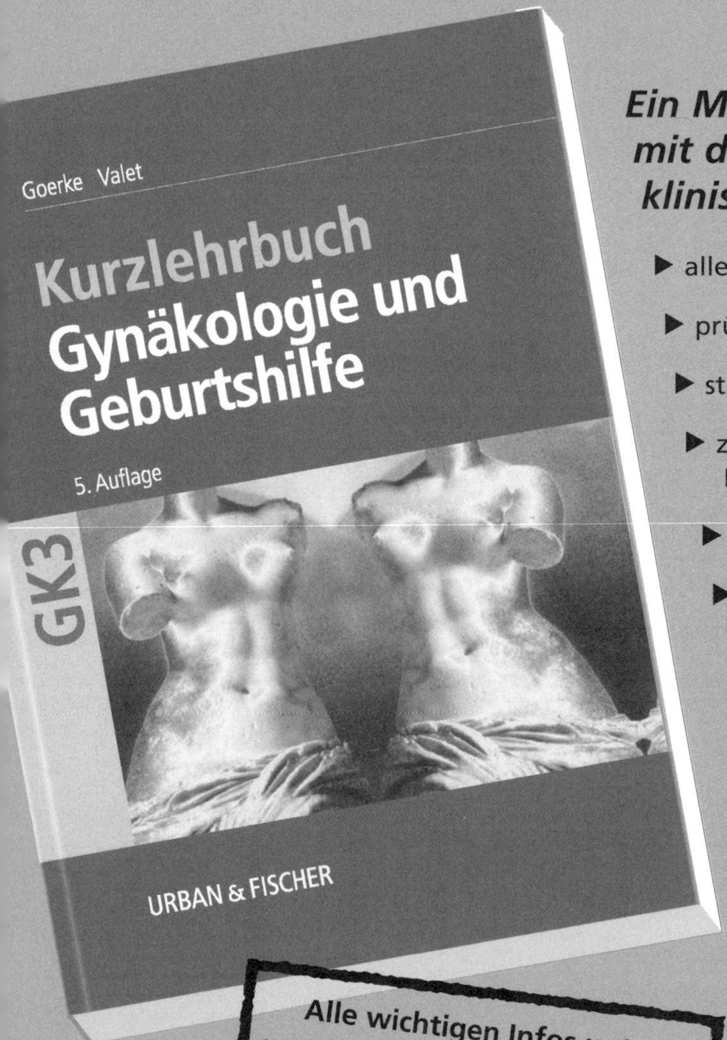

Ein Muss für die Prüfung mit den wichtigsten klinischen Grundlagen.

▶ alle IMPP-Fragen, auch die aktuellsten

▶ prüfungsrelevante Inhalte farbig markiert

▶ strikte GK-Gliederung

▶ zahlreiche Abbildungen, schematische Darstellungen, übersichtliche Tabellen

▶ zahlreiche Fallbeispiele

▶ 20 klinische Fälle auf CD-ROM

K. Goerke/A. Valet
Kurzlehrbuch plus CD-ROM
Gynäkologie und Geburtshilfe
5., aktual. Aufl. 2002.
212 S., 91 teils farb. Abb., 69 Tab., kt.
ISBN 3-437-42811-X
€ 24,95

Alle wichtigen Infos unter
WWW.URBANFISCHER.DE

Weitere lieferbare Titel:
GK2: Allg. Pharmakologie u. Toxikologie, Mikrobiologie, Radiologie, Viererband Grundlagenfächer. GK3: Augenheilkunde, Fünferband kleine operative Fächer, Hals-Nasen-Ohren-Heilkunde, Neurologie, Psychiatrie, Spez. Pharmakologie.

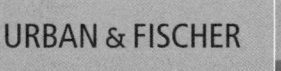
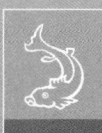